县域医疗服务纵向整合理论与实践

The Vertical Integration of Healthcare Services in Rural China
Theory & Practice

魏来 著

人民卫生出版社
·北京·

图书在版编目（CIP）数据

县域医疗服务纵向整合理论与实践 / 魏来著 . —北京：人民卫生出版社，2022.6

ISBN 978-7-117-32876-0

Ⅰ.①县… Ⅱ.①魏… Ⅲ.①县 - 医疗卫生服务 - 研究 - 中国 Ⅳ.①R199.2

中国版本图书馆 CIP 数据核字（2022）第 028685 号

人卫智网	**www.ipmph.com**	医学教育、学术、考试、健康， 购书智慧智能综合服务平台
人卫官网	**www.pmph.com**	人卫官方资讯发布平台

县域医疗服务纵向整合理论与实践
Xianyu Yiliao Fuwu Zongxiang Zhenghe Lilun yu Shijian

著　　者：魏　来
出版发行：人民卫生出版社（中继线 010-59780011）
地　　址：北京市朝阳区潘家园南里 19 号
邮　　编：100021
E - mail：pmph @ pmph.com
购书热线：010-59787592　010-59787584　010-65264830
印　　刷：保定市中画美凯印刷有限公司
经　　销：新华书店
开　　本：787 × 1092　1/16　印张：20
字　　数：474 千字
版　　次：2022 年 6 月第 1 版
印　　次：2022 年 7 月第 1 次印刷
标准书号：ISBN 978-7-117-32876-0
定　　价：60.00 元

打击盗版举报电话：**010-59787491**　**E-mail：WQ @ pmph.com**
质量问题联系电话：**010-59787234**　**E-mail：zhiliang @ pmph.com**

序

中国健康服务整合进入新时代。计划经济时期，服务是个综合体功能。随着改革开放，中国健康服务体系进入高度分化或专业化时代。当步入了老龄化和慢性病"井喷"的时代，这样的专业化是不能满足中国人基本健康服务需要的。中国医疗体系发展是有规律可循的——服务整合到管理/政策。这样的规律，特别是对于县域健康服务发展至关重要和需要深入认识。

基于这样的认知，我们团队在十几年前就开始研究健康整合问题。魏来教授正是在这个时期进入这个研究领域。该著者结合博士研究及国内整合的实践，形成了中国区域整合服务的著作框架。我看了目录，章节之间体现严谨规范的逻辑设计思路；我看了文稿，字里行间透露出著者对整合命题的认真把握。通篇来看，这是一部研究我国区域健康服务整合难得的学术专著。

在中国分级诊疗服务体系推进的大背景下，著者依托教育部人文社科规划基金项目的支持，以系统理论和系统研究方法为指导，聚焦中国县域医疗服务纵向整合的主题，回答了什么是健康服务整合以及怎样整合的问题：一是从服务整合的形成逻辑、概念内涵及研究假设上，回答了健康服务整合的理论问题；二是基于需求侧，构建了医疗服务连续性、协调性等的评价指标，形成了体系—机构—服务者评价的研究范式；三是分析了整合服务核心机制。这些研究结果和结论，既是对中国特色服务整合理论的深化，又对中国正在形成的分级诊疗制度和医联体等体制改革提供借鉴和帮助。

服务整合问题，是对"分""合"及"整合"三大科学问题的回答。已开展的县域医共体建设等改革依然是"分"的逻辑，它不是在连续性服务原则下调整和配置分级分类资源，也不是在原有"分"的原则下提高服务能力。就中国目前而言，分的问题是模糊的，合的问题也是不明确的。因此，该著者初步分析的整合结果及结论，就是难能可贵的。

本书是著者经过多年努力倾心打造的一部学术成果，凝聚着一位卫生政策研究者的心血和智慧，体现了著者对于中国医改研究的担当和使命。我期待该书的出版能为我国县域深化医改方向的选择提供帮助，也希望能成为魏来教授学术研究的新起点。依此，期待著者以持久的耐心和坚毅的追求，不断以服务整合作为研究命题有更多的研究成果问世，继续为我国区域医疗服务体系走向整合化、高质量发展而不断努力。

全国高等学校卫生管理专业规划教材评审委员会主任委员 张亮

2021年6月

前　言

医疗卫生系统是一个复杂且需要不断调整的大系统,伴随着慢性非传染性疾病时代的到来、医疗费用的快速上涨以及公众对于整体医疗服务质量的需求日益强烈,医疗服务体系迫切需要从碎片化的分散服务提供模式走向整合化的连续服务提供模式的发展大道,重塑一个覆盖全生命周期的、能够全方位保障公众健康的医疗服务流程,建立"以患者为中心"的分级诊疗服务体系。

分级诊疗服务体系的实质是纵向服务整合,因为分级的核心不仅在于"分",更在于"合",因此国外整合型医疗服务体系与我国建立分级诊疗服务体系的内涵具有内在的一致性。自 2009 年新医改方案的出台,特别是 2015 年《关于推进分级诊疗制度建设的指导意见》、2016 年《关于推进分级诊疗试点工作的通知》和 2017 年《关于推进医疗联合体建设和发展的指导意见》的推进,我国医疗服务系统分工协作的大幕逐渐拉开,其所有改革都指向——弥合系统裂痕,建立整合型医疗服务系统,向基于患者价值的医疗保健体系转变。但服务整合不仅仅是改善医疗服务提供的一个实践问题,更是一个处于医疗服务研究领域发展前沿的理论课题。

我国县域医疗服务体系承担着广大农民的健康诉求和期望,中国卫生改革和发展的重点和难点都在农村,服务提供方式的"不整合"始终制约着县域医疗服务网络整体功效的发挥。因此,加强县域医疗服务体系的整合和协同成为了中国医改大厦建立的关键基础。但是随着分级诊疗的推进,基层首诊、双向转诊有无取得实质性突破?医生提供连续性、协调性服务的情况如何?农村患者就诊究竟在多大程度上获得连贯的服务?医保支付方式、信息系统建设的支撑情况怎么样?制约医疗服务纵向整合的因素有哪些?其背后的根源是什么?整合机制的耦合条件具不具备?……目前上述一系列问题还没有较为完整、系统的答案。

科学研究的关键就是要精确探究我国县域医疗服务纵向整合的进展和挑战。本书通过文献研究、访谈法、专家咨询以及模糊判断等方法,分析了县域医疗服务的特殊性、服务整合的形成逻辑、服务整合的概念、理论基础、历史脉络、我国县域医疗服务纵向整合样态(供方需方)、"级"整合(体制机制)、国际经验及政策建议等内容,较为深刻地揭示了区域医疗服务体系发展的"哲学逻辑"、医疗服务纵向整合的"理论逻辑"、我国农村医疗服务环境倒逼的"必然逻辑"、农村三级网络服务提供模式演变的"历史逻辑"、当前县域医疗服务纵向整合的"现实逻辑"、影响县域医疗服务纵向整合的"运行逻辑"以及国际农村医疗服务纵向整合的"经验逻辑",试图从理论和实践两个方面,期望从多维视角勾勒出县域医疗服务体系整合过程的现实景图和发展规律。

本书的出版在一定程度上为我国分级诊疗服务体系建设、县域医共体推进、区域医联体试点在理念、理论和实践方面提供了参照和借鉴，也为国家医改增强更多制度自信。同时及时总结我国县域医改发展进程中的问题，能为下一步改革提供比较完整的思路和具体建议。作者希望本书能为我国整合型医疗服务体系的建设贡献微薄力量，能为政府部门决策以及学界同仁开展进一步研究提供某些思路借鉴和启迪，同时希望学术同仁也能够汇聚成一股整合协作力量，共同助推整合型医疗服务体系在我国县域的生动实践，引领我国整合型医疗服务提供模式迈进新时代，走上新征程。

本书在写作过程中，参考了前人大量的学术文献和相关研究成果，笔者尽可能对此做了清楚的标注。感谢各位前辈、学者和著者的辛勤付出，使得笔者有机会从中汲取丰富营养。感谢卢慧在连续性服务和利益相关者文献方面的初步梳理。本书的形成和汇聚，得益于武汉大学政治与公共管理学院张亮教授在服务整合研究领域的开创性贡献，为本书提供了宝贵的思想土壤，在此表示崇高的敬意。本书的出版获得了教育部人文社会科学规划项目"西部农村县域医疗服务纵向整合机制与对策研究"（13YJA630099）和遵义医科大学优秀著作出版基金的资助，在此表示衷心的谢意。

不过，由于服务整合的复杂性，其所涉及的整合理论多样、研究范式广阔、研究思路多元、研究样本丰富，而作者仅能根据自己的学术视野、研究能力和资源支撑条件来对我国波澜壮阔的县域医疗服务纵向整合全景长卷进行着墨，尽管能够做到勤奋耕耘，但很难做到浓墨重彩予以精心描绘。由于学术能力和水平的限制，书中肯定有较多不足、疏漏或需要商榷之处，恳请各位专家和广大读者批评指正。

著 者
2021 年 6 月于遵义医科大学东湖湖畔

目 录

第一章

走向整合：医疗服务体系发展的时代主题

早在 1948 年成立之初，世界卫生组织（World Health Organization，WHO）《宪章》就指出："健康不仅是指没有疾病和不虚弱，而且包括身体、心理、社会功能 3 个方面的完满状态"。并且在其《组织法》中明确规定："健康是人类的一项基本权利，各国政府应对人民的健康负责"。诺贝尔奖获得者西奥多·舒尔茨和格雷·贝克尔均证实，健康是个人经济生产力的基础。它不仅是个体生命的基石，也是一个国家经济社会发展的基础条件。1989 年 WHO 对健康作了新的定义，即"健康不仅是没有疾病，而且包括躯体健康、心理健康、社会适应良好和道德健康"。自从立体的健康观念提出到现在已有 70 余年的时间，围绕公众的疾病诊疗、预防、保健等服务提供内容的孰先孰后以及是分散提供还是整合提供等话题，一直成为各国医疗服务体系变革的重要议题。伴随着政治、社会、经济、科技、文化、教育等的宏观环境、行业和组织之间关系的复杂性影响等中观环境，以及具体的组织要素配置、资源流动和服务提供方式等微观环境的变化，不同时期医疗机构结构关系以及服务体系提供模式经历了不同的演变过程。这些演变促使当今理论界和实践界形成一个强烈的共识：医疗服务提供需要采取整合的方式进行，医疗服务系统、不同医务人员服务能力、各种服务提供行为和患者的多样化需求和偏好都要达到某种均衡，以促进所有的利益相关者形成以人为中心的多方协作框架，建立满足患者健康需求价值目标下的多方利益协调机制，最终实现公众健康改善，国民健康福利水平提高。

一、合作 - 分工 - 协作：一个历史时空
中医疗组织关系演化的逻辑

在漫长的历史发展进程中，面对不同时期生存发展和疾病危险因素带来的威胁和挑战，人类通过各种有限的资源配置和组织方式维持生命和应对健康风险。早先的人类由于生产力的限制和生产方式的低下，个体的能力十分渺小，因此只能够通过"群体"力量即依赖合作求得生存和发展，推动了人类文明的进步。早期的企业组织，由于其规模小、人员少，大多只从事一种或少数几种产品的生产经营，分工粗糙，合作成为组织内关系的主要形态。19 世纪以后，随着社会和科技的发展，特别是资本主义社会的到来，专业化分工极大地促进了生产力的提升和生产方式的变革，企业组织相应地建立起金字塔式的集中型管理机

制，试图通过组织内专业化分工最大限度提高效益。当企业内部分工与协调效率高于企业之间分工与协调效率时，企业内部分工与协调会外化为社会分工与协调。同样，当企业之间的分工与协调水平高于企业内部的分工与协调水平时，企业之间的分工与协调水平会内化为企业内部的分工与协调。不难看出，企业内部与企业之间的分工、协作与协调是相互作用和相互转化的关系，分工的细化催生组织协作的必要性和可能性，企业的边界逐渐拓展到企业组织之间的分化与整合。当日新月异的信息技术逐渐成为生产协作的具体媒介与途径，推进了组织分工和协作在更广泛的层次上进行。特别是在 20 世纪末期，经济全球化以及信息化步伐的加快，组织的专业化分工越来越希望通过组织内和组织间的协调来促进经济繁荣和社会进步，组织发展方式逐渐进入了合作竞争时代。信息化为企业与行业间的沟通与联系提供一种快捷的方式，减少了信息的不对称程度，增加了信息共享机会，一种平面型的信息流与决策网络替代了集中型的组织机构，促进了企业分工和合作以更紧密的方式进行融合。

与企业组织分工协作的变迁境况类似，早期的人们为了防病治病，被迫从自然环境中采集药物，从生活、生产实践尤其是同疾病作斗争的经验中积累医术。正如欧文·斯通的名言所说"最伟大的药方就是大自然，自然界里蕴藏着治疗一切疾病的秘诀"。因此，疾病诊疗从开始形成就是一部自然医学史，无论是西医还是中医，都注重整体的服务提供，关注的是病人而不是疾病。19 世纪以后，为应对传染病的巨大威胁以及战地伤员救治的需要，医院作为维护健康、防治疾病的组织产物应运而生。随着社会发展程度的提高，健康成为了公民的一项基本权利。生物医学模式的巨大影响使得医学科学取得了突飞猛进的发展，各国政府都对国民健康给予了较多关注。专业化的分工使得医院组织获得了快速发展，特别是大型医院迷恋以医院为中心的诊治方式以应对不同的疾病威胁。再加上社会政治、管理方式的变化以及不同利益主体保护他们之间相互冲突的利益需要，不同医疗保险筹资项目之间、不同层级医疗服务提供者之间以及公立和私立医疗机构之间均存在明显的边界，这使得各医疗服务提供主体均按照自己的设计思路和价值而不是面向患者的思路设计服务流程，导致了不同服务提供者之间缺少沟通和协作，各医疗机构纷纷按照单体式扩张思路和高、精、尖的医学技术服务提供方式行事，患者在多机构就诊过程中分别接受由不同服务提供者提供的碎片化的、相互割裂的服务。这种分割提供的、一直徘徊不前的医疗服务提供系统以其独特的方式向前发展。虽然这对患者在单个机构就诊可能是质量更好的服务，但在多机构就诊却不是最优的服务。尽管各国所处的历史阶段不同，时代背景与社会需求差异巨大，但各国医疗服务体系的组织协作和专业化分工基本都遵从这些规律，并以其强大的组织惯性向前发展。

当医疗服务体系的提供模式由整体转向基于还原论的现代分科化趋势，医学科技和医疗手段能为身体的某些器官组织病变进行修补或外科清除，对专科医生和外科手术的崇拜成为各国医疗服务体系向前发展的动力。医院成为一个健康修补的平台，身体的各个部分犹如机器零件，损坏都可以通过物理疗法和化学药物进行消除或修复。专科化大力发展的结果，使得医学的分科越来越细，患者在一个疾病周期常需到数个专科甚至是多个医疗机构就诊，各种卫生资源大量流向临床服务领域，各医疗机构及其科室越来越倾向于提供碎片化的、各自为政的服务，远离了以患者为中心的系统救治思路。而这种医疗供给结构的变化又创造了大量的专科医疗需求。

这种演进导致医疗机构及相关科室以各自的服务提供为中心，每个组织单元只关注每次医疗事件的就诊效果和自己的利益得失，而医疗服务系统原本关注公众健康的最终目标却被各个利益主体所忽视。百余年来，虽然医学学科和医疗技术的专业化分工促进了服务效率的极大飞跃，使得医疗服务各环节的技术水平达到了前所未有的高度，但正是由于服务分工给医院带来的巨大效益，再加上筹资分割、费用支付方式的分散以及其他有效激励和约束机制的缺失或执行不力，资金的分化导致医疗的过度专科化。无论是患者的自费医疗，还是通过医保的报销，都遵从市场机制的基本规律，即按照医疗卫生服务消费的各项服务产品的价格进行交易，这也是世界各国长期以来实行最为广泛的交易模式。尽管医疗服务产品作为一种特殊的产品，历来受到政府的管制，但是按服务项目交易模式长期以来并没有发生大的改变，又进一步强化了服务体系的专科分化。再加上医疗市场固有的垄断性、信息不对称以及不确定性等特征，与基层综合服务的提供相比，医疗服务体系的天平更倾向于向专科服务提供倾斜，医疗费用的不断增长也就成为卫生事业发展的基本规律之一。

然而，作为一个需要不断调整的系统，随着上述趋势的不断强化，特别是老龄化时代的到来，人口的增长、慢性病的增加以及不断增长的医疗费用，与资源有限性的矛盾越发突出。片面重视分工也给医疗服务提供造成诸多"盲点"，日益对当今医疗保健组织结构产生了深刻的挑战和影响。这种过度分化不仅没有提高卫生资源的整体配置效率，反而割裂了完整的服务提供体系，导致较差的医疗服务提供体系绩效。这促使各国政府不断反思自己的卫生政策思维，纷纷以整合型卫生政策组合作用于服务体系，着眼于建立强大的初级保健系统，加强疾病管理和健康促进，通过初级保健系统协调一系列的服务，并加强纵向医疗机构之间的合作和整合。这样，医疗服务体系逐渐由全科医生和专科医院构成，患者就诊也遵守"先全（科）后专（科）"的就医秩序，"全专分离"的模式有助于实现"未病预防，小病小治，大病大治"，进一步提高了医疗服务的分工水平和系统效率。另一方面，随着信息化在医疗服务领域的广泛应用，疾病信息的共享使得医疗服务体系的全科和专科医生逐渐走上分工背景下的协作之路。

二、综合 - 分化 - 整合：不同医学模式转变下疾病诊疗天平的倾斜

医疗服务体系发展与医学模式转变具有历史的逻辑性和关联性。医学模式是在医学实践的基础上产生，是人类在与疾病抗争和认识自身生命过程中对医学本质的抽象概括。医疗服务体系的发展受到医学模式认识论的变化而出现相应的变革方式。在机械论医学模式以及自然哲学医学模式下，医学科学经历了原始的朴素整体论，如中医认为健康是体内的阴阳平衡，西医认为健康是体液平衡的结果。因此，人类都可以主动地通过饮食改变和环境调节（调整阴阳）来控制平衡，通过养生等来维护健康的生活方式。然而，这种疾病诊疗模式是在对疾病理解比较笼统的情况下根据观察和分析来指导治疗，缺乏针对性的、立竿

见影的诊断和治疗手段，在人类面临传染病流行的威胁时显得无能为力。到了生物医学模式时代，由于传染病的流行，医学往往通过预防保健、疫苗和营养改善来防止疾病的暴发，医疗服务提供通过医生的诊断集中于使用药物消灭传染源。在还原论主导下医学的分科也随着还原技术的发展而变得越来越精细和深入，医学科学开始了由原始的朴素整体论到基于还原论的现代分科化趋势。医学将人体还原为器官、细胞、分子、基因等不同的组分进行研究，并以药物、手术的方式对抗疾病。虽然许多新的医学手段不断涌现，如基因工程、生物治疗、介入技术、纳米技术等，然而这些医学手段仍是聚焦局部病变和单一器官，将这种对人体的分散化研究作为最卓越的成果，但其结果仍不能真正解决全身性功能的改善。技术过度专业化在把单纯生物医学推向了顶端的同时，也进一步张扬了它的不足，正逐渐走向一种越来越片面的医学碎片化和技术主体化，推动了医疗费用的高速上涨。而这种经济利益反过来又进一步强化了以医疗/医院为中心的服务提供，利润成为医院价值的最终追求，而救死扶伤的社会使命和基于患者的健康价值却被抛在脑后。

生物医学模式的发展一度造成了全科和专科的此消彼长趋势。在绝大多数国家，医疗服务日趋变得以疾病为导向和以器官—系统为中心，以医院为中心的专科保健成为大多数医疗机构的最主要追求。然而，随着医学模式由生物医学模式向生物—心理—社会医学模式快速转变，单纯的生物医学模式已不能解释人类健康与疾病的全过程，与医学目的的转变要求相左，也与临床医学、公共卫生以及康复医学的协调发展相背离。现代科学的哲学思想逐渐又由还原论向整体论转变，开始转向系统医学。医学模式的转变逐渐引起各国政府对医疗服务提供模式和医学科技发展的关注，医学模式的转变迫切要求整个医疗系统提供整合的服务。

伴随着对立体健康的认识深化以及对疾病发生原因的复杂性认知越来越清晰，推动着医学走向整合，政府重新思考了医疗服务提供体系的结构安排，社会更加强调以人的健康为中心。这一理念的形成，使得医学进入了深入分化与整体综合并进的时代，医学整合具备内在和外在的双重动力，促进了医学在分化的同时更加关注医学综合的整合演进。在过去的数十年里，医学整合问题虽然复杂多样，但始终沿着服务整合的方向前进，向建立一个高效率及具有成本效益的医疗保健系统演变，以便使用较少的卫生资源来维护庞大人群的医疗保健需求。20世纪50年代开始，英国开始调整医学教育模式，重视全科医生培养。社区医院和家庭保健在医学模式转变下走向前台，以家庭、社区而不是医院为中心对患者进行照顾，为病人提供了方便、及时、价格低廉的可及性服务，同时也促进了医院和社区合作伙伴关系的建立，为患者在多机构就诊提供了持续性而非临时性、分散的服务。到20世纪70—80年代，欧美国家开始运用管理手段修正市场化在卫生服务系统整个政策框架的作用，初级卫生保健在WHO重新受到重视。再加上发展中国家，比如中国将建设农村三级医疗预防保健网络、发展传统合作医疗以及培养赤脚医生有机结合，国际社会看到实施初级卫生保健的巨大功效。同时，欧美发达国家通过一系列卫生政策改革，包括医保筹资整合、全科医学人才培养以及注重基于竞争基础上的组织和业务合作，更加重视专科保健与基层保健系统的连接。同时通过公私医疗机构的互动创建组织间的合作伙伴关系，从而对公众的全生命周期健康进行呵护。WHO 2015年也提出了"以人为本的一体化医疗卫生服务"的理念，将包括健康促进、疾病预防和临终关怀等在内的各种卫生服务的管理和服务提供整合在一起，以健康需要为目标，协调各类医疗机构为病患提供终身连贯的服务。于是，以患者为中心的理念使得医疗服务正逐步从 20 世纪的"治疗医学"时代进入 21 世纪的"照顾医学"时代。

慢性疾病发病的复杂性也使得临床医学从单一生物因素的考量提升到把病人作为一个整体来看待，推动医学在宏观和微观层面的整合。在宏观上以临床医学、预防医学以及心理科学的整合为核心，保健服务与全民健康促进有机整合；在微观层面以临床医学的整合为核心，整合各个分支医学学科。临床服务与公共卫生的整合，医学教育与保健服务的整合，医学人文与临床医学的整合，促进了整体医学和全科医学的产生，从而将疾病治疗的关口前移，开始转向疾病预防、健康教育、健康促进以及健康管理和长期护理。而临床层面的医学整合，更多是医疗机构之间、医生团队之间以及不同学科之间的合作，以共同应对老龄性疾病和慢性疾病的挑战。医学整合的推进进而成为医疗服务体系改革的驱动力，推动医疗服务体系的重塑，从而构建新的医疗保健服务体系，实现保健服务的公平有效和更加科学的系统绩效。因此可以说医学整合既是创新，又是革命。

纵观医学发展史，医学发展和医疗服务体系实际上都是朝着宏观与微观两个方向，遵循两股力量的发展路径向前开拓，整合趋势与分化趋势并存，成为现代医学学科发展的共生规律。分化过度会导致对整合的需求，而整合同时也是以分化为前提。而且医学分工越细、功能越专门化就越依赖医学整合，并且也就越需要进行广泛的交流和整体化思维。各国医疗服务体系都以这样共有的规律向前演进，调整成为医疗服务系统发展的常态。当然在不同的时期，不同的医学模式下，遵循分化和整合的共生逻辑，医疗服务体系的提供方式有着较大的差别。医疗服务体系从整体到分化，再由分化走向整合，是卫生政策、医保筹资和支付机制、医学人才培养改革以及重视组织关系从过度竞争偏差走向协作发展的必然回应。

医疗服务整合就是对分化状态的各部分进行合理耦合，并遵从自然逻辑和社会逻辑演进的结果，是对原有割裂的医疗卫生服务体系的必然调整，是从以疾病为中心向以人的整体健康为中心的服务理念的重新回归。在医疗机构整合、医学整合以及筹资整合的推动下，学术界和实践者开始认识到与人群健康有关的系统包括但不局限于以下 6 个方面：①以疾病预防和控制为主的公共卫生系统；②以临床服务为主的医疗服务系统；③以心理辅导、心理救助、精神治疗为主的精神健康系统；④负责筹资和支付的保险系统；⑤以政府和社会救助组织为主的医疗救助系统；⑥教育、法律、信息、文化、交通、环境等其他社会支持系统。为促进医学整合，一个国家需要以上健康相关系统的再整合。

从分化走向整合的转变，推进医学的整合。我们强调服务整合，实际上是医学目的的转变使然。因为随着对健康观认识层次的深化，对医学目的的认识也在不断更新和演变。美国专家提出了医学目的的四点认识：一是预防疾病和损伤，促进和维护健康；二是解除由疾病引起的痛苦和疼痛；三是对疾病的保健与治疗，对不治之症的照料；四是避免早死，追求安详死亡。目前，学界认为医学目的主要有四个特征：第一，医学是统一的整体，促进和提高全体居民的健康是医学的主要目标，而不仅仅是医治患病者；第二，健康的目标包括生理、心理、社会适应性等全方位的良好状况，而不仅仅是没有疾病；第三，医学的目的不是消灭疾病，而是应当将减少和预防疾病，提高治愈与增加照料放在同等重要的位置，提供安乐舒适的死亡也是医学的目的之一；第四，提高生活质量，而不是单纯追求延长寿命。

三、公平－效率－均衡:历史视野下医疗卫生资源配置的价值审视

通过优化医疗卫生资源的配置,保证全民获得公平可及的医疗卫生服务,直接关乎一个国家对公民基本医疗卫生服务需求的满足程度。它需要政府和各利益相关方共同构建和维护全民共享、公平正义的卫生治理环境。2005 年,WHO 提出健康的社会决定因素,认为设计欠佳的公共政策是导致健康不公平的根源。卫生资源配置中的政府干预主要是指维护公众的健康权益,满足公众的基本医疗卫生服务需求,实现基本医疗卫生服务均等化。

任何资源都是有限的,卫生资源也不例外。从历史的视野考察,卫生资源的供给实际上是由公众对于健康需求的发展而引致医疗服务市场被动的发展和提供。市场化改革以后,医疗服务市场的主动供给渐渐得到了加强。基于公民健康权的呼声和社会稳定需要,世界多数国家在经济发展之初都建立了一个基本的医疗卫生服务供给模式,以改善公众的底线健康需求。最初的思路都是建立一个可及性的基础性医疗卫生服务体系,它主要依赖于建立一个以初级卫生保健为重点的连续性、整合性的医疗卫生服务提供体。这种思路和发展模式保障了公众获得较低程度的医疗卫生保健需求。

然而医疗服务市场是一个有着巨大利益、带有一定垄断性和较大专业自治权的供方市场,而且健康在公众的目标投入函数中始终占据着比较重要的地位。随着经济社会的发展,健康需求的增长潜力得到了极大的释放。为提高医疗市场效率,价格信号发挥的作用超过任何可能的行政干预,市场机制在医疗卫生服务领域发挥越来越大的作用。卫生资源配置中的市场机制主要是指在竞争的医疗服务市场环境中,医疗服务价格、医疗服务的供给与需求、药品的价格等市场因素相互作用、自发调节的有机运行体系。而且医疗服务市场还有较强的供给诱导需求能力。因此,只要政府的行政管制力度不强,医疗机构扩张的动力必然膨胀,大型医院必然通过医疗技术的"军备竞赛",大量虹吸基层医生和患者,导致上级医院人满为患而基层医疗机构资源闲置的低效局面出现。再加上长期存在的制度碎片化、管理分散化、医保支付方式改革滞后、医保与药品采购分离、医保与医疗价格不能有效衔接等一系列问题相互交织,大大降低了医疗服务系统的整体效率。正如 WHO 在 2000 年报告中指出,很多卫生筹资较为充足的国家,其卫生系统绩效、国民健康绩效以及健康公平甚至不如一些卫生资源贫乏的国家。随后该报告指出人们的健康依赖于整个卫生体系的绩效。而各国医疗服务系统都面临着两个比较大的问题:一是整体效率低下;二是医疗费用增长。在我国还存在第三个问题,即医疗服务供给侧改革并没有真正落实以患者为中心的服务理念。WHO 曾经发表报告指出,过度重视医院为中心和亚专科化的服务提供已经成为卫生服务效率低下和不平等的主要源头,而追求专科医疗和高新技术必然助推医疗费用快速增长。同时,由于不同医疗机构间缺乏衔接和互补,强大的、以供给主导为主的医疗服务递送体系还强势维护着这种发展趋势。

显然,医疗卫生服务市场是一个既不能高度行政化,也无法高度市场化,否则医疗服务体系要么是保证了公平却大失效率,要不就是局部效率较高而整体服务体系效率欠佳却公

平缺失的市场。因此，世界各国都在寻找循证、优质、临床适宜的医疗卫生服务，实现改善人民健康和患者就医体验、提高卫生服务效率等改革目标，以期在公平和效率之间寻找两者兼顾的医疗卫生服务体系。随着疾病谱的变化和慢性病的到来，公众需求已经转向非单向度的疾病治疗需求，对于治疗、康复、保健等整体性的融合需求越发强烈。如果当患者需要健康保健的时候，服务提供者却提供了过多的临床治疗服务；当患者需要手术治疗等服务时，医疗服务提供者却提供了大量的预防保健服务；当患者在医疗服务系统中就诊需要获得连贯的、不折腾的服务，而分散的医疗服务提供者却提供各自专业内的服务，这些服务显然容易造成服务效率的低下。因此，建立一个有管理的医疗服务体系成为多数国家改革的优先发展目标。在世界很多发达国家，建立和完善"医防融合"、以慢性病综合防治为目标的医疗服务体系在历史的变迁中快速发展，社会追求一个整体全面的健康与生命周期的全程照护模式，既要重视疾病诊治，但绝不单单是"治病"，也要重视疾病预防，要治"未病"。对健康价值的追求推动了医疗服务公平和效率兼顾的回归，而整合型医疗服务体系就是以健康需求为导向，坚持公平与效率统一、政府主导与市场机制相结合、体系协调与分级分类管理为原则，它不是一味地寻求降低成本，而是减少不必要的浪费。

当前和今后一段时间，我国将处于健康转型的重要时期。目前我国已经建立了覆盖城乡的医疗服务体系，但存在较为严重的医疗资源分布不平衡与利用不充分。为此，中国政府着力构建分级诊疗体系，并以家庭医生签约和医联体建设为抓手，强化基层综合保健优势和专科医疗精细化功能的协同发展，试图推动基层保健和专科医疗之间的衔接，逐渐促进医疗服务系统形成分工协作、公平和效率兼顾的整合型医疗卫生服务网络。WHO将整合型医疗卫生服务定义为"通过卫生体系内不同层级机构间协作，根据人们生命不同阶段的需要提供的健康促进、疾病预防、诊断、治疗、疾病管理、康复和安宁疗护等连续性服务"。

我国分级诊疗服务是一种基于医疗服务需求的逐级筛选过程以及医疗资源配置和使用效率最大化、患者管理服务精细化的服务形态。在组织形态上，需要医疗服务体系在纵向整合上促进医联体、医共体、跨区域专科联盟协调，以提高医疗服务管理的有效性和协调性、服务的连续性，横向整合上增加互补性服务提供，以提高资源的使用效率。而在基层医疗服务体系上，需要对高血压、糖尿病、肿瘤等慢性病患者开展"预防—干预—治疗"的综合防治服务链，这种服务模式具有成本效率，能够为公众提供其生命历程中所需的各项健康支持，真正实现了一体化的整合型医疗卫生服务，全方位满足全生命周期所需的健康维护与健康促进服务，全面改变从"以治疗为中心"向"病有良医""以预防为中心"的过程目标及"全面健康"的终极目标迈进。

四、走向整合：深度认识服务整合是一项复杂的系统工程

时至今日，老龄化、传染病、带病生存年限延长、医疗费用支出增加和医疗资源紧缺考验着世界各国的医疗服务体系。另一方面，组织结构的扁平化、信息技术的广泛使用使得企业和各类组织行为方式产生了明显的调整。显然，这些因素越来越使得现代医疗服务体系发展成为一个复杂的函数，各种因素及其背后的利益诉求交叉和叠加影响医疗服务体系的变迁，促进组织在专科分化的同时日益增强了对于学科整合的要求。随着患者需求侧的

变化，社会逐渐强调以人的健康为中心，人们普遍认识到健康是一个立体的、多维的集合体，影响疾病和健康的因素是多因多果、多因一果甚至是一因多果，其影响因素的复杂性需要不断将矫正疾病和维护健康的责任前移，以及在出现健康问题之后，需要医疗服务体系进行精准的、经济的、能动的、及时的响应，以在正确的时间、正确的地点提供正确的保健。同时，医疗保障制度也越来越要求在一定的成本控制下获得更佳的治疗效果，减少不必要的资源浪费，实现供给侧和需求侧的完美平衡发展，最终走向服务整合回归，这已经成为现代医疗服务体系发展的必然归宿。正如阿尔文·托夫勒在1981年所说："我坚信我们今天已经处于一个新的综合时代的边缘。在所有的知识领域……我们都可以看到对大思路、对普遍理论以及对将零碎的部分重新整合为整体的回归"。

医疗服务体系是追求患者健康价值的经济生态和社会生态的重合体。医疗服务整合自然是一次伟大的变革和历史的跨越。重塑医疗服务体系不是简单的伤筋动骨，更不是简单的修修补补、小打小敲，也不是头痛医头脚痛医脚的"补丁式"的局部改造，而是彻头彻尾的系统性重塑，改革的力度、深度和广度与以往医疗服务系统的革新相比，难度更高。它是对医疗服务系统的服务提供行为做出系统的回应，需要从理念层面、技术层面、管理层面、经济层面等多维角度进行系统的整合，从医疗、医药、医保、卫生行政、患者等多主体角度进行多主体的协同。如果单纯地将整合型医疗服务的构建和重塑作简单化处理，势必导致改革的不彻底，甚至失败。因此，我国整合型医疗服务体系的改革在雄心之外还需要更多的冷静。因为卫生改革向深水区推进都是体制性机制性的结构和过程改革，医疗服务整合虽然不是爆发性、破坏性的剧烈变革和系统再造，但应当是在当下错综复杂的卫生服务体系现实与理想的医疗服务供给模式之间找到最佳的动态平衡点，循序渐进地弥合服务系统断裂的弊端。医疗服务体系协同度和基层卫生服务能力的提升，也都不可能毕其功于一役，更加需要理论界和实践者具备经历"持久战"的坚韧和耐心。诸多的改革经验已经证明，单一系统的改革已经给医疗服务系统造成了伤害，甚至有时候是积重难返。这里包括四个问题：第一，医疗服务体系构建的使命是基于患者价值的实现作为其最高使命，而不是服务体系中各医疗机构对于患者利益和市场资源的占有和控制。其二，作为一种卫生资源配置的经济学含义，医疗服务体系的优化始终要满足经济学上的效率效益目标，但不是无限制的控制成本，而是要减少不必要的浪费。这必须和患者需求方式的转变相互契合，不能任凭市场力量的肆意发挥。否则，作为医疗市场中供给主体就会依据市场势力进行特立独行发展，通过供给创造需求，继续演绎医疗利润增长的神话，不断分离脆弱的医疗服务体系的合作基础。第三，医疗服务体系作为社会生态的一个载体，涉及国民的幸福安康，政府必须在财政支出中列入必要的卫生预算，以通过有限资源的分配满足和保障国民的基本健康福利，所以必须发展初级保健、必要的专科医疗。而且随着经济高质量发展，医疗服务对公众高质量健康需求必然也要做出回应。最后，医疗服务体系的整合回归是系统要素和机制的协同性、整体性、同步性改革，单一注重系统要素结构的整合或者系统机制的联动，都难以产生整体绩效。

显然，医疗服务体系的活动必须采取动态的方式调整、优化服务提供的运作流程，以创建一个协调、连续和无缝隙的系统。而医疗服务体系的发展也是在面对着社会经济、文化、观念及各种要素的不断重新认识中推进，这种复杂性组合所产生的相互协同的力量以及相互分散的力量都在对医疗服务体系的发展方向施加影响，这种组织发展的复杂性源于社会系统的复杂性。换句话说，即使医学模式转变迫切需求医疗服务体系走向整合，但其他力量阻碍着这种整合的步伐和速度甚至愈加强劲。因此，要充分认识到医疗服务纵向整合面临的挑战和困难，认识到建设整合型医疗服务系统并不会一帆风顺。鉴于医疗服务体系现实问题的复杂性，整合型医疗服务系统都是系统要素和系统机制的函数。医疗服务纵向整合正是不断优化系统的结构要素，畅通系统机制，促进多主体协同耦合，逐渐走向更高水平。

放眼世界，各国整合型医疗服务体系的改革都经历了曲折的制度变迁过程。医疗服务纵向整合实际上是一系列混杂因素影响的结果。宏观因素是政府财政筹资的不堪重负、医学技术的进步以及医疗费用的攀升；微观原因是服务提供分割、保健需求的改变以及公众对服务现状的不满。筹资和医保支付机制改革、医师团队建设、保健服务的阶梯式下沉、共享的临床规范运用以及渐进式发展构成了服务整合的一般逻辑。在演进过程中，政府与市场、公平与效率的权衡一直贯穿整合进程。国际经验也表明，受居民就医习惯、医疗资源配置、医保支付方式改革等因素的影响，整合型医疗服务系统的形成不可能一蹴而就，因此需要贯彻长期主义的思想准备。我国医疗服务体系的历次改革，更多是规模结构调整的物理变化，而服务整合却是一次由内到外、由组织到体系的化学反应，是一次体系性的重塑、重构和重建，必须要经过理论与实践的重重检验，才能指向医疗服务整合的目标：在正确的时间、正确的地点提供正确的保健，实现纵向医疗机构体系的整体功能，确保患者能在基层机构获得一站式服务，而在医疗服务系统内能够获得良好的连续性和协调性医疗服务。尽管医疗服务纵向整合会具备促进优质资源下沉等目标，但其根本目的是提高基层医疗机构的综合服务能力，以将大部分病人的基本健康问题通过基本保健系统加以解决。显然，医疗服务体系本身具有的无形性、复杂性、同一性、层级性、差异性以及不确定性，再加上整合目标认识的多维性特点，决定了整合服务改革既是一场思想上的革命，是以患者健康价值为中心的服务理念的遵从，也是一场深刻的体制机制性变革，要突破不合时宜的思维定式、固有模式、路径依赖，防止穿新鞋走老路、拿新瓶装旧酒。

医疗服务的本质在于通过使得人们更加健康来创造价值，这是判定服务整合结果的关键标尺，因此服务整合实际上是医疗服务本质的回归。我国医改需要最大的突破，就是要彻底颠覆目前分级模糊、分诊无序的就医机制，切实实行"基层首诊、双向转诊、急慢分治、上下联动""以患者为中心"的新型服务模式。鉴于不同层级医疗机构合作的专业性与各机构之间利益复杂性之间的矛盾，迫切需要医疗服务系统走向纵向整合，按照基于规范的秩序运作。医疗服务纵向整合的系统性表明，这项改革是一项庞大的系统工程，解决的是长期积累的结构性矛盾、体制性不调、机制性不畅和政策性不衔接等问题，以及由此产生的利益调整的极端复杂性，因此决不能让医疗机构的利益置于健康的价值目标之上，从而使得医疗机构之间的整合和协作陷入相互背叛的僵局。

作为一个系统性问题，医疗服务纵向整合牵一发而动全身，何况医疗服务体系提供的复杂性以及影响因素的多样性等特点，无论在学术界还是政策决策者，任何时候都不能低估医疗服务纵向整合的艰巨性和长期性。实际上，整合的程度表现为整合和非整合之间的一个连续谱，而不是非此即彼的选择，服务整合总是在整合和非整合之间的连续谱中寻找合适的动态平衡。但是我们追求的医疗服务系统整合却需要精确的措施，这是组织形态现代化、业务流程精细化、患者服务个性化的要求。因此，整合服务的系统性改革是整合程度逐渐升级的过程，这一过程考验政府的决心和智慧。

作为一个科学性命题，整合型医疗服务系统的成功形成，必须进行深入的论证和科学的方案设计，特别是要聚焦医疗服务纵向整合的问题领域，明确制约医疗服务纵向整合的体制性障碍在哪里，结构性矛盾是什么，政策性问题有多少，可解决的政策组合有哪些。只有明确医疗服务整合的动力和阻力，把握各项改革措施的关联性、逻辑性，医疗服务各项改革相互促进、良性互动、相得益彰，产生整体效应，取得系统效果，而这是我国开展服务整合、家庭签约、医共体建设、医联体推进的逻辑。解决了县域医疗服务体系的整合难题，重建以制度规范为基础的服务提供和就医秩序安排，打造一些县域医疗服务体系整合的中国样本，对于促进我国整体医疗服务体系的完善必将产生极大的示范效应，这正是本书的价值所在。此外，服务整合真正倡导以"以患者为中心"的服务理念，是个性化医疗的最佳应对方式和最合理的治疗选择安排，而个性化医疗被誉为医疗领域的下一场革命。因此，开展县域医疗服务纵向整合研究必将为我国未来医疗服务模式提供打开新的政策创新窗口，最终为促进人类更加健康的前景提供了广阔的想象空间。

五、本 章 小 结

医疗服务体系的发展是一个动态的、历史的、时间的函数，转向服务整合并不是孤立的存在，它背后隐含复杂的环境驱使。在不同的时期不同的发展阶段，政治、社会、经济、科技、文化、教育等宏观环境、行业、组织内部和组织之间关系因素的复杂性影响等中观环境以及具体的医疗机构要素配置、人员流动和服务提供方式等微观环境的变化都会对服务体系的变化产生影响。本章从一个历史时空中组织关系演化的逻辑、不同时期医学模式转变下疾病诊疗天平的倾斜、历史视野下医疗卫生资源配置的价值审视等三个复杂的命题，揭示其推动着医疗组织结构关系和服务体系提供模式经历着不同的组织及其服务模式的演变过程，回应了医疗服务体系必然从整体走向分散再到走向服务整合的"哲学逻辑"，为解决我国医改困境寻找"正确答案"。同时强调服务整合是一项复杂的系统工程，这就决定了整合型医疗服务系统的形成必然是一个长期的持续的变革历程，而建立基于制度和规则基础上的完善的医疗服务体系，推动更高水平的服务整合进程，维护患者的健康价值，则是我国医改必须长期坚持的发展方向。

参 考 文 献

[1] 姚书杰. 分工、协调和企业组织若干基本理论问题 [J]. 当代经济管理, 2011, 33(12): 17-23.

[2] 陈建华. 信息化、产业分工协作和经济服务化研究 [J]. 社会科学, 2010(8): 43-52.

[3] 唐文熙, 张研, 施萌, 等. 健康整合理论溯源及研究方法评价 [J]. 医学与社会, 2014, 27(8): 13-17.

[4] 孙洛平, 刘冬妍, 王梦潇. 医疗服务市场效率的经济分析 [M]. 北京: 中国社会科学出版社, 2016: 90-91.

[5] 姚志洪. 医学模式和健康服务 [J]. 自然杂志, 2015, 37(5): 362-368.

[6] 姜华茂, 张锦英. 临床医学整合: 中心化整合关键在于观念转变 [J]. 医学与哲学(人文社会医学版),

2014, 35(11B): 6-9.

[7] 饶克勤. 中国人口健康转型与医学整合 [J]. 医学与哲学(人文社会医学版), 2010, 31(1): 11-12.

[8] 郝刘祥. 现代科学中的还原论与整体论 [J]. 科学文化评论, 2008(6): 84-91.

[9] 张菊生, 鲁传华. 中医整体论与西医还原论的哲学根源 [J]. 安徽中医学院学报, 1999, 18(1): 1-2.

[10] 杜治政. 关于医学整合的几点认识 [J]. 医学与哲学(人文社会医学版), 2009, 31(4): 3-8.

[11] 李继红. 医学整合的理性反思 [J]. 医学与社会, 2011, 24(4): 38-41.

[12] 张亮, 唐文熙, 张研. 健康整合理论的六个基础假设 [J]. 医学与社会, 2014, 27(8): 5-9.

[13] 王德炳. 医学与公共卫生学的整合是历史发展的必然 [J]. 医学教育, 2004(6): 1-2.

[14] 任苒. 医学整合的必要性与必然性 [J]. 医学与哲学(人文社会医学版), 2009, 30(5): 6-11.

[15] 许国志. 系统科学 [M]. 上海：上海科技教育出版社, 2000.

[16] 李鲁. 社会医学 [M]. 3 版. 北京：人民卫生出版社, 2007: 15.

[17] 世界银行, 世界卫生组织, 财政部, 等. 深化中国医药卫生体制改革：建设基于价值的优质服务提供体系 [M]. 北京：中国财政经济出版社, 2019.

[18] 魏来, 刘国琴, 刘岚, 等. 英美澳整合型医疗服务系统的演进逻辑与借鉴 [J]. 中华医院管理杂志, 2014, 30(5): 396-400.

[19] 魏晋才, 周时更, 黄俊奕, 等. 整合型医疗卫生服务体系中城市公立医院定位与服务革新 [J]. 中华医院管理杂志, 2017, 33(2): 88-91.

[20] 匡莉, 马远珠, 甘远洪. 整合的卫生服务：来自 WHO 的定义与阐释 [J]. 医学与哲学(人文社会医学版), 2011, 32(13): 1-3.

[21] HAMBURG M A, COLLINS F S. 通往个性化医疗之路 [J]. 新英格兰医学期刊, 2010(363): 301-304.

[22] World Health Organization. Equity in health and health care, a WHO/SIDA initiative [J]. WHO, Geneva, 1996: 1.

[23] World Health Organization. WHO global strategy on people-centered and integrated health services in 2015 [R]. WHO, HIS/SDS/2015. 6.

[24] MCKEE M and HEALY J, eds. Hospitals in a changing Europe [M]. Maidenhead: Open university press, 2002: 3.

[25] TOFFLER A. The third wave [M]. New York: Bantam books, 1981: 131.

[26] CARRIN G. Social health insurance in developing countries: a continuing challenge [J]. Int soc secur rev, 2002, 55(22): 57-69.

第二章

研究背景：县域医疗服务纵向整合发展面临的问题与机遇

县域是一个与特定的历史人文、社会、资源等相关联，以县级行政区划为地理空间、区域界线明确的行政单元。基于中国特定的国情，县域是上接城市，下连农村的城乡结合体，因此县域既是城市向农村延伸的地理区域，也是农村通向城市的必经之地。纵观几千年来县域的发展历程和特有的属性，虽然在不同时期它的土地规模和人口总数出现变化，但县域作为一个行政和地理概念在我国社会发展中具有特殊的历史地位，一直保持相对稳定的要素和结构。《史记·黥布传》早有记载："郡县制，天下安"。截至2016年2月，我国共设有2 853个（不含港澳台）县级行政区划单位，包括1 442个县、872个市辖区、368个县级市、117个自治县、49个旗、3个自治旗、1个特区、1个林区。

作为一个最能动、最具活力的行政区域，县域管理在我国社会管理体系中经常被认为是社会管理的基本单元。同样，县域经济在国民经济体系中也经常被作为是国民经济的基本单元。在全面建设小康社会、加快推进社会主义现代化建设过程中，县域经济社会发展历来受到较高的关注。一般来说，县域对党和国家的方针、政策执行力相对较强，又能够接受国家宏观经济社会政策的指导，因此往往被政府作为解决区域社会发展问题的基本范围。同样在学术研究中，县域也经常被作为一个基本的研究单元和区域边界。不过，随着经济社会的发展，关于县域范畴的内容研究并非是一个闭合的回路，往往需要突破县级行政区划约束，从更高的宏观视角、更大的区域范畴研究社会资源配置的合理性、均衡性以及与当地居民的需求关联。因此，与县域相关的研究往往又具有较强的系统性和开放性。

一、相 关 概 念

1. 县域

县域作为行政地理区域是连接城市和农村的枢纽。在中国改革开放的40余年中，东部沿海发达地区很多县域已经趋向城市化，虽然人们仍习惯于沿用县域称呼，但实际上已经是比较城市化的"市域"了，与传统社会意义上的县域存在很大的内涵变化。因此，为区别县域的城市化，本书认为，占农村人口比重大的县域，应该将农村和县域结合在一起，即农村县域，以区别于高度城市化的县域，本书即指农村县域。为实现城乡统筹发展，解决"三农"问题，县域的地位往往更加重要。医疗卫生关系广大群众的幸福安康，是重大的民生问题，必然成为县域经济社会发展的重要内容及其发展水平的重要体现。加快县域医疗卫生发展是解决广大农村和基层群众看病就医问题的基本保障。

由于各国国情差异，国际上还缺乏一个公认的农村概念，很多研究者只是根据自己的研究兴趣来界定农村。根据经合组织的定义，农村是指每平方公里小于150人。苏格兰卫生服务用临床周边性指数来描述农村，这个指数反映了农村的特点以及偏远的全科医生服务和他们服务的医疗机构。有学者用解释和比较国际研究文献来获得农村医疗服务整合的证据带来的难度，将农村与卫生保健结合起来，总结农村的五个要素：社区分散和孤立、人口密度低、公共交通基础设施有限、到医院和接受卫生保健服务的距离长、难以吸引和招聘合格的卫生人员。依据上述思路，结合我国农村医疗服务的实际情况，本书认为，我国县域应该包括以下要素：第一，县域是一种行政区划，它以县城为中心，乡镇（尤其是建制镇）为枢纽，广大农村为腹地，兼容城乡社会形态。第二，县域具有与其地理区位、历史人文、特定资源相关联的地域特色，有一套比较完整的医疗服务管控制度，具有一定的相对独立性和能动性。第三，县域有一个完整的医疗服务体系或网络，即县、乡、村三级医疗卫生服务网络，但卫生资源总量不够丰富，难以吸引和留住合格的卫生人员。第四，县域人口居住分散，乡村社区距离城区较远，公共交通基础设施不够发达，到医院和接受卫生保健服务的距离长。

2. 县域医疗服务体系

县域医疗服务系统是实现农村居民享有基本医疗卫生服务的基石，承载着广大农村居民的健康诉求。农村居民健康问题也是我国"三农"问题在医疗卫生服务领域的集中表现。没有农民的健康，就没有农村的小康。因此，我国农村卫生问题历来受到党和政府的牵挂和重视。我国县域基本医疗服务主要是由县域医疗服务体系来承担，因此健全县域医疗卫生服务体系一直是我国深化医疗卫生体制改革的重点内容之一。县域医疗服务体系是指以县医院为龙头、乡镇卫生院和村卫生室为基础的区域医疗服务网络，其核心功能是解决县城和乡村居民的看病就医和公共卫生服务问题，特别是提供基本医疗服务和基本公共卫生服务，以保障县域居民"小病不出村，中病不出乡，大病不出县"。

为实现上述目标，县、乡、村三级医疗机构的功能定位一直是我国政府和学术界关注的焦点问题。中共中央、国务院发布的《关于进一步加强农村卫生工作的决定》（2003年）以及各种医疗服务规划中，都对农村卫生服务体系的层级和功能进行了规范性的说明："县级医院作为县域内医疗卫生中心，主要负责基本医疗服务及危重急症病人的抢救，并承担对乡镇卫生院、村卫生室的业务技术指导和卫生人员的进修培训。乡镇卫生院负责提供公共卫生服务和常见病、多发病的诊疗等综合服务，并承担对村卫生室的业务管理和技术指导。村卫生室承担着各行政村的公共卫生服务及一般疾病、常见伤病的初级诊治等工作。"在这其中，县级医院在医疗服务体系中处于龙头地位，又是区域医疗规划的基础，在整个医疗服务体系中起到上联城市三级医院，下联乡村医疗机构，起着承上启下的枢纽作用。乡镇卫生院是农村卫生工作的主体，又是县域医疗卫生服务网络的枢纽和桥梁。村卫生室是作为我国农村医疗卫生服务网络的"网底"。20 世纪 80 年代末，我国普遍引入乡村一体化概念，将乡镇卫生院与村卫生室捆绑管理，使之成为统一的整体。21 世纪初，随着新型农村合作医疗制度的试点，乡村一体化发展得到了明显加强。

需要指出的是，在我国以公立医疗机构为主体的医疗服务体系中，民营医院始终扮演着补充角色。对于民营医院发展比较薄弱的县域来说，县域医疗机构的公有色彩更加浓厚。即使对于村卫生室来说，也基本上是政府财政资金逐渐介入，其"公有身份"渐渐凸显。不过，近几十年的医疗卫生事业市场化改革，特别是从 1985 年作为市场化改革的"医改元年"算起，民营医院在我国如雨后春笋般发展起来。经过 40 余年的建立发展，我国医疗卫生服务体系已经从单一的、计划管理的、分级分工特征明显的公有制医疗卫生机构转向机构组成多元化、计划和市场管理并重、系统分层和功能分工复杂的医疗网络，农村民营医院也成为我国县域医疗服务体系的有机组成部分。随着国家提倡社会办医的政策落地，民营医院发展必须逐渐纳入县域卫生规划的视野。WHO 指出，在整合的医疗服务网络中，管理者需要考虑患者的哪些服务由哪一层级机构提供合适的问题，而不论其公立还是私立。显然，从系统和分级服务体系的角度看，"网底"夯实、"枢纽"稳固、"龙头"有力、以公立医院为主，公私医疗机构协同发展的思路，是我国县域医疗服务体系良好运转的保障。

3. 县域医疗服务纵向整合

随着对健康影响因素和有效干预措施研究的不断深入，越来越多的国家认识到传统的医疗服务体系已无法适应人口老龄化、疾病谱变化和生活方式转变等带来的健康需要。由于影响健康的因素多元而复杂，如何调配资源来应对健康问题就成为其关键所在。医疗服务纵向整合是一个由多主体多目标组合在一起的复杂性概念，至今在国际上并没有一个统一的定义，这主要源于整合服务的复杂性和整合目标的多样性。正如 Caroline Glendinning（2003）所说，"整合的医疗服务"有许多不同的含义，这取决于谁在使用这个术语和在什么情况下使用。整合被用到卫生管理领域具有较长的历史，因此它不是一个全新的概念。从20 世纪 80 年代开始，整合即是初级卫生保健强调的基石。随着服务提供的碎片化问题大量存在，组织整合主要是满足提供者的需要还是他们的病人需要受到了广泛的关注。

本书认为，虽然医疗服务纵向整合是多目标情况下的复合体，任何整合也是在目标设定前提下对各种目标的综合考量，但有一点需要指出的是，医疗服务纵向整合指向病人及其群体（patient-focused）。因为整合本身就是以需求驱动卫生系统变革的手段。过去几十年来，由于医疗服务提供系统的断裂现象严重，导致不同层级医疗服务提供者缺乏协作和沟通，病人在不同医疗机构间就诊获得了由不同机构提供的分散的、重复的和不协调的服务。因此，我国医疗服务纵向整合应该是通过不同层级医疗机构的合作，能够为患者在多机构就诊提供协调和连续的医疗服务。并通过医疗技术、资源和服务的前移下沉，也能够使得居民尽可能获得良好的可及性医疗服务。在这一目标实现前提下，医疗机构、政府以及其他相关利益主体的目标也会得到全部或部分实现。如果医疗服务纵向整合仅仅是为了医疗机构的经济利益，抑或是政府出于优化资源配置的一时权宜之计，显然无法实现整合服务的基本价值目标。

根据对整合及服务整合相关概念的系统论述，本书对我国县域医疗服务纵向整合给出系统性可操作性的定义，即是指在县域范围内，在一定的支持机制下，通过对不同层级医疗机构卫生资源（技术、人员、设备、信息等）的优化调配、组合、共享和融合，明确各自功能定位，促进不同层级医务人员有效协同或协作，根据患者病情选择合适医疗机构，并在就诊过程中能够获得协调、连续的医疗服务，确保患者每次都能在正确的时间、正确的地点获得正确的服务，实现更高标准的服务质量，不浪费不必要的经济成本，获得更大的健康产出。

开展县域医疗服务纵向整合需要对当前我国县域居民疾病谱的变化和不同层级医疗机构服务提供的现状进行剖析和诊断，以揭示服务提供者之间的整合面临的问题。

二、农村居民需求侧的变化

伴随着社会转型，中国人口年龄结构已经出现老龄化。人口老龄化成为中国社会的常态，也是贯穿 21 世纪中国社会不可逆转的基本国情和社会特征。我国人口老龄化结构呈现了老龄人口总量大、发展速度快、地区差异大、女性老龄人口多于男性、重度人口老龄化和高龄化、老龄化快于现代化等特征。除此之外，我国老龄化还具有"未富先老"的特点，与家庭小型化、空巢化相伴随，与经济社会转型期的矛盾相交织。人口老龄化的加速，必然会导致居民的健康需求也会呈现较大的变化，将加大包括医疗保障在内的社会保障和公共服务提供的压力。

1. 农村人口老龄化快速增加，医疗保健需求迅速转变

按照 WHO 标准，60 岁以上人口占总人口的比重超过 10% 或 65 岁以上人口占总人口的比重达到 7% 将作为国家或地区进入老龄化社会的标准。根据这一标准，我国在 1999 年进入老龄化社会。从 2012 年到 2017 年，60 岁老年人口从 1.94 亿增长到了近 2.41 亿，而老年人所占总人口的比重也从 14.33% 增长到了 17.33%，增长速度逐步加快（图 2-1）。根据全国老龄办 2018 年 2 月 26 日召开的人口老龄化国情教育新闻发布会宣布，截至 2017 年底，我国 65 周岁及以上人口 1.58 亿人，占总人口的 11.40%，比上年增加了 0.60 个百分点。

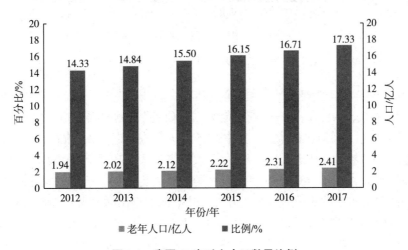

图 2-1 我国 60 岁以上人口数及比例

从世界上一些发达国家看,进入老龄化的时间进程,法国所用时间最多,达到115年,美国用了60年,德国用了24年,而中国只用了18年。我国人口老龄化速度甚至要比日本、韩国等国家转变更快,比例更高。中国机构的预测显示,2020年,老年人口将达到2.48亿,老龄化水平达到17.17%,其中80岁以上老年人口将达到3 067万人;2033年前,中国60岁以上人口将达到4亿;预计到2050年前后,我国老年人口数将达到峰值4.87亿人。根据联合国人口司的预测,到2030年,我国65岁以上人口数量将翻一番,达到2.35亿,65岁及以上人口比重将由2010年的8.40%增加到2030年的16.20%。WHO预计到2050年世界老年人将达到20亿,这些老人中的80%将生活在低收入和中等收入国家。

由于社会、地域、经济的差异,我国农村和城市、东中西部存在着明显的地区差异。第五次人口普查数据表明,2000年之前,经济欠发达的西部地区与经济相对发达的东部地区相比,人口老龄化的程度比较低。第六次人口普查数据发现,2010年经济欠发达的西部地区的人口老龄化程度迅速向经济发达地区看齐。来自人口统计和人口普查数据显示,1990年、2000年,西部地区65岁以上老龄人口比重分别是5.00%和6.40%,2010年和2015年已经占到总人口的9.60%和10.30%,比中部高,并向东部看齐(图2-2)。造成这种现状的原因固然有中西部地区青壮年劳动力流动到东部地区的原因,但西部人口老龄化进程步伐逐步加快已是不争的事实。而且随着农村地区青壮年劳动人口的大量外流,中西部农村地区老龄化程度可能更加严重。

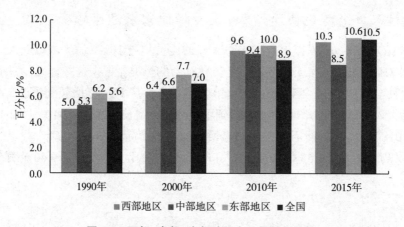

图2-2 西部、东部、中部地区人口老龄化比较

2010年第六次人口普查结果表明,全国居住在城里、镇里、农村的老年人口比例分别为25.54%、17.33%、57.13%。"中国农村老龄问题研究"课题组报告指出,截至2009年底,全国60岁以上老年人口有1.67亿人,其中1.05亿人是农村老年人,农村老年人口规模是城市的1.69倍;城市老年人口比重为7.97%,而农村老年人口比重已超过18.3%,农村人口老龄化程度是城市的2.3倍。农村80岁以上高龄老年人为1 100万人,占农村老年人总数的11.3%。此外,还有部分失能老人1 894万人。从第四次全国城乡老年人生活状况抽样调查结果来看,失能、半失能老年人超过4 063万人,占老年人口的18.30%。

就调查省来看,根据2010年第六次重庆市人口普查主要数据公报,重庆市常住人口中,0~14岁的人口为489.80万人,占总人口的16.98%;15~64岁的人口为2 061.41万人,占总人口的71.46%；65岁及以上的人口为333.41万人，占总人口的11.56%。根据贵州省第六次人口普查主要数据公报，贵州省常住人口中，0~14岁人口为876.46万人，占25.22%；15~64岁人口为2 300.47万人，占66.21%；65岁及以上人口为297.72人，占8.57%。《重庆市2013年老年人口信息和老龄事业发展状况报告》指出，截至2013年底，全市60周岁及以上户籍老年人口624.52万人，占全市总人口的18.61%，其中，城镇老年人口318.15万人，占老年人口总数的50.94%，农村老年人口306.37万人，占49.06%。在特殊老年群体中，纯老年人家庭人口约166.49万人，占全市老年人口总数的26.66%；贫困和低收入老年人约77.14万人，占老年总人口的12.35%；失能及半失能老人约121.78万人，占老年人口总数的19.0%。截至2016年末，贵州省65岁及以上人口366.88万人，比上年增加6.87万人，占总人口比重为10.30%。其中，带病生存的老年人数量持续增加，年龄越高带病生存者的比例越高，失能和半失能老人达到105万人，占老年人总数的18.90%，预计到2020年达到120万人以上。人口结构的变化必然导致疾病谱的变化，老年人口处于生活周期的后段，由于生理功能衰退和抵抗能力下降，他们更容易患上慢性疾病，由此将导致对医疗服务的需求也呈现不同的变化。

2. 农村居民疾病谱的改变，对综合连续的医疗服务体系要求日渐依赖

生理—心理—社会医学模式的转变加快了人口老龄化趋势。同时，居民健康观的改变也提升了对整合型医疗服务的需求空间。农村迅速改变的人口和流行病学特征带来了大量的患有慢性病的老年人，慢性疾病已经成为老年人口的普通疾病。据国家卫生服务调查数据显示，1998—2008年，我国老年人的两周患病率从29.0%上升至43.2%，是60岁以下人口的2.8倍；慢性病患病率从50.2%上升至59.5%，是60岁以下人口的3.2倍。60%以上的老年人患有多种疾病，高龄老人的患病率达81.0%。第四次国家卫生服务调查模式表明，东、中、西部慢性病患病率分别为18.2%、17.0%、16.2%，均比前三次调查有明显增加。18岁及以上成年人高血压患病率上升速度同样迅猛，由2002年的18.8%上升至2013年的27.8%。根据《中国卫生和计划生育统计年鉴2015》的数据，恶性肿瘤、脑血管病、心脏病、呼吸系统疾病、糖尿病等慢性非传染性躯体疾病已经成为我国居民死亡和患病的主要疾病种类。与此同时，精神疾病、残疾发生率以及亚健康人群规模呈现迅速上升的趋势，深刻改变着我国人口健康发展的结构态势。WHO2016年发布的《中国老龄化和健康国家评估报告》指出，到2030年，慢性病的患病率至少增加40%。慢性病病因的复杂性，往往造成患病种类增多，而且出现流行趋势。2011年，中国心脑血管病约为2.3亿人，其中高血压患者至少2亿人，约有糖尿病0.9亿人，到2030年将达1.3亿人。

在农村地区，我国居民脑卒中发病率为185/10万，患病率为394/10万，死亡率为142/10万，其死亡率已超过城市。农村慢性病患者已成为农村居民疾病谱中的常见病、多发病，成为我国农村家庭的主要健康风险。而且随着经济社会发展、人民生活水平提高以及生活方式的改变，我国正处于慢性病的快速增长期，慢性病的发病呈现年轻化态势。由于农村人口医疗卫生条件相对不足，农村地区往往情况更加严重。在农村地区慢性病患病人群增长等因素共同作用下，慢性病的诊疗模式已经发生很大的变化，居民疾病谱的改变使得单一医疗机构无法有效提供良好的治疗措施，对于健康管理以及多机构医疗服务利用

的增加已成必然趋势。笔者在重庆黔江的一项调查研究表明，在所调查的 1 477 名高血压患者当中，49.6% 的高血压患者伴有 1 种及以上疾病，约 73.0% 在乡镇卫生院有就医经历，到过 2 家及以上医疗机构就医的占 51.3%。在这样一个特定的环境中，患者更多希望的是接受连续性的医疗服务提供而不是以医院为中心的服务递送，整个医疗服务系统中的各医疗机构需要承担各自的责任以及在协同行为中的共同责任。

3. 农村居民疾病负担不断提升，对建立费用可控性的医疗体系日渐迫切

根据 WHO 预计，60 岁以上人群占全球死亡和疾病总负担的近 1/4（23%），急剧升高的慢性病和健康寿命损失的长期负担将影响患者个体、患者家庭、卫生系统和经济社会的可持续发展。2015 年全球有 4 000 万人死于慢性病，占总死亡数的 70%，其中心血管疾病导致 1 770 万人死亡，占全部慢性病的 45%。目前慢性病死亡比例已经超过感染性疾病和损伤中毒类疾病，成为中国居民死亡的第一杀手。2010 年，我国农村居民的死亡疾病排在前三位的是脑血管病、恶性肿瘤和心脏病，分别占 23.37%、23.11% 和 17.86%，三者之和占总死亡比例的 64.34%，与城市居民的疾病顺序中的前三位疾病（恶性肿瘤 26.33%、心脏病 20.88%、脑血管病 20.23%）基本没有明显差异。慢性病导致的死亡已经占到全国总死亡的 85%，慢性病导致的疾病医疗费用负担占整个疾病负担的近 70%。《中国卫生和计划生育统计提要 2017》及卫生总费用报告数据显示，2016 年我国居民慢性病发病率和死亡率均占我国所有疾病发病率和死亡率的 80% 以上，慢性病治疗费用占卫生总费用的比例超过 40%。WHO 报告预测，今后 10 年中国治疗慢性病的费用将达到 5 580 亿美元。世界银行等联合研究显示，如果现有服务提供模式不改变，预测中国卫生总费用将由 2014 年占 GDP 的 5.6% 增长到 2035 年的 9% 以上，年平均增长率为 8.4%，且这些增长中 60% 为住院服务的增长。更为严重的是，在慢性病患病的总人群中，近一半为 18~59 岁的劳动年龄人口，慢性病患者的年轻化趋势明显。根据经济合作与发展组织的估计，65 岁以上人口人均医疗费用是 65 岁以下人口的 2~8 倍。因此，可以说慢性病不但成为我国居民面临的最大健康挑战，也是造成国家和家庭的巨大经济负担。2013—2014 年，我国 35~46 岁人群死于心脑血管病的占 22.0%，而美国仅为 12.0%。

2015 年，从人均医疗保健需求看，西部地区、中部地区和东部地区的年度人均医疗保健支出分别为 782.25 元、891.64 元和 1 035.40 元。可以发现，西部地区居民的健康需求与中东部差距并没有太大。从个人卫生支出占卫生总费用看，西部地区为 26.16%，中部地区为 33.56%，东部地区为 27.96%，显示西部地区的个人负担相比东中部轻点。但西部地区的人均卫生总费用达 3 020.28 元，虽然没有东部地区的 3 922.12 元高，但比中部地区的 2 634.18 元高出近 400 元，显示西部地区政府和社会投入占有较大比重，拉低了个人卫生支出（表 2-1~ 表 2-3）。尽管如此，人口老龄化和慢性病的增加以及由此引发的高昂的治疗费用无论对政府还是对家庭和个人都是一种前所未有的压力，直接影响到农村居民生活水平的提高，对医疗保险的压力也是空前。慢性病的"井喷式"暴发，对我国医疗服务体系构成了严峻的考验。因此，从疾病负担的角度看，必须未雨绸缪，建立可控性的医疗服务体系，促进卫生资源的有效整合，提高整体利用效率，不断满足各地区居民对医疗服务的需求。

表 2-1　2015 年西部、中部、东部地区和全国个人卫生支出费用比较

地区	费用 / 元	标准差 / 元	最小值 / 元	最大值 / 元
西部地区	782.25	275.53	183.33	1 087.50
中部地区	891.64	191.85	590.25	1 203.78
东部地区	1 035.40	309.08	560.47	1 507.37
全国	912.00	281.86	183.33	1 507.37

表 2-2　2015 年西部、中部、东部地区和全国个人卫生支出占比比较

地区	占比 /%	标准差 /%	最小值 /%	最大值 /%
西部地区	26.16	7.95	5.71	32.83
中部地区	33.56	3.11	27.54	36.73
东部地区	27.96	5.55	17.39	36.89
全国	29.00	6.49	5.71	36.89

表 2-3　2015 年西部、中部、东部地区和全国人均卫生总费用比较

地区	均值 / 元	标准差 / 元	最小值 / 元	最大值 / 元
西部地区	3 020.28	568.94	2 136.78	3 691.00
中部地区	2 634.18	367.84	2 143.54	3 302.78
东部地区	3 922.12	1 836.66	2 103.71	8 453.14
全国	3 257.28	1 296.95	2 103.71	8 453.14

资料来源：根据 2016 年中国卫生统计年鉴计算。

三、县域医疗供给侧存在的问题

患者在多机构就诊接受不协调、不连续的医疗服务一直是世界各国医疗服务系统面临的共同难题。县域医疗服务体系的分割成为我国服务提供体系割裂的典型，"不整合"的现状成为制约县域医疗服务体系难以发挥整体功效的重要原因。这种状况直接加剧医疗服务系统的分化和离散，病人在接受多机构服务过程中出现了不可及的、重复的甚至是不必要的服务。我国农村人口占总人口的 57.01%，而卫生资源却仅占卫生资源总量的 20%，医疗机构的设置与重点人群的客观需求不相适应。

1. 农村卫生资源总量不足，结构配置不均衡

中国人口的快速老龄化以及由此导致的慢性病的流行双重叠加，严重冲击现有的卫生服务体系和健康保障制度。全国卫生服务体系规划纲要指出，经过长期发展，我国已经建立起了由医院、公共卫生机构、基层医疗卫生机构等组成的覆盖城乡的医疗卫生服务体系。

截至 2016 年年底，全国卫生人员总量达 1 117.3 万人，卫生技术人员 845.4 万人，每千人口医师数达到 2.31 人，执业（助理）医师大学专科及以上学历人员比例为 81.2%，高层次专业人才逐年增加。每千人口护士数达到 2.54 人，医护比达到 1∶1.1。在农村地区，2011—2015 年，国家投入 420 亿元，重点支持建设了 1 500 多个县级医院、1.8 万个乡镇卫生院、10 余万个村卫生室和社区卫生服务中心。截至 2016 年底，全国医疗卫生机构达 983 394 个，其中医院 29 140 个（公立医院 12 708 个，民营医院 16 432 个），乡镇卫生院 36 795 个，社区卫生服务中心（站）34 327 个，村卫生室 638 763 个。但是，医疗卫生资源总量仍然不足，尤其是农村卫生人力资源呈现严重短缺和结构性失衡。根据 WHO 发布的《世界卫生统计 2011 年》，截至 2010 年年底，每千人拥有医生数指标来看，欧美各国为 3.0~4.9 人，古巴最多，为 6.4 人。中国截至 2016 年底每千人拥有医生数仅有 2.3 人，见表 2-4。虽然达到 WHO 提出的每千人拥有 2.0 人的平均指标，但与欧美发达国家平均水平的 6.0~8.0 人 / 千人相比，差距仍然较大。从医院床位数、大型设备来看，我国每万人拥有的床位数与医疗消费需求较高的美国相差无几（30/31）。从医护比来看，WHO 提出的医护比为 1∶（2~4），发达国家的平均水平为 1∶（4.7~5），而我国在 2014 年年底才达到 1∶1.04 的水平。从人力资源数量看，西部省份每千人口卫生技术人员数值远低于东部发达地区，如西部的贵州、甘肃、云南的数据则分别为 5.76 人、5.16 人、5.23 人，西藏最低，仅为 4.49 人，而北京、上海、浙江、江苏的数据分别为 10.77 人、7.36 人、7.74 人、6.46 人。2016 年，我国每千常住人口拥有执业（助理）医师 2.3 人，注册护士 2.5 人，而西部农村地区仅有 1.3 人和 1.4 人，低于中部和东部地区。

表 2-4　2016 年西部、中部、东部地区与全国每千人口卫生技术人员数比较

地区	卫生技术人员 / 人			执业（助理）医师 / 人			注册护士 / 人		
	城市	农村	合计	城市	农村	合计	城市	农村	合计
西部地区	11.1	3.7	6.1	4.3	1.3	2.1	5.6	1.4	2.5
中部地区	8.2	4.2	5.7	2.9	1.7	2.2	3.9	1.5	2.4
东部地区	12.3	4.4	6.5	4.1	1.8	2.5	5.0	1.6	2.7
全国	10.4	4.1	6.1	3.8	1.6	2.3	4.7	1.5	2.5

资料来源：2017 年中国卫生和计划生育统计年鉴。

从全科医生拥有量看，西部地区每千人为 1.14 人，略低于中部的 1.16 人，但更低于东部地区的 2.03 人，全国平均数是 1.51 人。2010 年，国家发改委发布的《以全科医生为核心的基层医疗卫生队伍建设规划》中要求基层医疗卫生机构起码要有 1~2 名合格的全科医生，以满足"小病在基层"的人力资源需求。从贵州省情况看，在抽查的贵阳市、安顺市、六盘水市、遵义市等 4 个地级市的 119 个社区卫生服务机构中，每个机构全科医生仅为 0.79 人。从区域分布看，西部地区与中、东部存在较大差异，西部地区医疗卫生资源质量较低，医疗卫生人力资源每千人拥有量明显偏低。因此，我国卫生资源总量不足，结构不合理，城乡差异、地区差异较大，医疗资源集中在城市、东部、大医院，基层医疗卫生机构服务能力不足，利用效率不高。随着交通条件的改善以及人民收入的提高，必然会对农村地区的医疗卫生服务体系产生影响。

　　在医疗服务体系缺乏整体发展的情况下，拥有市场势力及技术优势的大型公立医院却具有单兵突进的开拓能力，普遍存在追求床位规模，忽视医院内部机制建设等粗放式发展的问题。2009 年《中国卫生统计年鉴》数据表明，在各级各类医疗机构中，尤以综合医院病床扩张更为迅猛：从床位规模总量来看，2008 年我国综合医院床位数达到 211 万张，分别比 1990 年和 2000 年增长 54.3% 和 28.8%，而同期卫生院床位仅增长 19.7% 和 16.8%；从 800 张床位以上的综合医院数量来看，20 世纪 90 年代初我国还没有此类规模综合医院，2000 年达到 71 所，2005 年猛增到 252 所，2006 年增加到 295 所，2007 年则增长到 345 所，2008 年达到 418 所，8 年内年平均增长速度高达 25%。到 2016 年，已达到 1 602 所，8 年期间平均每年增长 47.91%。新医改方案实施后，不少地方在医疗机构设置规划中再次掀起了规模扩张现象，省级公立医院不惜重金购买土地，纷纷构建分院或实行医院整体拓展，市级的二三级医院则向三甲看齐，甚至不少县级医院都已按三级医院标准实施规划。

2. 县域医疗服务体系协作不够，分工合作机制远未形成

　　国际经验表明，完善的医疗服务体系都是建立在有序、协同和有效率的基础上，以社区首诊、分级转诊作为协作和互动的制度框架。我国面临的慢性病高发等健康问题控制效果不佳的主要原因之一就是缺乏连续性的医疗服务提供。当前我国县域纵向医疗机构间的协作仍然缺少以患者健康价值为中心的共同目标凝聚，无论是松散的协议合作，还是托管等紧密型合作，大多是以核心医院的利益最大化作为其出发点，合作内容仅限于低层次的对口支援、技术指导和向上转诊安排，很少触及临床路径推进、标准化下转、医师多点执业等深层次的整合内容，且合作多不稳定，无法构建有效的保健连续体。再加上纵向医疗机构间缺少共享的诊疗文化和互通互联的信息技术支撑，无法强化机构间对临床路径和规范共享的价值认同。从总体上看，我国县域医疗卫生服务体系难以有效应对慢性病的挑战。

　　同时，由于整个卫生服务体系缺乏宏观规制，实际执行缺少地方政策的系统配套，服务体系的价值导向并不明确，不同层级医疗机构功能错位发展仍然没有较大改观，纵向医疗机构间的竞争关系整体上仍然大于协作关系，无序就医等配置机制的低效率，更加导致协作程度低且缺乏有效沟通、资源共享困难，甚至纵向协作变成了在较为宽松的政策环境下各医疗机构依据各自服务能力拓展或延长其功能边界，导致区域各医疗机构功能定位趋于模糊。每家医疗机构只需承担各自职责范围内的诊疗责任，而由医疗服务系统应该承担的"共同责任"则成了模糊地带，甚至"共同责任"俨然变成"共同缺失"。在县域医疗服务网络中，存在"级在、网不在"，上下联动机制出现联而"小动"，动而不稳的状况，网络协调关系远未建立，网络的整体功能恢复仍然困难重重。同样，医疗机构和公共卫生机构也没有建立合理的分工协作机制，缺乏联通共享，碎片化的问题比较突出。外加不合理的资源布局，必然加剧患者的就医流向不合理。随着居民医保异地报销的打通，在就医方便的同时也产生一些较高的县域外医疗费用。胡敏，Winnie C-M Yip 等（2014）于 2009 年对甘肃省 5 个县的一项调查发现，县内 1/3 村卫生室不开展门诊服务，所有村卫生室仅承担居民门诊量的 20%，却约有 40% 的门诊发生在县级及以上医疗机构，与全国农村（第四次国家卫生服务调查显示全国农村地区门诊 40.30% 在村卫生室，23.82% 在乡镇卫生院）差距也较大，甚至低于四类农村地区的平均水平。从住院流向分布来看，乡镇卫生院无论住院人次（约占 30%）

还是住院费用(约占 7%)所占比重都较小，县外医院住院人次占比虽相对不高，却占近 40% 的总住院费用，且县外住院人次及其住院费用占比均有逐年增长态势，导致日益严重的医保基金支出风险。

3. 县域医疗服务体系尚未建立系统、有效的激励和约束机制

2003 年以来我国基本医疗保障体系与医疗服务供给体系取得了长足发展，当前农村慢性病的救治特点也要求区域医疗服务体系整体来提供，同时迫切需要医疗保障制度由保医疗迈向健康保障，既要加强对单个医疗机构的费用控制，也要加强整个区域医疗服务系统的费用控制，而后者越来越成为费用控制的关键点。在县域医疗服务体系中，县级医院成为了农村医疗服务提供质量的核心，起着主导作用。但由于公立医院改革尚未到位，县级医院经受财务压力较大，采取大处方、多检查、延长住院日等提供过多服务的不合理机制不同程度存在。同时，由于没有破除以药补医机制，而科学的补偿机制尚未建立，县乡村三级医疗机构间目标不尽相同，不能形成利益共同体，无法在县域服务体系内实现基层首诊、双向转诊、急慢分治、上下联动的分级诊疗政策目标，无法凝聚合力协调一致以病人需求为目标提供合适的服务。在主要依靠市场机制的背景下，县级以上医疗机构无需与下级机构进行有效的业务合作。即使合作，也往往是以市场份额占有为目标，既蚕食基层医疗市场的患者资源，又虹吸基层优质的人力资源，这种"双占有"效应既无法推动以患者为中心的纵向服务整合，也无法推动以有效利用为导向的资源纵向整合。

医改长期以来缺少整合的理念使得医疗保险筹资和公私医疗机构之间存在明显的边界。当前我国促进县域医疗机构的协作以强化行政措施的硬约束而忽视医保和经济激励的软约束，这种方式使得卫生行政部门在市场经济环境下对纵向医疗服务体系的监管处于被动应付状态。筹资的政策性分割、费用支付的基层分割，缺少对县域医疗机构协作有相互配套的系统激励，对基层医疗机构缺少综合激励，分散了基层医疗机构的综合服务优势，医疗和预防分开，存在激励标的的不统筹，使得原本薄弱的基层服务能力难以在短期内获得有效提高，甚至在基金的偏向诱导下基层服务综合保健功能出现了严重偏移。比如公共卫生服务均等化项目实行后，基层医疗机构在资金的诱导下比较重视公共卫生工作，而放弃或减少基本医疗服务提供，由此造成了"重防轻医"态势。而缺少基本医疗功能支撑的基层机构又接不住上级医疗机构的下转病人。其次，医保仅对单个医疗机构的支付方式实行改良而不是基于临床路径进行科学测算的按病种付费、按床日付费或按总额付费方式，其本身只能作为一种简单的费用限制工具，在促进医疗机构间的协作激励方面几乎没有显著效果。再次，医保支付方式改革仅针对医疗机构组织而在薪酬制度设计上没有针对医务人员的协作行为提供进行经济激励，导致协作长期处于低效状态。虽然医生受医保的限制一定程度上减少开大处方的动机，但医保和经济激励并没有明显致力于改善不同层级医生的多机构协作行为，并不能倒逼区域上级医疗机构基于为本地公众提供公共卫生服务所关注的社会效益尤其是健康效益的改善。医保对需方的激励也仅仅是通过对区域纵向医疗机构间采取自下而上递减式的报销等级设计，仅能算作是分级补偿下的按项目付费方式，因其对区域不同医疗机构间的补偿差异并不明显，引导患者理性由低到高的就医行为激励非常有限。据国内一项较早的测算研究表明，在大医院就诊的慢性病病人中，65% 的门诊病人可

分流到社区医院，由此可节约 40% 的费用；62% 的住院病人可分流到低级别医院，由此节省 46% 的住院费用。2014 年甘肃省新农合基金支付患者县外就医补偿 45 亿元，占新农合总支付资金的 52%。

临床路径和支付方式改革作为重要工具和手段逐渐引入到县域医疗服务体系，它为指导临床实践、提高服务质量、促进成本效益提供了可靠的规程，也为服务连续性提供了基本的可能性。但是由于长期以来形成的经验诊疗、粗放诊疗，激励机制缺少创新，自实施以来，就受到部分医院及其医生的不认同甚至选择性排斥。再加上缺少互联互通的信息化及其管理能力不高等因素的影响，卫生行政和医保管理机构只得采取临床路径的粗略替代形式——单病种付费，允许医疗机构赚取少许边际利润，但这种支付方式充其量只能成为县域医疗卫生改革一个小小的点缀。同时，目前对县域医疗机构间协作尚缺少一个专业的业务评估机构。尽管一些地方政府通过自身或委托专业机构对医疗机构进行绩效评价，但这些机构却具有临时性、评完即解散的特征，无法进行持续的跟踪评估。在评价指标体系构建上，目前多关注单个医疗机构的评估指标人为地或技术性忽略了区域纵向医疗机构间的协作和连续性服务质量内容，从而不能把握各机构通过协同后的内在逻辑和系统效率特征，无法促进纵向医疗机构在整合服务行为的规范框架下协调和互动。

4. 区域卫生规划不协调，缺乏对县域医疗服务体系的整体性治理

目前，区域卫生规划在实施过程中存在着权威性与约束性不足、科学性和前瞻性不够等问题，未能有效实现政府对医疗卫生资源的宏观调控。在医疗服务领域，预算分配一般是通过自上而下的方式分解到各级行政部门，再由各级行政部门（主要还是卫生行政部门）分配给各级医疗机构。但医疗服务系统由公立和私立、营利和非营利性质的医疗机构组成的复杂网络，呈现错综复杂的联系及其相互影响，这就需要政府相关部门及其他类型的组织机构密切合作。但是由于不同层级行政部门、同一层级不同相关部门对医疗机构的协作联动机制尚未有效建立，政府各职能部门根据各自职责对各自管辖的医疗机构提供专业化分工管理，但却缺少维护区域医疗服务系统整体协作的共同职责，既使得部门管理存在大量"缝隙"，又因职责不清和多头管理引致服务提供系统陷入裂解性困境。

实际上，我国对县域医疗机构的治理缺少一个以公众健康利益为根本目标的利益集合，各个利益相关者在多机构利益博弈中以自我利益最大化作为合作的前提，缺少一个制度化的协调组织平台。在政府内部，对纵向医疗机构的治理涉及卫生行政、财政、人事等 10 多个部门。除卫生行政部门外，对区域医疗机构的协调仅是每个部门的一项职能，治理主体群往往以领导小组或管理委员会的名义加强协调，这种组织缺少足够的稳定性，而卫生行政部门协调又缺少第一行动团体协调网络的能力，公共卫生、医疗服务、医疗保障、药品供应之间彼此分割，造成卫生体系难以发挥协同效应和整体优势。在政府之外，尚缺少有力的第三部门的治理力量。诚然，政府虽有统一强制的行政权力，但却缺少良好的专业判断能力，因而往往会注重强化对区域中各个医疗机构的单一行政治理如行政命令和威慑替代原本属于不同机构之间的技术性管理。在政府、市场、社会基本关系明确定位方面存在着界限和责任方面的模糊，缺乏跨部门明确的和一贯的政策方向。治理主体的碎片化可能导致组织间协调失灵，协调失灵最终可能破坏整合的效果。

目前我国区域医疗服务提供缺少一个整体性整合框架，各级政府层面的政策制定和实施仍然注重各自管辖范围内对单一机构群体的调适，如大型公立医院改革、县级公立医院改革、基层卫生综合改革，尚缺乏统一的纵向协调机制，无法形成针对同一区域不同层级医疗服务连续性提供的系统性政策联动机制。即使在同一层级，政府也过多重视单个医疗机构的小系统管理而忽视整个区域医疗机构网络的整体性管理，注重把单个机构分工功能发挥到极致而忽略了各机构在整个区域网络中的功能互补衔接，这在目前各级财政加强基层医疗机构能力的背景下，县级医院整体规模和能力的拓展已经将乡镇卫生院的能力增长远远的甩在后面就是明显的例证。即使政府进行某种程度的机构协作政策实验，如实行医联体或一体化，但却往往过度注重机构间组织要素的重组而忽略了它们业务技术要素的协调和整合及其运行机制的配套跟进，最终使得纵向医疗机构的运转仍然远离系统功能的整体发挥。

四、新医改背景下县域医疗服务整合发展的机遇

系统问题，唯有整合，机遇也往往隐藏在问题中。目前从供需角度观察，我国县域医疗服务体系尚未与当地居民的医疗服务需求形成均衡。笔者认为，尽管当下县域医疗服务体系出现的问题很多，原因比较复杂，但所有问题都可以归结为一点，就是缺乏服务整合，特别是纵向服务整合。目前无论在学术界还是实践界，加快推动医疗、医保和医药的"三医"联动，加快服务整合步伐逐渐成为社会普遍的共识。正如北京大学公共卫生学院院长孟庆跃教授在一份报告中指出，在以往改革实践中，县乡一体化未能很好地解决我国卫生体制改革中的系统性问题，存在其局限性，需从健康整合角度探讨农村健康服务提供过程中的系统性问题。我国医改正处于改革的深水区，面对的都是体制机制性课题，改革特别强调系统的配套互动，一系列医改政策正指向服务整合的大方向。

1. 政策窗口打开，一系列促进服务整合的政策为整合实践助力前行

随着农村人口老龄化、疾病谱改变、慢性病，卫生保健服务分割提供、服务提供者之间缺乏沟通与合作，医学模式转变下的县域医疗服务体系发展面临较大的困境。正是医疗服务系统的不整合所带来的碎片化趋势的严重，迫切需要农村医疗服务根据农民群众的需求重新调整战略，做出适应性转变。在问题流、政治流和政策流三种源流的交汇过程中，政策窗口逐渐开启。早在2003年新农合制度实施之初，为促进患者就诊有序，就规定了双向转诊制度，然而由于基层医院优质医师太少和就诊条件太差，加上双向转诊程序繁琐等原因，这项制度在实现数年后被迫夭折。2009年，新医改明确了强基层、保基本、建机制的原则，加快了推进基本医疗保障制度建设，建立国家基本药物制度，健全基层医疗卫生服务体系，促进基本公共卫生服务逐步均等化和推进公立医院改革试点的工作。2011年10月底，原卫生部召开"十二五"医疗服务体系建设发展规划研讨会，就提出建立分级诊疗模式。2012年10月，国务院《卫生事业发展"十二五"规划》再次强调要求建立城乡医疗卫生机构和医院之间的分工合作制度，并提出了卫生资源的投入重点为基层医疗卫生机构。2015年9月，国务院《关于推进分级诊疗制度建设的指导意见》指出，到2020年，分级诊疗

服务能力全面提升，保障机制逐步健全，布局合理、规模适当、层级优化、职责明晰、功能完善、富有效率的医疗服务体系基本构建，基层首诊、双向转诊、急慢分治、上下联动的分级诊疗模式逐步形成，基本建立符合国情的分级诊疗制度，健全治疗—康复—长期护理服务链。

在一系列政策组合推进下，我国医疗服务体系在组织合作模式上试图通过医联体、医共体、医疗集团、县乡一体化、乡村一体化等合作模式促进医疗机构的纵向协作和整合，这些模式已经具有协调管理和一体化的优点，能在采购、管理系统、计算机和人员流动方面具有极大的垂直资源优势，他们能在组织内处理和平衡各种利益。在业务整合上，试图通过家庭医生签约服务，加强疾病预防、健康管理以及必要的医疗服务，以发挥基层卫生机构的综合保健、可及性优势等，同时通过首诊和双向转诊、医生多点执业、远程医疗服务打通医务人员的协作通道，并试图建立居民健康档案管理信息系统、电子病历系统、医务人员业务交流沟通平台，构建共享的无缝医疗服务网络。为促进组织合作行为、医疗服务行为提供方式的改变，医保预付制支付方式的改革，加上临床路径和服务规范的上升，逐渐对医疗服务提供的整合行为进行激励约束，诸多政策组合试图建立整合的医疗服务体系。

2. "三医"联动真正发力，促进县域医疗服务体系加快整合步伐

新一轮医改最大的主题就是系统促进医疗服务体系的可持续发展。在我国医疗服务体系建设中，县级医院能力提升仍是改革发展的着力点。政府通过区域卫生规划、医疗机构设置规划，不断强化县级医院能力建设，同时控制县级以上医疗机构的单体扩张，这种上压下促的发展策略，有效地强化了规划设置的调控作用，全面提升医疗服务能力和水平，通过县级医院能力建设解决绝大多数人口看病就医问题。在完善县级医疗服务体系建设的同时，国家聚焦农村三级服务体系的分工合作，以推动分级诊疗的实践。首先国家通过引导大型医院加强临床技术水平和服务能力等内涵建设，并通过技术辐射、人才培养、对口支援等，建立长效联系机制，畅通转诊通道，带动基层和区域的专科水平，引导区域医疗服务体系有序发展。对中西部等欠发达地区和县医院的主要专科做出制度性安排，逐步缓解地域之间、城乡之间、学科之间发展的不平衡。

不断推进的分级诊疗改革，进一步促进了县级公立医院与乡镇卫生院开展纵向技术合作、托管、组建联合体等，着力推进县乡村服务一体化，提升县域医疗服务体系的整体效率和服务水平。同时，由于分级诊疗制度改革不是单一的服务体系改革，而是明确要争取医保等相关保障措施的支持。医保管理部门为调动大医院积极性，也加大了预付方式改革，充分发挥医保的指挥棒作用。同时在人才培养上加大结构性培养力度，如全科医生的培养。从贵州省情况看，2012 年，全省每万人拥有全科医生数仅为 0.32 人，2017 年已增加到 1.43人，全省注册全科医生数为 5 100 人，增幅达 346.88%。在基本药物制度方面，切实落实基本药物的供应保障，打通村卫生室、乡镇卫生院和县级医院之间的用药衔接。"三医"联动的实施，使得越来越多的区域医疗服务体系着眼于建立以患者为中心的整合型医疗服务体系，这为开展医疗服务纵向整合研究提供了丰富的现实场景。

3. 信息技术的发展，促使县域医疗服务体系间的信息交流和共享成为可能

整合型的区域医疗服务系统必须是一个无缝隙的系统，与双向转诊的绿色通道一样，信息交流和共享服务成为整合型医疗服务系统的根本特征。随着信息技术逐渐被应用到医疗服务领域，极大地促进了不同层级医务人员的交流和沟通，增加了疾病信息在不同医疗机构间传递的概率，特别是居民健康档案信息系统的管理、电子病历系统的建立，不断提高患者信息的汇聚和信息综合使用的概率。信息共享和互认作为区域不同医疗机构间协作的内容，减少了因重复检查带来的高额医疗费用的可能性。由社区控制的转诊预约系统不断优化服务流程，也促进了区域居民就诊的便捷化。同时，信息交流打破了长期以来的"机构割裂""信息孤岛"，加强层级医务人员的交流互动和信息分享，基层医疗卫生人员在转诊、上级医疗机构学习中还会参与到较高水平的服务提供，进一步提高了专业技能，有利于临床诊疗文化的相互学习，有利于信息互惠关系的确立。此外，信息技术也促进了病人和服务提供者之间的沟通交流，促进患者积极参与临床决策，改变了长期以来在临床服务提供者的单一"服务对象角色"。

随着信息技术的发展，县域医疗服务体系逐步强化远程医疗及其辅助技术的最新应用，进一步打通了医院和基层医疗机构的服务衔接，大大提高了居民服务的可及性。贵州省远程医疗自 2015 年试点以来，借助大数据发展的"东风"，各级政府全力"抢滩"，逐步建立起覆盖 199 家省、市、县公立医院的远程医疗网络，并将远程医疗服务项目纳入基本医疗保险基金支付范围。2016 年下半年，全省已开展远程医疗 2 万例，使得县域转诊率在以前的基础上降低了近 2 成。2017 年，贵州省投入 15 亿元，将远程医疗服务网络向下不断延伸，一次性为全省 1 543 个政府办基层医疗机构配齐包括数字影像、心电、彩色 B 超和检验检查等必备的数字化医疗设备，建立了"横向贯通、纵向互通""平化、零距离"的公立医疗机构远程医疗服务体系，形成了远程医疗的"贵州方案"，助推该省分级诊疗模式在基层的落地。同时互联网的普及，也为患者在家能够享受到大医院的专家咨询服务创造了可能性，为进一步推进临床路径管理、服务标准化提供了保证，也为通过费用控制，实施支付方式改革，促进最经济的医疗服务模式提供了技术支持。随着信息技术和互联网的介入，政府卫生行政机构及有关机构加强了对不同医疗机构的服务、费用及其他信息进行更有效率的监控，大大促进了不同医疗机构间提高服务质量的压力，为推动各医疗机构和整个县域医疗服务体系进阶更高水平的服务绩效创造了条件，从而为建立费用可控性和无缝隙的医疗服务体系提供了基础保证。

五、本章小结

县域是具有中国特色的传统行政单元，在中国行政区划中处于承上启下的重要地位。县域医疗服务体系是中国医疗服务体系的重要组成部分，承担着维护广大农村居民健康的载体。随着医学模式的转变和患者疾病模式的变化，县域有限的卫生资源与居民对医疗服务需求的日益增长的美好生活相矛盾，县域医疗服务体系供需双方都不同程度存在一系列

问题。对于需求侧来说，我国农村卫生资源总量不足，结构配置失衡；农村居民疾病谱的改变，对综合连续的医疗服务体系要求日渐依赖；农村人口老龄化快速增加，医疗保健需求迅速转变。对于供给侧来讲，县域医疗服务体系协作不够，分工合作机制远未形成；县域医疗服务体系尚未建立系统、有效的激励和约束机制；县域卫生规划不协调，缺乏对医疗服务体系的整体性治理。这些矛盾和问题的倒逼是推动县域医疗服务纵向整合的"必然逻辑"。随着新医改的持续发力，为加快县域医疗服务体系整合步伐带来了难得的发展机遇。随着卫生政策窗口打开，一系列促进服务整合的政策为整合实践助力前行。同时，"三医"联动真正发力，促使县域医疗服务体系加快整合步伐。尽管县域医疗系统改革目前取得的成效并不可观，却在服务整合时代的中国具有里程碑意义。

参 考 文 献

[1] 魏来. 县级财政研究知识图谱分析 [J]. 西部经济管理论坛, 2015, 26(4): 65-69.

[2] 张茅. 县域医疗卫生改革发展的探索与实践 [J]. 管理世界, 2011(2): 1-4, 48.

[3] 马敬东, 张亮, 张翔, 等. 农村贫困家庭户主健康风险认知与行为分析 [J]. 中国卫生经济, 2007, 26(5): 36-38.

[4] 罗稽宁, 严非. 乡村一体化的发展、问题与对策 [J]. 中国初级卫生保健, 2005, 19(8): 1-3.

[5] 蔡立辉. 医疗卫生服务的整合机制研究 [J]. 中山大学学报(哲学社会科学版), 2010, 50(1): 119-130.

[6] 吴玉韶, 党俊武. 老龄蓝皮书—中国老龄产业发展报告(2014)[M]. 北京: 社会科学文献出版社, 2014.

[7] 封进, 余央央, 楼平易. 医疗需求与中国医疗费用增长: 基于城乡老年医疗支出差异的视角 [J]. 中国社会科学, 2015(3): 85-103.

[8] 约翰尼·伊斯特林. 二孩突增提高消费潮 [N]. 青木, 译. 参考消息, 2017-12-28.

[9] 马爱霞, 许扬扬. 我国老年人医疗卫生支出影响因素研究 [J]. 中国卫生政策研究, 2015, 8(7): 68-73.

[10] 司佳卉, 李立明. 卫生与健康: 现状及其展望 [J]. 中华预防医学杂志, 2018, 52(1): 3-7.

[11] 钟长征. 三部门发布第四次中国城乡老年人生活状况抽样调查成果 [J]. 中国社会工作, 2016(29): 6.

[12] 郭志刚. 中国低生育进程的主要特征 [EB/OL]. https://news.sina.cn/gn/2017-07-25/detail-ifyihrwk2261207.d.html? pos=3&vt=4.

[13] 卫生部统计信息中心. 中国农村卫生发展项目中期评估备忘录 [M]. 北京: 中国协和医科大学出版社, 2012: 45.

[14] 卫生部统计信息中心. 2008 中国卫生服务调查研究: 第四次家庭健康询问调查分析报告 [M]. 北京: 中国协和医科大学出版社, 2009.

[15] 路锦非. 中国老龄化高峰期对养老设施和医疗设施的需求: 以上海市为例 [J]. 现代经济探讨, 2013(1): 45-49.

[16] 王陇德. 中国居民营养与健康状况调查报告之一: 2002 综合报告 [M]. 北京: 人民卫生出版社, 2005.

[17] 中国疾病预防控制中心, 中国疾病预防控制中心慢性非传染性疾病预防控制中心. 中国慢性病及其危险因素监测报告(2013)[M]. 北京: 军事医学科学出版社, 2016.

[18] 龙泳, 徐德忠, 张磊, 等. 汉中地区部分农村脑卒中患者生命质量的研究 [J]. 疾病控制杂志, 2005, 9(3): 237-239.

[19] 建议中国建立"以人为本"的一体化卫生服务体系 [J]. 财经界，2016（25）：102-103.

[20] 常战军，顾建钦. 公共卫生社会学 [M]. 北京：北京大学出版社，2014：270-271.

[21] 世界卫生组织. 2005 年世界卫生组织报告：预防慢性病：一项至关重要的投资 [EB/OL]. http：www. who.int/chp/chronic-disease--report/cn/.

[22] 世界银行，世界卫生组织，财政部，等. 深化中国医药卫生体制改革：建设基于价值的优质服务提供体系 [M]. 北京：中国财政经济出版社，2019.

[23] 国务院发展研究中心"经济转型期的风险防范与应对"课题组. 打好防范化解重大风险攻坚战：思路与对策 [J]. 管理世界，2018（1）：1-15.

[24] 陈宁姗. 建立协调统一的卫生服务体系提供连续性协调性卫生服务 [J]. 中国卫生经济，2010，29（6）：5-7.

[25] 周航. 中国农村社区医疗卫生服务体系建设研究 [D]. 哈尔滨：东北林业大学，2010.

[26] 中国健康事业的发展与人权进步 [EB/OL]. http：//news.xinhuanet.com/2017-09/29/c_1121747583.htm.

[27] 别海荣. 农村分级诊疗运行效果实证研究 [M]. 北京：中国社会科学出版社，2016：30-31.

[28] 张述存. 新医改背景下医疗资源整合模式研究 [J]. 东岳论丛，2018，39（11）：76-83.

[29] 云从. 院长专家热议—理性看待医院规模扩张 [J]. 医院管理理论坛，2005，22（5）：26-31.

[30] 梁鸿，刘强，芦炜. 构建医疗联合体协同服务体系的政策价值与现实意义 [J]. 中国卫生政策研究，2013，6（12）：1-5.

[31] 王静. 农村贫困居民疾病经济风险及医疗保障效果研究 [M]. 北京：科学出版社，2014：136.

[32] 胡敏，Winnie CM Yip，陈文，等. 农村通向全民健康覆盖的障碍及其原因分析：基于供需双方经济激励机制角度 [J]. 中国卫生政策研究，2014，7（8）：4-8.

[33] 卫生部统计信息中心. 中国农村卫生发展项目中期评估备忘录 [M]. 北京：中国协和医科大学，2012：9，49.

[34] 张研，张亮. 医疗保障体系与服务供给体系的摩擦与整合 [J]. 中国卫生经济，2017，36（1）：21-23.

[35] 顾虎，郭志坚. 兼顾公平和效率：区域性医疗集团在我国医改中的作用 [J]. 中国卫生产业，2005（8）：72-74.

[36] 那春霞，高广颖，王禄生，等. 基于病种的分级诊疗对新型农村合作医疗住院患者流向的影响分析 [J]. 中华医院管理杂志，2017，33（1）：7-10.

[37] 整合：通向健康中国的关键路径 [EB/OL]. http：//www.tjmu.edu.cn/info/1047/1057.html，2016-10-20.

[38] MARK W, HAGLAND. 多医院联合体正面临卫生系统改革的挑战 [J].《国外医学》医院管理分册，1994（1）：41-42.

[39] 高维荣. "云上"贵州逐鹿远程医疗 [EB/OL]. https：//www.cn-healthcare.com/article/20171204/content-497878.html，2017-12-04.

[40] 杨军. 远程医疗的贵州方案 [N]. 中国日报网，2018-03-09.

[41] 魏来. 整体性治理视角下区域医疗机构纵向协作优化研究 [J]. 中国卫生政策研究，2019，12（6）：1-8.

[42] RYGH E M, HJORTDAH P. Continuous and integrated health care services in rural areas：a literature study [J]. Int J rural remote health，2007，7（3）：1-10.

[43] WHO. Integrated health services—what and why？ [R]. Technical brief，2008-05.

[44] GLENDINNING C. Breaking down barriers：integrating health and care services for older people in

England [J]. Health policy, 2003(65): 139-151.

[45] IOM(Institute of Medicine). Crossing the quality chasm: a new health system for the 21st century [R]. Washington, DC: National academy press, 2001.

[46] WHO. "Ageing well" must be a global priority [EB/OL]. [2017-09-04]. http://www.who.int/mediacentre/news/releases/2014/lancet-ageing-series/en/.

[47] WHO. World Health Statistics 2017: Monitoring health for the SDGs [EB/OL]. [2017-09-04]. http://www.who.int/gho/publications/world_health_statistics/2017/en/.

[48] LIU Q, WANG B, KONG Y, et al. China's primary health care reform [J]. Lancet, 2011, 377(9783): 2064-2066.

第三章
研究设计：县域医疗服务纵向整合文献综述与研究方案

　　断裂的医疗服务系统成为一个全球性问题，我国县域医疗服务网络也正遭遇结构性矛盾的困扰。当前农村医疗服务系统并没有重组成一个整合的结构，应用信息技术碎片化，管理和临床流程没有根本改善，表现在网络中各机构间及其医务人员缺乏有效沟通与协作，存在严重的"系统病"，在我国集中表现为医疗服务系统存在服务提供不足、浪费和过度利用并存、质量下降、效率不高以及公平性下降等问题。多层级医疗服务之间不连续、不协调的状况加剧了系统失灵，成为制约我国卫生体系发挥整体功效最关键的因素。

　　从全球发达国家来看，随着传染病向心脏病、脑血管疾病、肿瘤等慢性病转变，慢性病发病率、患病率以及各种合并症发生率不断攀升，卫生服务总体需求量增加，尤其是对更加复杂的、涉及多学科、多机构的卫生保健服务需求大量增加。美国的一项研究表明，大约40%的美国公众患有1种及以上疾病，其中大约有1/2患有两种或两种以上疾病。患有多种慢性病的患者平均每年要到6个不同的临床医生处就诊，经常接受医院、康复机构、社区等多个机构提供的医疗保健服务，因此慢性病患者接受医疗服务需要有良好的组织程序。然而，美国的医疗服务系统并不提供完整的、连续的医疗服务，也没有设计应对多种严重疾病需要的相关机制来协调全方位的服务。美国的另一项研究证实，在一个极端不协调的服务递送模式中，治疗的患者比例虽然不到10%，但他们的平均药品费用却占46%，医疗费用占32%，总成本占到了患者总就医成本的36%。美国前总统奥巴马的经济顾问委员会估计，美国30%的保健支出对医疗结果没有积极贡献，大量浪费在诸如"系统断裂、机构间缺乏联系和沟通"等问题上面。诺贝尔经济学奖获得者克鲁格曼在评论美国医疗体系时直言不讳地指出，"美国医疗保障体制的主要问题在于其分割性(fragmentation)"。

　　然而，高度分散的服务递送系统设计不当的保健过程，技术、临床信息不能共享，很大程度上造成罹患复杂疾病的老年人口、慢性病患者缺乏个性化的服务、漫长的候诊时间和不必要的重复服务。而充分的证据证明，这些服务的潜在危害风险大大高于潜在收益。经合组织2007年的统计数据表明，在29个成员国中，有11个国家的医疗卫生支出占国内生产总值的比例超过10%。卫生资源稀缺和高额的医疗费用支出引发了许多社会、经济和政治矛盾，成为引发西方国家医疗卫生改革最主要的动因。有数据显示，全球范围内每年在医疗卫生领域投入7.1万亿美元，其中约有20%~40%被浪费。原国家卫计委发展研究中心卫生技术评估研究室主任赵琨援引约克大学阿兰·梅纳德在 BMJ 上发表的研究报告显示，在医疗卫生领域，48% 的技术临床效果不明确，3% 的技术无效甚至有害，8% 的技术疗效与损害相当，22% 的技术可能有效，5% 的技术无效，只有 13% 的技术有效。2017 年，我国卫生总费用占 GDP 为 6.2%，增长速度的曲线已经连续多年浮于我国 GDP 增长曲线的上方，医疗费用增速高企，医保基金以及患者支付压力陡升。显然，事实已经证明，新医改中政府单纯增加财政和资源投入未必能达到提高居民预期健康产出的效果。因此，如何建立整合型医疗服务体系成为中国同样面临的课题。

一、服务整合——矫正县域医疗服务体系"系统病"的最佳思路

系统论的观点揭示，"系统病"的实质是系统结构和系统机制出现了问题。当前我国县域医疗服务体系"不整合"所表现的服务连续性和协调性差主要是系统要素未能通过完善的系统机制产生功能耦合作用。这些机制不耦合至少表现在以下方面：①机构协作机制。过度竞争导致医疗机构社会使命和价值目标的扭曲，利益壁垒弱化了多机构合作的动力，各机构并未围绕"以病人为中心"的理念形成共同的服务愿景，而是围绕"以服务提供为中心"展开对患者疾病经济价值的充分挖掘，最大限度地甚至超出自身能力"服务"病人，纵向服务层级间人才合理流动、检查检验结果互认、仪器设备共享、患者诊疗信息共享和利用等方面的壁垒难以打破。②服务合作机制。由服务沟通不畅、跨机构团队服务递送机制未能建立以及在纵向医疗服务链上缺少共同参照的服务路径安排，医务人员可以依靠自己的专业自治权对病人病情进行诊断并依据个人隐含的经验判断做出转诊与否的依据，病人就诊无法有效跨越机构间的功能缝隙。③医保支付机制。医保实行分级报销的按项目付费和针对单机构的单病种付费方式无力促进多机构形成共同的利益关联，尚未对因同一疾病在多级机构就诊情况的支付方式进行探索，无法对多机构针对同一病人的疾病诊治行为出现的重复检查、重复用药进行内敛性约束而造成"重复支付"现象，加深了纵向服务提供不连续、不协调的矛盾，助推了医疗服务"整体性"和"协调性"的缺失。④医患互动机制。由于服务体系割裂导致了本应由体系承担的为患者寻找和利用多机构提供的整合服务职责转嫁到患者及其家属头上。双向转诊机制在实际运行中也遭遇来自患者自由择医权的挑战，患者在信息不对称的医疗市场中可以自由地从服务系统的各个入口处进入，并且存在盲目的就医"追高"倾向，无法和服务提供者形成稳定且有序的互动关系，医务人员只需对病人在就诊时间承担有限责任，但在多机构就诊出现的共同健康责任却成了服务递送系统的模糊地带，一定程度上增加了患者的疾病经济负担和安全风险。

由此可见，医疗服务系统的结构要素"去系统化"以及系统机制的不耦合，导致服务提供的碎片化与居民因疾病谱改变对整体性医疗服务需求的矛盾越发突出，不仅使患者无法获得整合的医疗服务，而且制约医疗服务系统整体功能的改进，迫切需要采取整合手段进行干预。原 WHO 总干事 2007 年提出，我们需要一种综合的、整合的方法来提供卫生服务。

我们需要消除割裂的、分散的卫生服务。叶志敏、萧庆伦等（2014）研究认为，中国医改必须将逐利的、以医院为中心的碎片化医疗服务体系转变为整合的、以基本医疗保健为核心的服务体系，以更高的经济效率和服务质量应对民众需求和疾病谱改变，才能避免重蹈美国"高费用、低效益"的覆辙。

显然，整合服务越来越被WHO和学术界证明是弥合服务系统割裂的有效手段，因为它强烈主张通过更复杂的机制进行沟通和协调服务。鉴于对系统绩效的追求，服务整合在20世纪90年代以后逐渐成为世界各国以及WHO推崇的组织变革方式。这种新的组织安排集中于更为协调和整合地提供医疗服务。在我国，整合型医疗服务体系被给予厚望，而且正在从理论概念迈向加速实践。现有越来越多的证据表明，整合型医疗服务系统能够提供高质量的医疗保健，能够加强多级服务提供的连续性和协调性。显然，解决系统要素之间的机制问题对于促进县域医疗服务纵向整合具有重要的理论和实践意义。在理论上，通过分析技术服务合作、临床提供、信息共享、机构整合、医保支付机制及其影响因素，揭示多机制不耦合的关键要素和节点，有助于设计完善的整合机制，促使系统内各主体产生协同作用，为重塑农村三级网络功能提供理论可行路径。实践上，针对多机制耦合的条件提出系统性政策改进建议，为新医改"强基层、保基本、建机制"提供循证依据，有助于形成纵向医疗"服务链"，促进三级网内资源的合理流动，最终为居民在区域内跨层级机构就诊提供连续、协调的服务安排。

二、国内外医疗服务纵向整合研究文献综述

1. 医疗服务整合系统概念研究

从Follett（1949）提出"整合（integration）"概念以来，在经济学和管理学的文献中，整合一直是个热点问题。Lawrence & Lorsch（1967）将整合定义为"根据环境需要，在组织任务的完成中使得不同部门间通过一致努力而达到统一协作状态的质量过程"。Prahald和Doz（1987）则将整合等同于协调实现一定范围内各种业务的协同效果。由此可见，"整合"的内涵包括协调和合作（Ettlie & Reza，1992）。Pablo（1994）则将整合解释为对合并后的组织职能、组织结构、系统以及文化的改变，以使之成为一个职能整体。根据不同的理论视角，整合可以分为纵向整合和横向整合、外部整合和内部整合等概念。其中，纵向整合沿着价值链或服务链垂直方向扩展组织间生产经营或服务的活动领域，形成一个比较完整的生产或服务体系。在卫生领域，Shortell等（1994）认为整合的服务系统是向一个确定的人口提供或安排提供协调性和连续性服务的一种组织网络，愿意在临床和财政上对服务对象的健康和产出负责。Grone等（2001）、Spreeuwnberg等（2002）则认为整合型服务系统需要把投入、筹资、服务提供、管理、组织以及与临床服务有机整合，建立起各类保健部门及部门之间的连接、联合和合作关系，以改善服务可及性、病人满意度和效率。美国The Solution Marketing Group（SMG）将一个整合形成的医疗服务网络定义为"一个组织，通过产权或者是正式合约联合各类医疗服务机构，通过改进质量和降低成本向一个确定的地理区域提供整体的健康保健服务"。Einthoven指出"纵向整合"的医疗服务提供体系是以一个大型的多专科的

医疗组织为核心,连接着众多不同层级的医院、检验所、药房和其他机构。2008年WHO提出了整合型卫生服务,是指对医疗卫生体系内的各项资源进行重组和配置,在患者需要的情况下可以从中获取系统性、一体化的医疗卫生服务,产生理想的健康效果和相应的经济价值。Leatt(2002)将医疗服务体系整合界定为创造一个现代的、经济有效的体系,其特征是在医院、长期保健机构、初级卫生保健、家庭保健、公共卫生、社会福利机构、学校和其他与健康因素有关的服务机构之间建立密切的协作关系。Niskanen等(2002)、Jeroen(2003)等则从需方进行定义,认为整合型保健是建立在病人整体诊疗观的基础上,寻求一个连续的、完整的、连接和协调不同层次的服务提供者的各个方面,以满足病人需求的一种组织过程。Shaw S等认为整合的医疗服务是关注于改善病人的体验,提高医疗服务系统的效率,实现其更大的价值。目的是解决对病人服务的碎片化,为患有慢性病的老龄人群提供更为协调、更为连续的医疗。张亮教授对健康服务整合的定义如下:通过对健康体系不同层次的变革,能使健康体系以更加高效的方式,提供更有效、更连续、更协调或更经济的服务,使人群健康结果得以改善的理论方法及实践方式的总和。Kodner(2006)从系统的角度将其从层次上分为3类:①宏观层次的系统整合,是指在一个地理区域内或省内、国家内,整合有关规划、筹资、服务购买策略、项目要求和服务范围的活动;②中观层次的医疗机构整合,是指在急救、康复、社区保健和初级保健提供机构或个人之间有关活动的协调和管理整合;③微观层次的临床整合,是指关注医疗机构内部直接的医疗服务和有关的支持服务整合。英国学者Fulop(2005)基于慢性病管理和医疗服务整合的关系指出,服务整合应当包括功能、组织、专业、临床、规范和系统整合。张亮等(2012)在Fulop提出的6个维度的基础上结合中国实际,创造性地提出了增加保健整合和医保筹资整合两个整合维度。Leutz W等(1999)总结了纵向整合后的组织及其服务的几个特点:以病人为中心提供整体的服务为共同目标;非常严密和高度连接的网络;支持通过长期的相互认同感和共同义务融合;相互信任和尊重程度高;联合安排战略和业务是其核心主流,而不是边缘;共享或单一的管理安排;在宏观和微观层面联合协作。

2. 医疗服务纵向整合模式研究

国外医疗服务纵向整合模式关注医疗系统为患者在合适地点提供合适服务的问题。常规的双向转诊服务模式是其一贯的研究主题。不过,这种转诊往往与全科医师协调患者转诊并遵守临床诊疗指南等服务规范相联系。同时,作为服务提供的创新性活动,EMRygh等(2007)总结了在纵向整合过程中形成的三种新服务模式,即中间医疗、共享医疗和专家延伸服务模式。中间医疗是农村基本医疗和社会保健服务的扩大与二级医疗服务整合而产生新的服务模式。共享医疗主要是有关病人出院计划确定需要改进的医疗信息传递、处方和疾病管理信息共享,但这种共享需要一种文化改变,要求医务人员能够及时分享病人信息并置于更高的优先权。专科医师延伸服务作为复杂干预措施的一部分,涉及与初级保健的协作、健康教育以及与改进健康产出有关的其他服务,如使用有效且一致的医疗指南,更少利用住院服务。Boon等(2004)以连续性标准将整合医疗服务模式分为咨询服务模式、协作服务模式、协调服务模式、多学科服务模式、学科互动团队服务模式和整合服务模式6种,形成一个整合程度逐级增高的服务提供模式系列。在最低端的咨询服务模式中,服务提供者可以非正式分享针对某一病例的相关信息，最高端是完全整合各个学科来提供综合服务的整合服务模式，通常由一名队长领导，团队成员基于共同的观点开展无缝隙、连续性决策并以病人为中心提供保健和支持性服务。我国学者更多从组织整合模式进行分类，如孙凯等（2017）提出不同层级医疗机构以纵向或横向方式整合资源形成的医疗组织，包括横向、纵向、横纵整合3种模式。根据合作关系的紧密程度，医联体可分为紧密型和松散型两类。

3. 医疗服务纵向连续性研究

医疗服务纵向整合主要是为患者在纵向医疗机构间就诊提供连续性、协调性的服务，以保护公众的健康。因此，研究者对连续的、协调的服务进行较为广泛的研究。

（1）纵向医疗机构连续性概念内涵研究：20世纪60年代，基于国外传统的家庭医学模式特点，Folsom Report 最先提出了卫生服务连续性的概念，即卫生服务利用者能最大限度地被同一卫生服务提供者提供服务，以便尽可能通过初级保健机构获得一站式服务（one-stop service）。然而，随着世界范围内卫生系统的改变以及慢性病患者罹患疾病的复杂性使得其很难停留在同一服务提供者那里，通过两个及以上医疗机构获得更多整合的服务（integrated care）成为服务提供的新常态。总结来看，研究者对本概念的研究主要包括：①从"连续、协调和无缝隙"等连续性服务的过程特征角度进行定义。Shortell（1976）最早指出，医疗服务连续性是指患者获得不同服务提供者提供的与其需求相适应的、一系列的、协调的和不间断的医疗服务。Dreiher（2011）则增加了时间变量，将其定义为各种保健服务提供者能在不同情况下随时提供符合患者需要的、连贯的和无缝的保健服务。Gulliford 等将其定义为不同级别医疗服务提供者之间进行相互合作、协调和信息共享，为患者提供无缝隙、衔接的服务。②从连续性的医学干预角度进行定义。我国学者刘滨等（2008）将本概念界定为从疾病发生、发展转归到康复过程中医学干预的连续性，不因就诊医生或机构的变化而中断或重复提供。即无论在健康或疾病状态下，都能获得医疗机构所提供的、在时间和空间上连续的卫生服务。聂梦溪等（2013）根据时间长度将其分成"大"和"小"两个方面，"小"的连续性服务强调同一疾病周期内的服务连续，"大"的连续性服务强调从出生到死亡整个生命周期内的服务连续。前者指在30天范围内的、因罹患相同疾病或因此疾病而引发的相关疾病经历了两级或两级以上医疗机构就诊的再入院患者，后者与客户关系理论将客户作为长期乃至终身合作伙伴的内涵具有内在的一致性。李少冬等（2010）从患者就医时长和层次等角度，将医疗服务连续性分为系统连续性、体系连续性和医院连续性。

对纵向医疗服务连续性概念内涵的界定引发了对其分类的研究。Rogers 等（1979）认为服务连续性包括多学科连续性、信息连续性和患者 - 医生人际关系连续性。Haggerty 等（2003）则认为其应包括信息、管理和关系连续性三个维度。Freeman 等（2003）则在两者基础上又增加了时间连续性维度，共五个维度。我国学者李睿等（2011）认为本概念应包括信息连续、专业连续、机构间连续和人际关系连续四个方面。李伯阳等（2011）、齐静等（2015）结合我国农村基本医疗服务的特征和对目前存在问题的分析，认为应包括学科间连续、机构间连续、人际层面的连续及信息层面的传递和共享四个维度。还有机构从本概念的某一维度进行强调，如美国 IOM（Institute of Medicine）倾向于信息的连续，认为"医疗服务的连续性是指在一组医疗执业者或机构之间有效且及时地传递诊疗信息"。综合上述学者和机构的论述，纵向医疗服务连续性揭示了三个核心要素和内涵：一是个性化的持续服务提供，即以患者为中心，满足患者在合适的时间、合适的地点接受正确的医疗保健；二是不同层级机构服务提供的协调、连贯和无缝的过程特征；三是从时间长度、专业、信息和管理等多维视角分析其丰富内涵，或侧重于某一维度的重要性如信息连续进行分析。这些研究契合了在当今服务分散提供的背景下对服务连续性研究重要命题的多维考量。

（2）纵向医疗机构连续性服务维度的实证研究：在对纵向医疗机构服务连续性概念进行界定的基础上，学界主要从信息、服务、管理三个维度对多机构服务连续性的应用进行研究。

1）信息连续性方面，学者们主要从以下方面开展研究：①信息连续性的现状研究。魏来等（2016）等研究发现，农村高血压患者到 2 家及以上医疗机构就诊超过一半比例，患者上转能够获取基层医生推荐转诊机构的比重最大，纸质疾病信息仅能一定程度上在机构间传递，上级医生根据下级机构相关诊疗信息连续诊疗的不到一半。对于下转患者，下级医生依据前期诊疗信息继续诊疗的比例刚超 40%，依据个体经验做出转诊决策是普遍存在的现象。张研（2015）通过我国东部、中部、西部 7 个样本县区的调研，基于县级专家以及信息提取工具对县乡两级病历的衔接开展评价，描述了 30 天内的跨级再住院率、乡县跨级住院占再入院的比例、病种、再入院形式等特征。卢珊等（2016）通过对我国东部、中部、西部 5 个县区新农合数据库清理匹配，邀请临床专家对病历信息传递问题进行评判，发现乡县跨级住院患者中 1/4 病历不反映前次就诊经历，患者传递信息概率虽达 70%，但有效传递仅占一半。随着再入院时间间隔延长，信息传递比例下降。其中，自行就诊患者比转诊患者反映前次就诊经历的比例更高。②传播媒介对信息连续性效果的影响研究。Roberto T 等（2013）对意大利临床连续性服务进行干预研究，将初级和专科医生组成连续性保健团队，通过识别功能性和可行性的工具，如和初级保健医生每周 5~7 次的电话或 E-mail 接触、出院信和依从性等，发现与干预前一年比较，患者入院减少了 5.5%，床位数减少了 7.7%，住院天数下降了 23.5%。这些患者中 1/3 由初级保健医生转诊而来，6.5% 从其他病房转入，仅有 1 例因疾病严重没有经过住院筛选鉴别直接进入急诊科。Sina W 等（2016）以西班牙加泰罗利亚卫生保健系统中三个地区的初级和二级保健整合模式为现场，采用现象学下的定性研究、半结构访谈方法，对患者在初级和中级保健中报告的就医经历进行记录，研究发现电子病历应用实现了信息共享，医生对信息的恰当运用提高了信息连续性。但也有部分临时代理医生对疾病信息利用不充分，也报告了一些不协调的因素。③从不同组织合作模式研究信息连续性提供的差异。李睿（2011）基于医院和社区机构连续性的概念框架，发现直接举办、托管和对口支援三种协作模式都缺乏信息连续性，转诊决策专业性、转诊服务衔接性也存在缺失，学科连续性不容乐观，但直接举办的两级医务人员因更为熟悉，人际连续性较好。

2）服务连续性研究方面，学者们主要关注的内容包括：①初级保健连续性对纵向服务连续性的影响研究。O'Malley AS 等（2008）以拥有初级保健医生并在过去 1 年内有一次或多次去专科医生就诊经历的患者为对象，通过跟踪调查，发现 46% 的患者报告其初级保健医生总是关注其接受的专科保健服务，和初级保健医生的就诊连续性能够促进更好的专科保健协调。Uijen AA 等（2012）通过对初级保健机构的 327 名慢性心力衰竭患者进行问卷调查，采用病历回顾方式，并以个人连续性（每次都看同一位医生）、团队连续性（全科医生护理提供者之间的协作）和跨级连续性（全科医生与医院之间的协作）作为评价指标。研究发现，53% 的患者没有联系其他保健提供者，38% 和 51% 的患者体验到最高水平的团队和跨级连续性。总体而言，14% 的患者经历了低水平的团队连续性，11% 的患者经历了低水平的跨级连续性。个人连续性和药物依从性呈现正相关，但团队或跨级连续性则与药物依从性没有关系。Kyoung HC 等（2015）利用韩国健康保险样本数据，运用保健连续性测量指数，发现与对照组（continuity of care，COC 得分 ≥ 0.75）相比，在初级保健系统经历的保健连续性较低（得分 < 0.75），接受住院治疗的可能性增加了 2.4 倍。中国台湾学者郑守夏（2011）的研究也表明，连续性服务能够降低入院率和急性就诊率。其他如 Christakis DA 等（2001）的研究也得出了同样结论。②不同因素对连续性服务的影响研究。梁明理等（2012）以肺结核患者为例，通过山东省 16 个县的对照研究，发现一体化县初诊患者中主动就诊和乡镇医院中转诊患者的比例高于对照县，确诊患者的就诊延误及延误时间均短于对照县，但仍存在转诊比例低等问题。刘丽红等（2009）分析北京市西城区医共体，发现其有效节省了患者的诊疗用时和药品费用。赖远全等（2013）采用病例查阅、专家咨询、现场考察等方法，发现实施高血压患者双向转诊临床路径与未实施路径效果一样，但能显著减少首次就诊时间，降低再次就诊率，节省医疗费用。丁芳等（2014）研究发现综合医院与社区双向转诊中高血压临床路径的建立对双向转诊患者的服务满意度、血压、血脂、肾功能、新发腔隙性脑梗死发生率等的改善明显。唐文熙等（2016）对重庆市黔江区高血压患者进行连续性服务路径（连续性社区保健路径、临床诊疗路径和综合管理路径）的干预，发现项目实施有利于降低血压值，提高血压控制率。③对纵向医疗服务连续性的评价研究。张研等（2016）结合 ICD-10 疾病编码分类筛选新农合数据，运用专家病历评判法对两级机构就诊服务的连续性进行评价，发现只有 1.3% 的乡级诊疗与县级诊疗方案一致，78.0% 的乡级诊疗过程对疾病转归有积极作用，37.5% 的乡级病历可以优化县级诊疗方案。Wender L 等（2010）利用中国台湾的医保数据发现，医疗服务连续性越好，越有利于减少患者急诊入院率和住院服务利用率。

3）管理连续性研究方面，学者们主要关注的研究包括：①管理连续性的内容研究。赵允伍等（2016）认为管理连续性包括不同医疗机构之间对患者疾病预防、治疗过程和治疗后个体化疾病管理的连续性。Sina W 等（2016）通过西班牙加泰罗利亚卫生保健系统中三个样本地区的患者观察都发现，不同层级医疗机构均存在临床管理连续性，包括不同层级医生诊断和治疗的连贯性和一致性、患者需要时获得不同机构间的转诊服务以及及时性的预约等可及性服务，但也有患者报告在二级保健中由于特殊的检验导致长时间等待影响了管理连续。Simon 等（2002）建立了包括制订协作治疗计划等多个策略来实现管理连续。Smeenk 等（1998）通过建立医院和社区的信息共享和持续的电话支持策略对临终癌症患者的居家提供补充保健服务，延长了保健管理的连续链。②影响管理连续性的因素研究。赵允伍等认为基层服务能力影响管理连续性，应通过联合体内上级医院对基层帮扶以提高其能力，通过推进全科医生签约服务、参与慢性病管理以弥补基层医生数量不足，通过诊疗人次、上转人次、慢性病管理人次等体现多劳多得的指标，作为绩效考核以提高基层医生积极性。苗豫东等（2016）通过对县乡两级医生对分级诊疗中服务提供联动的认知调查发现，农村基层服务能力薄弱对基层首诊和双向转诊的连续性管理均有影响，建议组建县乡跨级医师团队打破这一困境。调查的医生中 3/4 认为有必要组建，且初级、中级职称的医生更看重其必要性。

少数学者也对连续性服务维度自身的相互关系进行了探讨。刘超杰等（2017）对北京社区 700 名初级保健患者的关系偏好和连续性保健经历进行研究，发现与关系连续性相比较，患者都经历较低水平的信息和管理连续性。与 60% 的患者赞成由社区机构控制住院预约相比，80% 的患者偏好自由择医，但也维持与医生的关系，持续关系偏好与连续性保健的所有方面都相关，如赞成由社区控制住院预约服务是管理连续性和信息连续性的强有力预测指标，患者偏好自由择医和专科医生的关系连续性积极相关，信息交流的重要性也与关系连续性和管理连续性相关，但与信息连续性的关联却没有显著统计学意义。

4. 医疗服务纵向整合影响因素研究

王淼淼等（2011）认为，农村三级网存在服务提供缺乏系统性，机构间的合作缺乏衔接机制，保障服务连续性的政策缺乏支持等问题。叶婷等（2011）认为城市社区存在传统医疗卫生观念的束缚、社区全科医生缺乏和患者对社区的不信任、学科间缺乏整合、统一管理机制缺失以及医保支付方式改革滞后导致医防融合难等问题。聂梦溪等（2013）也认为，城市存在双向转诊标准欠缺、连续性服务功能缺失、社区医疗水平不足、相关部门缺乏监管，加之医疗保险制度不匹配，医疗资源配置失衡，信息沟通平台缺乏，医院和基层机构之间缺乏了解、沟通等问题。李鹏等（2014）以及王艳军等（2011）指出目前不同层级机构之间的"信息孤岛"造成患者的诊疗信息沟通、传递和共享困难，无法"消化"转诊中的医疗服务信息。同样，医保制度也没有有效控制不连续的服务，更没有显著改善服务效率低下、医疗费用升高等困境。事实上，事实上，医保支付方式变革在很大程度上影响组织的连续性，不同组织的连续性也需要不同的方式支撑，才能转向服务的连续性。匡莉（2016）认为利益协调难导致纵向医疗机构合作缺乏动力，基层首诊和双向转诊又遭遇自身能力以及"对接"下转能力不足的困境；忽视全科医疗特征功能致使基层医生和专科医生无法形成分工互补，而用不同机构间的行政决策等组织治理取代原本属于全科医生和专科医生个体的医疗决策等专业治理，又使得制定分工明确的转诊标准困难重重。国外研究中，Leichsenring（2004）通过对 9 个欧洲国家的比较发现，筹资、组织、系统的发展、职业精神和职业文化对卫生服务整合有较大影响。由此不难看出，真正意义上的全程、负责的连续性转诊制度还没建立起来，大多是以"碎片式""断裂式"的服务提供模式为主。

Suter 总结了服务系统成功整合的 10 个关键原则：①在连续性保健统一体中提供综合性服务；②以病人为中心；③地理覆盖和注册；④通过跨学科团队提供标准化的服务；⑤绩效管理；⑥信息系统；⑦组织文化和领导；⑧医师整合；⑨治理结构；⑩财务管理。Caroline 等通过文献系统综述整理出一个区域构建整合的初级和二级保健管理需要考虑的 10 个因素：①联合规划；②整合的信息交流技术；③变化的管理；④共享临床优先；⑤激励机制；

⑥聚焦于区域人口健康；⑦使用数据进行度量作为质量改进工具；⑧继续支持联合工作的专业发展；⑨病人、社区参与；⑩创新。Wenzel H, Simmons D 等（2017）认为充分整合的系统至少由以下因素决定：①注册的人口；②建立在协议上的提供综合保健服务包的责任；③多个资金流合并的筹资；④一个闭合的网络（选定一组合同或提供薪水的提供者）；⑤强调基本保健和非机构服务；⑥微观管理技术确保合适的服务质量和成本控制（如使用评估和疾病管理）；⑦网络组织中跨学科团队及对临床健康结果负责。魏明杰等（2017）通过因子分析法，提出了农村医疗服务纵向整合的组织管理、激励机制、政策及配套措施、信息共享和业务交流四个方面的影响因素。Conrad DA（1994）提出了整合健康系统的 4 个战略：①信息通讯；②健康管理；③共同的临床文化；④一致的教育规划。De Jong I（2013）则提出了 3 大策略：①改进交流和可及性；②优化文化、价值观和团队合作；③形成提供整合服务的责任和激励。

5. 医疗服务纵向整合机制研究

医疗服务整合机制是指通过互动机制，对不同层次和不同类型医疗服务机构的生产要素进行协调和管理，实现分级诊疗和有序转诊，发挥卫生资源的协调作用和整体效应，最终达到为患者提供安全有效、经济方便和整体、连续的医疗卫生服务的目的。国外对整合机制的研究主要集中在机构协作机制、医保支付机制等方面，认为预付机制、互通信息机制和机构及其医务人员合作机制促进有效的服务提供。较多文献实证医保支付机制对整合的影响是机制研究的热点。如美国和澳大利亚的相关研究多集中于政府对部分专科医院采取总额预付，专科医院在医保收入既定的情况下通过减少患者入院率来提高医院收入，因而医保支付机制改革推动了专科医院和家庭医生的协作。

国内学者蔡立辉（2010）认为我国医疗服务体系呈现由部门分割、多元主体之间缺乏协同和互动、医疗卫生服务各层级之间缺乏有效的衔接等一系列"非整合性"和服务"碎片化"问题，严重妨碍了医疗卫生资源的合理配置，无法发挥协同效应和整体优势，应发挥政府机制和市场机制两个作用，重构医疗卫生管理系统，通过首诊、双向转诊、资源配置均衡，推动医疗卫生资源整合，构建多层次、全方位的协同机制。Pan American Health Organization（2011）认为构建整合型服务体系通常包含 4 个基本机制：①服务提供；②治理机制；③组织管理；④筹资支付。而按项目付费、沟通不畅、提供者不合作影响服务整合。美国、英国和澳大利亚等国尤其注重支付方式改革对医疗服务纵向整合的促进作用。如美国通过整体预付购买促成农村医疗机构形成服务网络。匡莉（2012）给出了体系构建的 6 大整合机制：经济契约关系、整合制度、组织内部管理系统、互通互联信息系统技术工具、医护人员拥有整合的相关知识和经验、整合文化。魏明杰等（2016）通过农村卫生服务纵向整合，从对零散的系统和割裂的服务进行整合和调整的角度，提出了组织管理、信息互通、利益共享和激励机制等四大整合理论机制。李茜（2015）、陈玲丽等（2016）、钱东福等（2014）发现医疗机构之间利益分配机制是影响医联体整合效果的核心问题，如果缺乏有效的利益平衡机制，区域医联体在内部整合过程中各自利益诉求得不到满足，使得医联体发展缺乏内在动力，从而影响合作成员协作任务的落实。薄云鹊等（2017）在参照点契约理论的框架下，运用实验经济学的方法初步探讨医疗机构管理者对医疗服务体系纵向整合利益分配的选择和反应。

结果发现医院方选择分配给社区的比例的中位数是 35.00%，社区方选择努力程度的中位数是 8.00；选择的分成比例 ≤ 50% 的比重占 98.00%，选择的努力程度为 10 的比重占 23.50%；医院选择的分成比例和社区选择的努力程度呈显著的相关关系，发现整合中努力程度与收益分配比例相关，社区卫生服务中心在努力程度上存在折减行为。这些结果有针对性地为不同机构进行激励提供了初步证据，可以为建立医疗服务纵向整合中不同机构长久的利益分配机制提供方向性的参考。

国际农村医疗服务纵向整合机制研究关注所有医疗服务阶段的协调计划，因而常聚焦于系统的整合机制构建。多数是通过管理型保健组织集中于应用病人住院的临床路径、守门人机制和病例管理机制。其中，守门机制经常被作为促进整合的重要机制，其原因有二：一方面它可以控制农村患者不合理的住院和专科服务，将大量基本保健服务放在基层解决；另一方面可以依据转诊体系和明晰的住院临床路径，全科医生为需要转诊服务的患者提供咨询服务，促使初级保健医生和专科医生直接交流和互动，并且利用患者名单注册制度、疾病管理信息和信息共享协调患者在合适的纵向机构获取各种医疗保健服务，同时可将患者的病历信息完整地存在一处。为增进整合后的服务提供质量和连续性，作为促进服务行为改变的支付激励机制往往更加重要，哈佛前锋医学中心研究证实，只要坚持对跨学科医师团队实行按人头付费，首诊制度的消除并没有明显影响患者对初级保健医生的服务利用率。可见，动用支付方式在内的综合机制和因素对整合服务实践影响更大。医疗保险机构在选择购买服务时，要求地方医院和家庭保健机构共同合作为其协作医疗活动和服务质量负责。一般采用混合支付机制，初级保健体系多数按人头付费或与按项目付费相结合，专科服务则采用按病例组合付费或 / 和总额预付，或者向农村纵向医疗服务网络实行总额预付，激励约束合作机构间加强自我监管。此外，行业协会、地方政府和病人都可以参与服务提供质量监管。

6. 医疗服务纵向整合评价研究

医疗服务纵向整合是根据患者的病情需要，由医疗服务体系根据功能分工提供不同级别的医疗服务，是真正基于价值提供的服务（value-based services）。国际上关于医疗服务纵向整合的评价一直没有系统的、广泛接受的指标体系。基于卫生系统的复杂性和不确定性，关于纵向整合的初始研究将整合概念及其效果作为其研究的逻辑起点，聚焦于组织整合和组织活动，或者组织活动和患者保健，这些概念假定这些组织活动能够产生整合的保健。国内学者王欣、孟庆跃比较全面地概述了国内外卫生服务整合的研究内容，详细介绍国内外评价卫生服务整合的方法。后期研究多根据研究需要从整合的某一或某些方面展开，主要包括：

（1）评价组织整合度：主要研究组织结构与服务整合的关系。Devers K 等（1994）探讨机构协作的 4 个维度共 10 个指标：目标愿景（目标、客户为中心的取向）、内在认同（相互认知、信任）、治理结构（向心性、领导、支持创新、连接）、业务规范（业务规范工具和信息交换），四个维度分别是前面两个维度涉及各组织间关系，后面两个涉及组织机构设置。Overetveit J（1996）认为组织或服务的整合程度都是统一连续体上的不同状态，可分成三种水平（连接、协作网络和完全整合），或五种程度（分离、连接、协作、合作到完全整合），并从临床角度设置了患者转诊、临床指南、保健链网络管理者和统一的卫生资源等契合在相应的组织位置，再对连续体赋予等距离的 0~100 级进行等级打分。或根据组织关系强度分为三个等级（相互协调、联盟和整合）。Ahgren 和 Axelsson（2005）开发了测量不同卫生服务提供者实际整合程度的模型，通过调查问卷测量了瑞典有关整合的效果。

（2）评价整合过程：主要从患者和服务提供者角度评价服务提供中的协调、交流和信息流动程度，如研究团队协调以及团队与患者的关系，从团队内部、团队间、团队和社区资源之间的协调、团队和病人关系的亲密程度、反应性探访、以病人为中心和共同责任等 7 个维度形成整合保健测量框架；McGlynn A 等（2003）从疾病管理角度，用发病率、转诊率、等待时间、多机构检查吻合率研究整合。Gulliford M 等从纵向的、灵活的、关系的以及团队和跨边界的连续性等四个连续性子域测量服务整合。Roberto T 等（2013）从再入院率和依从性两个指标测量连续性。魏明杰等根据 Heidi WR，Reynolds 的 "M & E of integration"（monitoring and evaluation）理论通过建立一个系统化的方法来规划、实施、监测和评价整合全过程，帮助发现整合过程中的缺陷和不足，对卫生服务整合政策的制定有一定的指导作用。"M&E" 系统其实是一个循环运作模式，规划与实施离不开监测与评价，监测与评价所得的信息反过来可以指导整合的规划与实施。

（3）整合效果评价：主要集中于整合正面的产出水平：增加服务可及、协调和连续、减少重复检查和资源浪费、减少非急诊患者数量、下降平均住院日、更好的筹资绩效、更少的组织层级等，降低慢性病住院率、费用，改进了病人健康、生活质量和满意度。Toro（2012）从结构（策略、功能性组织、人力资源、经济和筹资管理）、过程（服务过程管理、信息和交流系统）和结果（中间和最终产出）三个方面构建整合评价框架，评价指标分 0~3 四个等级。

国内学者对服务整合评价主要集中于组织或资源整合视角，研究了一体化、托管和所有权等模式及其优缺点。少数集中于整合个别关键评价指标如连续性服务测量及方法的引入。万晓文等（2012）站在医疗行业的角度，提出了一个针对医院战略联盟的绩效评价的理论模型，从联盟外部环境、联盟成员自身特性、联盟成员关系特征和联盟信息传递 4 个角度，构建了 13 个二级假设命题。龙俊睿等（2016）借鉴经典的"结构—过程—结果"模型，在文献阅读和分析的基础之上，从治理结构、卫生资源投入等方面，涉及人员协作机制、资源共享机制等要素初步形成医联体绩效评估的理论框架。孙涛等（2016）借助战略联盟稳定性理论框架，通过文献分析收集区域医联体稳定性评价指标，采用演绎—归纳分析范式构建稳定性评价框架，包括结构、关系和运行 3 个维度。实践评价方面，吴宝林（2011）以江苏康复医疗集团为例，基于平衡计分卡构建了公立医疗集团的绩效管理指标体系，筛选了包括社会满意、内部管理、财务运营、学习和创新 4 个维度在内的 36 个指标。汪彬等（2017）基于分级诊疗制度背景下从硬件设备、管理与合作、影响环境、医疗服务、分级诊疗、人才培养和科研合作等 7 个维度初步构建了医联体绩效评价指标体系。李伯阳（2012）探讨对于机构与机构服务的整合在常规临床质量上的指标如服务衔接的整体性、连续性、经济性程度指标，通过住院患者的跨级服务进行整合度评价。跨级服务整合度指患者在一个疾病周期内（30 天）因同一疾病（包括相关并发症）在两级医疗机构就诊过程，从连续的判断（及时出院、及时转院）和不连续的判断（出院延误、转诊不及时等）获得从侧面反映两级机构服务衔接的契合度。张研(2015)在实际的跨级住院服务评价过程中通过临床整合度、行为整合度、可优化的整合度3个整合度进行评价。

7. 医疗服务体系纵向整合研究文献述评

总体来讲,国内外对农村医疗服务整合的研究逐渐深入,研究从规范研究和文字性描述转向实证,从定性转向定量,从宏观系统转向微观具体,这些研究对本章研究具有一定的指导和借鉴意义。但就目前而言,研究尚存在以下不足:①多局限于资源和组织整合,没有触及服务方式和梯度式服务递送过程的研究,甚至把资源或机构整合等同于服务整合。美国学者研究表明,许多管理型医疗并没有带来连续、无缝的服务提供,其根本原因即在于专业人员没有很好结盟及其服务操作和协调方式没有转变。②局限于上下机构之间、以公立机构为主体、以提供双向转诊为核心的内容研究,没有从整体区域、公私机构互动以及患者获得连续服务的目标研究服务网络,降低了研究结论的适用范围。Linberg提出整合服务是整个医疗体系为患者提供一种连续的关系(服务),而无论各个时点上服务的提供者是谁。③多局限于某一或某些因素或机制探讨,缺乏从供方、需方、政府和医保部门等利益相关主体系统揭示服务整合的障碍难题,也未从多重因素对整合服务的影响作出综合解析。整合涉及复杂的系统动态机制,整合服务提供是由多机制产生功能耦合作用的结果。④提出的政策方案虽然表明政策的调整方向,但因原则性太强和政策组合不系统,导致可操作性不强。

同时,从文献梳理来看,目前关于医疗服务纵向整合评价的研究已经从单一指标发展为多种指标的综合评价,从最初的主观衡量尺度,过渡到了主客观相结合的评价。从横向上看,纵向整合评价研究呈现从宏观转向微观、从组织转向服务、从定性转到定量评价及其两者结合评价的研究趋势。但目前评价研究仍然存在以下问题:①缺乏一套科学、全面性的纵向医疗服务指标评价体系。虽然整合评价近几年来受到人们的普遍关注,但无论在理论上还是实践上都存在不同的观点和看法。关于纵向整合的评价要么从组织合作的角度进行结构评价,要么从服务提供角度进行过程评价,或者是从纵向整合的结果进行评价或者三者之间的结合,相关评价指标文献显得较为分散,实证研究的证据积累还存在不足,测评和比较研究还需广泛开展,且指标的可量化和科学性也有待讨论,如对整合程度给予等距离划分显然忽略指标的权重差异;多机构转诊率的高低也不能判断服务整合的优劣。②缺乏从宏观、中观和微观层面进行系统的诊断性评价。服务整合是一个多目标下的集合体,其目标指向管理、筹资、组织、临床和服务提供的所有组织水平,这些组织、水平、类型和策略的协调应当是满足患者的需要。有的研究方向虽然正确,但只给出指标评价维度,具体指标设计比较粗糙,有些比较定性化,难于衡量。农村服务整合强调因地制宜,本书集中于典型地区的调查研究,期望从系统视角和微观层面的有机结合,揭示我国县域医疗服务整合现状,深入分析影响整合过程的系统机制,相信也能为其他地区开展服务整合提供循证参考价值。

三、研究目标与思路

1. 研究目标

本书研究的主要目标包括四个方面：①医疗服务纵向整合的理论支撑。②我国农村医疗服务体系服务提供的演变规律。③当前我国农村县域医疗服务纵向整合的现状。④影响我国农村县域医疗服务纵向整合效果的因素和机制。

2. 研究思路

为实现以上目标，本书以系统整合理论和系统研究方法为指导，沿着"医疗服务纵向整合的理论梳理—揭示纵向整合服务提供现状—影响纵向医疗服务整合因素—探讨医疗服务纵向整合耦合机制—构建医疗服务纵向整合系统策略"的研究思路进行设计。需要说明的是，由于本书研究县域医疗服务纵向提供系统，包括县乡村医疗机构。由于纵向整合需要通过病历追踪方式对患者在多级机构就诊的信息进行判断，鉴于村级医疗文书信息量小且难以获得，县域医疗服务纵向整合效果的患者住院病历评判将以患者在同一疾病周期内在县乡两级医疗机构就诊为研究重点。但考虑村卫生室的特殊地位，对村乡服务整合将通过患者及医务人员问卷调查资料和访谈加以分析。

四、研 究 方 法

1. 文献研究法

通过 Pubmed、CNKI、VIP、WanFang 等数据库收集和检索服务连续性特别是患者在多机构住院的相关研究文献，明确连续性医疗服务的内涵，分析我国连续性医疗服务研究现状。同时搜集卫生服务整合、医疗保健整合、农村卫生服务整合、农村医疗服务纵向整合、农村医疗服务系统整合的学术文献。通过学校图书馆、谷粉搜搜等搜集学术文献和灰色文献（WHO、政府卫生行政部门、科研院所门户网站文件、报告等）中关于以病人为中心的服务提供、保健协调性评价、连续性评价以及医疗服务整合评价理论和方法，运用归纳法和比较方法对服务连续性、整合相关理论、医疗服务整合概念、整合内容、整合影响因素、整合机制和整合策略进行总结概括。

2. 资料收集方法

（1）调查地点的选择：样本点选择将综合考虑开展医疗服务联合体试点地区在服务整合方面的各自特点并结合当地经济、卫生发展状况展开，正式确定贵州省 R 市、贵州省 D 县和重庆市 Q 区。每个调查县域选择 3 家县级医疗机构（县人民医院、县中医院和 1 家民营二级医院），6~8 家乡镇卫生院及所辖村卫生室。

问卷调查联合体内医疗机构、因同一疾病周期（两级机构就诊相隔在 1 个月内）连续在医联体内就诊的门诊患者和住院患者以及不同医疗机构的医生、护士和卫生技术人员。访谈样本点县卫生行政部门分管医疗的副局长、医政科科长，联合体内医院分管医疗的副院长、乡镇卫生院分管医疗的副院长、医务科负责人，医保管理办公室主任等相关单位领导。

（2）各调查样本点基本情况

1）贵州省 D 县基本情况：D 县隶属于贵州省黔南布依族苗族自治州，地处贵州最南端，与广西南丹县相接。2017 年，全县期末户籍人口 37.08 万人，期末常住人口 35.23 万人，其中城镇人口 17.57 万人，乡村人口 17.89 万人。有布依、苗、汉、水、壮等民族，少数民族占总人口 69%。全县总面积 2 442.2km^2，经行政区划调整后，原 8 个镇、7 个乡、3 个民族乡合并为现 8 个镇。县级医院 3 家，民营医院 4 家，乡镇卫生院 6 家，村卫生室 64 家。

2012 年 10 月，贵州省 D 县下发了《全县统筹城乡医疗卫生一体化实施方案》，正式启动了城乡医疗一体化改革，重新规划整合县级医疗机构。2015 年 3 月该县完成了县、镇、村三级医疗机构的实质性整合。

2）贵州省 R 市基本情况：R 市隶属贵州省遵义市，位于贵州省西北部，赤水河中游，背靠遵义，是黔北经济区与川南经济区的连接点。R 市总面积 1 788km^2，居住着汉、苗、布依、仡佬、彝、白等 9 个民族的人群。2016 年末户籍人口 71.0 万人，辖 5 个街道、14 个镇、1 个民族乡，其中农业人口 50 万人。2019 年末全市有卫生机构 304 个，其中医院 10 家，卫生院 21 个。2019 年 8 月，R 市入选为紧密型县域医共体建设试点县。

2013 年 6 月，R 市人民医院托管 MB 镇卫生院暨 R 市首个（也是贵州省首个）城乡医疗联合体试点工作启动仪式拉开序幕。同期 R 市中医院与 SH 镇卫生院组建成城乡医疗联合体。2015 年试点扩大到所有乡镇。

3）重庆市 Q 区基本情况：Q 区位于重庆市东南部，处武陵山区腹地。全区土地面积 2 402km^2，现辖 6 个街道、12 个镇、12 个乡，共有 242 个村（居委）。全区户籍人口 53.6 万人，以土家族、苗族为主的少数民族人口占 72.6%，60 岁以上老龄人口为 7.24 万人，占全区总人口的 13.37%。全区农业人口 30.9 万人，占 56.70%。2013 年 Q 区城乡医疗保险实现市级统筹。2018 年全区共有各级各类医疗卫生机构 295 个（含村卫生室）。其中，医院 12 个，妇幼保健院 1 个，乡镇卫生院 24 个，社区卫生服务中心 6 个。

2012 年以后，重庆市 Q 区农村县级主要医疗机构几乎都与乡镇卫生院建立了联合关系。其中区中心医院作为县级医院龙头，与 26 家乡镇卫生院建立了合作关系。其他还包括中医院民营资本办的非营利性医院，如 Q 区民族医院，也和乡镇卫生院建立了合作关系。

（3）病历抽取对象与方法：首先，根据当地农村地区的患病情况和第四次卫生服务调查数据，选择住院率或就诊率较高的 2 种慢性疾病和急性疾病。选择的标准：疾病在两级医疗机构发生的频率较高；现存较为明确的诊断标准以保证所抽病例的同质性；较为明确的诊疗指南以保证质量的差异不是由于疾病本身治疗方案不明确造成；评价期间的治疗方案较为稳定，以保证质量的差异不是由于新技术和新设备的引进而造成；该种疾病的病例中包含进行评价的必要信息（如入院时的诊断、治疗过程的记录等信息），以保证数据的可得性。

其次，初步确定病种。疾病筛选条件：前后看病或住院入院间隔1个月内并且在两级及以上医疗机构转诊就诊病例；该病例患者已经出院。通过医保信息管理系统，将样本县2013—2015年县级医院和乡镇卫生院"医保住院审核补助凭据"中的"医保住院详细信息"全部数据导出，然后进行排除梳理，最终获取医保住院审核补助凭据中的住院病种的详细信息。根据选择标准，初步确定本次病种选择为呼吸系统疾病和心血管疾病，呼吸系统疾病具体包括呼吸道感染、支气管炎、肺炎等病种；心血管疾病包括脑血栓、心脏病等病种。然后分别到保存上述病历的县人民医院、县中医院和一家民营二级医疗机构以及相应的乡镇卫生院进行分类抽取病历。

最后，疾病病种构成统计：根据出院诊断进行疾病病种构成统计。疾病分类以国际疾病分类（ICD-10）为标准，患者同时患有多种疾病的按患者出院第一诊断进行分类统计。药品统计方法：将"医保住院详细信息"的内容分类统计，将诊断、住院天数、总住院费、药费、患者用药明细、每类药品的金额等逐一填写至Excel表中。将患者在县级医院和每个乡镇卫生院的治疗、用药结构及用药特点分别进行统计、分析、汇总，根据设计的具体指标对县乡两级的检查诊断、用药结构及用药特点分别进行分析、探讨。

（4）问卷调查对象与收集方法

1）县乡村三级医疗机构医生医务人员的抽取：每家医疗机构根据医生规模定额抽取，每家县级医疗机构抽30名医生，每个乡级医疗机构抽取10名医生，每个村卫生室抽取1名医生。医生纳入条件：在本单位工作3年及以上；拥有处方权和转诊资格；拥有转诊经历。县级医院医生可以通过召集开会，然后由医生填完，再交给现场调查员审核。乡镇卫生院医生和村医等待下乡抽取病历档案的同时展开调查。主要收集上述三级医疗机构专业人员在病人转诊过程中的团队协调、交流、服务提供、信息流动、信任关系和共同责任以及评价体系运用对医生服务提供理念及行为的影响等信息。以上调查单位均是指开展一体化的乡镇卫生院、村卫生室以及开展机构合作的县级医院和乡镇卫生院。

2）门诊和住院患者的抽取：首先，根据当地农村地区的患病情况和第四次卫生服务调查数据，选择住院率或就诊率较高的2~3种慢性病，之后分别在县、乡两级医疗机构抽取罹患这些疾病前来就诊和正在住院的患者。门诊患者收集方法：通过随机偶遇方法，由调查员对在县级医院相应科室门诊患者在就医结束后立即进行调查，一般应该是新农合（城乡居民医保）患者，每个县不少于120名。住院患者调查问卷，主要调查呼吸系统疾病和心脑血管系统等在县乡两级医疗机构就诊比例较大的住院患者，每个县调查大约60名住院病人。住院患者病历抽取以上述两种疾病系统为范围，调查同一疾病周期在县乡（镇）两级机构均有住院转诊的电子病历文书。

（5）访谈对象及方法：访谈法采用半结构访谈法，设置访谈提纲。获取样本点医疗服务纵向整合的做法（医保筹资、补偿和支付政策、临床路径和规范、信息系统建设、多点执业等、资源共享等）、整合指标评估、存在问题以及解决方法等信息，系统挖掘基于患者导向的服务整合程度评价体系应考虑的要素、维度和指标等内容。县级卫生行政机构结束后，再对县级各机构进行访谈，然后下乡调查医生的同时再访谈卫生院领导和村医。

本访谈对象包括每县区卫生行政部门领导2~3人、医保管理中心领导1~2人，县区人民（中心）医院、中医院和民营医院（D县HM医院、R市XCY医院和Q区MZ医院）3家分管业务的副院长各 1 人、心内科（内科）、内分泌科或肠胃科主任各 1 人，普通医师各 2 人，乡镇卫生院分管业务的副院长各 1 人、门诊部或住院部医师各 1 人（Q 区 6 个乡镇、R 市 6 个乡镇、D 县 8 个乡镇），每个乡镇村医 2~3 人，患者访谈每个县区 6~8 人，具体统计数据如下（表 3-1）。

表 3-1　知情人物访谈情况　　　　　　　　　　　　　　　单位：人

主体	重庆 Q 区	贵州 D 县	贵州 R 市	合计
县区卫生行政部门	3	2	2	9
县区医保部门	1	2	3	6
县区医院	9	9	9	27
乡镇卫生院	12	16	12	40
村卫生室	9	24	18	51
患者（家属）	8	6	8	22

本研究采用定性访谈分析方法，本方法对于探寻政策实施过程情况特别有价值。调查工具采用预先设计好的访谈提纲，征得被访谈人同意后录音，并进行现场文字记录。访谈结束，转录成文本数据。然后借用主题框架分析法（thematic framework analysis），经过熟悉原始资料、建立主题框架、标记资料要点、按主题对资料进行归类、总结或综合等步骤，再通过 Weft QDA 定性分析软件对全部访谈资料进行主题编码、框架构建，据此进行总结提炼，最终找出利益相关者关注的核心主题。

（6）面上资料收集：根据各资料信息获取渠道，到调查样本机构统筹把相关数据表发给相关科室负责人填写。需要面上资料的，根据资料提供单位，把资料清单按单位类别在调查的同时按照要求请求相关单位提供。

3. 资料分析方法

（1）模糊标准识别法：模糊标准识别法也叫临床医生经验判断法，是由临床医生评阅患者的全部记录，并完全依靠自身的知识、经验等技能判断和权衡这些卫生服务是否恰当或必要，并据此判断入院的合理性和各类服务提供的适当性等服务质量。该方法的主要优点是评阅者在了解有关病人所有信息的基础上做出评价，临床专家的专业能力越高，病历评判的结果越合理、越准确。本研究在样本县邀请县级医院 2~3 名有经验的，具有中、高级职称的相关疾病临床医生或科室主任，根据整合的医疗服务评判表，对同一患者在县乡（镇）两级机构就诊病历文书进行判断，包括首诊就医适宜性、转诊必要性、转诊及时性、转诊机构选择适当性、康复下转、跨机构服务的重复检查和检验等多个关键指标。然后统计各相关指标整合（率）程度，揭示县乡医联体协作实现以病人为中心、根据患者病情及其转归情况提供连续性医疗服务的程度。评判前，事先对专家进行专业培训和指导，评判过程中进行必要讨论。评判采取盲法，每个患者病历由上述医生各评判 1 次，经 2 位相关临床专家对同一份病历进行评判，以评判取得一致的结果作为依据。

（2）统计分析方法：对面上资料和调查患者、医务人员以及病历资料中相关内容运用描述性分析、比较分析等统计分析方法处理、分析调查数据。运用卡方检验、t 检验等对有关调查问卷中涉及患者、医务人员调查问卷和病历文书资料进行统计检验。

（3）定性分析方法：对单位和个人的访谈资料、有关整合文件、整合做法等进行归纳、比较和综合分析；对影响样本点医疗服务纵向整合的因素和机制运用卫生系统诊断树分析方法，对不同利益主体协作运用利益相关者分析法。

五、调查质量控制

为了保证调查所获得数据的质量，在调查的各个阶段对质量进行控制，包括调研员的质量控制和调查实施阶段的质量控制两个方面。

1. 调研员的选择和培训

选择有一定医学知识、有较强应变能力、具有一定人群调查工作经验、工作积极、责任心强的老师和学生作为本次调查的调查员。在开展调研之前对所有调查员开展集中培训，培训内容包括问卷设计基本思路、调查表的填写要求及说明、调查方法及技术、调查人员职责与现场工作准则、现场调查的质量控制要求和方法等。并要求调查员在调查时应该遵守客观公正、保持中立、尊重被调查者、严格保守秘密原则。

2. 实施阶段的质量控制

调查指导员作为负责人，负责现场调查的质量控制和调查表的质量检查，调查指导员和调查员应当按照调查人员职责及现场工作准则，做到分工明确、责任清晰、各司其职。调查前就调查的目的和意义向被调查者进行必要的讲解，并强调匿名性和保密原则，以取得被调查者的合作，减少遗漏，提高应答率。所有问题应当由调查对象本人回答。如果不能够正确理解和回答问卷中的部分问题，则可由调查对象的家属回答问题。调查员采取询问调查的方式，不允许被调查者自填调查问卷的方式收集资料。

调查员在调查现场询问并记录完毕每一份调查表后，当场对所填写的内容进行全面检查，如有疑问须重新询问核实，如有错误应当及时改正，如存在遗漏项目应当场及时填补，不允许被调查者离开后调查员对调查表中的项目根据回忆进行更正。经认真核查确认无误后，才可在调查表上签名，并将调查表交给调查质量核查人员。

3. 调研员的职责要求

调查指导员和调查质量核查员的主要职责是组织、指导和监督现场调查，并对全部调查表进行验收，以保证抽样、现场调查以及调查表填写等各项工作按照相关规定和要求顺利完成。在现场调查前应当明确调查阶段的各项任务、学会抽样方法和调查方法，掌握正确填写调查表、复查、编码等技术，了解调查质量控制的要求及方法。召集调查员，研究现场调查的具体安排，与调查组负责人商定工作日程。对调查员提出的问题给予及时的解答和处理，对没有把握的问题及时汇报询问。

调研员接受专门培训，明确调查各阶段的任务，学会调查方法，掌握正确填写调查表、复查等技术，并要求服从组织领导，接受调查组长和调查质量核查员的指导及检查，严格遵守调查规定及纪律，客观、实事求是地进行调查，对调查中的疑难问题及时向调查组长或调查质量核查员报告。对已完成登记的调查表进行自查，直至自认为无误后再交给调查组长或调查质量核查员检查验收。

六、研究特色和创新

1. 学术理论突破

整合理论是个跨学科的理论体系。长期以来，卫生事业管理理论的发展仍然局限于传统或经典的管理科学理论。实际上，医疗服务系统由于其较强的区域内分工、分层特点更需关注服务提供的整合性、不同层级服务的关联性。本研究将整合理论引入到卫生事业管理和卫生政策领域，较好地为县域医疗服务纵向协作实践提供了新的理论支撑。在研究内容上，还初步将民营医院纳入服务整合研究范围，为我国公立医院改革思路的有益补充。同时从整合行为、整合效果、影响因素和机制等进行了深度剖析，多角度揭示目前农村县域医疗服务纵向整合的现实状态。通过实证反过来又提高了整合理论的应用价值，既丰富了卫生事业管理理论，又拓宽了研究思路和范围。

2. 学术思想创新

多年来，我国县域医疗服务系统存在提供不足、浪费和过度利用并存、效率低下以及公平性下降等问题。近年来，虽然不乏有学者从整合的视角通过存量资源的优化来提高卫生系统产出，但多数仅仅是对组织整合、乡村一体化管理、卫生资源纵向整合进行分析，未能聚焦服务整合的实证研究。本研究注重了评价指标的科学性、全面性、逻辑性和可操作性，将以患者为中心的服务质量纳入了设计范围，综合了现有理论文献、灰色文献以及现实评价指标，并结合服务体系和系统研究方法的特点，初步构建农村县域医疗服务纵向整合的评价框架，使得服务整合评价体系建立在坚实的理论基础上。这种结合是对整合评价内容已有应用领域的补充和发展，体现了体系研究的集成观。

3. 方法应用创新

服务纵向整合评价是一个动态的过程，本书依据结构—过程—结果研究范式，结合国内外关于服务纵向整合评价方法和工具，基于医疗服务纵向整合的主要主体，创造性从供需双方的角度进行过程和效果的评价，同时将国外评价的测量指标应用于中国实践，特别是将病历评判纳入测量手段，定性与定量评价相结合，一定程度上拓展了评估方法和应用工具的新边界和新视野。

七、研究技术路线

本书按照理论和实践相结合的分析思路，在考虑县域医疗服务纵向整合的内外环境条件下，根据国内外文献资料，梳理和评述医疗服务纵向整合相关理论基础，系统总结我国自新中国成立后农村医疗服务系统发展的历史变迁及其特点。然后基于实践，从供需双方视角构建县域医疗服务纵向整合指标，系统评价我国农村医疗服务纵向整合行为提供过程以及患者在县乡两级医疗机构就医的连续性、协调性等指标实施效果。然后多维度从医疗服务子系统、医保子系统、患者子系统、政府子系统因素系统分析影响我国县域医疗服务纵向整合的因素，并结合利益相关者理论、博弈论等对县域医疗服务纵向整合的利益主体进行多维分析的基础上，多角度揭示县域医疗服务整合运行的机制，揭示整合机制耦合的条件和机理，在此基础上结合国外农村医疗服务纵向整合的经验，系统全面地提出了促进我国县域医疗服务纵向整合的政策建议。基于上述认识，本书提出了以下技术路线（图3-1）。

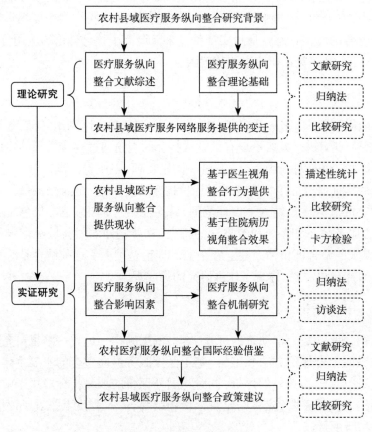

图3-1　研究技术路线图

八、本 章 小 结

医疗服务系统断裂是一个全球性问题，我国县域医疗服务网络也存在服务提供的不连续、不协调，而矫正医疗服务"系统病"的有效治理工具就是服务整合。本章以系统整合理论和系统研究方法为指导，较为全面地梳理了国内外关于医疗服务纵向整合的研究文献，分门别类地展示了目前学界的相关研究成果，在此基础上设计了较为完整的研究方案，包括研究目标、研究思路、采取的研究方法、调查质量控制等方面的系统框架，总结了本研究在学术观点、学术思想和研究方法应用方面的创新，并提出本书的研究技术路线，为全书提供一个系统而清晰的研究思路和过程，为揭示我国县域医疗服务纵向整合的现实图景提供了较为翔实的准备。

参 考 文 献

[1] ROBERTS K J. Patient empowerment in the United States：a critical commentary [J]. Health expect, 1999（2）：82-92.

[2] IOM. Crossing the quality chasm：a new health system for the 21st century [R]. Washington D. C：National academy press, 2001.

[3] 张兴. 管窥美国患者流管理 [J]. 中国医院院长, 2015（Z1）：154-155.

[4] LAWRENCE D. Bridging the quality chasm. In：building a better delivery system：a new engineering/ health care partnership. eds. Proctor P. Reid, W. Dale Compton, et al [R]. Washington D C：The national academies press, 2005.

[5] 李玲, 崔玄, 陈秋霖. 整合医疗：中国医改的战略选择 [J]. 中国卫生政策研究, 2012, 5（9）：10-16.

[6] ANDERSON G, HORVATH J. The growing burden of chronic disease in America [J]. Public health rep, 2004, 119（3）：263-270.

[7] CHASSIN, MARK R, ROBERT W. The urgent need to improve health care quality [J]. JAMA, 1998, 280（11）：1000-1005.

[8] LAWRENCE P R, LORSCHN J W. Differentiation and integration in complex organizations [J]. Admin sci quart, 1967（12）：1-47.

[9] PRAHALAD C K, DOZ Y. The multinational mission：balancing local demands and global vision [M]. New York：Free press, 1987.

[10] ETTLIE JE, REZA E M. Organizational integration and process innovation [J]. The acad manage J, 1992（4）：795-827.

[11] 孟祥生. 国外医疗卫生体制改革及给我们的启示 [J]. 天津市经理学院学报, 2012（3）：5-7.

[12] 高维荣. "中国方案"呼之欲出, 六问卫生技术评估机制建设 [N]. 健康界, 2018-01-18.

[13] SHAW S, ROSEN R, RUMBOLD B. An overview of integrated care in NHS：what is integrated care[EB/ OL]. https：//www. nuffiedtrust. org. uk/files/2017-01/what is integrated care report web final. pdf.

[14] 张亮. 健康整合—引领卫生系统变革 [M]. 北京：科学出版社, 2014.

[15] EDGREN L. The meaning of integrated care：a systems approach [J]. Int J integr care, 2008(8)：e68.

[16] 匡莉，马远珠，甘远洪. 整合的卫生服务：来自 WHO 的定义与阐释 [J]. 医学与哲学(人文社会医学版)，2011，31(7)：1-3.

[17] WINNIE Y，WILLIAM H. Harnessing the privatization of China's fragmented healthcare Delivery [J]. Lancet，2014(284)：805-818.

[18] SHORTELL S，GILLIES R，ANDERSON D. The new world of managed care：creating organized delivery systems [J]. Health affair，1994，13(5)：46-64.

[19] GRONE O，GARCIA-BARBERO M. Integrated care：a position paper of the WHO European office for integrated health care services [J]. Int J integr care，2001，1(2)：1-10.

[20] KODNER D L，SPREEUWENBERG C. Integrated care：meaning，logic，applications，and implications：a discussion paper [J]. Int J integr care，2002，2(4)：1-6.

[21] THOMAS T H W，ALLEN M，BLOSSOM Y J L. Integration and the performance of health care networks [J]. Int J integr care，2001，1(3)：1-7.

[22] LEATT P. Integrated service delivery [R]. Ottawa，Canada：Health Canada，2002.

[23] NISKANEN J J. Finnish care integrated？ [J]. Int J integr care，2002，2(2)：1-10.

[24] MUR-VEENMAN I，HARDY B，STEENBERGEN M，et al. Development of integrated care in England and The Netherlands：managing across public-private boundaries [J]. Health policy，2003(65)：227-241.

[25] KODNER D. Whole system approaches to health and social care partnerships for the frail elderly：an exploration of north American models and lessons [J]. Health soc care comm，2006，14(5)：383-390.

[26] FULOP N，MOWLEM A，EDWARDS N. Building integrated care：lessons from the UK and elsewhere [R]. London：The NHS confederation，2005.

[27] 孙凯，李晓明，郁建兴，等. 浙江大学及其附属医院构建医联体的实践与思考 [J]. 中华医院管理杂志，2017，33(2)：113-116.

[28] 黄培，易利华. 3 种不同类型医联体模式的实践与思考 [J]. 中国医院管理，2015，35(2)：16-19.

[29] 魏来，张亮. 我国整合型卫生服务的概念框架探讨 [J]. 中国卫生经济，2012，31(7)：12-15.

[30] LEUTZ W. Five Laws for integrating medical and social services：lessons from the United States and the United Kingdom [J]. Milbank Q，1999，77(1)：77-110.

[31] NIES H. Integrated care：concepts and background [M]. //Nies H，Berman P. Integrating services for older people：a resource book for managers. Ireland：European Health Management Association，2004.

[32] BARRETT A B，SETH A K. Practical measures of integrated information for time-series data [J]. PLOS comput biol，2011，7(1)：e1001052.

[33] EMRYGH，P HJORTDAHL. Continuous and integrated health care services in rural areas：a literature study [J]. Rural remote health，2007(7)：1-10.

[34] BOON H，VERHOEF M，O'Hara D，et al. From parallel practice to integrative health care：a conceptual framework [J]. BMC heal serv ses，2004(4)：15.

[35] SHORTELL S，GILLIES R，ANDERSON D，et al. Remaking health care in American [J]. Hosp health netw，1996，70(6)：43-46.

[36] DREIHER J，COMANESHTER D，ROSENBLUTHY，et al. The association between continuity of care in

the community and health outcomes：a population-based study [J]. IJHPR, 2012(1)：1-12.

[37] 刘滨,张亮. 我国基本医疗连续性服务体系的构建[J]. 中国卫生经济,2008,27(8)：12-15.

[38] 聂梦溪,李伯阳,张亮. 我国城市社区纵向连续性卫生服务中存在的问题及对策[J]. 医学与社会,
2013,26(3)：30-33.

[39] 李少冬,仲伟俊. 关于医疗服务连续性的研究[J]. 中国医院管理,2010,30(12)：14-16.

[40] CURTIS P, ROGERS J. Continuity of care in a family practice residency program [J]. J fam pract, 1979, 8
(5)：975-980.

[41] HAGGERTY J L, REID R J, FREEMAN G K, et al. Continuity of care：a multidisciplinary review [J].
BMJ, 2003(327)：1219-1221.

[42] FREEMAN G K, OLESEN F, HJORTDAHL P. Continuity of care：an essential element of modern general
practice [J]. J fam pract, 2003, 20(6)：623-627.

[43] 李睿,张亮. 医院和社区卫生机构间连续性医疗服务模型研究[J]. 医学与社会,2011,24(5)：55-57.

[44] 李伯阳,叶婷,张亮. 我国连续性卫生服务的概念框架探讨[J]. 中国卫生经济,2011,30(1)：8-10.

[45] 齐静,刘松涛,高梦阳,等. 卫生服务连续性概念及评价维度分析[J]. 医学与社会,2015,28(12)：5-7.

[46] 魏来,唐文熙. 农村高血压患者协调性和连续性服务的利用现状研究[J]. 中国医院管理,2016,36
(7)：26-28.

[47] 卢珊,张亮,唐文熙. 农村乡县跨级住院患者就诊信息传递现状分析[J]. 中国医院管理,2016,36(4)：
15-17.

[48] 张研. 我国农村地区跨级住院服务整合评价与机制研究[D]. 武汉：华中科技大学,2015.

[49] TARQUINI R, COLETTA D, MAZZOCCOLI G, et al. Continuity of care：an Italian clinical experience [J].
Intern emerg med, 2013(8)：595-599.

[50] SINA W, INGRID V, MARTA-BEATRIZ A, et al. Continuity of clinical management and information
across care levels：perceptions of users of different healthcare areas in the Catalan national health system [J].
BMC heal serv res, 2016(16)：466.

[51] 李睿. 医院和社区卫生机构间不同协作模式对连续性医疗服务的影响研究[D]. 武汉：华中科技大学,
2011.

[52] O'MALLEY A S, CUNNINGHAM P J. Patient experiences with coordination of care：the benefit of
continuity and primary care physician as referral source [J]. Gen intern med, 2008, 24(2)：170-177.

[53] UIJEN A A, BOSCH M, VAN DEN BOSCH W J, et al. Heart failure patients' experiences with continuity
of care and its relation to medication adherence：a cross-sectional study [J]. BMC Family Practice, 2012
(13)：86.

[54] CHO K H, LEE S G, JUN B, et al. Effects of continuity of care on hospital admission in patients with type
2 diabetes：analysis of nationwide insurance data [J]. BMC heal serv res, 2015(15)：107.

[55] SHOU-HSIA C, YENFEI H, CHICHEN C. Does continuity of care matter in a health care system that
lacks referral arrangements？ [J]. Health policy plan, 2011, 26(2)：157-162.

[56] CHRISTAKIS D A, FEUDTNER C, PIHOKER C, et al. Continuity and quality of care for children with
diabetes who are covered by Medicaid [J]. Ambul pediatr, 2001, 1(2)：99-103.

[57] 梁明理,刁秀敏,张修磊,等. 乡村卫生组织一体化对肺结核患者发现的作用评价[J]. 现代预防医学,

2012, 39（7）: 1668-1670.

[58] 刘丽红, 刘帆, 陈红, 等. 整合型医疗卫生服务体系的探索与实践 [J]. 中国数字医学, 2009, 4（9）: 11-14.

[59] 赖远全, 梁永华, 庞伦祥, 等. 高血压病患者双向转诊临床路径的效果效益评价 [J]. 医学与哲学（人文社会医学版）, 2013, 34（7B）: 92-94.

[60] 丁芳, 黄俊芳, 杨正军, 等. 血压临床路径的建立及其在综合性医院与社区双向转诊中的应用探讨 [J]. 中国现代医学杂志, 2014, 24（10）: 110-112.

[61] 唐文熙, 叶婷, 张亮. 连续性服务路径下高血压控制效果评价: 一项农村社区干预实验 [J]. 中国卫生政策研究, 2016, 9（77）: 15-22.

[62] 张研, 段磊, 张亮. 农村乡县跨级住院患者两级就诊服务连续性评价 [J]. 中国医院管理, 2016, 36（4）: 18-21.

[63] WENDRE L, I-CHAN H, SHULI W, et al. Continuity of diabetes care is associated with avoidable hospitalizations: evidence from Taiwan's national health insurance scheme [J]. Int J qual health care, 2010, 22（1）: 3-8.

[64] 赵允伍, 王珩. 医疗服务连续性对分级诊疗的影响机制研究 [J]. 卫生经济研究, 2016（5）: 6-9.

[65] SIMON G E, LUDMAN E, UNÜTZER J, et al. Design and implementation of a randomized trial evaluating systematic care for bipolar disorder [J]. Bipolar disord, 2002, 4（4）: 226-236.

[66] SMEENK F W J M, DE WITTE L P, VAN HAASTREGT J, et al. Transmural care: a new approach in the care for terminal cancer patients: its effects on rehospitalization and quality [J]. Patient educ couns, 1998, 35（3）: 189-199.

[67] 苗豫东, 张亮. 县乡两级医生对分级诊疗中医疗服务提供联动的认知调查 [J]. 中华医院管理, 2016, 32（11）: 849-852.

[68] CHAOJIE L, YEQING W, XUEYANG C. Relationionship preferences and experience of primary care patients in continuity of care: a case study in Beijing, China [J]. BMC heal serv res, 2017（17）: 585.

[69] 王淼淼, 张翔, 张亮. 农村卫生服务网络中连续性服务存在的问题与对策 [J]. 医学与社会, 2011, 24（4）: 43-45.

[70] 叶婷, 孙学勤, 李伯阳, 等. 我国城市社区提供连续性卫生服务的困境与对策 [J]. 中国全科医学, 2011, 14（4）: 1071-1073.

[71] 李鹏, 卞城, 李念念, 等. 医疗服务信息连续性对分级医疗的影响 [J]. 安徽医学, 2014, 35（1）: 109-110.

[72] 王艳军, 郝慧琴. 从新医改的角度解析区域医疗服务信息平台建设内容的定性研究 [J]. 中国药物与临床, 2011, 11（10）: 1119-1123.

[73] 吕键. 论深化医改进程中分级诊疗体系的完善 [J]. 中国医院管理, 2016, 34（6）: 1-2.

[74] 匡莉. 全科医疗特征功能视角下分级诊疗的定义及制度层次 [J]. 中国卫生政策研究, 2016, 9（1）: 19-26.

[75] LEICHSENRING K. Developing integrated health and social care services for older persons in Europe [J]. Int J integr care, 2004, 4（3）: 1-15.

[76] NICHOLSON C, JACKSON C, MARLEY J. A governance model for integrated primary/secondary care for the health reforming first world results of a systematic review [J]. BMC heal serv res, 2013（13）: 528.

[77] WENZEL H, SIMMONS D, ZGIBOR J C. Integrated diabetes care [M]. Switzerland：Springer international publishing, 2017：1-9.

[78] 魏明杰, 刘雪仪, 钱东福. 农村医疗服务纵向整合影响因素研究—以江苏省为例 [J]. 中国卫生政策研究, 2017, 10(4)：31-36.

[79] CONRAD D A. Coordinating patient care services in regional health systems：the challenge of clinical integration [J]. Hospital & health services administration, 1994, 38(4)：491-508.

[80] DE JONG I, JACKSON C. An evaluation approach for a new paradigm health care integration [J]. Journal of evaluation in clinical practice, 2013, 7(1)：71-79.

[81] 王小万, 何平, 代涛, 等. 医院与社区卫生服务机构互动与整合的基本概念及影响因素 [J]. 中华医院管理杂志, 2008(2)：125-126.

[82] 匡莉, 甘远洪, 吴颖芳. "纵向整合"的医疗服务提供体系及其整合机制研究 [J]. 中国卫生事业管理, 2012, 29(8)：564-566.

[83] WANG B B, WAN T T, CLEMENT J, et al. Managed care, vertical integration strategies and hospital performance [J]. Health care manag sci, 2001, 4(3)：181-191.

[84] Association BM, Science BO. Healthcare in a rural setting [EB/OL]. http：//www. bma. org. uk/ap. nsf/ Attachments By Title/PDF rural/$FILE/rural. pdf[Z]. 2005.

[85] 蔡立辉. 医疗卫生服务的整合机制研究 [J]. 中山大学学报(社会科学版), 2010, 50(1)：119-130.

[86] Pan American Health Organization. Integrated health service delivery network：concepts, policy options and a road map for implementation in the Americas [R]. 2011.

[87] 侯占伟, 吴焕. 浅析我国医疗资源纵向整合中存在的问题及建议 [J]. 中国卫生事业管理, 2009(4)：249-250.

[88] 魏明杰, 刘雪仪, 王林, 等. 农村慢性病卫生服务纵向整合的理论分析框架与机制研究 [J]. 中国卫生事业管理, 2016(1)：33-36.

[89] 李茜. 医联体内部人员积极性分析及对策探讨 [D]. 北京：首都医科大学, 2015.

[90] 陈玲丽, 余昌胤, 魏来, 等. 博弈论视角下的医疗联合体运行模式探讨 [J]. 中国医药导报, 2016, 13 (21)：131-133, 145.

[91] 钱东福, 周业勤. 医疗集团内医院和社区间服务协作的障碍因素分析 [J]. 中国全科医学, 2014, 17 (13)：1464-1469.

[92] 薄云鹊, 刘思宇, 韩优莉. 区域医疗服务体系纵向整合利益分配机制的实验经济学研究 [J]. 中国卫生经济, 2017, 36(7)：9-12.

[93] DELNOIJ D, VAN MERODE G, PAULUS A, et al. Does general practitioner curb health care expenditure [J]. J Health Serv Res Polic, 2000(1)：22-26.

[94] RICHARD B, SALTMAN, ANA RICO, et al. 欧洲基本保健体制改革：基本保健能否驾驭卫生系统 [M]. 陈宁珊, 译. 北京：中国劳动社会保障出版社, 2010.

[95] 世界银行, 世界卫生组织, 财政部, 等. 深化中国医药卫生体制改革：建设基于价值的优质服务提供体系 [M]. 北京：中国财政经济出版社, 2019.

[96] AXELSSON R, AXELSSON S. Integration and collaboration in public health：a conceptual framework [J]. Inter J health plann manage, 2006(21)：75-88.

[97] OUWENS M, WOLLERSHEIM H, HERMENS R, et al. Integrated care programmes for chronically ill patients：a review of systematic reviews [J]. Int J qual health C, 2005(17)：141-146.

[98] 王欣, 孟庆跃. 国内外卫生服务整合评价方法概述 [J]. 中国公共卫生, 2016, 32(9)：1280-1283.

[99] DEVERS K, SHORTELL S M. Implementing organized delivery systems：an integration score card [J]. Health care manage R, 1994, 19(3)：7-20.

[100] OVERETVEIT J. Five ways to describe a multidisciplinary team [J]. J interprof care, 1996, 10(2)：163-171.

[101] LEUTZ W. Five laws for integrating medical and social services：lessons from the United States and the United Kingdom [J]. Milbank Q, 1999, 77(1)：77-110.

[102] BROWNE G, ROBERTS J, BYRNE C, et al. Conceptualizing and validating the human service integration measure [J]. Int J integr care, 2004(4)：1-9.

[103] AHGREN B, AXELSSON R. Evaluating integrated health care：a model for measurement [J]. Int J integr care, 2005, 5(3)：1-9.

[104] SINGER J, BURGERS J, FRIEDBERG M, et al. Defining and measuring integrated patient care：promoting the next frontier in health care delivery [J]. Med care res rev, 2011, 68(1)：112–127.

[105] MCGLYNN A, ASCH S, ADAMS J. The quality of health care delivered to adults in the United States [J]. N eng J med, 2003, 348(26)：2635-2645.

[106] GULLIFORD M, NAITHANI S, MORGAN M. Measuring continuity of care in diabetes Mellitus：an experience-based measure [J]. Ann fam med, 2006, 4(6)：548-555.

[107] ROBERTO T, DAVIDE C, GIANLUIGI M, et al. Continuity of care：an Italian clinical Experience [J]. Intern emerg med, 2013(8)：595–599.

[108] RODRIGUEZ H, GLAHN T, ROGERS W, et al. Organizational and market influences on physician performance on patient experience measures [J]. Health serv res, 2009(44)：880-901.

[109] SUTER E, OELKE N, ADAIR C. Health systems integration definitions, process & impact：a research synthesis [R]. Alberta health services, 2007.

[110] OUWENS M, WOLLERSHEIM H, HERMENS R, et al. Integrated care programmes for chronically ill patients：a review of systematic reviews [J]. Int J qual health care, 2005, 17(2)：141-146.

[111] TORN N, PAINO M, FRAILE I, et al. Evaluation framework for healthcare integration pilots in the Basque country [J]. Int J integr care, 2012(12)：12-28.

[112] 代涛, 陈瑶, 韦潇. 医疗卫生服务体系整合：国际视角与中国实践 [J]. 中国卫生政策研究, 2012, 5(9)：1-9.

[113] 芦炜, 梁鸿. 如何构建医疗联合体：组织模式、利益机制和服务内容 [J]. 中国卫生政策研究, 2013, 6(12)：6-11.

[114] 梁嘉杰, 匡莉. 连续性卫生服务测量指标介绍 [J]. 中国全科医学, 2013, 16(1)：108-112.

[115] 万晓文, 石应康, 杜陵江. 医院战略联盟绩效影响因素分析及评价模型 [J]. 华西医学, 2012, 27(7)：1085-1090.

[116] 龙俊睿, 孙自学, 段光锋. 医疗联合体绩效评估理论框架的构建 [J]. 中国医院管理, 2016(10)：11-13.

[117] 孙涛, 张薇, 葛思淏, 等. 区域医疗联合体的联盟稳定性评价指标体系框架 [J]. 中国医院管理, 2016,

36（4）：5-7.

[118] 吴宝林. 医疗集团绩效管理体系分析与设计—以江苏康复医疗集团为例 [D]. 镇江：江苏大学，2011.

[119] 汪彬，宓轶群，李娜，等. 分级诊疗制度下医疗联合体绩效评价体系初步探索 [J]. 中国医院，2017，21（5）：3-5.

[120] 李伯阳. 农村基本医疗服务网络中的纵向连续性医疗服务质量研究 [D]. 武汉：华中科技大学，2012.

[121] ARMITAGE G D, SUTER E, OKELKEN D, et al. Health systems integration：state of the evidence [J]. Int J integr care, 2009（9）：1-11.

[122] RITCHIE J, LEWIS J. Qualitative research practice：a guide for social science students and researchers [M]. London：SAGE publications Ltd, 2007.

[123] ENTHOVEN A C. Integrated systems improve medical care and control costs according to new research at Stanford business school [R]. Stanford：Stanford graduate school of business, 2005.

[124] 陈迎春. 农村住院服务过度需求：不合理入院的测量与管理研究 [M]. 北京：科学出版社，2014：62.

第四章
理论基础:医疗服务纵向整合的指导理论研究

随着疾病谱的转变,全部医疗服务机构个体最优化并不意味着服务提供系统整体上的最优,多个医疗机构之间协作与服务的连续对于改善医疗服务水平十分迫切。自改革开放以来,我国政府一直致力于完善医疗服务体系建设,尽管做出了很大努力,但往往事倍功半,抑或收效不明显,尽管原因众多,但缺乏有效的理论指导应该也是其中之一。正如美国卫生经济学家萧庆伦教授对中国卫生经济学者的评论认为,中国卫生经济学者比较注重技术等形式研究,而对现实问题背后的理论研究不足。因此,我国一些地方正在进行的分级诊疗建设试点要突破原有改革困境,迫切需要一系列服务整合理论指导,否则匆匆实践可能遭遇执行偏差。为此展开对服务整合理论的梳理和研究,有利于中国医疗服务整合的实践。实际上,服务整合理论是一系列理论的集合,单纯追求某一理论可能会顾此失彼。本章试着对医疗服务整合的相关理论基础进行梳理,并对其应用边界进行明确,以试图构建一个县域医疗服务网络纵向整合的理论框架。

一、系统整合理论

1. 系统整合理论的形成及其内涵

系统是按照一定框架结构组成的具有特定功能的多元要素集合。系统内诸要素之间、系统要素与系统整体之间相互联系、相互作用,形成了具有特定结构和功能的有机整体。贝塔朗菲认为,任何系统都是一个有机的整体,不可分割,它不是各个部分的机械组合或简单相加,每个要素在系统中都处在特定的位置上,起着特定的作用,要素之间相互关联。整体思想是系统论的核心思想,实现系统功能是构建系统的唯一目的。现代系统观既是一种指导理论,也是一种研究方法。作为指导理论,它认为系统中的各要素协调和耦合,才能实现系统的整体功能。作为一种研究方法,系统论要求人们在研究对象时,不能孤立地去研究系统中各个要素的特质和作用,而要把所研究和处理的对象当作一个整体的、开放的系统,研究系统、要素、环境三者的相互关系和变动的规律性,以实现系统优化的目标。系统的要素、结构、环境三者共同决定系统功能的实现程度。

整合是系统论的基本逻辑。系统整合理论即是在系统观的理论基础上形成和发展起来的。它的主要观点是,随着产品的复杂程度增加,单个组织所具备的知识、资源与功能定位都有自身的边界，无法独自进行生产，但科学技术的进步推动了产品的标准化、模块化，因此产品的可分性也越来越强，需要协调多个组织分别进行生产。系统中拥有强势实力的组织（即系统整合者）通过组织整合和专业化分工，建立了一个由多机构组成的整合网络，按照预先设定的标准生产产品或提供服务。系统整合理论揭示了系统整体功能和其部分功能之间的关系，简单地表述就是"整体不等于部分之和"，具体可能包括下述三种情况：①当系统整体和其部分都具有某种功能时，整体功能存在大于、小于和特殊情况下等于其部分同类功能之和。②系统可能具有所有部分都不具有的新功能。这一现象称为系统整体性的涌现。③系统作为整体也可能不具有部分的某些功能。这一现象称为部分功能的隐没，或称非完全整合。对于一个特定的系统，其整体功能与部分功能之间究竟取何种关系，依赖于部分之间的关联—整合（或称组织化）状态。在有主观能动性的人参与的社会系统中，系统的整合状态被划分为结构与运行两个层次，这反映了系统整合的复杂性。社会组织系统功能的实现不仅依赖系统中各要素的存在，还要对要素进行整合以建立它们之间的关联，达到结构的完善和运行的协调。

长期以来，对于解决居民的就医难题，卫生行政部门往往是根据疾病的轻重程度由系统中各个层级医疗机构根据其承担的功能单独提供服务来完成。虽然也强调机构间的协调和配合，但各项政策措施的实施却缺少系统的政策安排以及强有力的联动机制，特别是由于对医疗机构的协作和配合只设硬性规定而缺少一个共同的利益聚焦和整体目标的激励约束，机构的协调机制不是形同虚设，就是出于自我利益的需要，经常将局部利益置于整体利益之上，出现了机构间以及各个要素之间的联系断裂或者受阻，最终导致单个机构功能运行偏倚而整个系统功能又无法完成。例如，当慢性病患者需要多个专业机构进行协作治疗时，在各专业医疗机构缺少系统观念的情况下，各机构只把病人作为一个孤立的点，当患者在多机构就诊时，各医疗机构分别根据各自功能提供他们各自分离的医疗服务，造成了大量的重复检查、重复用药，破坏了服务的整体性特征。因此，应该从整个医疗服务系统的角度出发，扩大整合范围，脱离单个医疗机构的狭小空间，把整合观念应用到整个医疗服务就诊流程当中。

2. 系统整合理论对医疗服务纵向整合的实践价值

医疗卫生系统是一个结构、功能十分复杂的系统，整合理论对医疗服务整合的指导意义显而易见。由于资源的稀缺性和服务费用增长的规律，与其他社会子系统相比，医疗服务系统具有较强的整体性、层次性、分工性和地域性等所有系统应该具备的特征，各类机构及其组成要素可以独自完成系统的一部分功能。随着医学模式的转变、慢性病增加以及患有多种病情的人数增多，这些患者接受医疗服务具有在初级和专科机构之间双向流动的一般属性，迫切需要区域医疗服务从组织个体转变到组织整合的功能整体。系统中各医疗服务机构都承担着实现自身功能和系统协作功能的双重使命，出现了系统整体性的涌现。

按照系统整合思想，医疗服务纵向整合强调三个方面的核心内容：①功能整合。任何一个层次的医疗机构都不可能满足人民群众的全部医疗服务需求，它们在目标、任务、功能上起互补作用，彼此之间没有任何或者基本没有重叠的空间，相互依赖、相互制约、相互作用、相互影响，这样每个机构的功能次系统将会以履行各自特有的功能为中心，这样才会通过组织之间的合作和整合，形成了一个整合的服务提供系统。②服务标准化。医疗服务纵向整合依赖良好的服务规范，不同层级医疗机构在功能分工的基础上，针对具体服务产品的可分性和标准实行分工合作，并根据各自在服务价值链上所做的贡献获得相应服务收益，实现各机构间服务规范提供与服务收益的合理分配。③系统整合者的作用。在医疗服务纵向整合中，处于卫生系统中层级最高、实力最强的医疗机构一般能成为系统的整合者。如果按照理论上的功能差异化设置，它可以通过和下游服务提供者建立协议或自办分院等方式建立服务价值链网络，实现对下游服务提供者技术业务以及管理方式的渗透和融合并进行协调管理。由于下游提供者面临生存和发展压力，也希望和系统整合者靠近，这样就促使整个区域医疗服务网络整合成一个有效的整体，为区域居民特别是慢性病患者提供整体的保健服务，最终系统整合者在核心业务领域实现了范围经济。

3. 系统整合理论的应用边界

医疗服务系统功能的实现可以通过市场机制促成系统整合者整合服务价值链上相关医疗机构的服务提供，以增强不同医疗机构协调一致提供服务的潜在优势。不过，系统整合者通过自上而下的协调控制，完全可以根据自身的战略定位、掌握的关键技术和服务标准，在系统的协调、谈判和知识储备等工作中起到关键作用和主导地位，这样就可以灵活地对整个系统的发展方向进行把握，从而不断增强其垄断势力，并与其他次级系统整合者形成不平等关系。这在不完全竞争的医疗服务市场中，被整合的各级医疗机构容易产生某种医疗服务提供的集中效应，导致各医疗机构利益分配的不均衡，影响整合后的系统稳定性。因此，系统整合理论用于医疗服务纵向整合实践必须建立在一定的条件基础之上，否则就会在发挥系统整合积极作用的同时，难以消除其弊端。另外，为防止上游系统整合者的整合偏差，在西方国家的医疗服务体系中，特别重视、支持和鼓励基层医疗机构及其全科医生协调医疗服务网络的作用，通过基层服务能力的提升和首诊等机制强化基层医疗机构开展综合保健，并通过调节患者的就诊流向协调与专科医疗保健的整合，这种自下而上的整合更有利于促进患者形成良好的就医秩序。

二、区域规划理论

1. 区域规划理论的形成及其内涵

随着社会发展和经济水平的提高，医疗资源配置始终与卫生事业的发展、与广大人民群众日益增长的卫生保健需求之间产生矛盾。为避免区域卫生资源布局不当产生闲置和浪费，必须进行卫生规划安排。鉴于健康需求是一个时序和动态的概念，区域卫生规划不仅要突出静态学意义上的资源布局，更要在环境变化的基础上对静态规划及时做出调整。特别是在当代社会经济变革加速的大背景下，必须注意卫生资源静态配置和动态调整的有机统一。

区域规划理论的内涵和特征包括五个方面：明显的层级性、资源（功能）互补性、信息共享性、发展的均衡性和动态适应性等特征。明显的层级性是指任何组织的发展都要求具有良好的结构设计，这种结构设计要求组织是一个有机的资源配置系统，能有效地分层分级，以满足社会需求的多层次性。每个组织在区域当中必须设计合理的功能和使命，以应对不同的客户需求，资源互补决定了功能互补，功能互补才能提供梯度式的服务。信息共享性是指区域卫生规划过程要充分利用基础地图数据、人口数据、病人数据、疾病谱和医疗卫生数据等的疾病监控数据库、突发公共卫生应急响应数据库、医疗保险应用地理信息数据库、医院信息管理数据库和医疗事务管理数据库等，进行疾病监测、预约就诊分配、进行检查检验共享、降低医疗投入成本、平衡社区医疗服务网点、完成医务管理等工作。同时，系统运行产生的大量数据，可以进行数据挖掘以指导医疗资源规划，使得区域卫生规划通过动态的调整，始终保持正三角形的资源配置结构。均衡性发展是指区域内各级卫生机构必须注重在资源系统性要求的前提下进行配置，即各级资源配置的强度大小要注意平衡性，在投入结构和能力上应该互补，否则就会打破资源配置平衡，让单个资源主体充分展示自己的扩张能力，使得区域规划失效。环境适应是指区域规划能够依据环境变化做出适应性调整。

2. 区域规划理论对医疗服务纵向整合的实践价值

区域规划理论对医疗服务纵向整合产生重要的指导价值。首先，区域卫生规划必须是建立在区域人口健康需求的前提和基础上，从"人群—患病—就诊—住院—手术—康复"的健康生态链的角度反映人群对医疗资源的需要、需求和利用。而医疗服务纵向整合就是以人的健康为中心，因此两者在指导理念上具有高度的一致性。随着老龄患者的增加对整体需求的提升，迫切需要基层医疗机构能够提供综合的一站式服务，这种服务提供一方面解决不折腾的服务，另一方面是顺应需求改变，尽量获得一个有价值的服务。当患者由于疾病变化，这种服务需要通过层级的专科机构获得良好的精准服务。其次，区域卫生规划是一个有层级且互补功能的规划设置，它将医疗服务安排在有限性的资源约束下面，大中型综合医院、专科医院和社区卫生服务中心的空间配置符合正三角形的资源设置，不同层级医疗机构的功能具有明显的层级互补性，特别是基层医疗机构要解决综合性保健问题，而在专科服务机构主要解决的是专业医疗(临床提供、诊断治疗和手术提供)等问题，并在两者之间建立顺畅的绿色通道。鉴于医疗资源(人、财、物、信息等)所具有的共享价值以及资源配置追求经济学上的效率，还必须在区域卫生规划中对存量资源的利用进行合适的估计，如考虑到医生多点执业对医疗机构功能的影响、信息共享对资源的集约使用等因素。最后，区域卫生规划要求规划主体对医疗供方和需方的平衡具有动态的跟踪能力，即规划主体要基于系统思维充分考虑到区域医疗服务系统的运转与居民动态需求的变化相适应，以及区域不同医疗机构之间资源流向及其所产生的功能互补或功能偏倚等问题，对供给和需求必须结合综合多样的预测技术对区域医疗卫生资源的结构变化保持敏感，以确保医疗资源的动态布局能够解决区域人口的基本医疗服务和基本公共卫生问题。

3. 区域规划理论的应用边界

区域卫生规划不是一个封闭的循环，当代信息技术、地理交通的改善要求区域卫生规划具备良好的适应能力。这必然要求区域卫生规划必须建立在适应环境变化的全域系统规划上,也即区域卫生规划的设计必须在行业系统上进行统筹规划。这种规划不仅需要从横向层次上设计区域卫生规划,如医疗、公共卫生等资源的配置,还要在纵向层次上涉及县域、市域、一省或国家范围内规划的相互适应性。在规划的过程中,还必须注意各级医疗机构发展的均衡性,杜绝资源配置的追高现象以及大型医院过度拓展规模对基层医疗卫生机构人力和病源的虹吸效应,注重公立和私立医院间关系及各自发展趋势,并建立预警机制。同时区域卫生规划是发挥政府宏观控制与市场机制有机结合的场所,要有市场竞争的观念,增强规划的开放性和发展性,保证民营医疗机构和公立医疗机构平等地参与竞争,提高资源的技术效率,保持服务整合的活力。此外,需要注意的是,区域卫生规划是建立在人群就医行为模式有序的基础之上。因此,在区域卫生规划理论指导医疗服务纵向整合过程中,必须通过合适的调控手段,确保医疗服务市场资源有序流动。

三、组织网络理论

1. 组织网络理论的形成及其内涵

网络的概念最初源于社会学中的"社会网络"研究,用来描述人际间的社会关系。随着网络新时代和信息通信技术为代表的高新技术的发展,被广泛应用于组织间的关系研究。组织网络理论认为,随着外部环境的不确定性及复杂性日益增加,组织需要具有高度的灵活性和适应性,传统意义上的单个组织过分强调专业化、稳定性和集中化的组织原则难以为继,单个组织没有绝对充足的资源和知识可以独立解决所有问题,组织发展开始跨越边界,催生了以"利益共享、风险共担"为目标的垂直合作一体化运动。这样经过长期的相互作用和相互关系,在相互认同、信任、互惠等基础上,彼此依赖资源传递、知识技术扩散等,以协调的方式来组织生产、交易或提供服务,通过集体决策、集体运作以及共同利益分享组成一个由活性结点的网络联结构成的有机的、复杂的组织系统。

组织网络理论强调相关组织间的相互信任与长期合作联系。其主要思想包括四个方面:第一,共同的战略目标是组织网络形成、发展、运作的指南,组织间重视分享与合作;第二,信任与协调是组织间网络的基本运行机制;第三,信息共享平台是组织网络的硬件保障和支撑;第四,网络间形成的规范、价值观成为各行为者共同遵守的制度或惯例。显然,组织网络具有开放性、动态性、层次性、整合性和交流互动性等特征,它的基本功能是交流和互动,而网络则是组织及其成员交流的载体,它既可以通过网络间亲密的关系传播,还可以通过网络结构本身传播。通过交流互动促进了网络组织要素,如人、财、物、信息、知识的转移,在合作协调中划定了规则,确定了每个成员的义务与责任、集体活动的领域,网络成员之间跨越边界组织,促进了组织职能由传统的分工型向任务分工型的结构转变;增加了交叉职能和团队管理的运作方式,由此模糊了传统的组织边界,成为由价值链上的若干"任务系统"集成的组织系统,促进了组织间信任、互惠甚至情感关系的建立。组织间可以依据契约、职责明确和行为规范遵守,通过讨论协商以及确保合作来解决问题,保证合作伙伴的可靠性,这样可以共同降低交易过程中的谈判成本、监督成本,减少机会主义行为,扩展信息搜寻的渠道和分担创新的风险性(Sabel,1992),满足服务对象多样化的需求。组织中活性结点越多，交流互动的机会越多，组织的合作关系就越紧密，逐渐迈向高度的一体化。

2. 组织网络理论对医疗服务纵向整合的实践价值

组织网络理论强调把网络作为介于市场和科层制之间的协调规则，突出网络互补的能力优势，强调了系统中的关联组织通过分工合作的网络能够获得比在其他组织中具有更多的竞争优势，这对整合的卫生服务提供系统中需要组织有效合作的服务具有重要的启示和借鉴作用。鉴于医疗机构设置的区域性、医疗服务市场的信息不对称和不确定性，多元办医主体的性质多样性，医疗服务网络系统往往更为复杂。它是一个由技术、知识密集组成的复杂的有机层级网络系统，并且是一个开放的动态系统，医疗服务系统中各组织分工下的合作更体现了机构间最本质的联系。它需要不同医疗服务机构的结构连接从原有科层制的刚性结构转型为以动态分工和知识共享为特征的网络结构。这样，每个医疗机构通过和其他医疗机构建立战略联盟来实现资源、信息共享，克服或弥补自身资源的不足，避免重复建设或因资源闲置所导致的浪费。随着慢性病时代对整体性服务需求的日渐强烈以及社会对不同医疗组织形成的系统整体效率的关注，患者在不同层级医疗机构间的转诊和流动将成为常态，这将促成医疗机构之间以关系契约确立相互依存、相互联系的关系，对某些类型知识的共同需求或对对方知识的互补性需求将会逐渐增加，并由此派生出许多共同利益以及基于共同利益而建立的可信承诺。这样，不同层级医疗机构通过医务人员的合作、技术共享以及信息传递来节约交易成本，大大提高了医疗服务系统的整体效率。

随着不同医疗机构之间以及医疗机构与市场之间的边界很难像传统的科层制结构那样进行清晰地界定和划分，合作机构只能根据关系契约、业务规范、责任划分以及患者的需求变化建立动态、灵活的医学科学知识的获取、共享和创造方式。这种方式具有医务人员主体性、资源集成性、优势互补性、功能虚拟性、服务全程性、服务提供敏捷性、结构灵活性以及组织时效性等特点，从而打破了医疗机构之间以及医疗机构与市场之间传统的固定边界，并逐渐向模糊的、虚拟化的边界转变。这种以业务合作关系划分的柔性组织具有共同的目标，因而使得各合作医疗机构能够跨越时空、医院文化以及医务人员归属等界限，能根据患者的疾病需求按照一定的诊疗规范路径进行疾病管理和诊疗活动，形成了服务集中与分散活动的有机协调统一。

3. 组织网络理论的应用边界

基于以上理论分析，网络组织理论本身就是一种组织整合理论。但如果把不同性质、不同层次以及强弱不等的医疗服务组织形成整合的组织结构，则需要政府合理把握权威机制和市场机制的适宜边界，在医疗机构间长期的联系和作用过程中增进信任和互惠意识，促成机构间通过多次的协商、谈判、博弈等确立各自机构责任、共同责任以及诊疗服务的标准化路径和行为规范，形成既竞争又合作的伙伴关系，从而逐渐建立动态稳定的行为协同机制及其结构，这样医务人员经过长期的行为、思想磨合，就会促进医疗网络组织可持续发展，能针对服务对象需求提供稳定整合的医疗服务。

四、联盟理论

1. 联盟理论的形成及其内涵

联盟是两个或两个以上的组织处在不连续的短期合约和完全兼并之间为了特定的战略目标和利益（如共同拥有市场、共同使用资源、优势互补、增强竞争优势或降低交易成本等），通过合并或协议及联合组织等方式而结成的任何一种组织间合作形式或联合体。组织联盟形成于1987年斯蒂芬·沃尔特（Stephen Walt）出版的《联盟的起源》。联盟形成理论主要是在研究"为什么形成联盟""和谁形成联盟"这些问题上的理论演进，最初在企业和国家间关系得到广泛应用。企业间联盟形成的最主要原因是社会经济环境的变化，为了降低成本，增强信息共享，改善相互之间交流，保持联盟之间运作的一贯性，以赢得更大的竞争优势。

联盟理论认为，为面对日趋激烈的外部竞争环境，需要建立战略联盟，将企业竞争关系从对立竞争转向合作竞争。尽管联盟的形式多种多样，但都存在以下主要观点：第一，本着互惠互利的原则，加强资源的整合利用，异质性的资源增加互补性合作需要。第二，发挥各自在产品或服务价值链各环节中具有不同的比较优势，使得合作各方一起协调或合用价值链，以扩展企业价值链的有效范围，从而共同获得竞争优势。第三，联盟组织之间是一种合作伙伴关系，无论是松散还是紧密形式，均不存在控制与被控制的隶属关系，他们通过不断的博弈产生协调和合作，增加了联盟成员之间的信任度，在密切合作的同时保持着各自组织的独立性与平等性。第四，合作下的竞争不断提高各自的能力。战略联盟基于合作下的竞争，竞争是其根本属性，但这种竞争是差异化下的竞争，合作关系程度超越了其竞争关系，因此能够在竞争的基础上产生合作，并常常是在一个约定的领域内进行，通过合作扩大企业利用外部资源的边界，包括企业资源、核心能力和知识资源共享和学习，从而大于各自"独立"或"对立"行动所获取的利益，进而提高各自能力。第五，降低交易成本。联盟作为介于企业与市场之间的一种组织形式，具有稳定交易关系，降低交易成本，便于监督的特点，有效的联盟管理能够减少合作和整合成本，从而通过联盟稳定性，纠正市场缺陷，增加确定性的关系，使得人、财、物、知识、信息等资源共享成为可能。

2. 联盟理论对医疗服务纵向整合的实践价值

当前医疗资源分布不平衡、浪费与闲置并存的内在动因以及医院扩张和社会资本渗透所导致的医疗服务体系中各医疗机构服务能力与需求不匹配的矛盾等外在动因推动了公立医疗机构的合作和整合。显然，医疗联盟作为一种组织创新，其产生的背景与企业联盟产生的背景具有在各自行业领域的相似性。因此，联盟理论对于医疗服务纵向整合具有重要的指导价值。相比企业的自主设置，区域医疗机构的设置遵循区域卫生规划要求，具有明显的层级性、资源配置差异性和更高的系统性，因而可以通过联盟进行资源错配、优势互补，实现利益共享。联盟成员医院可以共享核心医院的医疗资源，提高所在医疗机构的技术水平和服务能力，核心医院集中于更多时间和精力治疗疑难重病，基层医院更多诊治常见病和康复期患者，提高了服务提供的一体化。同时，由于联盟之间平等的主体合作和协调，因而能够使得纵向医疗服务流程更加优化，纵向医疗机构之间可以通过医务人员交流、协作和知识的交换，大大节约了重复检查、检验，不断增强不同层级医务人员之间的信任连接，有利于对诊疗规范文化的认同，增强了联盟的稳定性，由此减少了医疗交易成本，推进不同层级医院进行更合理的分工与协作，不断强化各自的能力专用性，促进联盟内病人的双向转诊，逐渐减少患者的间接医疗费用，提高医疗服务的可及性和公平性。另外，由于医疗服务的交易比较复杂，患者对于疾病诊疗信息的掌握处于弱势地位。在出现不适症状时，患者通常不知道自己的病情有多严重，应该寻求什么样的医疗服务。因此，联盟医院还要以明确的制度和必要的信息公开以减少或降低患者对医疗质量、医疗技术的可用性、不同层级机构转诊等方面的不确定性，实现交易成本最小化，最终通过协调和合作获得最优化及竞争优势。

3. 联盟理论的应用边界

联盟理论倡导合作和伙伴关系推动组织间关系的构建，有利于促进医疗服务系统的整合。但是应用此理论指导医疗服务纵向整合实践时必须要注意：首先，联盟是以不同层级机构资源的差异化为前提，开展医疗联盟，首先必须对于不同层级医疗机构功能互补性进行调整定位。其次，联盟要求组织主体的合作是平等协商的，因此在开展资源整合时，必须发挥不同层级资源之间的差异性，推动平等协商治理机制的建立，政府不能够通过拉郎配式的联姻把不同机构捏在一起，应通过政府引导、市场激励的方式进行，特别要防止大医院通过联盟变相占有和侵蚀基层卫生人力资源和患者资源。最后，基于医疗信息价值的较高有用性，医疗机构联盟还必须建立联盟信息系统，增强人、财、物和信息之间的流动和共享，拓展资源的共享利用率，进一步挖掘联盟资源的整合利用价值。此外，在医疗服务纵向整合中，鼓励民营资本参与医院联盟的建设，加强联盟的资产联系，建立多元投资体系，提升联盟的融资能力。

五、供应链整合管理理论

1. 供应链整合管理理论的形成及其内涵

供应链整合理论认为，作为一个相对复杂的产品是由不同领域的多个厂商生产，而任何单个企业资源都有其局限性，需要通过供应链伙伴之间的业务整合产生协同力量，依赖整个供应链网络的整体优势实现组织系统的生产能力。在合作与互动过程中，供应链核心企业以顾客需求为核心，以提高整个供应链的长期绩效和个体组织绩效为目的，在组织内跨越职能部门，在供应链上跨越企业界限，将所有构成供应链的职能作为一个整体来管理，通过企业内外的资源和关系整合、互补、融合，对有效的顾客需求快速做出响应，使供应链成为具有竞争优势的网络体系。在供应链网络上，所有成员要摈弃传统的管理思维，在合同约定的基础上通过信息技术把供应链伙伴的采购、生产、销售和财务等业务进行整合，形成一个整体的功能，畅通了组织间的物流、信息流和资金流，可以开展互动式合作，共享彼此基础交易数据和长期战略信息，打破了组织机构间的有形围墙，针对客户的整体需求，共同找出满足客户需求的有效方法和手段，从而能提供个性化的服务产品，提高价值流的增值性和竞争优势。作为供应链网络的组成元素，单个企业的特性与能力只有通过供应链网络层面彼此间的联系与作用才能发挥作用，从而促进供应链网络产生新的结构，提升网络的整体能力。因此，消除浪费，强调通过供应链协调和优化来提高绩效通常被认为是该理论的核心议题。

供应链整合的核心是迈向一体化，包括信息一体化（即信息在供应链内部充分共享）、决策一体化（即决策要综合所有节点组织的具体环境和目标）、流程一体化（即节点组织的流程设计要相互衔接互补）和收益一体化（即供应链收益的统一分配）。通过供应链的整合，组织系统获得了互补性资源、差异化发展、竞争性能力、最优化成本和环境适应性的优势，大大提高了组织绩效。此外，供应链成员通过长期的合作关系，经过充分的沟通与协调，建立了组织间的承诺、信任与默契，促进组织成员的相互学习和信任，增强了供应链的稳定性。不过，供应链整合是一个程度不断提高的过程，这个过程也是服务提供管理由分散管理转向集成管理的逐步升级过程。在第一阶段，仅强调组织的内部整合；到第二阶段，强化组织间的协调和合作；到第三阶段，形成了组织联盟（图4-1）。

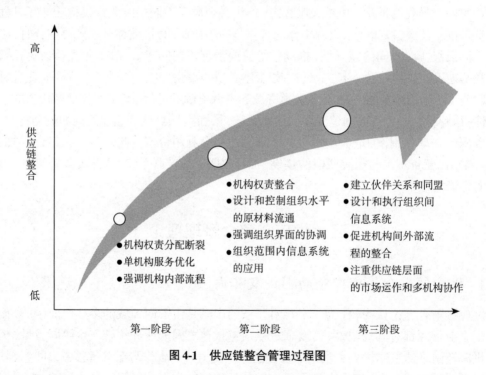

图4-1　供应链整合管理过程图

2. 供应链整合管理理论对医疗服务纵向整合的实践价值

供应链管理的本源具有多学科性质，曾经在战略管理、营销和组织行为中得到应用（Croom，2000）。由于医学模式的转变，慢性病和老年疾病的增多，越来越多的病人需要通过多机构协作获得整体的服务。但在传统的以供给驱动的医疗服务体系中，每个机构仅提供各自专业内的服务，其服务提供并不是优化的（Lugon，2003；Van Raak，2005）。由于医疗服务的多样化、技术应用的复杂性、多利益主体的存在、组织内外环境的动态变化以及医疗服务操作本身的特点阻碍了将工业企业的供应链管理直接应用到服务提供上。随着医疗服务领域对服务提供质量的高要求和服务成本的控制促使服务标准化的制定，使得不同医疗机构间通过伙伴关系协调或协同提供服务具备了供应链整合管理的主要条件，因此在病人接受多机构服务过程中，学者们越来越希望利用这种管理理论应用于指导病人保健（Young，2004）。

医疗服务的供应链整合就是要建立面向医疗服务供应链网络的预付购买方式，通过不同医疗机构的合作，包括技术、设备、信息共享以及医务人员的协作和协调，解决了由多机构组成的服务提供网络中，机构间如何跨越边界进行融合来坚持以病人为导向并满足其需求的难题。在纵向医疗服务网络中，当患者在机构间进行转诊时，医疗机构间的节点往往最为薄弱，依靠供应链整合以患者需求为共同目标进行多机构协调和多学科融合，不断优化医疗服务流程，跨越"服务孤岛"，弥补机构间的功能缝隙。事实上，从服务提供者的角度看，病人在多机构就诊就是把各个供应链上的节点有机链接起来，而从需方的角度看，这条供应链也就是病人在多机构获取医疗服务的"服务链"（Huijsman and Vissers，2004）。这是因为医疗服务具有生产和消费的同时性特点，因此医疗供应链从需方角度来说就是医疗服务链。供应链整合实践不仅是在药品、医疗设备、健康辅助服务设备的采购经济快捷，而且更多涉及病人流向。通过供应链整合，不同层级医疗机构形成了供应链伙伴关系，组建了跨功能或跨组织的医疗专业团队，经常以病人为中心开展沟通交流。如果病人进入医疗服务供应链一体化管理流程，在共同的利益前提下，服务供应链上各医疗机构面向同一客户的需求形成协作关系，通过不同操作过程的精细协调和整合，如机构间的信息交互、技术共享、检查互认、临床指南遵守等，促进病人流、信息流、资金流的良性循环，病人从入院、挂号、检查、转诊等服务流程顺畅，跨越机构间的时间大大缩短，医疗信息及时在机构间传递，病人最终将获得连续、协调和安全的医疗服务。再通过机构之间的协调性评估、协作质量评估和病人满意度评估，实现了卫生资源的利用与服务需求相互匹配，最终改善了网络绩效。

3. 供应链整合管理理论的应用边界

由于病人在供应链服务过程中是一个"移动的单元"，既是服务目标，也是和各保健人员互动的协同者（Zhang and Chen，2008）。因此，应用该理论指导服务整合时，要不断增强供应链上各医疗机构与患者形成良好的互动和信任链接关系。同时，还需加强对节点机构的激励作用，以促进单个机构内部流程优化和多机构之间的协调流畅。其次，供应链实际上不是一个实体，单个医疗机构无法控制其他医疗机构的行为，只能通过协调的方式使得整个系统协同化，才使得各种医疗资源流以最小内耗在系统中流动，从而实现整个系统利益最大化。因此，要培养积极合作的网络文化，并与共同遵守的规则、惯例等制度要素一起，约束供应链上的医疗机构，以实现资源共享和优势互补，这也是医疗机构网络不断完善的精神支柱和制度保障。最后，鉴于医疗服务提供系统的复杂性，医疗服务供应链的良好运转，相关监督主体如政府还要给予必要的外部监管。

六、协同理论

1. 协同理论的形成及其内涵

协同论也叫协同学（synergeics），该词来自希腊语，意指关于"合作的科学"，它是 20 世纪 70 年代以来在多学科研究基础上逐渐形成和发展起来的一门跨越自然科学和社会科学的新兴学科，为系统科学的重要分支理论之一。其创立者为原联邦德国斯图加特大学教授、著名物理学家赫尔曼·哈肯（Harmann-Haken）。哈肯认为，系统中各子系统处于相互协作所遵守的共同规律，为系统中的序量量推进系统演化的结果。当这种序参量处于某一临界点后，系统出现了一种宏观有序的组织结构，呈现自组织能力，赋存着一个系统从无序到有序的转变机制和驱动力量，即自组织演化机制。系统中存在的序参量主宰着系统结构和功能的自动演化过程，其他变量的行为则受这些序参量支配或规定，促进系统中各子系统产生相互依赖的协同作用，并且不断在依存和协调的状态中发展变化，在新的环境条件下形成新的平衡结构，系统整体效应增强，系统功能实现（图 4-2）。

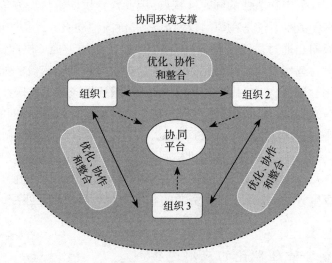

图4-2　协同理论

2. 协同理论对医疗服务纵向整合的实践价值

协同理论的出现是现代系统思想发展的结果，它以系统论、信息论、控制论、突变论等为基础，吸取了结构耗散理论的大量营养。该理论的提出为处理复杂的医疗服务纵向整合问题提供了新的思路，医疗机构之间的合作是共生共存的关系，既是一个过程，也是一种效应。2009 年新医改前，我国农村医疗服务体系的整体质量并不乐观。这种整体质量的不高不仅与县域医疗服务系统单个医疗机构服务质量低下有关，也与系统之间缺乏良好的协作质量密不可分。因此，医疗服务协同实际上反映了卫生服务系统分级分工的本质内涵。县域医疗服务纵向协同包括了各整合要素的优化、协作和整合，建立县乡村一体化的管理体制，以便能够实现要素协同、管理协同、技术协同、业务协同和信息协同等内容。不同内容的协同组合将会对组织间服务提供的过程及其结果产生重要影响。如果不同医疗机构间的合作越紧密，则其协同效应将会越明显，医疗服务纵向整合程度就会更高。同时，协同要建立基于信任和相互沟通的协调文化相配套，因为协同首先是一种沟通行为，并不是市场式的自发行为，并且需要一定的磨合时间，承担共同的协同责任，而不能将责任碎片化。

3. 协同理论的应用边界

就整体而言，我国医疗服务系统由于外来能量较弱或机构要素的融合远未达到有效协同的临界点或阈值，系统远未达到有序的前提条件，各医疗机构间的合作程度很低，甚至单打独斗、恶性竞争。因此整合无序的服务提供系统，首先应该通过有效的外在驱动力量（外参量），促进把相对无序的系统凝聚成一个有序的功能分工的集合体，以便确立各医疗机构相互协作的共同利益基础和责任。在此基础上，明确系统中哪些序变量来引领服务整合进程，然后促成机构各要素进行有序的结构重组和功能重塑，以及同一机构不同人员和不同机构间医务人员进行跨学科团队合作，同时要进行文化整合和认同，创造了一种信任互惠的伙伴关系。世界各国医疗服务整合的经验表明，政府经常利用经济变量如筹资整合、支付激励作为促进医疗服务系统有序整合的重要驱动变量。初级保健系统及其医务人员在整合型医疗服务网络（体系）中往往扮演着协调网络的角色，并根据相应的战略目标来评估和计划其服务链上其他医疗机构的活动。同时，其他子系统，如基本药物、人力资源系统都要通过合理的配置和协调，才能助推医疗服务系统产生协调和整合的力量。因此，在促进县域医疗服务纵向整合时，政府要充分意识到医疗服务系统协调过程中的难度，用全面、复杂、整体和系统的思路统筹协调医保、医药和医疗服务系统的相互协调和良性互动。

七、客户关系管理理论

1. 客户关系管理理论的形成及其内涵

客户关系管理理论认为，客户是企业重要的资产来源，企业必须通过内部结构和功能的重组，以完善的服务、畅通的交流沟通以及深入的客户资源分析来满足客户的个性化需求，以确保最终实现获得客户、保留客户、培养客户忠诚和为客户创造最大化价值的目的。该理论强调四个方面的思想内涵：一是强调企业价值和顾客价值并重，并以实现顾客价值最大化作为企业价值实现之先决条件。而客户关系价值强调的不是"客户单次交易给企业带来的收入"，而是强调通过维持与客户的长期关系来获得最大的客户生命周期价值。二是强调企业经营管理以顾客为导向，实施人员、技术、服务流程整合，必要时和上下游企业建立业务联盟、技术设备共享等机制，通过信息共享，协同一致建立和维护同顾客的一对一关系。三是强调企业与顾客持续稳定的互动，保持充分的、透明的信息沟通，以建立一种长期的、信任的、随时互动的链接状态。四是重视顾客获得服务的价值评估和分析，建立反馈机制，不断对工作效率进行改进，持续提供优质服务，不断提高顾客满意度和忠诚度。

2. 客户关系管理理论对医疗服务纵向整合的实践价值

客户关系管理理论对医疗服务整合的指导意义在于，在现代医学模式转变下，患者需要的是长期的保健、康复服务和必要的医疗服务，为维护与患者之间的持续稳定关系，医疗机构特别是初级保健机构必须从原先关注"医疗服务"向关注"客户"转变，坚持以病人为中心，通过人力资源、信息资源、医疗服务流程和专业技术以及文化规范的有效整合，低成本、高效率地满足客户临床和非临床的多样化、综合性的服务需求，最大限度地提高客户满意度及忠诚度，挽回失去的客户，保留现有客户，不断发展新的客户，使"客户"成为医院获得社会效益和经济效益的重要资源。这一理论注重对服务患者进行群体细分，以便在服务过程中，针对不同患者的需求特点，提供周到的、全流程的、互动式的、人性化的健康服务。即使病人回归家庭康复，也要进行定期的病人回访，时时处于保健网络的照护之中。同时，该理论还要求对所提供的服务进行主动的评价，虽然有挖掘潜在客户、扩大利润的盈利目的，但对消除医疗机构仅注重服务提供和自身效益，而忽视对服务对象的健康产出效果、服务质量和病人满意度评估不足的弊端更具有重要指导意义。

3. 客户关系管理理论的应用边界

医疗服务整合是以病人为中心、以需求为基础的服务整合，医疗机构组织管理整合也是要满足病人需求而不是服务提供者的需求。离开了对病人获得整合保健的结果评价，我们无法判断机构的组织整合过程是不是真正为病人提供了整合服务以及服务整合的程度，这与服务整合坚持以病人为中心的理念具有内在的一致性。另外，与上述整合相关理论一样，客户关系管理理论也离不开强大的信息系统平台来传递信息、评价信息。这提示医疗服务系统整合同样需要医疗信息系统如共享的电子病历信息系统的强大支撑。

八、医学整合理论

1. 医学整合理论的形成及其内涵

医学整合理论认为，随着医学科学发展、卫生保健和医学教育的需要，医学必须对其各分支学科和医学事业进行合理的整合，使之协调、均衡、科学发展，以满足公众对医学和卫生保健服务的需求。生物—心理—社会医学模式的提出颠覆了传统的生物医学模式。相应的，医学整体论也扬弃了还原论思想并成为服务整合的医学基础。它强调两个鲜明观点：健康整体和医学整合。自立体健康观念提出以后，单纯某一医学学科无法实现个体的健康需求，医学科学必须实现临床医学、流行病学等医学自然科学内部的整合以及上述科学与心理学、社会学等人文科学的交叉和融合，才能修复和维持个体或群体的整体生命健康。这一理论超越了传统生物医学模式对病因唯生物学化的解释局限，肯定生物有机体结构系统的多层次性和疾病影响因素的多维性、复杂性，回应了当代医学深入分化的同时出现的医学整合化趋势。自此以后，医疗服务回归到以人的整体健康为中心，而不仅是单个器官或解剖系统。

2. 医学整合理论对医疗服务纵向整合的实践价值

医学整合理论的提出对疾病的诊疗模式和健康的维护方式产生了极大的影响，从而推动了医疗服务整合的步伐。医疗服务整合是医疗服务本意在分工时代的体现和"回归"。这种作用至少包括以下三个方面：其一，对于服务内容来说，单纯的医疗服务仅是医疗服务提供系统的一部分工作，长期的、多次的护理、康复保健以及疾病管理成为医疗供方的主要内容，特别是初级保健机构。同时，随着患者在多机构接受医疗服务的增加，必须加强初级保健和专科医疗、检查检验与临床治疗、门诊服务和住院诊疗以及护理、保健、康复等内容的整合。其二，对医务人员劳动分工结构来说，单纯的个人独自提供服务受到冲击，卫生服务需要不同专业的医务人员、管理者甚至社会工作者在一起工作，以跨学科团队形式增进对患者的整体性服务提供。其三，对医学生的培养和医学研究来说，医学课程不但要科学设置精细化的医学专业课程，还要增加心理学、社会学和管理学等课程的开设，以培养医学生的人文精神。在医学研究上，则更加注重医学科学理论与实践、医学实践与卫生政策研究的紧密整合，为整合的医疗服务提供支撑条件。

3. 医学整合理论的应用边界

医疗服务纵向整合是医学模式转变下的必然结果，因此医学整合理论对于医疗服务纵向整合具有高度的指导价值。但是，在应用到服务纵向整合时，必须注意医学整合的层次和范围。对于基层医疗机构而言，医学整合特别强调基层卫生保健的综合、疾病预防、健康教育和健康促进等，甚至药食同源的思想都可以融入整合范畴，以促进医学在基层医疗机构形成一个整体；对于专科医疗来说，医学强调跨学科的协调和协作，以应对复杂病种的多学科需要。同时医学的整合不是平面的整合，它强调对于特殊生物学特性所进行的医学技术和药物的靶向攻关，以系统医学的视角增强疾病的综合诊疗以及特殊疾病的精准治疗。

九、分析和讨论

1. 各服务整合相关理论的内涵、核心思想和应用边界

基于上述分析可以看出，医疗服务纵向整合离不开一系列科学的整合相关理论指导。区域规划理论、战略联盟理论、组织网络理论、供应链整合理论、协同管理理论、客户关系理论都是在系统观的视角下，从组织间合作的某一方面或某些方面揭示各自理论的基本内涵、核心思想，它们都是以医学整合理论为基础，都能从某一或某些方面对医疗服务纵向整合起到指导作用（图4-3）。

从指导价值看，系统整合理论从系统角度说明了组织实体间的相互影响和相互关联，为卫生服务系统整合提供了全面的理论和方法论指导。区域规划理论是在特定时期适应

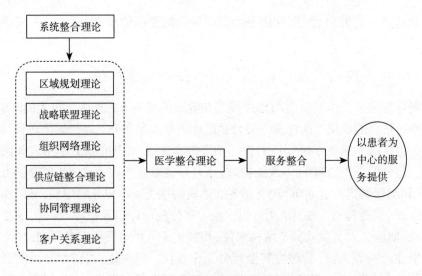

图 4-3　医疗服务纵向整合的理论基础

特定地理区域的健康需求主动做出的区域资源规划布局，是卫生资源供给和居民卫生服务需求相互平衡的一种现实和预测性安排。由于资源整合是服务整合的基础，该理论对医疗服务纵向整合起到基础的指导作用。战略联盟理论是各类差异化资源基于平等基础上以契约合作所获得的竞争优势，契合了不同层级医疗服务提供者的合作和整合优势。组织网络理论则从伙伴关系的角度出发，认为只有建立信任和互惠关系，才能形成组织间整体、良性和规范的行为互动模式。供应链整合理论抓住复杂产品（服务）供应中各个环节实体的作用，认为只有通过组织间要素结构和功能整合，才能协调一致提供服务产品。协同理论则是从组织间合作机制和规律的演化视角得出组织系统从无序到有序结构的过程状态，抓住了系统中组织关系相互作用的规律。战略联盟理论、组织网络理论和供应链整合理论等虽然各理论的切入点不同，但都是通过组织内部、组织之间的要素结构和功能整合来提供服务和产品，而协同则是上述理论的共性要素，也是系统整合理论的本质内核，同时这种协同也离不开良好的客户关系管理，以及对顾客价值导向的重视。医学整合理论则为卫生系统协同提供了清晰的医学理论支撑。各个服务整合相关理论基础在内在逻辑上的关联，清楚表明了医疗服务纵向整合的成功实践离不开科学的、动态的整合理论体系指导。

上述研究表明，单一的理论指导都有其特定的适用条件和边界，比如系统整合理论用于人文社会科学领域忽略了社会组织系统的复杂性，特别是多主体利益冲突的复杂性如何调和远比自然科学领域复杂。由于医疗服务市场医疗机构性质组成的复杂性，医疗服务纵向整合可以有多种合作形态，如合并、并购、联盟、协议等。从现实来看，合并往往更少，因为可能产生垄断和利益调和的困难，更多是通过联盟、托管或协议等方式结合起来。这就决定了整合本身是一个复杂的、系统的动态过程，因此将上述相关整合理论用于指导服务纵向整合实践应该关注其注意的事项（表 4-1）。

表 4-1 各整合理论的理论内涵、核心思想和指导服务纵向整合应注意的事项

理论类别	理论内涵	核心思想	应用到卫生领域的注意事项
系统整合理论	系统整合者的作用、系统功能重塑、业务纵向分解和系统整合、协同	系统层次上的合作、伙伴关系、优势互补、资源共享	应考虑社会系统的复杂性、信息不对称影响以及政府对次级系统整合者的支持作用
区域规划理论	区域内静态的资源配置合理、动态的资源流动调适，并对需求环境保持敏感	系统的层级性、功能的互补性、信息共享性、均衡发展	注意服务规划在横向和纵向上的合理性，防止上级医疗机构的规模拓展负面效应
组织网络理论	信任和互惠、服务规范，协同或协调	伙伴关系、共同的目标愿景、共享服务规范	应注意医疗服务网络主体的作用大小，合理把握市场和政府机制的作用边界
战略联盟理论	基于合作性的竞争发展，在竞争基础上的合作，降低交易成本	优势互补、错位发展和利益共享，优化服务流程	注意联盟合作的差异化和主体平等性，加强信息技术共享和职责规范约束
协同管理理论	自组织的演化机制、序变量的自我调节	共同的利益纽带、组织要素的协同	应注意医疗服务提供市场外在环境条件的支撑作用
供应链整合理论	总体治理结构、信息共享、服务规范、协同或协调	共同目标愿景、伙伴关系、资源共享、核心竞争力	应注意医疗服务市场的复杂性和患者是能动的参与主体
客户关系理论	以客户为中心、满足客户需求、提高客户满意度和忠诚度	顾客价值导向、长期关系维护、持续互动	应维护长期的关系互动，而非短期利益追求
医学整合理论	多学科交叉的服务提供，基于将患者作为服务整体进行诊治	健康整体、医学融合、服务整体和提供连续	整合的层次和范围不能脱离其原有功能的发展，基于患者的整体需求

2. 医疗服务纵向整合管理理论模型

正如上文理论研究揭示，每种整合相关理论都从系统整合视角的某一方面或某些方面揭示了组织间的合作关系，但每一种理论都有一定的不足之处。由于纵向整合的医疗服务系统是一个有机的复杂系统工程，整合的成功实践离不开系统结构要素、服务提供过程以及服务结果之间的因果关联。从系统结构要素来看，组织、管理、功能、规范、服务提供等要素都要进行各自的整合，以便确立组织间的结构状态。同时作为社会组织系统的组成部分，医疗服务纵向整合更要建立要素之间的关联，即通过契约、信任和互惠关系建立组织间稳定的联系纽带。从服务提供过程看，在纵向整合的服务网络中，系统整合者有效发挥了协调作用，通过服务规范使得组织间的业务分工和协作建立在可靠的连续运作准则基础之上，从而锁定以病人的整体需求为导向。再通过临床评估和患者满意度调查保证服务纵向整合的最终目标是提高病人的健康产出、服务质量和满意度。最后是评价结果通过反馈回路传

导各级医疗机构和相关利益主体如政府、医保机构，反过来又对纵向整合的实践进行持续改进（图4-4）。

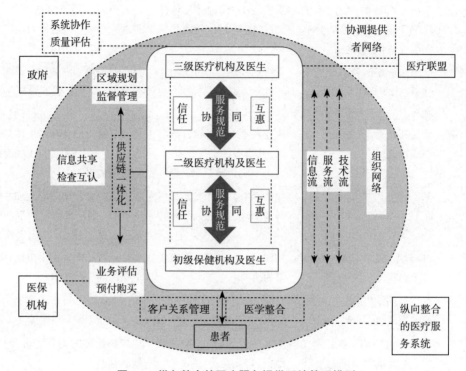

图4-4 纵向整合的医疗服务提供系统管理模型

需要说明的是，在纵向整合的医疗服务系统中，实力最强、规模最大的服务提供者往往能成为系统整合者，它可以通过自上而下的整合建立服务价值链网络，协调网络机构的分工协作。但如果有政府的政策支持，初级保健机构及其医务人员同样可以通过预算和协调病人流向间接协调医疗服务提供者网络，这是一种自下而上的服务整合。

十、本 章 小 结

医疗服务纵向整合作为一项有机的复杂系统工程，其整合实践离不开系统的整合相关理论指导。本章对与服务整合相关的各个理论进行考察，发现系统整合理论、区域规划理论、组织网络理论、战略联盟理论、供应链整合管理理论、协同理论和医学整合理论等都从组织系统的各个方面对医疗服务纵向整合实践具有指导价值。但每种整合理论都有其不足之处，为了更好地指导医疗服务纵向整合实践，应综合上述各种理论的内涵、核心思想以及应用边界，对于理论演化进行简约表达，进一步增加理论的解释能力。在此基础上还提出了医疗服务纵向整合管理理论模型，为指导医疗服务纵向整合实践提供了一个新的系统的"理论逻辑"。

参 考 文 献

[1] 冯·贝塔朗菲. 一般系统论基础发展和应用 [M]. 北京：清华大学出版社，1987.

[2] 张洁欣，张翔，王成增，等. 基于系统论的农村三级医疗预防保健网络的适宜层级结构设想 [J]. 医学与社会，2008，21（10）：30-32.

[3] MICHAEL H，ANDREW D，ANDREA P. Systems integration：a core capability of the modern corporation [J]. Ind corp change，2005，14（6）：1109-1143.

[4] 王丽莉. 重大突发事件后的社区心理援助协作探讨 [J]. 安徽大学学报（哲学社会科学版），2017，41（2）：60-64.

[5] 张钢，罗军. 组织网络化研究评述 [J]. 科学管理研究，2003，21（1）：60-64.

[6] 林润辉. 网络组织的复杂性研究. 管理科学与系统科学研究新进展：第6届全国青年管理科学与系统科学学术会议论文集 [C]. 大连：大连理工大学出版社，2001：491.

[7] 林丽萍. 组织新范式—网络组织理论研究综述 [J]. 经济与社会发展，2006，4（11）：28-31.

[8] MCNEIL B J. Shattuck Lecture：Hidden barriers to improvement in the quality of care [J]. N engl J med，2001，345（22）：1612-1620.

[9] 刘利. 重庆新型农村合作医疗制度影响因素及作用机制研究 [D]. 西南大学博士学位论文，2011.

[10] SINGER S J，BURGERS J，FRIEDBERG M，et al. Defining and measuring integrated patient care：promoting the next frontier in health care delivery [J]. Med care res rev，2011，68（1）：112-127.

[11] 李习彬，李亚. 政府管理创新与系统思维 [M]. 北京：北京大学出版社，2004：79.

[12] 李习彬. 生产力概念的科学化与人类社会长期发展的不可预测性—基于系统整合理论的改革新思维 [J]. 学术研究，2007（7）：59-62.

[13] STARFIELD B. Is U. S. Health really the best in the world？ [J]. J am med assn，2000，284（4）：483-485.

[14] 陈晓星. 医疗卫生资源整合重组的研究 [J]. 华北煤炭医学院学报，2005，7（3）：373-374.

[15] 刘少坤. 基于GIS的城市医疗资源空间配置合理性评价及预警研究 [D]. 长沙：湖南农业大学，2014.

[16] 熊雪晨，晏波，张帆，等. 区域卫生规划中治疗床位规划模型研究 [J]. 中国医院管理，2016，36（5）：10-13.

[17] 李国武. 组织的网络形式研究：综述与展望 [J]. 社会，2010，30（3）：199-225.

[18] 杨光. 基于组织网络理论的战略联盟知识转移研究 [J]. 科学管理研究，2007，27（2）：77-80.

[19] HAKANSSON H. Industrial technological development：a network approach [M]. London：Croom helm，1987.

[20] 陈耀. 企业战略联盟理论研究与评述 [J]. 江海学刊，2002（4）：196-201.

[21] 李再扬，杨少华. 企业战略联盟理论的新发展：一个综述 [J]. 经济学家，2003（3）：99-103.

[22] 郑菁，胡春平，张子夏，等. 我国公立医院联盟现状与困境的思考 [J]. 中国社会医学杂志，2016，33（2）：101-103.

[23] 周小梅. 基于交易成本视角分析医疗服务供给的市场与政府边界 [J]. 中国经济问题，2010（2）：57-64.

[24] ANGELI F，MAARSE H. Mergers and acquisitions in western European health care：exploring the role of

financial services organizations [J] Health policy, 2012(105): 265-272.

[25] 吴大进,曹力,陈立华. 协同学原理和应用[M]. 武汉:华中理工大学出版社,1990.

[26] 李礼. 城乡医疗保险制度整合研究[M]. 武汉:湖北人民出版社,2014:36-37.

[27] [德]赫尔曼·哈肯. 协同学:大自然构成的奥秘[M]. 凌复华,译. 上海:上海译文出版社,1995:239.

[28] 白列湖. 协同论与管理协同理论[J]. 甘肃社会科学,2007(5):228-230.

[29] 余祖新. 陕西所农村医院医疗质量报告[J]. 中国医院管理,2006,21(5):31-32.

[30] RICHARD B. SALTMAN, ANA R, et al. 欧洲基本保健体制改革:基本保健能否驾驭卫生系统[M]. 陈宁珊,译. 北京:中国劳动社会保障出版社,2010:99-116.

[31] 杨爱民,李芬. 多样化的物流增值服务模式:供应链和客户关系理论在物流服务中的创新[J]. 武汉理工大学学报(社会科学版),2002,15(5):470-473.

[32] BERT M, SAASKIA S, GERT W. Supply chain management practices for improving patient-oriented care [J]. Supply chain manag, 2011, 16(3): 166-175.

[33] CROOM S, ROMANO P, GIANNAKIS M. Supply chain management: an analytical framework for critical literature review [J]. Eur J purchasing & supply manage, 2000, 6(1): 67-83.

[34] JAN DE V, ROBBERT H. Supply chain management in health services: an overview [J]. Supply chain manag, 2011, 16(3): 159-165.

[35] LUGON M. Editorial: Clinical Networks, Clinical Governance Bulletin [R]. 2003, 1(2).

[36] VAN RAAK A, PAULUS A, MUR-VEEMAN I. Why do health and social care providers cooperate? [J]. Health policy: education, health service delivery and regulation, 2005, 74(1): 13-23.

[37] YOUNG T, BRAILSFORD S, CONNELL C, et al. Using industrial processes to improve patient care [J]. BMJ-BRIT med J, 2004, 328(7432): 162-164.

[38] HAMMER M. Reengineering Works: Don't automate, obliterate [J]. Harvard bus rev, 1990, 68(4): 104-112.

[39] DAVENPOR T H, SHORT J E. The new industrial engineering: information technology and business process redesign [J]. Sloan manage rev, 1991, 31(4): 11-27.

[40] 田江,曲建明,杜一平. 医疗服务供应链系统结构及协同管理研究[J]. 中国医院管理,2009,29(3):30-32.

[41] 刘莉. 供应链整合与企业竞争优势关系研究[J]. 中国流通经济,2008(2):30-33.

[42] 赵红梅. 供应链网络:从垂直整合到虚拟整合的理论解析[J]. 北方经济,2009(11):65-66.

[43] 何春明. 浅谈供应链一体化[J]. 企业科技与发展,2017(11):48-50.

[44] ZHANG X, CHEN R. Examining the mechanism of the value cocreation with customers [J]. Int J prod econ, 2008, 116(2): 242-250.

[45] 宋军,谢振宇. 客户价值管理理论在医院中的运用[J]. 江苏卫生事业管理,2006,17(6):92-94.

[46] 张松,祝扬,宋瑞华. 浅谈医院客户关系管理[J]. 北京医学杂志,2006,28(1):51.

[47] 李峰. 实施医院客户关系管理策略的探讨[J]. 华北煤炭医学院学报,2005(5):651.

[48] 刘晓璋,熊庆,梁家智. 实施客户管理策略构建服务型医院[J]. 中国妇幼保健,2007,22(4):409-410.

[49] ROGERS A, SHEAFF R. Formal and informal systems of primary health care in an integrated system: evidence from the United Kingdom [J]. Healthcare papers, 2000(1): 47-58.

[50] 杜治政. 医学整合：推进医疗公正的新探索[J]. 医学与哲学(人文社会医学版), 2009, 22(1): 7-11.

[51] 董伟. 专家呼吁：医疗模式到了改变的时候[J]. 医学与哲学(人文社会医学版), 2010, 31(4): 14-16.

[52] 魏来, 叶婷, 张亮. 卫生资源整合和卫生服务整合的比较分析[J]. 中国卫生政策研究, 2012, 5(9): 22-27.

[53] 李立明. 医学整合；我国医改目标实现的关键[J]. 医学与哲学(人文社会医学版), 2010, 31(1): 17-20.

[54] 马士华, 林勇, 陈志祥. 供应链管理[M]. 北京：机械工业出版社, 2000.

[55] 张亮, 张研, 唐文熙, 等. 健康整合：引领卫生系统变革[M]. 北京：科学出版社, 2014.

第五章
变迁逻辑：县域医疗服务网络服务提供模式的历史演变

历史制度主义理论认为，制度具有连贯性和独立性，它决定历史发展的惯性程度与承袭机制。在人类没有创造出强于历史惯性的力量之前，制度脉络将沿着既有的轨道向前发展，在动态的变化中保持历史的延续。但唯物辩证法告诉我们：事物是不断发展变化的，每个阶段具有每个阶段的烙印。当经历了重大、剧烈的社会变革之后，往往出现不同以往的新特征，经济发展是如此，社会发展的很多领域也是如此。在卫生服务领域，无论是国外医疗服务体系还是中国医疗服务体系发展都经历了曲折的演变过程。认识和把握县域医疗服务体系整合的发展走向，需要对我国农村卫生服务网络进行历史考察和逻辑分析。

进入 20 世纪 70 年代以来，医学界普遍认为，随着医学模式的转变，慢性非传染性疾病取代传染病成为致病和致残的主要原因，平均死亡年龄也逐步上升。这一转变要求医学应该以病人为中心而不是以疾病为中心，从整个生命周期来把握个体健康和疾病的发生和发展规律，连续性服务模式逐渐受到国内外学术界以及政策制定者的关注。20 世纪 70 至 80 年代，欧洲国家就开始着力改善卫生服务的连续性，取得了一定成绩（Abel-Smith and Mossialos，1994；Maynard and Bloor，1995）。但是若干年后卫生保健系统仍然不能满足居民的需要，其主要原因在于全科医生和医院医生由于竞争所导致的沟通不畅，致使整个卫生保健系统提供连续性和协调性服务的不足。而北欧部分国家的经验表明，连续性卫生服务在病人初次就诊时就可以得到解决，基本保健服务就是要确定病人的健康问题和可能涉及的服务提供机构。因为无论是提高服务提供能力，还是协调与管理其他层次的服务，解决的关键都离不开强化基本保健（Starfield and Shi，2002）。在这些国家的卫生保健系统中，全科医生处于中心位置（WHO，2002）。

然而，由于每个时期卫生领域面临的重点问题不同，政府的意识形态和治理偏好也有差异，这将在某种程度上影响政府基本保健政策的连续性。这种政策发展的非线性特征导致基本保健系统提供连续性卫生服务呈现较强的波动性，以致几十年来，各国卫生保健系统中基本卫生保健、医院和医学专家之间疏于交流的现象比比皆是，治疗性卫生服务和预防性卫生服务相互分离，这些问题和高度专科化发展的趋势阻碍了良好医护关系的建立（Poultion and West，1993；Mur-Veeman et al，2001）。

中国农村曾是基本卫生保健实践的始发地，为世界基本卫生保健事业的发展提供了丰富的经验素材，合作医疗、赤脚医生和农村三级医疗预防保健网络曾是中国农村卫生工作的"三大法宝"，其中合作医疗曾被世界银行和 WHO 称为"发展中国家解决卫生经费的唯一范例"，而健全的农村三级医疗预防保健网因其完备的纵向医疗机构设置和强大的网络功能成为中国农村医疗服务提供系统的代名词，其经验为 WHO1978 年《阿拉木图宣言》"实现2000 年人人享有卫生保健"的战略目标提供了有益的启示和影响。然而几十年来，我国经济社会的巨大变迁和改革特别是强调市场化机制和竞争来提高效率的经济思维对国家卫生政策的制定思路产生了深远的影响。县域医疗服务体系随着卫生政策的快速变化，其服务提供模式也出现交替变化，并且呈现不同的时代特点。本章从历史演变的角度对我国县域医疗服务网络在各个历史时期服务提供模式的变化进行梳理和分析，以清晰勾勒出 70 余年来县域医疗卫生机构服务提供模式的历史变迁逻辑。

一、我国县域医疗服务提供模式的历史演变阶段与特征

1. 计划经济时期（1960—1978 年）县域医疗服务网络的服务提供模式

新中国成立之时，农村人口规模庞大，农村人口一度占到了总人口的近90%。自20世纪 80 年代以来工业化、城市化发展促进了部分农民身份的转化，农村人口从1980年占总人口的 81% 下降到 2004 年的 58%。但在较长的时期内，人多地少依然是我国农村社会的基本特征。新中国成立之初，整个国家刚刚从多年的入侵和战乱中得到解放，经济落后，卫生事业可谓一穷二白，卫生问题十分突出。一方面，人民健康水平普遍低下，婴儿死亡率高达200‰，人均出生期望寿命不到 35 岁，天花、古典性的霍乱、鼠疫、黑热病、白喉、猩红热、伤寒、流行性脑炎等急、烈性传染病流行；另一方面，卫生机构少，卫生人员数量少、质量低，分布不平衡，广大农民缺医少药，更谈不上有效的健康保障。面对庞大的人口国情，政府强调优先保证农村居民获得基本医疗卫生服务，并以此作为政府基本责任的体现和实现人人享有基本卫生保健目标的最佳路径。在此情况下，农村卫生服务体系的变革一直试图运行一种合理的医疗卫生机构分工协作模式，这种模式就是学界普遍倡导的"小病进社区，大病进医院，康复进社区"的连续性服务的就诊模式。

但是计划经济时代，很多学者将农村医疗体系建设的成就描述为"提高了农村居民的健康水平，维护了社会稳定"等价值。可能是由于当时农村居民的疾病模式以传染病为主，病因的简单化使得患者接受多机构提供的服务较少。再加上当时学术研究相对薄弱，关于县域医疗服务体系提供可及性和连续性服务的做法，我国很少有学者给予总结，从而未能使我国农村产生的连续性服务理念得以延续。实际上，计划经济时代建立的县域医疗服务体系是一种整合的保健体系，将专科医院、初级医疗机构、公共卫生机构构成相互协作、相互补充又各有独立任务的服务整体，形成三者之间的平衡关系，以克服传统卫生服务几支队伍各自为战、只关注病人而忽视全体人群的健康需求。这一时期，县域医疗服务体系能够提供连续性服务至少有以下几个方面的政策原因。

（1）政府重视构建分工协作的农村医疗服务网络

1）致力于农村三级医疗预防保健网络资源配备：计划经济时期，基于特殊的人口和卫生国情，我国政府将"面向工农兵，预防为主，团结中西医，卫生工作与群众运动相结合"列为当时的工作方针。在这一方针指引下，作为承担居民健康的载体，农村医疗机构设置被

中国政府提上议事日程。1949 年，全国只有 3 670 家医疗机构，且集中于城市和沿海地区。农村医疗机构仅 1 460 所，病床 2 万多张。为保障农村居民获得健康服务，中国政府出台了一系列强化农村医疗卫生服务网络建设的政策措施。1950 年，第一届全国卫生工作会议下发了《关于健全和发展全国基层卫生组织的决定》。1951 年 5 月在医政工作会议上，当时的卫生部总结了全国各地发展农村基层组织的经验，发布了《关于组织联合医疗机构实施办法》。此后，各级政府通过改造原有卫生机构和新建卫生机构等方式，以农村人口为主要服务对象，在农村逐渐建立三级医疗服务机构，它们按系统内的责任分工和功能互补原则，以县（旗、县级市）为基本行政区划，将处于不同层级结构和不同功能定位（医疗、预防、保健）的卫生机构联成网络。截至 1953 年底，全国所有县级医院和卫生院从 1949 年的 1 437 所发展到 2 102 所，同时重点培训乡村医务人员。但由于缺少硬件设施，这一组织体系并不巩固。1965 年 6 月 26 日，毛泽东主席发表了著名的"6·26"讲话，提出了"把卫生工作的重点放到农村去"的号召。从那时起，政府卫生投资转向农村，农村卫生政策集中于为全体农民获得平等可及的保健服务。1956 年，全国在各地农村地区建立了约 2 万个保健站，加上联合诊所，总计医疗机构数量达到 6.1 万所，占到了当时全国农村基层卫生机构比重的82.4%。在较短时间内农村三级机构的服务能力得到了明显加强，到 60 年代末形成了三级医疗预防保健网络。

2）开展有机的分工协作：我国农村三级医疗预防保健网络建设，初始是以农村居民获得方便可及的基本保健服务作为其基础目标。在这样的目标下，政府以县、乡、村三级医疗卫生机构为依托，在完善布局的基础上，强化了各级机构的功能定位和运行机制建设。卫生行政部门清晰规定了村、乡、县三级医疗机构的功能分工，特别强调各级医疗机构在工作中的上下协调、相互支援职责。这样，农村基层机构和县级医院的职能分工比较明确，不同类型、不同级别的医疗机构具有良好的协作关系。同时，对于三级网实行划区分级和分工包干，逐级进行业务技术指导，居民根据就近原则接受保健服务。这样，当农村患者在进入医疗服务系统之后，基本依照逐级就诊的服务递送机制接受医疗卫生服务，小病首先就诊于村保健站（赤脚医生）或通过赤脚医生的巡回医疗获得基本保健服务，超过村保健站就诊能力的疾病则经赤脚医生同意后转到公社卫生院；如果是大病，则通过乡镇卫生院再转到县级以上综合性医院。病人到康复阶段，带着医院开具的药品和相关治疗方案又被转到公社卫生院、村保健站或直接回家接受赤脚医生的康复保健服务。显然，农村居民的常见病和多发病基本能在乡村两级医疗卫生机构得到解决，只有少数大病和疑难病才接受县级医院的专科服务，更严重的疾病和疑难杂症被转往城市大医院。县域三级网有效地分流了农村患者，形成了"小病不出村，中病不出社，大病不出县"的就医格局。

3）重视财政投入补贴和价格干预的基层倾斜：由于有着鲜明的计划经济色彩，我国各级政府间的配合与协作比较默契，政府通过严格的价格管制以及对农村三级网的支持补助，特别是财政转移支付倾向于基本保健，为公共卫生资源向基层机构转移，形成网底牢固的村卫生室、枢纽完善的乡镇卫生院的格局起到重要的巩固作用。虽然当时的合作医疗采取"民办公助"的原则，政府没有直接对需方进行补贴，但国家财政对供方的补贴和建立的一系列医药管理制度为保证合作医疗制度的成功运行功不可没。1960—1979 年，国家财政对医疗卫生机构的补助比前一时期有所增加，补助水平约占全部医院开支的 35% 左右。国营公社卫生院的全部基本建设、设备购置投入以及人员工资也由国家负责；对集体办的卫生院，政府则负责部分基本建设投入、设备购置经费和人员工资。到1978年，国家每年投入的卫生事业费已由新中国成立初期的1.9亿元增加到22.4亿元，卫生基本建设费由新中国成立初期的1.3亿元增加到3.2亿元。另一方面，政府对于药品生产、流通和销售实施严格的调配管理，不断通过降低医药成本减轻农村患者疾病负担，如1956年，原卫生部将药品加成费减少了30%，手术费减少了60%，接生费和普通挂号费分别减少了50%和30%，整体上把当年的医疗服务价格降低了18.10%和44.89%。1958年和1966年，医疗价格又进一步降低。在多种措施的实施下，广大农民间接得到了国家的补贴，绝大多数基层卫生组织也能在低收费的情况下维持正常运转。

（2）传统合作医疗的资金保障与激励

1）合作医疗重视社区筹资和激励引导：鉴于当时农村居民的经济收入比较微薄，一些地方采取农民出资与生产合作社出公益补助金的办法，解决农村居民的就医费用问题。河南省正阳县团结村农民创造性提出了"社办合作医疗制度"，此后这种互助共济的保障模式在全国相继推出。为了发挥农民之间的互助医疗精神，1968年，毛主席号召在全国推广湖北长阳乐园公社的合作医疗经验。随着强大的政治力量介入，合作医疗制度大面积推广，覆盖率快速上升。1977年，国家统计数据显示：全国85%的生产队实行了多种形式的合作医疗，人口覆盖率达80%，报销比重从1958年的10%发展到1976年的90%。中央政府顺势而为，就此引导、组织把农民首创的合作医疗制度上升为全国农村正式的医疗保障制度。当时合作医疗的筹资来源于农村集体经济和农村居民个人缴费，形成专项基金。合作医疗补助政策倾向于鼓励农村居民在乡村两级医疗机构就诊，以便能享受免费的预防保健服务及免收挂号、出诊费等优惠。如果就诊于专科医生则要遵循严格的转诊程序，没有转诊、转院证明的患者县级医院大都不能接诊，也无法得到合作医疗的费用报销。这些规定增加了农村患者更多利用乡村卫生服务的经济激励，也与三级医疗机构的不同责任分工下的等级划分相契合，在很大程度上保证了患者在疾病期遵从由低到高和在康复期遵从由高到低的双向转诊顺序。

2）建立符合当时经济社会环境的低成本服务提供方式：合作医疗的发展极大推动了村级卫生组织建设，而网底夯实更是得益于赤脚医生制度。20世纪60年代中期，各级地方政府充分挖掘医学世家、高中毕业且略懂医术病理以及上山下乡的知识青年资源，因地制宜，分级培养，培养了大量半农半医的农村医疗人员，迅速组建了能够开展防病治病的适宜卫生人力队伍。到20世纪80年代初，我国赤脚医生人数高达150多万人，卫生员和接生员达390多万人，平均每千农民有2.5名赤脚医生。当时的赤脚医生虽然在行政上隶属于生产大队，但在业务上归属于公社卫生院。由于数量较多的赤脚医生的存在，村级卫生组织成为农村居民看病的第一道防线。当时《农村合作医疗章程》明确规定："积极开展采、种、制、用中草药工作，充分利用当地药源防病治病"。赤脚医生主要采用中医治疗药物和治疗手段，包括中草药、土方、针灸和推拿等，做到了"有病早治，无病早防"，体现了"出钱不多，治疗便利；小病不出组，大病不出村"的好处，深受广大农民群众的拥护。另一方面，合作医疗基金可以购买药品和器械，参合农民可以支付较少的诊疗费用或者免费。相对于县级卫生机构，乡、村两级机构运行成本更低。而这种低成本服务提供正好与农民的低医疗消费能力相匹配，从而能将大部分基本医疗服务通过基层得到有效解决，为卫生服务的连续性提供了基本保证。

3）医生诊疗行为提供符合基于患者健康价值的服务导向：由于实行严格的计划经济，科层制的管理方式几乎延伸到国有事业单位。国家对医疗机构的设置、规模、职能、财务分配、价格核定等多项内容都实行严格的计划管理。医疗机构的人员工资来源于政府和集体经济补助。赤脚医生亦医亦农或半医半农，其报酬可以用工分代替工资，大大降低了人工成本，有效减轻了农村居民和集体经济的负担。当时专门从事卫生服务提供的赤脚医生的工资水平与当地村干部相同。他们的个人收入与服务数量、患者诊疗费用无关。这一医疗卫生服务系统基本不存在供给诱导需求的土壤。医生整体上以社会效益为前提，能够根据农村患者的病情合理施治。

（3）政府重视以社区为基础的基本保健

1）依靠赤脚医生进行人际的协调：赤脚医生采用亦医亦农的工作方式，通过分片负责所属村民的预防保健和医疗工作，在走乡串户（巡回医疗）的服务模式中与当地居民建立了良好的健康信息沟通机制和充分的信任关系。尽管没有现代电子病历对人的生命健康状况的全记录，肩负着沉甸甸责任意识的赤脚医生通过这种巡回医疗的服务模式掌握或储存着当地农村家庭中大多数农民的健康信息和家庭背景信息，因而能够根据患者的个人情况和家庭状况提供卫生服务，一定程度上起到了患者"守门人"作用和社区诊断功能。这种服务理念已经是连续性服务思想的萌芽。联合国儿童基金会在1980—1981年的报告中称：中国的"赤脚医生"模式为落后的农村地区提供了初级护理，为不发达国家提高医疗卫生水平提供了样板。与此同时，乡村两级医生之间以及乡镇卫生院与县级卫生机构的相互支持和互动有利于不同层级医生建立牢固的信任链接和服务协调，使得医疗服务的连续性和信息的连续性能够依托在乡村医生人际的连续性上面，保证了农村医疗服务网络提供连续性保健服务。

2）注重综合性的保健服务提供：计划经济时期，中国政府高度重视公共卫生和爱国卫生运动在整个医疗卫生事业中的核心地位。为解决当时的传染病问题，基层机构通过计划免疫接种解决了大量的公共卫生工作。20世纪60年代初期，政府逐步对脊髓灰质炎、麻疹、乙脑、白喉、破伤风等7种传染病实施了常规免费计划免疫，对于血吸虫病、麻风病、疟疾等地方病以及子宫脱垂、尿漏等妇女病进行免费普查普治。在预防为主的方针影响下，加上合作医疗的低筹资水平，公社卫生院医生和赤脚医生提供的卫生服务基本都是预防保健服务或预防性医疗服务。此外，各级政府在动员农村居民开展爱国卫生运动过程中，农村居民与乡村医生形成了良好的互动关系，他们中的绝大多数逐渐接受了预防为主的理念，因而在医疗过程中积极参与和配合医生的治疗决策。享有崇高威望的乡村医生在提供基本医疗服务的同时，还从事计划免疫、传染病防治和健康教育工作，因而能够提供综合性服务。

3）城乡二元政策使得患者主要在县域范围内流动：计划经济时期，中国政府实行城乡二元的经济社会发展政策，农村人口流向城市受到严格的管制，大部分农村居民常年居住在农村区域，他们的医疗消费能够选择的范围和空间有限，因而他们在整个生命过程中发生的疾病诊治行为主要在县域内卫生机构。因此，能为县域医疗服务体系提供一个类似社区首诊制度的经济社会环境选择。同样，当时医疗资源总体有限，受收入水平、消费能力、健康观念和交通不便等多方面客观环境影响，患者就医也很少有越级就诊现象。正是三级网的系统特征、政府之间良好的配合协作以及农村人口相对受限的政策环境，县域医疗服务体系形成了高度整合的农村三级医疗预防保健服务网络，形成了"分级分工、就近就医"的服务模式，促使农村患者根据病情的严重程度通过村、乡、县三级卫生机构的分工和协作获得了连续性医疗卫生服务，也使得中国用世界上不到1%的医疗资源解决了近四分之一人的基本医疗卫生保障问题。

2. 市场经济前时期(1979—2009年)县域医疗服务网络的服务提供模式

20世纪80年代以后，我国经济体制改革走向市场化。市场化导向的农村经济体制改革对农村卫生工作产生了颠覆性影响，农村医疗体制也逐渐市场化。以集体经济为依托的合作医疗制度由于其筹资来源的主体——集体经济的崩溃而逐渐式微，而政府卫生筹资责任未能及时跟进最终导致这一制度恢复乏力。2003年第三次国家卫生服务调查表明，农村有79.1%的居民没有医疗保障。这一时期，市场经济改革取得的空前成功影响着社会各行各业的发展模式，市场化的改革思路对卫生领域的影响反映在政府的卫生决策意愿上面，卫生政策导向逐渐从原有的计划和控制转变为以市场为基础的企业化管理来提高医疗机构的效率。苌凤水等(2007)做过文献分析认为，改革开放以来我国卫生政策理念基本上是跟着市场经济改革政策亦步亦趋。这样，农村医疗服务网络逐渐形成了"自由择医，碎片化提供"的非连续服务模式。显然，农村三级网提供连续性服务的中断必然与市场化改革的卫生政策导向密切关联。

(1)市场化改革造成了农村卫生服务体系的政策支持式微

1)市场化导向造成县域医疗服务资金支持薄弱：1978年十一届三中全会以后，中国实行改革开放，市场机制及模式走进中国社会经济等各领域。中央政府的一切工作都以经济建设为中心，全心全意谋求经济发展。邓小平同志关于计划和市场手段的论述，打破了政治界固守计划经济的禁锢，经济发展迅速向市场化寻求效率改善。我国的卫生保健政策也紧紧跟随其经济政策：以私有化市场取代国家规划、资金和集中控制。政府行为逐渐淡出卫生领域，特别表现在国家财政对卫生的投入逐渐退出，政府卫生支出从1978年的32%锐减到1999年的15%。另一方面，在市场经济发展过程中，政府对不同医疗机构的有限补助经费基本上也按照市场化的分配机制进行，这样处于弱势地位的基层机构对公共财政的汲取能力不如县级机构，逐渐造成乡村两级医疗机构"供血不足"。有调研显示，在农村地区，近60%的门诊服务消费是由村卫生室或私人诊所提供的，仅有1/4是由乡镇卫生院提供的，而其余的14%由县级和市级医院提供(黄佩华等，2003)。然而，政府卫生支出几乎全部投向了县级和乡级，极少投向村级(韩俊，2001)。根据《中国卫生统计年鉴2007》所提供的数据，在2006年全国各类医疗机构的总收入中，村卫生室所能获得的财政及上级补助收入的比重是最低的，仅为1.9%，加上村级补助收入，该比重也仅为3.4%，远低于县级医院的8.1%和乡镇卫生院的17.3%。即使在恢复和重建合作医疗时期，政府对合作医疗和卫生事业的投入仍然不足。1979年，国家财政用于合作医疗的财政补贴仅为1亿元，1992年则下降到3 500万元，占医疗卫生事业经费的0.36%。失去政府支持的合作医疗存在明显的地区差异，在东部省份，有的覆盖率高达 22.21%，但在中西部地区，特别是贫困地区，其覆盖率仅为 1%~3%。1991 年和 2000 年，政府投入卫生经费比重由 12.54% 下降到 6.50%，社会投入由 6.73% 下降到 3.26%。同期，农民个人直接付费从 80.73% 上升到 90.15%。

2）集体经济解体和市场化改革诱发农村三级网功能崩溃：随着农村集体经济的解体，合作医疗逐渐崩溃，直接导致医疗机构筹资与补偿机制的改变。与此同时，政府对卫生领域的改革简单套用企业改革的做法，逐渐减少财政投入。随着政府财政责任的后撤，1985 年我国医疗系统正式开启了市场化改革的历程。在缺少合作医疗资金支持和政府财政投入减少等多重因素夹击下，县乡两级医疗机构被迫走上自主经营、自负盈亏的道路。当时医改的核心思路：放权让利，扩大医院自主权，政府给政策不给钱，允许医疗机构的药品加成 15%，以弥补政府投入的不足。1992 年 9 月，国务院下发《关于深化卫生改革的几点意见》，医疗改革进一步朝着市场化方向迈进。按照国家卫生行政部门"建设靠国家，吃饭靠自己"的精神，对医疗机构提出要实行"以工助医""以副补主"的政策。这样，几乎所有公立医疗机构不论大小都被推向市场化的前沿阵地，全面开启竞争模式，政府仅对农村基层机构的公共卫生服务项目给予有限支持，而且经常投入不足或不到位，特别是在地方政府财政捉襟见肘的贫困地区。原来以提供公共卫生服务和基本医疗为主的乡村两级医疗机构面对生存环境的压力不得不转向有利可图的医疗服务。这样原来具有良好协作关系的不同类型、不同级别的医疗机构开始了恶性竞争，最终导致农村三级网先从最薄弱处即处于网底的村卫生室断裂，然后延伸到处于枢纽的乡镇卫生院，乡村卫生机构逐渐失去了对农村居民健康预警的功能，最后也导致县级医院功能定位的失调。这样，农村三级医疗机构各自依靠自身单打独斗，县级医院逐渐强化其医疗功能的服务优势，最终导致网络系统的支离破碎。

3）监管缺失助推了农村三级网缺少系统目标：随着政府的财政投入后撤，政府对县域医疗服务体系的监管逐渐淡出，监管缺位对已经分散的农村三级网失去矫正功能，而面向市场化的医疗机构很难通过行政手段加以约束，造成了农村卫生资源配置与人群医疗需求脱节，医疗费用不断上涨，卫生服务公平性和效率下降。在乡村两级，1999 年原卫生部《关于进一步规范和积极稳妥地推进〈乡（镇）村卫生组织一体化管理的几点意见〉》，强化乡镇卫生院对村级卫生组织的指导与监督。诚然，在指导方面，一体化使得乡镇卫生院对村卫生室的管理规范，服务能力也得到提高，但由于政府投入没有合理回归，村卫生室和乡镇卫生院之间仍然是非良性的竞争关系，他们在监督与反监督的博弈中进行了拉锯战。与此同时，县级卫生行政部门也缺乏相应的对乡镇卫生院的监督。再加上自身管理能力的薄弱以及维持生存发展的需要，对乡镇卫生院的监督管理以及乡镇卫生院对村卫生室的监管动能都大大削弱。对于县级医疗机构，由于财政补偿不足，政府有意无意地放松了管制职责，县级医院补偿基本是依赖药品，靠医疗技术和床位规模拓展提升能力，以至于其在工作中应该承担的对下级机构业务指导、技术培训等职责逐渐被忽视。由于卫生行政部门缺乏实施整体目标导向的绩效考核，农村三级网之间缺乏有效的纵向联系，最终使得三级网中的整体目标在各级医疗机构中不复存在。

（2）市场化的竞争容易造成连续性服务机制缺失或无效

1）基层首诊制度逐渐消失殆尽

随着农村经济体制改革的传导效应加剧，集体经济解体，合作医疗大面积萎缩甚至消亡。失去合作医疗的支持，再加上政治支持力度迅速减弱，村卫生室失去了赖以生存的经济基础，严重冲击着村卫生室的经营方式，赤脚医生的生存环境和政治地位也出现了消极变化，村卫生室开始自负盈亏、自主经营，一部分优秀的赤脚医生被调入到乡镇卫生院，一部分仍继续开中医诊所，一部分弃医从农，大大削弱了村卫生室的组织基础。1980年，卫生部《关于允许个体开业行医问题的请示报告》将村医推向市场，村医角色也由赤脚医生向个体行医者转变。考虑到优质村医的稳定性，1981年《关于合理解决赤脚医生补助问题的报告的通知》，对于考试取得合格乡村医生资格的给予与当地民办教师水平的待遇。1985年，《关于卫生改革若干问题的报告》鼓励多种形式的办医方式，政府对贫困地区乡村医生和卫生员给以一定的扶持和补助。由于缺少财政补助，村医行医的趋利行为逐渐增强，成为追求利润最大化的个体行医者。同时，乡镇卫生院有能力的医生纷纷跳槽到县级以上医疗机构。不过，农村三级网变化对农村居民就诊模式的影响是一个渐进的滞后效应过程。起初，农村居民仍然按照计划经济时代的就医模式选择乡村卫生机构。但是随着大量基层优质医生的流失，农村基层卫生机构能力不断减弱，逐渐失去了居民的信任，于是越来越多的农村患者不得不把县级以上医院作为就医选择的目标医院，在农村一度形成了"大病到城市、小病去个体、乡镇卫生院无病人"的哑铃状现象，占据农村卫生服务体系核心作用的乡镇卫生院，出现了1/3名存实亡，1/3勉强维持，1/3尚能正常运转的局面。加上当时医疗机构没有建立信息化平台，原来由赤脚医生掌握的农村居民健康和疾病信息缺少了有效的替代机制，导致依托人际传递连续性服务信息的中断。

2）分级分工的协调机制形同虚设：自发的市场化进程导致了农村三级医疗机构功能定位的异化，强化了各医疗机构追求自身经济利益的诉求空间，导致了农村三级网出现了断裂带，每个级别医院成为孤立的点，围绕经济利益互相争夺病人，网络互补和制约关系弱化，形成了"中心膨胀、枢纽萧条、基础松散"的局面，原本需要分工协作的体系却几乎无法进行协调一致的行动。再加上乡村卫生机构的能力弱势，以及与二级以上医疗机构之间未能建立有效的协调机制和资源共享安排，农村患者进入乡村卫生机构就诊，无法获得整合的医疗保健服务；在不同层级间的转诊，基本上是病人自发的自由向上寻诊，无法形成从乡村医疗机构到县级医院之间制度化的有序连续医疗过程。而上级医院由于对利润的追逐，自然也缺少将处于康复期的病人下转的动力。同时，由于医疗资源的城市化聚集效应，很多慢性病、疾病恢复期护理的病人，由于农村基层卫生机构的弱势无法对接下转病人，病人回归家庭康复更出现连续性护理照顾的中断。农村三级网的分化导致其由网络合作变成了各自为战的"就医孤岛"，转诊机制名存实亡，农村患者每次就医都是一个离散的函数，逐渐形成了"农民自由选择医疗机构、医疗机构碎片化提供服务"的局面，最终导致连续性服务链的断裂。

（3）市场化改革思路对农村医生连续性服务理念的冲击

1）重治轻防的医疗模式开始形成：农村三级网的断裂动摇了医生的连续性服务理念，加之政府的卫生政策思路是"要运用经济手段管理卫生事业"，一些地方政府的财政取消了对医疗机构等事业单位的补助，倒逼医疗机构向医疗服务市场寻找生存之道。在卫生政策鼓励医疗机构创收的背景下，医疗机构逐步依靠业务创收来弥补医疗制度改革所造成的收入缩减，各级医疗机构普遍推行分配制度、技术承包责任制等改革措施，把医生个人的收入与医疗服务收入紧密挂钩，创收绩效直接决定着医院及其医生的利益。卫生部的统计数字显示，2003 年与 2000 年相比，卫生部门管理的医院院均诊疗人数下降 4.7%，但医院院均收入却增长了 69.9%。医疗机构的诱导性需求和强制性供给服务等现象动摇了农村医疗卫生队伍的"军心"。医生在追求经济利益过程逐渐脱离了职业道德的约束，"开大处方卖药、多做检查"的现象成为医疗行业的潜规则，各级医疗机构及其医生都以"疾病"为中心开展医疗服务，而不是通过增加预防康复服务治未病。甚至面对市场经济下经济利益的诱惑，有些医疗机构和医生在治疗过程中有意无意地排斥预防服务，以便为下一次的潜在顾客做准备。在医疗市场以盈利作为首要目标以及改革开放搞活的大环境下，对那些因生存困难或濒临倒闭而被地方政府改制、转卖、私人承包的乡镇卫生院甚至全面转向医疗服务。同时，乡村个体医生的趋利行为被充分刺激，一部分赤脚医生转行或流失，仍从事医疗的赤脚医生已经转化为个体行医，素质普遍不高，而且面向市场独自提供医疗服务。这就使得计划经济时期形成的医防互动的诊疗模式和连续性服务理念被冲垮，以利益为导向的卫生服务促使医疗卫生工作从农村基层逐渐移向城市，从重预防移向重治疗，从低成本、适宜技术移向高科技、高成本转变，推动了医疗费用的节节攀升。虽然当时政府坚持预防为主的卫生工作方针没有变化，但在实际中由于政府财政的退出使得预防为主的服务理念失去原有的资金支持，逐渐形成了"重治轻防"的服务格局。

　　2）基层医疗机构的能力弱势逐渐失去农村居民的信任：农村基层卫生机构的弱势持续打击了农村居民在基层卫生机构就诊的信心，自然不能有效分流本该属于基层卫生机构救治范围内的医疗卫生服务。即使 2003 年新型农村合作医疗推行以后，政府希望通过实行双向转诊制度和对乡镇卫生院倾斜的补偿政策促使农村患者就诊回流，但由于乡村医疗机构的能力弱势没有显著改变，基层卫生机构医生甚至滥用这种规定来提供过度服务或不恰当的医疗服务，再加上新农合仍然实行按项目支付的弊端、农村三级医疗卫生机构的协作关系未能建立以及转诊手续的繁琐引起了农村患者的不满等诸多原因，最终导致双向转诊制度实行不到数年便被迫夭折，因而在整体上并未能改变农村居民无序就医的不合理现象。同时，卫生资源城乡配置失衡也扭曲了农村居民的就医生态，他们患病不愿意上乡村医疗机构，舍近求远到大医院看病，既增加了城市大医院的诊疗压力，也闲置和浪费乡村有限的医疗资源，形成恶性循环。然而，有统计显示，在三级医院中 50%~80% 的患者所患的普通疾病，如普通伤风感冒、阑尾炎等可以在二级医院甚至乡镇卫生院和社区卫生服务中心得到救治。此外，随着健康观念的改变、居民收入水平的提高，对健康的质量期望值越来越高，患者就医趋向大医院的趋势越来越突出。

3. 新医改以来（2009 年以来）的县域医疗服务提供

　　2009 年 6 月，中国政府为促进卫生公平，决定从统筹城乡卫生发展的角度，做出了公共卫生服务均等化战略决策，启动了国家基本公共卫生服务项目。项目针对当前中国居民存在的主要健康问题，以儿童、孕产妇、老年人、慢性疾病患者为重点人群，面向全体居民免费提供基本公共卫生服务。政府通过购买服务机制，把项目实施主体赋予基层卫生机构。乡村卫生机构的合作加强了两级卫生机构的互动和协调程度，而对慢性病的健康维护和管理又必然提高基层医疗机构和病人持续性的互动和交流。这样在整体医疗就医局面未能改变的情况下，处于公共卫生服务项目覆盖范围的农村慢性病患者，逐渐把基层卫生机构作为就医的首选机构，形成了部分患者的"基层就医、连续综合"的整合服务模式。这一阶段卫生服务连续性出现的回归态势似乎表明了中国农村卫生政策理念的变革走向。

（1）政府重新恢复了对基本保健的重视程度

1）政府加强了对县域医疗服务体系建设的投入责任回归：几十年来的经济社会发展特别是改革开放40多年来的经济增长，中国经济实力显著增强。在维持经济平稳发展的同时，中国政府以实际行动把人人享有基本医疗保健的实现作为对联合国儿童基金会《阿拉木图宣言》中基本卫生保健行动的庄严承诺的兑现。党的十七大报告还把基本医疗卫生制度作为一项公共产品向城乡居民提供，促使基本卫生保健的实施范围和力度逐渐加大。基本医疗卫生产品实际上包含着基本医疗服务和基本公共卫生服务产品，主要是由基层卫生机构提供。2009年4月6日和4月7日出台的新医改方案，也把加强农村基层卫生服务体系建设作为五项重点改革内容之一。重申"坚持公共医疗卫生的公益性质，坚持预防为主，以农村为重点"的指导思想，着眼于"为群众提供安全、有效、方便、价廉的医疗卫生服务"。中央政府决定力争在三年内重点建设2 000所左右的县级医院（含中医院）建设，使每个县至少有1所县级医院基本达到标准化水平。2009年，全面完成中央规划支持的2.9万所乡镇卫生院建设任务，再支持改扩建5 000所中心乡镇卫生院，每个县1~3所。支持边远地区村卫生室建设，三年内实现全国每个行政村都有卫生室。与此同时，国家不断加大农村医疗卫生人才的培养。截至2011年6月底，县乡两级医疗卫生从业人员比2008年增加了7 889人，村卫生室增加了1 076人。截至2012年，乡村医生和卫生员人数达到109.44万，比2009年增长了4.34万。并安排专项培训经费，对农村卫生技术人员和管理人员开展大规模的岗位培训。2009—2011年我国乡村两级卫生机构共有13.47万人接受过培训。通过各级政府的卫生基础设施建设以及对农村卫生人员的技术培训，我国县域医疗服务体系的整体能力获得了较大提高。

2）卫生行政部门加强了县域医疗服务体系的整合管理：随着县域医疗机构建设力度的推进，在注重硬件建设的同时，农村三级医疗机构之间的分工协作成为政府关注的重点问题。从2002年以来，我国政府颁布了《关于进一步加强农村卫生工作的决定》《关于农村卫生机构改革与管理的意见》《农村卫生服务体系建设与发展规划》等一系列整合政策，鼓励县域内各级卫生机构积极开展纵向业务合作，切实提高农村卫生服务网络的整体服务能力。新医改方案出台后，健全农村医疗卫生服务网络依然成为政府始终坚持的政策导向。随后，乡村卫生一体化、县乡医疗联合体、县乡医疗集团、县乡技术协作等各种整合模式成为推动农村三级网分工协作的重要手段，纷纷建立以技术、人才、管理、信息为纽带的对口帮扶和分工协作机制，逐步实现"人员下沉、管理下沉、服务下沉"等卫生资源的"错层下沉"，建立分级诊疗和双向转诊制度，逐渐提高基层医疗机构的诊疗水平和服务能力，加强了纵向医疗机构的服务连接。其中，乡村一体化通过对村卫生室的行政、业务、药械、财务和绩效考核等方面进行数个统一规范的管理，以及基本医疗卫生服务在乡村两级机构的合作分工，其实质分别是在卫生资源和卫生服务两个方面进行了系统整合，促使乡村两级卫生机构成为相互促进、相互依存的统一体。县乡一体化也重新整合了县域医疗体系的网络功能，增强了卫生服务的连续性。

3）医保制度的推行增加了对医疗服务提供秩序的经济激励：众多的证据表明，医疗服务体系和医疗保障的相互支持是现代医疗服务体系可持续发展的基本经验之一。随着2009年新医改方案筹资标准的加大，新农合筹资水平得到了进一步提高，在补偿方案上拉大了不同医疗机构之间的报销比例，提高在基层医疗机构的报销比例。有些县对二级以上医疗机构门诊则不报销，将门诊就诊患者放在基层机构解决。同时，医保还规定由乡镇卫生院转往县级定点医疗机构的患者可以享受更低的起付线和较高的报销比例，对于县级医疗机构转往乡镇卫生院的住院病人，则免除起付线，增加奖励力度，扩大报销比例。同时，随着按项目付费所导致的诱导需求、大处方和过度检查等问题的突出，医保对于住院医疗服务逐渐增加了单病种付费、按床日付费、平均住院日等支付方式改革，加大了经济激励制度。对于紧密型医联体或医共体，医保还通过总额预付方式，倒逼县乡村医疗机构建立合作关系，畅通双向转诊通道，加强临床规范和路径的实施力度，制定了三级医疗协作的绩效考核方案，并对协作的效率和效果进行评价，从而赢得结余分享的好处。从政策导向来看，政府希望通过支付方式改革，加大服务购买机制，转变县域医疗卫生机构的运行机制和服务模式，进一步规范和约束医疗机构行为；另一方面积极探索通过差别化的报销等方式引导和鼓励患者更多利用基层医疗服务。医保激励机制的实行促进了患者在基层获得了良好的基本医疗卫生服务，并通过转诊机制在一定程度上获得了服务的连续性。

（2）针对慢性病的疾病诊治模式有助于连续性服务的回归

1）医疗服务模式转变响应了医学模式的变化环境：随着医学模式的快速转变和人口的老龄化，慢性病防治管理已成为农村基层卫生机构的主要内容，而搞好慢性病管理的关键是要在社区建立连续性服务和照顾机制。为此，政府采取了防治结合的公共卫生策略，推行家庭医生签约服务制度，把加强慢性病防治管理作为基层卫生机构的主要内容之一。首先，建立了针对慢性病管理的跨学科保健团队。慢性病的治疗和维护需要由原来的专职防保人员变为现在的全科医生团队负责，全科医生在门诊、上门服务时将高血压、糖尿病等慢性病防治、健康教育、随访管理等有机纳入其工作范畴，实现了对慢性病患者的流程管理。这种综合卫生服务模式增强了服务的人性化和针对性，使得慢性病患者无论在社区还是家庭都始终处在医生的关怀之中。由于全科医生团队服务对象较为固定，增加了医患双方的沟通了解，医患关系更趋和谐，有利于慢性病患者在同一医疗机构／医生处接受连续性医疗保健服务。其次，预后评价与干预是慢性病流程管理中的又一项重要内容，即根据病人病情发展的不同阶段，对病人可能产生的结局及时做出评价，并把干预措施列入病情流程之中。这样，基层医生就能够按照病情流程表设置的内容对病人进行规范管理，使慢性病防治的各种干预和评价得以延续。这样就增加了基层机构提供慢性病服务的连续性。不难看出，政府已经意识到维护全民健康，需要树立"大卫生观"和"大健康观"的理念，促进医疗服务和公共卫生服务之间建立紧密、协调的联系，从而实现对疾病有效的整体防治。

2）健康档案的信息化管理和电子病历的推行促成了病人信息的连续性：在卫生保健的信息时代，电子病历成为提供安全、高效、以病人为中心的、连续性卫生保健服务的必要手段（Heard，2000）。《关于深化医药卫生体制改革的指导意见》把卫生信息化建设列为医药卫生体制改革的八项重要支撑之一，开创性地提出了要建立实用共享的医药卫生信息系统，这使得健康档案信息化和电子病历的实施成为可能。随着城乡公共卫生服务均等化政策的实施，政府首先建立起以家庭为单位的居民健康档案项目，并把健康档案的管理权赋予基层机构。乡村两级医生通过计算机系统实现了网络化管理，能够及时对居民档案进行记录、不同时期诊疗信息及时补充、分析，能全面了解病人既往病史、健康状况乃至家庭情况，在平时就能有针对性地提出预防保健措施。如果病人由于疾病接受不同医疗机构的医疗卫生服务，乡村两级医生凭借对病人健康状况的初步诊断给予合理治疗或建议病人到农村三级医疗网络内合适的卫生机构就诊。电子病历的网络传递可以在医疗服务系统实现共享，最终病人的整个健康信息都可在网络内的医疗机构和医生间传递。这样通过连续性信息的传递大大增强了不同医疗机构之间的无缝连接，基层医生通过有效的管理和协调，及时和接诊医生保持沟通并适时掌握病人的治疗进展，使得不同层级医疗机构能"以病人为中心"开展卫生服务，有效替代了过去依附于赤脚医生人际连续来储存病人信息。医生和患者是合作伙伴关系，而不是简单的治疗和被治疗关系。乡村两级医生通过病案管理和服务过程的协调逐渐起着患者健康守门人的角色功能。后期各地开展包括远程医疗在内的信息化建设等方式，进一步促进了医疗机构的分工合作。

二、我国县域医疗服务提供连续性服务模式的变化解释

梳理几十年来农村卫生机构服务提供方式的历史演化，可以发现县域医疗服务提供连续性服务模式经历了曲折的发展过程。不同时期，我国政府对解决农村居民获得基本医疗卫生保健的思路有别，方法有异，与各个时期的农村卫生状况和当时的社会环境密切相关，透视了中国政府卫生价值观的变化和卫生政策的走向。这种历史演变为我国县域医疗服务体系保证连续性卫生服务的实现提供了一个中国版本的经验教训。但这种解释力还不能完全令人信服，因为对于同样存在的基本卫生保健问题，不同时期政府采取的解决策略却大相径庭，其背后暗含着其他更为重要的影响因素。本章研究发现，农村卫生机构提供连续性服务的交替变化表明我国政府的卫生政策变化受到社会经济发展思维和政府政治理念的叠加影响。

计划经济时代，针对农村缺医少药而传染病频发的现状，政府坚持预防为主的方针和公平理念，一系列政策组合注重基本卫生保健的实施，始终不渝地把搞好农村基层卫生工作作为政权建设和社会发展的一部分，不断巩固具有中国特色的三级医疗预防保健网络，加大赤脚医生的大量培养，并将农民首创并适应当时环境的合作医疗制度内嵌于公有制度当中。显然，当时政府的卫生政策是将医疗卫生服务体系—医疗机构—医务人员—医疗保障作为一个有机配套的整合体，其政策导向是以基本保健服务作为引领整个卫生保健系统的走向，从而使得连续性服务在农村卫生机构的提供成为现实可能。同时，毛泽东主席注重将合作医疗提倡为国家决策以及对农村卫生工作的重视，再加上当时史无前例的卫生动员力量对基层防病治病的行动推动，使得以基层为主的农村三级网以较低的成本提供了最基本的综合保健服务，从而有机会能被 WHO 和世界银行赞誉为"以最少的投入获得最大的健康收益"的中国版本，并向广大发展中国家推广。

20 世纪 80 年代以后，中国政府实行偏重经济的发展战略，市场化改革思路几乎锁定了政府的发展理念，从而对各项社会政策施加非常重要的影响。农村医疗服务市场发展当然

也毫不例外地通过市场化竞争来扩大供给，提高效率。不可否认，市场化改革促进了医疗资源的丰富程度，但是在不完善的农村医疗服务系统中，通过竞争机制来提高效率反而存在逆向淘汰作用，即拥有市场势力的强势医疗机构的效率提高而区域内卫生服务供给的整体效率下降，单独提供医疗服务的公立医疗机构能够生存和发展，那些承担预防保健任务的社区机构则被无情淘汰。在过度强调竞争条件下，政府对基层卫生事业的筹资责任和对医疗市场的管制责任趋于放松，生存与发展的矛盾直接造成了农村地区医疗、预防、保健三大功能混乱以及防保功能缺失，三级网络间由计划经济时代的协调关系变成了市场经济下各自追逐经济利益的不良竞争关系。再加上合作医疗恢复重建障碍重重，农村基层卫生机构守门人机制缺失，不断分化脆弱的医疗预防保健网络，农村居民呈现无序的就医局面。农村卫生服务提供体系断裂以后，政府仍然按照市场化机制配置卫生资源，导致农村基层机构的能力弱势无法得到改变。然而，大量的卫生实践表明，依靠市场竞争机制以及自由化就医是无法维持连续性服务的。这是因为农民自由就医与资源配置的市场化双重组合，进一步加剧了城乡卫生资源配置的失衡程度，反过来又进一步加深农村三级网的撕裂程度。这提示政府的卫生决策在很大程度上受制于政府的发展理念和对卫生问题治理偏好的影响。

进入新时期以后，政府越来越意识到解决农村居民的基本卫生保健问题责无旁贷。随着国力的增强，政府加强了一系列旨在提高基本卫生保健的政策措施，医保制度筹资和保障水平逐步提高，配套完善农村三级医疗服务体系，并通过乡村卫生一体化和县乡医疗联合体加强了医疗机构的分工合作，促进了资源下沉、双向转诊，并通过促进农村卫生信息网络的整合，逐渐打通了不同层级机构间的链接，农村全科医生的培养、医保制度和县域医疗服务体系建设的加强成为新时期我国农村卫生工作的新"三大法宝"。特别是中央政府紧跟疾病模式变化而提出的基本公共卫生服务均等化战略，逐渐引导农村居民通过基层卫生机构获得了一定的连续性卫生服务。可见政府重视基本保健理念和健康管理，同样受到其执政为民理念的影响和对卫生发展方向的把握，这也表明卫生政策循环始终未能摆脱政府发展理念的影响。

在制度经济学看来，任何一项制度创新都不是一帆风顺的过程。随着社会环境的变化，虽然制度调整和创新成为社会发展的常态，但制度的选择和调整路径都离不开特定的历史环境。任何一项制度安排总会有强大的制度惯性，后期制度总要沿着前期制度的发展轨迹向前，即陷入路径依赖状态。路径依赖实际上是制度的一种自我强化机制，使得扭转和退出这种制度的成本随着时间的推移而越发困难。诺思认为路径依赖类似于物理学中的"惯性"，一旦进入某一路径（无论是"好"的还是"坏"的）都可能对这种路径产生依赖。如果制度的惯性和冲力很强，组织的发展可能会被锁定在某种状态，组织的发展就会在原有的思维定式和制度惯性下继续运作，形成制度或组织的固化。引致制度变迁有两种模式，即强制性制度变迁和诱致性制度变迁。前者是指由政府法令强制推行的变迁，是一种自上而下的变迁方式；后者是指一群人在响应由制度不均衡引起的获利机会时所进行的自发性变迁，是一种自下而上的变迁方式。因此，路径理论对医疗服务体系的变迁具有天然的解释力。

农村医疗服务体系作为一项制度安排，它的发展和变迁不会是在真空中产生。按照路径依赖，农村医疗服务模式的变化自然遵循制度变迁的演进轨迹。中华人民共和国成立后，农村医疗服务体系的形成实际上源于传统合作医疗制度的诞生和诱发，因为合作医疗作为一种初级医疗保障制度，其筹资水平的有限性决定了其保障水平必须选择一个低成本高效益的服务体系作为载体。在当时传染病流行、人民健康水平低下的背景下，寻找以预防保健为导向的医疗服务体系成为政府的不二选择。这种选择直接推进赤脚医生的产生和农村三级医疗保健网的建立。在这里，合作医疗制度作为一种诱致变迁方式，而赤脚医生培养和农村三级网的形成是在政府行政强力推进下的政策安排，属于强制性制度变迁，但是其制度安排都是基于当时我国农村卫生人才培养和农村原有医疗机构的改造和升级，也即沿着原有的制度路径所做的调整安排。改革开放以后，农村集体经济的瓦解造成了传统合作医疗的解体，直接导致赤脚医生的分化和三级网的断裂。所以20世纪90年代，我国试图重建和恢复合作医疗制度都是沿着传统的合作医疗依赖路径，固守原有思维意识，但由于筹资环境的变化导致重建和恢复困难，农村医疗服务体系在市场经济的冲击下快速断裂。市场分化直接的影响是农村医疗机构按照医疗服务产品提供的价格进行交易，催生了以组织机构的分化、以医疗为导向的疾病救治模式产生。这种疾病救治模式正好与传统生物医学模式的环境高度契合，导致了服务提供的高度碎片化。即使到2003年新农合制度的推行，政府试图在改变这种情况，但医疗筹资的分割及筹资水平的低下，医保支付集中于疾病的成本补贴，而不是强化疾病预防，这些都是沿着传统医疗服务提供模式的巨大影响所产生的依赖路径行进。随着老龄化、慢性病增加，以及不断提升的医疗费用，政府的医疗服务体系政策才逐渐向整合的思路回归：重视预防保健、公共卫生服务以及医疗机构之间的纵向协作。但是由于传统思维模式根深蒂固的惯性影响，医疗服务市场主体继续沿着服务提供分化所带来的巨大收益向前开拓。公立医疗机构，特别是大型医疗机构、县级以上公立医院都是按照既有的医疗和医院模式继续强化，农村医疗服务体系的变迁一直被锁定在这种低效状态。这种制度惯性之所以顽强，是因为固守这种制度所获得的收益远远大于制度创新所带来的利益调整，各医疗主体自然按照组织的专业化分工继续分享诊疗价值的剩余索取权。

显然，农村医疗服务体系作为一种制度变迁，受到整个社会环境的综合影响，单纯的医学模式转变并不必然导致医疗服务体系的调整和整合，维护固有制度的经济收益的力量与打破制度羁绊、并给患者带来收益的力量产生长期的拉锯战。同时，在转型时期的中国，政府在制度变迁过程中是直接从事制度创新过程中的第一行动团体，在从计划经济向市场经济转型过程中，政府的政策转换大多实行强制性变迁，即经济利益和市场变量几乎完全替代了政治和计划变量，国家比以往任何时候都更加重视经济发展。医疗服务市场自然也不例外，这样卫生政策从计划向市场的转变必然呈现非线性，甚至是逆线性的过程。由于在计划和市场之间的转型切换较快，医疗服务市场过分的计划化和过度的市场化都对农村三级网产生极大的冲击，这种非连贯性的政策导致医疗服务系统的整合效应长期在低水平徘徊。而当政府对卫生事业发展规律获得正确认识以后，由于多元利益集团的存在及其利益调整的复杂性，政府作为第一行动团体的能力有所削弱，往往会通过诱致性变迁方式对政策进行不断的微调，联合体建设和医共体推进就是这种环境下的典型。但由于政府和社会的调控能力受到资源总量、医疗体系结构性失衡、医疗机构高度专业自主权、医疗市场信息不对称以及医学科技发展所带来的一系列复杂因素的干扰，医疗市场的逐利力量并没有受到激励约束机制明显的调控，导致我国县域医疗服务体系的整合经历了缓慢的调整过程。

从农村三级网提供连续性服务波动的历史演变观察，农村卫生机构是政府实现卫生服务公正的重要载体，由其提供的连续性卫生服务首先要以系统的政策设计为前提，而系统性政策设计又是以政府对农村卫生服务机构作用的重视为先决条件。如果政府的发展导向对基本卫生保健重视不足，或是在公平和效率的两难选择中偏向后者，就会出现政府对卫生事业发展客观规律把握的偏倚，自然就会影响到后续政策设计的系统性以及科学性和准确性等问题。因为在不完善的政策下，县域医疗服务体系提供连续性服务自然就会出现各种偏差，而这种偏差反过来也会导致"头痛医头，脚痛医脚"的各种修补式政策的出现，无法从整体上对这一问题进行系统的矫正，从而导致县域医疗服务体系提供连续性服务出现了反复的波动。这种波动的历史过程提示：如果要保证县域医疗服务体系提供连续性卫生服务的不间断，必须总结我国县域服务体系发展的经验教训和实施策略。

三、我国县域服务网络发展历程的启示和政策思路选择

1. 县域医疗服务网络服务提供模式的历史启示

（1）政府重视基本保健策略是实施农村医疗服务连续性的政治保障：基本保健服务曾是世界上许多国家共同的卫生政策。各国基本保健改革的共同目标是通过拓展基本医疗，改进基本保健的可及性、持续性、连续性和质量，从而实现人群卫生需求的公平性和成本效果。2008年10月，前WHO总干事陈冯富珍在阿拉木图发布了《2008年世界卫生报告》，主题为"基本卫生保健：过去重要，现在更重要"，要求对服务普遍覆盖、服务提供、公共政策和政府领导力进行改革，不断强化基本卫生保健在整体卫生保健系统中的主导作用，以将卫生系统的重点放在公平享受卫生服务、合理配置资源以及满足国民尤其是贫困和边缘化群体的需求和期望上来。农村医疗卫生服务作为基本保健的主要组成部分，离不开政府的支持。但由于基本卫生保健是连续综合、全民可及的卫生服务，处在医疗科技日益发达、人们追求高质量卫生服务以及卫生资源的有限性的多维矛盾冲击中，一旦社会政治环境和政府的发展理念发生重大改变，可能会导致政府重视程度的忽轻忽重。这表明基本保健服务的发展存在明显的政治脆弱性。我国县域医疗服务机构出现连续性服务提供的波动和困难，恰恰由于在不同时期中国政治发展理念的变化中，政府对于基本保健的忽冷忽热。可见，政府对基本卫生保健给予持续重视的政治意向，并切实制定付诸行动的基本保健政策策略是保持县域医疗服务网络提供连续性卫生服务实现的关键决定因素。

（2）强化建设一个强大的农村初级保健体系是实施卫生服务连续性的组织基础：基层卫生服务的特点是提供第一线的基本医疗卫生服务，也是为社区居民提供连续、综合、整体和全程（从围生期到临死）和个性化卫生服务的关键载体。因此，这个载体功能的发挥必须具有良好的服务提供能力，因为卫生服务能力是影响首诊的主要因素之一。计划经济时代，赤脚医生和乡镇卫生院医生为农村居民提供大量的医疗、预防和保健服务，基本满足了当时农民的卫生保健需要，从而赢得了农民的信任；市场化改革后，农村基层卫生整体能力相对弱势和缺乏吸引力，导致农民对其医疗服务水平的不认同。所以，即使在新农合制度实

行以后采取向基层卫生机构倾斜的补偿政策以及转诊制度也难以阻止农村患者就诊直接首选县级以上医疗机构；公共卫生服务项目均等化实施后，政府加大了县域医疗服务体系的建设力度，实现房屋、设备、人员、机制等多要素的联动，特别是全科医生的培养、适宜技术的配备以及保持全科医生在基层尽量长时间提供服务的激励机制，并定期或不定期使他们接受整合化的继续医学教育，农村基层卫生机构的服务能力才逐渐增强起来。

（3）建立以病人为中心的救治模式是县域医疗服务网络提供连续性服务的理念保证：医疗卫生服务的连续性是任何以人为中心的服务所不可缺少的特征。随着系统医学理论的发展和生物—心理—社会医学模式的到来，人们越来越意识到，人体的健康和疾病受到来自自然和社会环境在内的生态系统的影响，要求医学从生物、社会和心理的整体角度来进行维护和诊治。以病人为中心的医疗卫生服务模式反映了医疗服务为病人和社会公众服务的根本宗旨，这种服务模式要求医生、医疗机构、医疗卫生服务系统要从病人的整个生命历程关注其健康，从而将医生、医疗机构、医疗卫生服务系统的各自的多目标凝聚在为病人服务的共同目标上，容易使得整个医疗供方形成网络化、系统性的特征。而基层卫生保健系统作为居民健康的第一个入口，在初步确定了病人的健康问题之后可以根据病人的病情选择网络内合适的服务提供机构。如果政府赋予基层卫生机构的基金权力越大，越容易协调基层卫生机构与专科医疗机构之间的关系，从而越能够保障医疗服务供方为病人提供连续性卫生服务。

（4）建立首诊服务机制是连续性服务可持续发展的必要条件：县域医疗服务网络提供连续性服务的限制条件是对农村居民就医行为进行管制和引导。一般规定由全科医生作为病人首次就诊的守门人，这已成为基本卫生保健连续性实施好的国家的普遍做法。英、美等多数国家卫生法规规定非急诊病人必须先找自己注册的全科医生就医，否则不能享受免费医疗服务；或者虽然没有规定首诊服务，但病人就医首先接触专科医院必须承受高昂的自付费用。该激励约束措施在一定程度上保持了社区卫生服务的连续性和责任。中国县域医疗服务体系的发展表明，建立良好的首诊制度，必须在不断提高服务能力的基础上，加强基层医生与农村居民形成良好的互动机制和信任链接。随着市场经济的发展和卫生服务领域的开放，村卫生室、私人诊所、民营医疗机构的增多以及农民就医选择权的增大对基层卫生机构提供连续性产生了严峻挑战，因此必须强化首诊制度的约束条件，并鼓励和建立基层医生与专科医疗机构及其医生的协调合作机制，而不是竞争机制。因为竞争不利于加强基本保健系统，基本卫生保健更适合于在竞争少而规制强的环境下发展。

（5）建立连续性就医的配套机制是保证连续性卫生服务的支撑条件：县域医疗服务机构提供连续性卫生服务是一项系统工程，需要政府在投入、医保支付以及信息管理等方面做出适应性改变。我国县域医疗服务网络服务提供模式的发展进程表明，政府强化在基本卫生保健领域的主导地位和责任，特别是强化财政责任，保障这种财政资金优先向基本卫生保健系统流入至关重要。医疗保险机构要运用集体谈判的优势，通过对不同医疗机构实行差异化的支付和购买策略，如对基层卫生机构实行高共付支付和总额预算拨款，对专科服务实行单病种付费和总额预算拨款等，建立这些有差别的支付激励机制能够促进农村居民的常见病和慢性疾病在县级以下医疗机构得到有效解决，并激励基层卫生机构开展综合性的卫生服务。同时，现代卫生服务整合已经突破了传统计划经济下的网络模式内涵，赋予了现代科学技术等诸多因素融入医疗服务体系，特别是信息技术系统传递了大量的病例信息。因此，要建立整合型医疗服务体系，必须要建立信息系统，以把各医疗机构服务有机链接起来，确保不同层级医疗机构能够进行信息共享安排，形成统一的服务网络。鉴于全科医生的守门作用，由基层卫生机构全科医生对社区服务人群健康信息进行管理有利于不同医疗机构开展更好的服务协调。最后，卫生行政部门以及其他监督主体及时加强基层卫生机构的监督检查和绩效考核，不断提高卫生服务质量，也是保证连续性服务提供的重要条件。

2. 我国县域医疗服务网络发展的政策思路选择

中国县域医疗服务网络提供连续性卫生服务从计划经济下的实践，到市场经济后连续性服务的中断，再到公共卫生服务均等化政策实施后连续性卫生服务出现的一定回归，这种医疗卫生服务反复的过程揭示了县域医疗服务网络提供连续性服务的程度与政府能否自始至终重视基本卫生保健的发展理念密切关联，这为我国乃至一些经济转型国家今后农村医疗服务网络提供连续性服务提供了全面的经验教训。由于转型国家社会经济发展存在不同阶段，政府治理社会的意识和策略不同，解决的手段和方法就会随之变化，国家发展经济社会的政策思路特别是注重效率和加强市场竞争的策略很容易在某种程度上向卫生政策传导，导致政府的卫生政策发生相应改变。在改革开放以后，随着中国和外国交流活动的增加，我国政策制定者对农村卫生政策的观点在很大程度上也受到其他国家的经验影响和激励，所有这些都会导致卫生政策发生相应改变。而且各个时期卫生系统面临的任务和发展重点也有差异，经济社会发展水平和居民对医疗服务的要求也将不断变化，这些变化都会对政府能否保持基层卫生机构提供连续性服务提出了挑战。因此，各个时期，要保持县域医疗服务网络提供连续性服务，政府在调整卫生工作重点时，要把卫生保健系统视为一个完整的整体，并且始终坚持以基本保健作为卫生保健系统的引领方向，不断提高保健系统间各层级的协调性和交流合作，并辅以适当的监督评估机制，才有可能保证连续性卫生服务的始终连续。

四、本 章 小 结

中华人民共和国成立以来，我国县域医疗服务体系服务提供模式的发展经历了曲折的变迁历程，并呈现不同的阶段性特征：计划经济时代的"分级分工，就近就医"的服务模式曾是连续性卫生服务的理念萌芽和初始实践；但改革开放以来则形成了"自由择医，碎片化提供"的非连续服务模式；2009年农村基本公共卫生服务项目的推行则呈现"基层就医、连续综合"的整合服务模式的发展趋势。上述三个阶段县域医疗服务网络服务模式提供的波动特征，背后隐含着不同时期政府发展理念对卫生服务领域问题治理的深刻影响：第一阶段，坚持公平优先原则，且以人民健康为中心，政府直接主导和管理医疗服务市场；第二阶段，以效率优先，兼顾公平，以服务提供为中心，让市场机制自发发生作用；第三阶段，重回公平优先，适当兼顾效率，以患者为中心。这种演进的内在"历史逻辑"表明，形成我国有效的农村医疗服务提供模式，政府对基层保健坚持公平优先的政策原则往往更加重要，这充分证明了基本保健服务具有明显的政治脆弱性。这种历史演化特征背后的政策动因为我国以及处于转型时期国家的农村医疗服务网络保持连续性服务模式提供了一个全面的经验启示。

参 考 文 献

[1] WHO. World health report: make a difference [R]. 1999.

[2] ABEL-SMITH B, MOSSIALOS E. Cost containment and health care reform: a study of the European Union [J]. Health policy, 1994, 28(2): 89-132.

[3] MAYNARD A, BLOOR K. Help or hindrance? the role of economic cooperation and development(OECD) countries, 1970-1998 [J]. BMC health serv res, 1995, 38(3): 831-865.

[4] WHO. The European health report 2002 [R]. Copenhagen: WHO Regional Office for European.

[5] STARFIED B, SHI L. Policy relevant determinants of health: an international perspective [J]. Health policy, 2002, 60(3): 201-218.

[6] POULTION B C, WEST M A. Effective multidisciplinary teamwork in primary health Care [J]. J adv nurs, 1993(18): 918-925.

[7] MUR-VEEMAN I, EIJKELBERG I, SPREEUWENBERG C. How to manage the implementation of shared care: a discussion of the role of power, culture and structure in the development of shared care arrangements [J]. J manage med, 2001, 15(2): 142-155.

[8] 世界银行. 中国卫生模式转变中的长远问题与对策 [M]. 北京：中国财政经济出版社，1994.

[9] 闫佩峰，李学斌. 加强农村医疗卫生技术人员的培训教育 [J]. 中华医药管理杂志，1998(5): 17-20.

[10] 国家统计局. 中国统计年鉴2005 [S]. 北京：中国统计出版社，2005.

[11] 李德成. 合作医疗与赤脚医生研究 [D]. 杭州：浙江大学，2007.

[12] 辛怡. 中国农村卫生服务可及性对居民健康的影响研究 [M]. 成都：西南财经大学出版社，2013: 4.

[13] 杜治政. 关于医学整合的几点认识 [J]. 医学与哲学（人文社会医学版），2009, 30(4): 3-8.

[14] 国务院发展研究中心社会部课题组. 推进分级诊疗：经验、问题和建议 [M]. 北京：中国发展出版社，2017: 24-25.

[15] 章滨云，虞国良，郝超. 我国农村三级医疗预防保健网的历史沿革和存在问题 [J]. 中国卫生资源，2000, 3(6): 260-264.

[16] 张洁欣，张翔，王成增，等. 基于系统论的农村三级医疗预防保健网络的适宜层级结构设想 [J]. 医学与社会，2008, 21(10): 30-32.

[17] 夏松青. 论村卫生室在农村卫生服务网络中的地位和作用 [J]. 卫生经济研究，2008(6): 43-48.

[18] 当代中国丛书编辑部. 当代中国的卫生事业（上）[M]. 北京：中国社会科学出版社，1986: 7-8.

[19] 郑志君. 医疗收费制度变迁的回顾与展望 [J]. 中国卫生经济，1987(2): 32.

[20] 刘畅. 基于福利多元视角的新型农村合作医疗效益研究 [M]. 杭州：浙江大学出版社，2015: 4-5, 14.

[21] 汪时东，叶宜德. 农村合作医疗制度的回顾与发展研究 [J]. 中国初级卫生保健，2004(4): 38-42.

[22] 张勇，冀春亮，罗力，等. 建立农村三级预防保健网方案的合理性论证 [J]. 中国卫生资源，2004(3): 114-117.

[23] 汪志强. 我国基本医疗卫生服务改革的瓶颈与突破 [J]. 中国井冈山干部学院学报，2010, 3(4): 91-95.

[24] 王舒宏,李士雪,刘兴柱. 中国农村三级医疗预防保健网的发展与经验[J]. 中国初级卫生保健,1998, 12(8):15-17.

[25] 苌凤水,周志俊,郝模. 被动模仿经济改革经验:忽视了医疗服务的公平性[J]. 中国卫生资源,2007, 10(3):112-115.

[26] TREVOR J B, DUMMER, IAN G C. Exploring China's rural health crisis:processes and policy implications[J]. Health policy,2007(83):1-16.

[27] BLUMENTHAL D, HSIAO W. Privatization and its discontents:the evolving Chinese health care system [J]. New engl J med,2005,353(11):1165-1170.

[28] 黄佩华,迪帕克. 中国:国家发展与地方财政[M]. 北京:中信出版社,2003.

[29] 韩俊. 公共财政与农村卫生:对当前问题的分析及若干政策建议[R]. 2001.

[30] 世界银行. 2003年世界发展报告:变革世界中的可持续发展:改进制度、增长模式与生活质量[M]. 北京:中国财政经济出版社,2003.

[31] 东义明. 皇陵县防保体制改革10年效果分析[J]. 中国初级卫生保健,1997(11):15-17.

[32] 陈莲莲. 建立发展基金,推进农村卫生建设[J]. 中国初级卫生保健,1996(3):22-24.

[33] 李强. 农村三级医疗卫生服务网络系统问题与对策探析[J]. 中国公共卫生管理,2012,28(1):36-38.

[34] 龚幼龙,严非,冯玲芳. 乡村医生的分布、培训和报酬研究[J]. 中国农村卫生事业管理,1997(4): 15-16.

[35] 夏迎秋,姜仑. 新时期农村卫生服务体系展望[J]. 中国农村卫生事业管理,2001,21(4):53-57.

[36] 王舒宏,李士雪,刘兴柱. 中国农村三级医疗预防保健网的发展与经验[J]. 中国初级卫生保健,1998 (8):15-17.

[37] 傅卫,王禄生,魏颖. 中国农村卫生服务供给系统的问题与对策[J]. 中国卫生经济,1999(4):21-23.

[38] 刘滨,张亮. 我国基本医疗连续性服务现状及影响因素分析[J]. 中国卫生经济,2008,27(11):12-15.

[39] 尹桂荣,魏贞,王青芬. 住院患者回归家庭连续性护理需求的调查[J]. 护理学杂志(外科版),2009,24 (22):82-83.

[40] 刘平. 实行一体化管理促进乡村卫生组织共同发展[J]. 中国卫生经济,1997(7):34-35.

[41] 王筱玲,柯观. 推行乡村两级卫生组织一体化管理的报告[J]. 中国农村卫生事业管理,1995(3):1-2.

[42] 王江,李振海,徐中涛. 探索农村发展新路子,全面推进乡村一体化[J]. 中国卫生经济,1998(1): 58-59.

[43] 李卫平,石光,赵琨. 我国农村卫生保健的历史、现状与问题[J]. 管理世界,2003(4):33-43.

[44] 王芳,李永斌,代涛. 重庆市镇村卫生一体化管理效果分析[J]. 中国卫生政策研究,2013,6(5):27-31.

[45] 胡宏伟,郭席四. 农村合作医疗模式历史变迁评析及前瞻[J]. 中共青岛市委党校、青岛行政学院学报,2005(5):87-90.

[46] 宁德斌,何润华,朱志敏,等. 构建新型农村卫生服务体系的政策分析模型[J]. 中国卫生资源,2007, 10(6):297-299.

[47] 韩烨. 我国农村医疗卫生服务体系发展现状及对策[J]. 长春中医药大学学报,2015,31(1):202-203, 213.

[48] 韩俊江,王胜子. 试论我国农村医疗卫生服务体系的完善[J]. 东北师大学报(哲学社会科学版),2015 (2):72-76.

[49] 田淼淼. 中国西部地区乡村卫生服务一体化管理政策效果评估研究 [D]. 武汉:华中科技大学,2013.

[50] 蒋小彬. 基于新农合的武陟县三级医疗协作现况研究 [D]. 郑州:郑州大学,2015.

[51] 张洁欣. 适宜农村三级医疗预防保健网络的层级结构研究 [D]. 武汉:华中科技大学硕士学位论文,2008.

[52] 杨宇霞. 新农合制度下农村基层医疗服务质量及其治理研究 [D]. 重庆:西南大学,2012.

[53] 王勤荣. 疾病预后评价:基层医疗中不可忽视的问题 [J]. 全科医学临床与教育,2004,2(3):147-149.

[54] 李航. 连续性照顾的四个维度 [A]. 梁万年,译. 家庭医学教科书 [M]. 北京:高等教育出版社,2003:61-71.

[55] HEARD S, GIVEL T, SCHLOEFFEL P, et al. The benefits and difficulties of introducing a national approach to electronic health records in Australia. report to the electronic health records task force [R]. Adelaide:Commonwealth department of health and aged care,2000.

[56] 李卫平. 社区卫生服务供求特征与医院的规模和结构分析 [J]. 中国卫生经济,1995,14(12):45-51.

[57] RICHARD B, SALTMAN, ANA R, et al. 欧洲基本保健体制改革—基本保健能否驾驭卫生系统 [M]. 陈宁珊,译. 北京:中国劳动社会保障出版社,2010:100-102.

[58] 王文寅. 中国计划经济制度变迁的一般模式 [J]. 山西高等学校社会科学学报,2005,17(11):29-31.

[59] 道格拉斯·诺斯. 制度、制度变迁与经济绩效 [M]. 上海:上海三联书店,1994:121-124.

[60] 何俊志. 结构、历史与行为:历史制度主义对政治科学的重构 [M]. 上海:复旦大学出版社,2004:228-232,236.

[61] 段文斌,陈国富,谭庆刚,等. 制度经济学:制度主义与经济分析 [M]. 天津:南开大学出版社,2003:344.

[62] 王倩云,鱼敏. 基本卫生保健体系研究 [J]. 中国卫生事业管理,2008(7):483-487.

[63] 世界卫生组织. 2008 年世界卫生报告(中文版):基本卫生保健过去重要现在更重要 [EB/OL]. [2009-01-17]. http://www.who.int/zh.

[64] 王勤荣. 疾病预后评价:基层医疗中不可忽视的问题 [J]. 全科医学临床与教育,2004,2(3):147-149.

[65] 杨柳,李巍,冯泽永. 基层卫生服务能力对首诊制的影响 [J]. 医学与哲学(人文社会医学版),2009,30(8):43-45.

[66] 周向红,王仁元. 地方政府在推动双向转诊的作用和路径研究 [J]. 中国卫生事业管理,2008(6):375-378.

[67] DELNOIJ D M J, VAN MERODE, PAULUS A, et al. Does general practitioner gatekeeping curb health care expenditure? [J]. J Health serv res po,2000(5):22-26.

第六章
整合行为：县域医疗服务纵向整合过程的医生视角考察

消除医疗服务的割裂和分散化，提高服务的可及性、连续性和协调性需要对区域医疗服务体系中各级医生的服务提供行为进行整合。而服务的连续性和协调性与专科医生和全科医生之间的信息沟通密切相关。医疗交流不但有利于遵守保健路径，提供学习机会，甚至也促进了包括偏远医疗机构在内的不同层级服务提供者之间的联系。如果不同层级医务人员经过长期的业务沟通和磋商，增强彼此的信任链接，逐渐形成共享的诊疗文化认同，就会基于共同的观点开展无缝隙、连续性并以患者为中心的保健和支持性服务提供。Preston等人通过对英国患者和护理人员的调查中，获得一级、二级医疗保健整合中涉及五个具体问题：①"进入"，保证患者对适当医疗服务的可及性；②"嵌入"，引导患者接受所需要的服务；③"知晓"，为患者提供信息；④"连续"，保持医疗服务提供者的连续性和各专业服务提供者之间沟通与协作的连续性；⑤"失效"，通过该系统取得进展过程中遇到的困难。

目前学界对于整合型医疗服务的概念内涵没有统一的界定，但对其整合目标已达成基本共识，即主要提供连续的（continuous）、无缝的（seamless）、链式的服务（chain of care）。具体包括：①可及性。尽可能使得服务的提供能够通过基层医疗机构合理解决；②协调的。患者在多机构就诊有正式的组织安排，无需自我寻求医疗服务；③连续的。患者获得的是一个不重复的、信息能够共享的服务；④无缝的。各医疗机构之间无缝链接，患者在多机构就诊渠道通畅，尽可能短的等待时间，最小重复的服务提供，最大化的患者健康价值，而且其安全性得到维护。在此目标下，由于纵向整合是由多主体利益相关者存在的具有多种目标的集合，在实现患者目标的同时，也派生出许多其他目标和整合效应，比如医疗机构能力提升，产生良好经济效益，政府政策目标预期实现，建立了费用可控性医疗保健体系，卫生资源配置得到帕累托改进。本章以医疗服务纵向整合要素为起点，根据服务纵向整合的概念内涵，从服务提供者角度对当前县域不同层级医生之间协调性和连续性服务的提供现状进行描述和诊断，全面分析样本点县域医疗服务纵向整合提供的现实过程。

一、研究框架

1. 基于供方的纵向医疗服务连续性概念内涵

纵向医疗服务连续性是指纵向两级或两级以上医疗机构（服务提供者）为同一患者在

区域纵向医疗机构（服务提供者）之间就诊提供在时间、空间上的连续性医疗服务，不会因就诊机构或就诊医师的变化而中断或重复提供服务。依据本概念，纵向医疗服务连续性要求在良好的服务协调前提下，通过建立并完善居民健康档案、信息共享、双向转诊等诸多要素、机制与条件，向在纵向多机构医疗的利用者提供连续的、不重复的、无缝隙的服务，它涉及到服务的不间断、信息的互通性以及有效的管理安排。参照国内外文献，根据患者在纵向机构间就诊获得"无缝"服务的关键节点和问题，基于供方的纵向服务连续性的过程维度包括三个方面的评价指标：服务提供连续性、信息提供连续性和服务管理协调性等关键评价指标。

（1）服务提供连续性：从服务提供者的角度，卫生服务连续性是指卫生服务提供者根据患者的健康需求，以健康管理为目标，从全生命周期出发，不同医疗机构或医务人员所提供的在时间上和空间上都连续的卫生服务，它不论是在院外和院内都能为居民提供连续的、无间隙的、不重复的、适宜的卫生服务，不会因医疗机构或医生的变更而中断或重复。本文是指不同层级就诊医师针对同一疾病周期的患者在就诊期间协作配合，为其提供连续的医疗服务，不因就诊医师的变化而中断或改变，它包括设计有效、连贯的服务流程，在基层卫生机构获得健康管理的持续性以及在纵向医疗机构获得诊疗服务的连贯性。

（2）信息提供连续性：卫生信息是连接着卫生服务提供者之间以及不同卫生服务事件共享的介质。不同服务提供者在医疗服务过程中能够借助现有信息系统和必要的信息交流工具，促进转诊患者诊疗及相关信息在机构间通畅传递和共享。本文是指不同层级医务人员对转诊服务信息的及时沟通，任何一个卫生服务提供者都能清楚、迅速、直观地看到患者前次甚至以往就诊机构的诊断信息，以及卫生服务提供者给出的对应处理信息，也包括健康档案的管理者对转诊患者疾病诊疗信息的及时跟踪，确保患者在纵向就诊服务过程中的诊疗信息准确无误地在接诊和转诊的机构及其医护人员之间传递，以方便他们为患者提供持续的、有效的、便利的卫生服务。

（3）服务管理协调性：随着疾病谱的改变，患者难以在单一医疗机构接受所有的服务，服务系统的协调者、管理者角色越来越重要。只有当卫生服务的传送以一种协调的、及时的方式在不同卫生专业人员之间进行时，病人才能获得不同医疗机构提供的与其需求相适应的、一系列的、协调的和不间断的服务。因此，当患者转诊时，必然要求医疗机构之间具有良好的组织程序和有序的管理协调。服务管理协调性即是指多个服务提供者围绕患者个体的疾病管理计划、诊疗、转诊，在及时完整共享的基础上协调开展动态的连续性服务，以及治疗后保持个体化疾病管理的连续性，而不是让患者在纵向医疗机构自由寻诊。本文是指当患者在医疗机构间转诊时，能为患者的转诊顺畅提供良好的协调安排，保障其获得一个不折腾的、无缝的保健服务。

2. 基于供方的医疗服务连续性研究范畴与指标

根据上述各维度内容，根据服务纵向整合的概念内涵，从不同层级医务人员之间、医务人员与患者之间的互动关系出发，建立服务连续性的分析框架，见图6-1。然后结合文献，对医疗服务的连续性和协调性进行细分，服务提供连续性包括转诊团队决策度、转诊依据遵从度等；信息提供连续性包括信息沟通连续性、跟踪连续性等；服务管理协调性主要包括县乡医疗机构有协调部门或专职协调员协调转诊服务(表 6-1)。

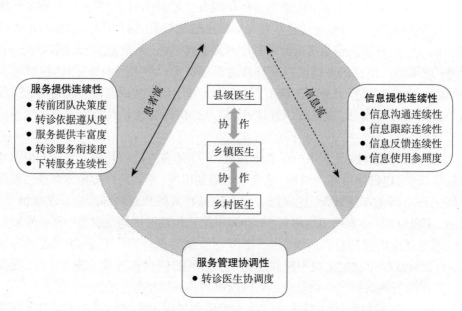

图 6-1　县域医疗服务系统为患者提供整合服务的评价框架图

表 6-1　基于医生视角的纵向医疗服务连续性的研究范畴与指标

研究维度	二级指标	三级指标
服务提供连续性	A1 转诊前团队决策度	a1 基层医生转诊程度
		a2 基层医生转诊前团队交流度
	A2 转诊依据遵从度	a3 基层医生建议患者转诊依据
		a4 上级医生判断下级医生转诊的依据
	A3 转诊服务提供丰富度	a5 转诊服务内容提供丰富度
	A4 转诊服务衔接度	a6 转诊的急诊患者直接进入科室就诊情况
		a7 转诊的普通患者直接进入科室就诊情况
	A5 下转服务连续性	a8 下转服务连续性
		a9 随访服务连续性
信息提供连续性	B1 信息沟通连续性	b1 基层医生与上转接诊部门沟通连续性
		b2 基层医生与上转接诊医生沟通连续性
	B2 信息跟踪连续性	b3 跟踪程度
		b4 跟踪内容
	B3 转诊患者信息反馈度	b5 上下级医生对转诊患者的信息反馈
	B4 信息使用参照度	b6 信息使用参照度
服务管理协调性	C1 机构间服务提供协调度	c1 医疗机构间服务提供协调度

二、县域医疗服务纵向整合提供的现状分析

1. 一般情况

（1）县乡村三级医生的人口学特征：在调查的医生中，乡村医生 149 人，乡镇医生 125 人，县级医生 188 人。乡村医生中男性多于女性（101/48），乡镇医生和县级医生中均是男性少于女性（52/73、88/100）。乡村医生以 30~59 岁为主，占比 87.92%，60 岁以上占比 9.40%；乡镇医生中 29 岁以下占比 24.00%，30~59 岁占比 86.00%；县级医生中 29 岁以下占比 42.02%，30~44 岁占 38.30%，60 岁以上占了 3.72%。从婚姻状况看，村、镇和县三级医生的已婚占比分别是 94.63%、77.60% 和 73.40%。从文化程度看，乡村医生以中专为主，占比 81.63%；乡镇医生以大专为主，占比 61.60%；县级医生以本科及以上为主，占比 63.83%。从执业资格观察，乡村医生持执业资格的比例仅为 18.12%；在乡镇医生中，近 72.00% 具有执业资格；县级医生中，具有执业医师资格占 79.20%（表 6-2）。

表 6-2　县域三级医疗机构医生的人口学特征

特征	类别	乡村医生		乡镇医生		县级医生	
		人数 /人	比例 /%	人数 /人	比例 /%	人数 /人	比例 /%
性别	男	101	67.79	52	41.60	88	46.81
	女	48	32.21	73	58.40	100	53.19
年龄	29 岁以下	4	2.68	30	24.00	79	42.02
	30~44 岁	64	42.95	56	44.80	72	38.30
	45~59 岁	67	44.97	39	31.20	28	14.89
	60 岁及以上	14	9.40	0	0	7	3.72
婚姻状况	未婚	1	0.67	18	14.40	48	25.53
	已婚	141	94.63	97	77.60	138	73.40
	离异	4	2.68	7	5.60	2	1.06
	丧偶	3	2.01	3	2.40	0	0
文化程度	初中及以下	10	6.80	0	0	0	0
	高中	13	8.84	1	0.80	1	0.53
	中专	120	81.63	17	13.60	21	11.17
	大专	4	2.72	77	61.60	46	24.47
	本科及以上	0	0	30	24.00	120	63.83
执业资格	执业助理医师	7	4.70	42	33.60	24	12.77
	执业医师	2	1.34	47	37.60	123	65.53
	乡村医生	18	12.08	1	0.80	0	0
	无	122	81.88	35	28.00	41	21.80

（2）县乡村三级医生的工作年限特征：乡村医生工作年限为（17.37±9.47）年，乡镇医生工作年限为（15.24±10.22）年，县级医生工作年限为（11.31±11.29）年。从在本单位工作年限看，乡村医生为（14.70±10.52）年，乡镇医生为（10.82±9.91）年，县级医生为（8.33±8.48）年（表6-3）。

表6-3　县域三级医疗机构医生的工作年限特征

年限维度	项目	乡村医生	乡镇医生	县级医生
工作年限/年	平均年龄	17.37	15.24	11.31
	标准差	9.47	10.22	11.29
	最小值	0.50	0.50	1
	最大值	45	41	50
本单位工作年限/年	平均年龄	14.70	10.82	8.33
	标准差	10.52	9.91	8.48
	最小值	1	0.5	1
	最大值	45	39	42

2. 县域医疗服务连续性提供现状研究

（1）转诊前团队决策度：从基层医生转诊的程度看，过去的6个月内，乡村医生向一体化的乡镇卫生院转诊过患者的以偶尔和有时为主，各占比31.54%。乡村医生向县级医院转诊过患者以偶尔和有时为主，占比分别为38.26%和35.57%。两组差异有统计学意义（$P < 0.05$）（表6-4）。

表6-4　乡村医生向医联体（一体化）内上级医院转诊患者情况

项目	向乡镇卫生院转诊患者		向县级医院转诊患者	
	人数/人	比例/%	人数/人	比例/%
无	27	18.12	29	19.46
偶尔	47	31.54	57	38.26
有时	47	31.54	53	35.57
经常	24	16.11	10	6.71
总是	4	2.68	0	0

注：χ^2=11.158，P=0.025。

在过去的6个月中，乡镇医生认为自己接诊的患者中经一体化村卫生室的村医转诊而来的以偶尔为主，占比为53.60%，有时的占比36.00%；县级医生接诊的患者当中，经联合体内的下级医生转诊来的比例也是以偶尔为主，占比为46.81%，有时转诊的占比为23.40%，尚有 13.83% 的县级医生不清楚是否由下级医生转诊过来。两组差异有统计学意义（$P < 0.05$）（表 6-5）。

表 6-5　联合体（一体化）内上级医生判断下级医生的患者转诊情况

项目	乡镇医生认为乡村医生向乡镇卫生院转诊患者情况		县级医生认为下级医生向县级医院转诊患者情况	
	人数/人	比例/%	人数/人	比例/%
无	0	0	6	3.19
偶尔	67	53.60	88	46.81
有时	45	36.00	44	23.40
经常	13	10.40	21	11.17
总是	0	0	3	1.60
不清楚	0	0	26	13.83

注：$\chi^2 = 28.201$，$P = 0.000$。

2）基层医生转诊前团队交流度：乡村医生在转诊前与本室其他医生共同交流过转诊患者的疾病和诊疗情况看，以有时和经常为主，分别占比为 27.52% 和 30.87%；乡镇医生以经常和总是为主，分别占比为 50.43% 和 18.80%。乡村医生转诊患者没有同本室其他医生共同交流的占比为 22.15%，而乡镇医生仅为 1.71%。两组差异有统计学意义（$P < 0.05$）（表 6-6）。

表 6-6　转诊前下级医生和本室其他医生交流过患者转诊情况

项目	乡村医生和本室其他医生交流		乡镇医生和本室其他医生交流	
	人数/人	比例/%	人数/人	比例/%
无	33	22.15	2	1.71
偶尔	17	11.41	13	11.11
有时	41	27.52	21	17.95
经常	46	30.87	59	50.43
总是	12	8.05	22	18.80

注：$\chi^2 = 35.659$，$P = 0.000$。

乡村医生在转诊前与其他医生共同为患者做出转诊决策的，以有时、经常和总是为主，分别占比为 29.53%、17.45%、16.11%；乡镇医生转诊前与其他医生共同为患者做出转诊决策的以经常、总是和有时为主，分别占比为 43.59%、24.78% 和 20.51%。两组差异有统计学意义（$P < 0.05$）（表 6-7）。

表6-7 转诊前基层医生与本室其他医生共同为患者做出转诊决策情况

项目	乡村医生与本室其他医生		乡镇医生与本室其他医生	
	人数 / 人	比例 /%	人数 / 人	比例 /%
无	33	22.15	2	1.71
偶尔	22	14.77	11	9.40
有时	44	29.53	24	20.51
经常	26	17.45	51	43.59
总是	24	16.11	29	24.78

注：χ^2=42.358，P=0.000。

3）基层医生建议患者转诊依据：乡村医生做出转诊安排的依据分别是因病情不能确诊、因治疗效果不好、因经检查需要以及因仪器设备有限而转诊的比例较高；乡镇医生转诊依据是治疗效果不好、经检查需要、因仪器设备有限以及病情不能确诊而转诊的比例较高。因自身能力有限转诊的，乡村医生和乡镇医生的比例分别是13.42%和12.00%，乡村医生担心医疗风险而转诊的比例为7.38%，乡镇医生这一比例仅为0.8%。认为患者自主要求转诊的，乡村医生占比5.37%，乡镇医生占比20.80%。两组差异有统计学意义（$P < 0.05$）（表6-8）。

表6-8 基层医生建议患者转诊的依据

项目	乡村医生做出转诊的依据		乡镇医生做出转诊的依据	
	人数 / 人	比例 /%	人数 / 人	比例 /%
治疗效果不好	105	70.47	80	64.00
病情不能确诊	126	84.56	64	51.20
经检查需要转诊	88	59.06	79	63.20
因仪器设备有限	56	37.58	71	56.80
因自身能力有限	20	13.42	15	12.00
担心医疗风险	11	7.38	1	0.80
患者自主要求	8	5.37	26	20.80
其他	1	0.67	1	0.80

注：χ^2=111.243，P=0.000。

4）上级医生判断下级医生转诊的依据：乡镇医生认为乡村医生转诊依据中，以依据个人临床经验判断的占比最大，为35.20%，以两个医生一致判断为依据的占比仅为6.40%，没有乡村医生遵守临床规范来进行转诊。县级医生认为下级医生遵守临床路径或规范转诊的占比最大，为31.32%，两个及以上医生一致判断的占比为23.63%，依据个人临床经验判断为依据的占比为15.93%。两组差异有统计学意义（$P < 0.05$）（表6-9）。

表6-9　上级医生判断联合体内的下级医生的转诊依据

项目	乡镇医生判断一体化的下级医生的转诊依据		县级医生判断联合体内的下级医生的转诊依据	
	人数/人	比例/%	人数/人	比例/%
仅个人临床经验判断	44	35.20	29	15.93
两个及以上一致判断	8	6.40	43	23.63
遵守临床规范	0	0	57	31.32
其他	57	45.60	9	4.95
不好判断	16	12.80	44	24.18

注：χ^2=125.832，P=0.000。

5）转诊服务提供丰富度：从基层医生为转诊患者提供服务的内容看，提供服务占比最多的5个依次是对转诊患者进行登记、与上级医院的医生进行了联系并沟通了病情、推荐了医院、开具转诊单、陪同转院。乡镇医生提供较多的服务依次是对转诊的患者进行登记、与上级医院的医生联系并沟通了病情、提醒携带相关检查结果、推荐了医院、开具转诊单。两组差异有统计学意义（$P < 0.05$）（表6-10）。

表6-10　转诊时基层医生为转诊患者提供的服务情况

项目	乡村医生提供的转诊服务		乡镇医生提供的转诊服务	
	人数/人	比例/%	人数/人	比例/%
对转诊的患者进行登记	77	51.68	69	58.97
推荐了医院	64	42.95	52	44.44
推荐了医生	17	11.41	17	14.53
与上级医生联系并沟通了病情	72	48.32	63	53.85
提醒携带相关检查结果	27	18.12	53	45.30
陪同转院	31	20.81	11	9.40
开具转诊单	55	36.91	35	29.91
其他	1	0.67	5	4.27

注：χ^2=32.802，P=0.000。

6）转诊服务衔接度：从转诊的急性患者直接进入科室就诊看，乡村医生认为自己转诊上去的急性患者能够直接进入科室就诊以经常为主，占比为29.53%，其次是有时，占比为23.49%；乡镇医生认为自己转诊上去的急性患者能够直接进入科室就诊以经常为主，占比为26.40%，不清楚的占比为27.20%。两组差异有统计学意义（$P < 0.05$）（表6-11）。

表 6-11　急性患者能够直接进入科室就诊情况

项目	乡村医生认为直接进入科室就诊		乡镇医生认为直接进入科室就诊	
	人数 / 人	比例 /%	人数 / 人	比例 /%
无	8	5.37	3	2.40
偶尔	20	13.42	17	13.60
有时	35	23.49	16	12.80
经常	44	29.53	33	26.40
总是	18	12.08	22	17.60
不清楚	24	16.11	34	27.20

注：$\chi^2=11.274$，$P=0.046$。

从乡镇医生对联合体内下级医疗机构转诊上来的急性患者直接进入科室就诊看，以经常和有时安排为主，占比分别为 42.62% 和 25.41%；县级医生对联合体内下级医疗机构转诊上来的急性患者直接进入科室就诊情况，以有时和偶尔安排为主，占比分别为 26.92% 和 25.27%。两组差异有统计学意义（$P < 0.05$）（表 6-12）。

表 6-12　上级医生安排联合体内上转的急诊患者直接进入科室就诊情况

项目	乡镇医生能够将急性患者直接进入科室就诊		县级医生能够将急性患者直接进入科室就诊	
	人数 / 人	比例 /%	人数 / 人	比例 /%
无	2	1.64	19	10.44
偶尔	12	9.84	46	25.27
有时	31	25.41	49	26.92
经常	52	42.62	40	21.98
总是	25	20.49	28	15.38

注：$\chi^2=28.756$，$P=0.000$。

从转诊的普通患者直接进入科室就诊看，乡村医生认为自己转诊上去的普通患者能够直接进入科室就诊的以有时为主，占比为 35.57%，其次是经常，占比为 19.46%；乡镇医生认为自己转诊上去的普通患者能够直接进入科室就诊情况以经常为主，占比为 26.40%，不清楚的占比为 32.00%。两组差异有统计学意义（$P < 0.05$）（表 6-13）。

从乡镇医生对联合体内下级医疗机构转诊上来的普通患者直接进入科室就诊看，以经常和有时安排为主，占比分别为 33.61% 和 27.87%；从县级医生对联合体内下级医疗机构转诊上来的普通患者直接进入科室就诊的情况，以有时和偶尔安排为主，占比分别为 34.07% 和 30.77%。两组差异有统计学意义（$P < 0.05$）（表 6-14）。

表 6-13　基层医生认为上转的普通患者直接进入科室就诊情况

项目	乡村医生认为直接进入科室就诊		乡镇医生认为直接进入科室就诊	
	人数 / 人	比例 /%	人数 / 人	比例 /%
无	16	10.74	4	3.20
偶尔	23	15.44	12	9.60
有时	53	35.57	21	16.80
经常	29	19.46	33	26.40
总是	7	4.70	15	12.00
不清楚	21	14.09	40	32.00

注：$\chi^2=31.721$，$P=0.000$。

表 6-14　上级医生安排联合体内上转的普通患者直接进入科室就诊情况

项目	乡镇医生能够安排直接进入科室		县级医生能够安排直接进入科室	
	人数 / 人	比例 /%	人数 / 人	比例 /%
无	3	2.46	17	9.34
偶尔	14	11.48	56	30.77
有时	34	27.87	62	34.07
经常	41	33.61	40	21.98
总是	30	24.59	7	3.85

注：$\chi^2=47.484$，$P=0.000$。

7）下转服务连续性：从上级机构下转的安排看，患者在康复期或疾病稳定期间，乡镇医生实施过患者转向下级医疗机构以有时和偶尔实施为主，占比分别为 28.00% 和 25.60%，但从不实施的占比为 28.00%；县级医生实施过患者转向下级医疗机构的以偶尔和有时实施为主，分别为 38.46%，和 25.82%，但从不实施的占比达到 19.78%。两组差异没有统计学意义（$P>0.05$）（表 6-15）。

表 6-15　上级医生将康复期或疾病稳定期患者向联合体（一体化）内机构下转的情况

项目	乡镇医生实施下转		县级医生实施下转	
	人数 / 人	比例 /%	人数 / 人	比例 /%
无	35	28.00	36	19.78
偶尔	32	25.60	70	38.46
有时	35	28.00	47	25.82
经常	22	17.60	26	14.29
总是	1	0.80	3	1.65

注：$\chi^2=6.916$，$P=0.140$。

乡村医生认为对自己转出的患者是否在康复期或疾病稳定期回本室或家庭病床由其继续提供康复服务情况看，以有时和偶尔为主，占比分别为 30.20% 和 24.16%，没有这种情况的占比为 16.76%；乡镇医生认为的也是以有时和偶尔为主，占比分别为 43.20% 和 22.40%，没有这种情况的占比为 13.60%。两组差异没有统计学意义（$P > 0.05$）（表 6-16）。

表 6-16 下级医生认为康复期或稳定期患者回本室或家庭病床继续提供服务的情况

项目	乡村医生认为患者回本室或家庭病床接受服务提供		乡镇医生认为患者回本室接受服务提供	
	人数/人	比例/%	人数/人	比例/%
无	25	16.78	17	13.60
偶尔	36	24.16	28	22.40
有时	45	30.20	54	43.20
经常	34	22.82	20	16.00
总是	9	6.04	6	4.80

注：$\chi^2=5.512$，$P=0.239$。

从下转服务提供的丰富性看，患者下转时，乡镇医生一般安排与下级医院的医生联系并沟通了病情、对转诊的患者进行登记的占比、推荐了下级医疗机构和医生的占比相对较大；县级医生一般安排的服务中，提供了患者相关诊断用药信息、与下级医疗机构的医生联系并沟通了病情、推荐了下级医疗机构和医生的占比相对较大。两组差异有统计学意义（$P < 0.05$）（表 6-17）。

表 6-17 患者下转时医生安排的服务提供情况

项目	乡镇医生安排的服务		县级医生安排的服务	
	人数/人	比例/%	人数/人	比例/%
对转诊的患者进行登记	52	41.60	0	0
推荐了下级医疗机构和医生	44	35.20	24	13.19
与下级医生联系并沟通了病情	56	44.80	42	23.08
提供了患者相关诊断用药信息	45	36.00	95	52.20
开具转诊单	11	8.80	18	9.89
无	3	2.40	17	9.34

注：$\chi^2=88.797$，$P=0.000$。

8）随访服务连续性：从乡村医生对自己转诊上去的患者出院回家，出诊医院是否通知其进行定期随访的情况看，以偶尔和有时为主，占比分别为 36.24% 和 30.20%，从不通知的占比 22.15%；乡镇医生对自己转诊上去的患者出院回家，出诊医院是否通知其进行定期随访的情况看，以有时为主，占比 34.40%，从不通知的占比为 35.20%，其他情况的比例都较低。两组差异有统计学意义（$P < 0.05$）（表 6-18）。

表6-18　转诊上去的患者出院回家出诊医院通知下级医生定期随访情况

项目	通知乡村医生定期随访		通知乡镇医生定期随访	
	人数/人	比例/%	人数/人	比例/%
无	33	22.15	44	35.20
偶尔	45	30.20	12	9.60
有时	54	36.24	43	34.40
经常	14	9.40	14	11.20
总是	3	2.01	12	9.60

注：χ^2=25.417，P=0.000。

3. 县域医疗服务信息连续性提供现状研究

（1）信息沟通连续性

1）基层医生与上转医院接诊部门沟通连续性：乡村医生转诊前与接诊的乡镇卫生院接诊部门交流患者转诊事宜的频度看，以有时交流和经常交流为主，占比分别为28.19%和26.17%；乡镇医生在转诊前与接诊的县级医院交流转诊患者事宜的以有时和经常交流为主，分别占比35.90%。两组差异有统计学意义（$P < 0.05$）（表6-19）。

表6-19　转诊前与接诊的上级医院接诊部门交流患者转诊事宜的频度

项目	乡村医生与接诊的乡镇卫生院交流患者转诊事宜		乡镇医生与接诊的县级医院交流转诊患者事宜	
	人数/人	比例/%	人数/人	比例/%
无交流	20	13.42	7	5.98
偶尔交流	30	20.13	11	9.40
有时交流	42	28.19	42	35.90
经常交流	39	26.17	42	35.90
总是交流	18	12.08	15	12.82

注：χ^2=11.769，P=0.019。

2）基层医生与上转接诊医生沟通连续性：从乡村医生转诊前与接诊的乡镇医生直接交流转诊事宜的频度看，以有时、经常和偶尔交流的占比依次递减；乡镇医生转诊前与接诊的县级医生直接交流转诊事宜的以经常为主，以有时的次之，总是交流的占比为17.09%。两组差异有统计学意义（$P < 0.05$）（表6-20）。

（2）医生跟踪连续性

1）跟踪情况：乡村医生对转诊患者在乡镇卫生院就诊过程中，对患者进行跟踪以有时最多，占比为45.64%，对转诊到县级医院就诊过程中，以偶尔跟踪最多，其次为有时跟踪。乡镇医生对转诊患者在县级医院就诊过程中，以有时和经常跟踪为主。不过从不跟踪的比例都比较少。两组差异均有统计学意义（$P < 0.05$）（表6-21）。

表6-20 患者转诊前基层医生与接诊的上级医院医生进行交流的频度

项目	乡村医生与乡镇医生交流		乡镇医生与县级医生交流	
	人数/人	比例/%	人数/人	比例/%
无交流	23	15.44	5	4.27
偶尔交流	31	20.81	12	10.26
有时交流	48	32.21	26	22.22
经常交流	38	25.50	54	46.15
总是交流	9	6.04	20	17.09

注：χ^2=30.048，P=0.000。

表6-21 基层医生对转诊患者的跟踪情况

项目	乡村医生对转到乡镇卫生院的患者		乡村医生对转到县级医院的患者		乡镇医生对转到县级医院的患者	
	人数/人	比例/%	人数/人	比例/%	人数/人	比例/%
无	11	7.38	14	9.40	19	16.10
偶尔	26	17.45	61	40.94	27	22.88
有时	68	45.64	55	36.91	33	27.97
经常	22	14.77	17	11.41	31	26.27
总是	22	14.77	2	1.34	8	6.78

注：χ^2=33.122，P=0.000；χ^2=23.799，P=0.000。

2）跟踪内容：从跟踪内容看，无论是乡村医生还是乡镇医生都是以电话询问患者治疗进展的占比最大，分别为88.59%和70.34%。乡村医生跟踪内容较多的还有：协助患者病历和健康信息调动、评估患者转归情况、亲自探望住院期间的患者、参与患者治疗方案制定。乡镇医生跟踪内容较多的有：协助患者病历和健康信息调动、评估患者转归情况、亲自探望住院期间的患者、参与患者治疗方案制定。其他情况的占比都比较低。两组差异有统计学意义（$P < 0.05$）（表6-22）。

表6-22 基层医生的跟踪内容

项目	乡村医生对转入到乡镇卫生院的患者跟踪		乡镇医生对转入到县级医院的患者跟踪	
	人数/人	比例/%	人数/人	比例/%
电话询问患者治疗进展	132	88.59	83	70.34
协助患者病历和健康信息调动	65	43.62	38	32.20
亲自探望住院期间的患者	21	14.09	14	11.86
参与患者治疗方案制定	15	10.07	13	11.02
评估患者转归情况	27	18.12	30	25.42
其他	5	3.36	14	11.86

注：χ^2=12.877，P=0.025。

在上转患者就诊过程中，乡镇医生认为原转出的下级医生对患者进行跟踪情况以有时占比最大，为31.97%，经常跟踪的占比为27.05%，偶尔跟踪的占比为21.31%，从不跟踪的占比为15.57%；县级医生认为原转出的下级医生对患者进行跟踪情况是以偶尔的占比最大，为36.26%，有时跟踪的占比为22.53%，经常跟踪的占比为9.34%，从不跟踪的占比为28.02%。两组差异有统计学意义（$P < 0.05$）（表6-23）。

表6-23　上级医生认为基层医生对转诊患者跟踪的情况

项目	乡镇医生认为乡村医生对上转患者的跟踪		县级医生认为基层医生对上转患者的跟踪	
	人数/人	比例/%	人数/人	比例/%
无	19	15.57	51	28.02
偶尔	26	21.31	66	36.26
有时	39	31.97	41	22.53
经常	33	27.05	17	9.34
总是	5	4.10	7	3.85

注：$\chi^2=26.722$，$P=0.000$。

从跟踪内容看，乡镇医生认为乡村医生电话询问患者治疗进展的占比最大，其次是协助患者病历和健康信息调动占比，亲自探望住院期间的患者占比为17.60%，参与患者治疗方案制定的占比为15.20%，评估患者转归情况的占比为22.40%；县级医生认为基层医生以电话询问患者治疗进展的占比最大，其次是协助患者病历和健康信息调动占比，亲自探望住院期间的患者占比为9.34%，参与患者治疗方案制定的占比为24.73%，评估患者转归情况的占比为15.93%。两组差异有统计学意义（$P < 0.05$）（表6-24）。

表6-24　上级医生认为基层医生的跟踪内容

项目	乡镇医生认为乡村医生对上转卫生院的患者跟踪		县级医生认为基层医生对上转县级医院的患者跟踪	
	人数/人	比例/%	人数/人	比例/%
电话询问患者治疗进展	91	72.80	79	43.41
协助患者病历和健康信息调动	41	32.80	54	29.67
亲自探望住院期间的患者	22	17.60	17	9.34
参与患者治疗方案制定	19	15.20	45	24.73
评估患者转归情况	28	22.40	29	15.93
其他	8	6.40	14	7.69

注：$\chi^2=13.660$，$P=0.018$。

（3）上下级医生对转诊患者的信息反馈度：乡村医生认为乡镇卫生院接诊了自己转诊出的患者，医院或医生与自己沟通以有时沟通的最多，其次是偶尔沟通，再次是经常沟通，从不沟通的占比为 14.77%。乡村医生认为县级医院接诊了自己转诊出的患者，医院或医生与其沟通的情况以偶尔沟通为主，但从不沟通的占比为 32.43%。乡镇医生认为县级医院接诊了自己转诊出的患者，上级医院或医生与其沟通的情况，以有时沟通为主，经常和偶尔沟通占比几乎差不多，从不沟通的比例为 23.20%。两组差异均有统计学意义（$P < 0.05$）（表 6-25）。

表 6-25　下级医生上转患者时上级医院与其进行信息沟通的程度

项目	乡村医生认为乡镇卫生院与自己沟通的程度		乡村医生认为县级医院与自己沟通的程度		乡镇医生认为县级医院与自己沟通的程度	
	人数/人	比例/%	人数/人	比例/%	人数/人	比例/%
无	22	14.77	48	32.43	29	23.20
偶尔	42	28.19	51	34.46	25	20.00
有时	47	31.54	29	19.59	33	26.40
经常	31	20.81	19	12.84	26	20.80
总是	7	4.70	1	0.68	12	9.60

注：χ^2=22.168，P=0.000；χ^2=22.459，P=0.000。

乡镇医生接诊了转诊的患者，认为一体化的村医与其沟通的情况，以经常沟通的最大，占比为 31.20%，有时沟通的占比为 28.80%，从不沟通的占比为 10.40%。县级医生认为联合体内的医疗机构转诊的患者到本科室就诊下级医生与自己沟通的情况，以偶尔沟通的比例为最大，占比为 37.86%，其次为有时的占比 27.47%，从不沟通的占比为 17.58%，其他的比例都较低。两组差异有统计学意义（$P < 0.05$）（表 6-26）。

表 6-26　上级医生接收上转患者时下级医生与其沟通的程度

项目	乡镇医生认为乡村医生与其沟通的程度		县级医生认为基层医生与其沟通的程度	
	人数/人	比例/%	人数/人	比例/%
无	13	10.40	32	17.58
偶尔	31	24.80	68	37.36
有时	36	28.80	50	27.47
经常	39	31.20	23	12.64
总是	6	4.80	9	4.95

注：χ^2=18.928，P=0.001。

（4）患者病历资料自身携带程度：从乡镇医生认为患者从联合体内的下级医疗机构转诊到本院，能够携带相关检查资料（如处方、检查结果、转诊单等）的情况看，有时携带的占比为 27.20%，偶尔携带的占比为 17.60%，经常携带的占比为 16.80%，而从不携带的占比高达 36.80%。县级医生认为偶尔携带的占比最大，为 44.51%，有时携带的占比为 24.73%，从不携带的占比为 19.23%。两组差异有统计学意义（$P < 0.05$）（表 6-27）。

表 6-27　上级医生认为转诊患者携带资料的情况

项目	乡镇医生认为上转患者携带相关检查资料的程度		县级医生认为上转患者携带相关检查资料的程度	
	人数 / 人	比例 /%	人数 / 人	比例 /%
无	46	36.80	35	19.23
偶尔	22	17.60	81	44.51
有时	34	27.20	45	24.73
经常	21	16.80	20	10.99
总是	2	1.60	1	0.55

注：$\chi^2=27.546$，$P=0.000$。

（5）信息使用参照度：乡镇医生在制定转入患者的治疗方案时，考虑过一体化村卫生室的诊疗和用药情况以经常考虑最大，占比为 40.16%，其次为有时考虑的占比为 31.15%，总是考虑的占比为 25.41%；县级医生在制定转入患者的治疗方案时，考虑过医疗联合体内基层医疗机构的诊疗和用药情况以偶尔考虑最大，占比为 28.02%，其次为经常考虑的占比为 26.37%，有时考虑的占比为 21.43%，总是考虑的占比为 18.13%。两组差异有统计学意义（$P < 0.05$）（表 6-28）。

表 6-28　联合体内上级医生考虑过下级医生的诊疗和用药信息情况

项目	乡镇医生考虑过一体化村卫生室的诊疗和用药信息情况		县级医生考虑过医疗联合体内基层医疗机构的诊疗和用药信息情况	
	人数 / 人	比例 /%	人数 / 人	比例 /%
无	3	2.46	11	6.04
偶尔	1	0.82	51	28.02
有时	38	31.15	39	21.43
经常	49	40.16	48	26.37
总是	31	25.41	33	18.13

注：$\chi^2=42.550$，$P < 0.001$。

4. 县域医疗服务协调性提供现状研究

在转诊过程中，乡村医生协调转诊患者到联合体内（一体化）的上级医疗机构情况，以有时协调的占比最大，为 28.77%，偶尔协调的占比为 23.29%，经常协调的占比为 21.92%；乡镇医生有时协调的占比为 18.80%，偶尔协调的占比为 15.38%，经常协调的占比为 12.82%，但没有协调的占比高达 49.57%。两组差异有统计学意义（$P < 0.05$）（表 6-29）。

表6-29　转诊过程中医生协调转诊患者到联合体内（一体化）的医疗机构情况

项目	乡村医生对转诊到联合体内（一体化）医疗机构的患者协调的情况		乡镇医生对转诊到联合体内医疗机构的患者协调的情况	
	人数/人	比例/%	人数/人	比例/%
无	18	12.33	58	49.57
偶尔	34	23.29	18	15.38
有时	42	28.77	22	18.80
经常	32	21.92	15	12.82
总是	20	13.70	4	3.42

注：χ^2=46.408，P=0.000。

三、讨论和分析

1. 县域县乡村三级医生在人口学特征方面的基本情况

（1）县乡村三级医生在性别、年龄、文化程度、执业资格等方面差异显著，显示出不同的人口学特征。从性别看，乡村医生中，男性占比远多于女性，乡镇医生和县级医生均是女性多于男性。从婚姻状况看，县乡村三级医生均以已婚为主，不过县级医生中未婚占比也较大，为25.53%，显示年轻人占有一定比重，可能跟近年来县级公立医院改革加强对医学生的引进有很大关系。从文化程度看，我国村、乡、县三级医生文化程度大体呈现中专、大专和本科的学历特征，但乡镇医生中本科学历也超过20%，县级医生中大专学历超过20%。从另一层面来说，县级医院硕士研究生的比重偏低，从某种程度上说明我国县级医院对攻克疑难杂症的能力不足。从执业资格观察，乡村医生持执业资格的比例不到20%，80%的乡村医生无相关执业资格；乡镇医生中近70%具有执业资格，说明仍有30%医生尚没有执业资格；县级医生中持有执业资格的比例为80%。相对而言，乡村两级医生的执业医师资格持有率还有待提高，这在某种程度上反映了当前基层卫生机构的服务能力和水平。

（2）县乡村三级医生的工作年限和在本单位的工作年限差异显著，显示出不同的工作特征。本次调查中，乡村医生工作年限为（17.37±9.47）年，乡镇医生工作年限为（15.24±10.22）年，县级医生工作年限为（11.31±11.29）年。乡村医生最大工作年龄为45年，最短刚工作0.5年；乡镇医生最长工作41年，最短0.5年；县级医生最长年龄50年，最短1年。乡村医生、乡镇医生和县级医生的工作年限依次递减，可能表明我国村医工作时间的相对较长。从在本单位工作年限看，乡村医生为（14.70±10.52）年，乡镇医生为（10.82±9.91）年，县级医生为（8.33±8.48）年。可以判断我国村医工作年限相对较长，乡镇医生次之。这表明乡村两级医生的流动变化相对县级医生而言较为稳定一点。

2. 县域医疗服务体系服务提供的连续性特征

（1）患者转诊服务已经成为县域医疗服务体系的重要组成部分，基层医生向医联体（一体化）的上级医院转诊患者成为三级网的常见现象之一。过去的6个月内，乡村医生向一体化的乡镇卫生院转诊过患者的以偶尔和有时为主，各占近1/3的比例，经常转诊的占到1/6，而没有转诊的比例接近20%；向县级医院转诊过患者以偶尔和有时为主，占比分别为38.26%和35.57%，而没有转诊的比例也接近20%。不难看出，转诊服务已经是县域医疗机构纵向合作的重要组成部分。乡村医生以偶尔和有时上转患者到乡镇卫生院的比例要少于县级医院的比例，可能从某种程度上说明疾病更为严重，也可能是乡村医生更看重县级医院的医疗水平，不过乡村医生经常转诊到乡镇的比例高于县级的同类比例。但无论是何种情况，可以说明随着慢性病时代的到来，患者在多机构就诊越来越成为医疗服务提供体系变化的新特征。

这从上级医生的调查也得到证实，在过去的6个月当中，乡镇医生认为自己接诊的患者当中是经一体化村卫生室转诊而来的以偶尔和有时为主，分别超过1/2和1/3的比例；县级医生认为经联合体内的下级医生上转患者是以偶尔为主，占比接近1/2，有时转来的占比近1/4，不过13.83%的县级医生并不清楚前来就诊的患者是否经下级医生转诊过来，这可能表明这些医生在平时接诊过程中并没有过问患者是否经过转诊，这从某种意义上说明转诊服务提供并不是各级医生必须执行的一项制度规定。

（2）乡村医生在患者转诊前与本室其他医生交流总体上不如乡镇医生与其科室其他医生的交流程度好，同样在共同做出转诊决策时也是如此。信息沟通是保持服务连续性的基础和前提，也是纵向医疗连续体形成的必要条件。从在转诊前与本室其他医生共同交流过转诊患者的疾病和诊疗信息情况看，乡村医生以有时和经常为主，占比均不到1/3；乡镇医生以经常和总是为主，分别占比为1/2和近1/5。乡村医生转诊患者没有同本室其他医生共同交流的占比为22.15%，而乡镇医生仅为1.71%。可以发现，乡村医生在转诊前和其他医生之间的交流没有乡镇医生好。这表明乡镇医生在转诊决策前对转诊患者是做了一定交流准备的，而有些村卫生室仅有1名村医执业。这从乡村医生在转诊前与其他医生共同为患者做出转诊决策的以有时和经常为主，而乡镇医生转诊前与其他医生共同为患者做出转诊决策的以经常和总是为主得到进一步印证。另一方面显示出，随着疾病模式的变化，组织变革和业务治理方式也在悄悄发生改变，医生团队决策的模式正在逐渐形成。有研究表明，沟通是保证医疗服务连续性非常重要的方法，这个连续性包括患者在两级医院之间、在医院到基层医疗机构，或者是从医院到患者、从患者到患者的家属之间的所有沟通。

实际上，从首诊和转诊的角度观察，基层首诊越多越好，全科医生首诊对于需要转诊的患者来说，实际是一个大分诊台和初筛门诊，采取的是先全科、后专科的服务模式。如果能够采取全科医护团队集体进行转诊判断就能够形成良好的集体转诊决策制度。有实例研究发现，北京的大屯社区和安贞医院挂钩，有患者只是说肩痛开点止痛药，但护士在交谈中察觉到导致患者肩痛的可能不是肌肉问题，怀疑是心肌梗死症状，于是赶紧联系上级医院开通绿色通道，通过确诊，然后及时做了心脏支架手术。如果遇到复杂和严重的疾病，全科医生团队会诊也可以及时判断并转诊，大大减少了患者盲目选择上级医院科室的可能性。

（3）基层医生转诊患者以诊疗能力和个人判断为依据，依据个人经验判断而不是临床规范是目前转诊的普遍现象。基层医生在何种情况下建议患者转诊是判断患者是否接受连续性转诊的重要标志。数据发现，乡村医生做出转诊安排的依据和乡镇医生的依据占比情况虽有差异，但主要都是因病情不能确诊、因治疗效果不好、因经检查需要以及因仪器设备有限而转诊，而因医生自身能力有限而转诊的，乡村两级医生的比例都不高。认为患者自主要求转诊的比例，乡村医生的占比为 5.37%，而乡镇医生的占比为 20.80%。从这里可以看出，基层医生转诊患者是以综合服务能力为依据，而不是以担心医疗风险来考量。这就说明了一个基本事实是，如果要基层医生尽可能少转患者，除了加强平时的健康管理和预防保健外，提高基层医生的技术能力和素质是前提，同时适度的检查检验诊断能力更加重要。因为如果病情不能确诊或不能对症治疗，都可能影响到诊疗效果，尤其在基层医疗机构缺少临床指南和路径的情况下。因此，不断提高基层的综合服务能力，尽可能扩大基层的医疗范围是一个国家整合型医疗服务系统构建的基础。而医疗范围的界定是区别社区医生与临床专家的基本条件。Javalgi 等人的研究显示，医生转诊患者的决策根据其重要性分成 4 种类型：①专业技术／临床技术导向（64%），专科医生的医疗技术或业务能力是最重要的标准；②服务导向（26%），获得患者好评的咨询医生；③接纳／位置导向（6%），咨询的有效性或等待时间也是重要因素；④成本导向（4%），不超过患者保险范围或患者转回原地治疗的可能性。

从上级医生判断联合体内（一体化）的下级医生的转诊依据来看，乡镇医生认为乡村医生仅凭个人临床经验判断的占比为 1/3 之多，两个医生一致判断的占比仅为 6.40%，依据其他情况的占比 45.60%，而遵守临床规范转诊的占比为零。县级医生认为下级医生能遵守临床路径或规范转诊的占比最大，接近 1/3，两个及以上医生一致判断的占比接近 1/4，仅凭个人临床经验判断的占比为 15.93%。显然，乡村医生过多根据个人临床经验而不是临床证据或指南做出判断可能造成患者不需转诊而转诊以及须转诊时却并没有及时转诊的现象出现。从目前来看，两级医生依据转诊经验判断是样本点农村医疗服务提供的普遍现象。研究证明，在服务提供中，过分依赖医生专业自主权的判断而忽视临床循证知识的积累以及疾病诊疗路径的标准化设计，将会造成基层医生不能够完全依据患者的医学要求进行规范性转诊。当缺乏有效沟通与协作机制时，这种专业自治权极易导致医疗服务提供中的服务不足、过度利用、错误利用和不必要重复等低质量现象。

（4）转诊服务提供内容丰富，但大多是遵循程序性的登记安排。从基层医生为转诊患者提供服务的内容情况看，乡村医生提供最多的服务依次是：对转诊患者进行登记、与上级医院的医生进行联系并沟通病情、推荐医院、开具转诊单。乡镇医生提供较多的服务依次是对转诊的患者进行登记、与上级医院的医生联系并沟通了病情、提醒携带相关检查结果、推荐医院、开具转诊单。乡村医生在患者转诊时提供较少服务内容的为陪同转诊、提醒携带相关检查结果和推荐了医生等内容，而乡镇医生在患者转诊时提供较少的服务内容包括推荐医生和陪同转诊等。可以判断，这些转诊服务提供的内容比较丰富，但多是遵循程序性的登记安排。访谈发现，乡镇医生向县级转诊患者，一般都是推荐县级医院，而不是县级医院医生。一方面，由于平时的县乡医疗机构对口科室业务交流很少，医生之间对各自的专业背景并不熟悉；另一方面，为了怕医生之间转诊出现医医合谋，不少县级医院和乡镇卫生院都规定，不允许自己联系接诊的医生。这跟国外转诊服务中，全科医生作为患者的守门人制度很不一样，因为全科医生是代理患者购买专科服务，必须要清楚专科医疗机构相应医生的执业范围和专业领域，这样有利于协调转诊患者对合适医疗机构以及合适医生的正确选择。

　　课题组在 R 市 MB 镇中心卫生院看到，R 市中医院为了促进乡镇卫生院更好的接受转诊服务，推出了温馨转诊服务联系卡，卡上记录了该院各相关科室的联系电话，如果乡镇卫生院需要向该院转诊，直接与所在接诊科室的负责人联系。但相应的手续仍然按照该院普通医生的正常就诊手续办理。除非是急诊患者，可以先直接进入科室，然后再补挂号手续。D 县中医院在对口帮扶乡镇卫生院过程中，也建立了双向转诊制度，不断完善危急重患者向上转诊程序，对于病情转归的患者（痊愈和好转）落实下转，由转诊医师签名，写明转诊原因、转回日期等。Forrest 等人对医生的转诊行为研究发现：①社区医生喜欢把他们的患者转给与他们关系良好的专科医生；②社区医生不仅要为患者选择专科执业医生，而且还要做出恰当的选择；③转诊模式会受到地方卫生政策、医疗保险及其他医生的竞争状况等方面的影响；④严重的合并症是患者转诊的决定因素；⑤转诊不只发生在诊所，也会通过电话访谈或工作人员与患者互动时发生；⑥在选择的过程中，专科医生专业技术水平非常重要。

　　（5）从转诊的便利性看，乡村医生和乡镇医生认为急性患者和普通患者上转能够直接进入科室就诊的情况差异较大。从转诊的急性患者能够直接进入上级医院科室就诊情况看，他们认为自己转诊上去的急性患者能够直接进入科室就诊以经常为主，占比接近 3 成，其次是有时，占比接近 1/5；乡镇医生认为自己转诊上去的急性患者能够直接进入科室就诊，以经常为主，占比为 26.40%，总是的占比为 17.60%，总体上两者之差异有显著统计学意义。这说明尽管乡村两级医生对急诊患者直接进入上级医院科室的认知不一样，但还是有部分急诊患者能够直接转诊进入上级医院科室就诊。不过乡镇医生中有近 3 成的比例、乡村医生有 16.11% 的比例并不清楚上述情况。这可能表明，乡村医生作为患者的健康管理者，还要注重平时对转诊患者的连续性跟踪，而乡镇医生对此的关注行为并不如乡村医生高。

　　这从上级医生对本问题的回答可以得到佐证。乡镇医生对联合体内下级医疗机构转诊上来的急性病患者直接进入科室就诊情况，经常和总是安排的比例之和达到 63.11%，没有安排的仅占 1.64%；县级医生对联合体内下级医疗机构转诊上来的急性病患者直接进入科室就诊情况，偶尔和有时安排的比例之和为 52.19%，经常和总是安排的比例之和为 37.36%，没有安排的占比为 10.44%。这表明与县级医生相比，乡镇医生能够直接安排急诊患者进入科室的比例要好得多。可能的原因是乡镇医生业务量相对较小，因而安排的概率大，可以优先就诊、优先住院，患者接受到的服务连续性相对高一些。实际上，在多机构就诊中，候诊时间的延长是一个很大的问题，它包括预约就诊后的等待时间以及转诊候诊时间。如果患者能够直接进入科室，可以大大降低患者的等待时间。

　　从转诊的普通患者直接进入科室就诊情况看，乡村医生认为自己转诊上去的普通患者能够直接进入科室就诊情况以有时为主，占比为 35.57%，其次是经常，占比为 19.46%，其他的比例都较低；乡镇医生认为自己转诊上去的普通患者能够直接进入科室就诊情况以有时和经常为主，占比分别为 16.80% 和 26.40%，而不清楚的占比为 32.00%。显然与上述急诊患者相比，普通患者转诊直接进入科室的情况要差一些。而乡村两级均有部分医生对直接安排进入科室的情况不清楚，可能表明基层医生对转诊患者没有进行跟踪。

这也从上级医生对本问题的回答可以得到佐证。乡镇医生对联合体内下级医疗机构转诊上来的普通患者直接进入科室就诊情况，经常和总是安排的比例之和达到58.20%，偶尔和有时安排的比例之和为39.35%。县级医生对联合体内下级医疗机构转诊上来的普通患者直接进入科室就诊的情况，偶尔和有时安排的比例之和为64.84%，经常和总是安排的比例之和为25.83%。显然，对于普通患者的接诊工作，乡镇医生能够安排患者直接进入科室的比例要好于县级医生，可能表明在转诊的便捷性方面，乡镇医生的服务要优于县级医生。这可能说明，乡村一体化的推行有利于促进患者转诊的及时和连续，而县乡虽然建立了协作关系，但在缺少对连续性服务要求的背景下，医疗机构间很难结成以患者目标为愿景的利益共同体，因而并没有在就诊流程上进行更高程度的优化，不同层级医生针对转诊患者的服务提供仍然主要是以机构为中心的分割性服务提供而不是以患者为中心的连续性服务提供。

（6）乡镇医生和县级医生实施过患者下转均以有时和偶尔的占比最大，但存在较大差异。从下转的服务连续性看，患者在康复期或疾病稳定期间，乡镇医生以有时和偶尔实施下转的占比排前两位，分别接近30%和25%成，经常实施的占比不到20%，从不实施的占比接近30%；县级医生实施过患者下转以偶尔和有时实施的占比排前两位，分别为40%和25%，经常实施的占比为14.29%，从不实施的占比接近20%。这个从基层医生的反馈得到相互印证。乡村医生认为对自己转出的患者是否在康复期或疾病稳定期回本室或家庭病床由其继续提供康复服务情况看，以有时和偶尔排前两位，经常占比为22.82%，没有这种情况的占比为16.76%；乡镇医生也认为有时和偶尔排前两位，经常和总是的占比都较低，没有这种情况的占比为13.60%。这表明，由于实施医联体，县域中向下转诊的服务安排尽管比例不高，但还是在一定程度上存在着。

患者下转时，乡镇医生一般安排了的服务根据比例的大小依次是对转诊的患者进行登记、推荐了下级医疗机构和医生、与下级医疗机构的医生联系并沟通了病情、提供了患者相关诊断用药信息、开了转诊单，什么服务都未提供的占比极低；县级医生一般安排的服务中，根据比例的大小依次是提供了患者相关诊断用药信息、与下级医疗机构的医生联系并沟通了病情、推荐了下级医疗机构和医生、开了转诊单，什么服务都未提供的占比不到1成。从这里可以看出，下转比例以偶尔和有时为主，表明目前上转容易下转难的现象依然存在。但一旦实施下转，在转诊手续的完善上却更为细腻，如乡镇医生提供了患者相关诊断用药信息占1/3多，县级医生则占到1/2多，乡镇医生和县级医生推荐了下级医疗机构和医生以及与下级医生联系并沟通了病情的比例都在服务提供的内容中所占比例较大，而且乡镇医生开展此项服务还要好于县级医生。不过，两者开具转诊单的比例都不到10%，这说明正规化的转诊制度安排还没有有效建立起来。

（7）上级医生没有很好通知基层医生对出院回家患者进行随访，不通知的情况占有较大比例。从随访服务连续性看，对自己转诊上去的患者出院回家，乡村医生认为出诊医院通知其进行定期随访的基本上以偶尔和有时为主，占比在1/3左右，从不通知的占到1/4多；乡镇医生认为出诊医院通知其进行定期随访的以有时为主，占比略超1/3，而从不通知的占到1/3之多。总体而言，上级医院通知乡村医生要好于通知乡镇医生。这可能表明，乡村医生是患者直接的健康管理者，通知乡村医生随访有利于加强后续的健康管理。实际访谈也发现，乡镇医生对于转诊的患者出院回家，由于实行乡村一体化以及从乡村医生的职责考虑，通知随访的概率要远大于县级医生通知乡镇医生来进行定期随访的概率。原因的一方面可能是成立县乡医联体的两级医疗机构还没有深入开展此方面的合作内容；另一方面，一般县级医院将转诊患者业务设在市场部或客户管理部门，对出院患者的定期随访都是由本单位直接与患者开展电话交流完成。换句话来说，上级医院对于本院出院患者的后续康复护理多数情况是全包，患者出院回家，自然很少安排乡镇医生来随访。

3. 县域医疗服务体系信息提供的连续性特征

（1）不同层级医生针对转诊患者的信息沟通连续性不同程度存在，接诊医生对转诊患者的信息反馈同样如此。从基层医生与向上转诊机构沟通的连续性来看，转诊前乡村医生与接诊的乡镇卫生院交流患者转诊以有时交流为最大，占比近3成，经常交流的占比为1/4多点；乡镇医生在转诊前与接诊的县级医院交流转诊患者事宜的以有时和经常交流为主，占比分别为35.90%，不交流、偶尔交流和总是交流的占比都很低。显然，乡镇医生与县级医生的沟通要好于乡村医生与乡镇医生之间的交流。笔者认为，随着近年来我国推动农村三级网络建设，乡村一体化和县乡医联体的建立使得县域医疗机构在某种程度上建立了纵向联动关系，推动了上下级医疗机构之间的业务交流。

从上转时下级医生与接诊医生沟通的连续性看，转诊前乡村医生与接诊的乡镇医生直接交流转诊事宜依次是以有时、经常、偶尔交流的比例较大；转诊前乡镇医生与接诊的县级医生直接交流转诊事宜的依次以经常、有时和总是交流的比例较大，而从不交流的比例都较低，乡村医生为15.44%，乡镇医生为4.27%。可以看出，从患者转诊时与医疗机构的交流情况看，基层医生与上级机构之间的交流也是不同程度存在着。医生之间为转诊患者进行交流有利于信息的及时传递和共享，也为推动诊疗规范的确立打通路径。而且，乡镇医生与县级医生之间的交流要好于乡村两级医生之间的交流，可能有利于减少重复的服务提供。但无论是村医还是乡镇医生在转诊前与上级医院的沟通程度要好于与上级医生的沟通程度，即患者上转的信息交流更多发生于机构而不是医生之间，这说明信息交流的深度仍然不够。

从服务整合的视角看，患者健康状况信息和诊疗信息的及时、准确和完整的传递是实现信息共享的保证，也是保证服务连续性的重要条件。从某种意义上说，信息流实际上是服务流的基础条件，因为服务流的实现很大程度上是依靠信息的传递作为基础。在一个协调的医疗服务模式中，服务提供者能够基于某种正式的行政结构来分享疾病及其治疗信息，互相交流，并且在协调过程中接受协调组织或病例协调员的监督。当患者离开首诊机构进入再诊机构时，许多安全隐患就发生在不同机构间的链接处。若信息未能及时传递给再诊机构，那么重复检查重复检验，甚至包括医源性的感染就无法消除，极大地影响着患者的诊疗质量和安全。

（2）基层医生对转诊到上级医院的患者都进行了不同程度的跟踪，但跟踪内容相对处于较低层次。从医生跟踪连续性来看，乡村医生对转诊到乡镇卫生院就诊的患者进行跟踪以有时最多，占45%，偶尔跟踪的占比次之，为17.45%；乡村医生对转诊到县级医院就诊的患者进行跟踪以偶尔最多，占比超过40%，有时占比36.91%，不过从不跟踪的比例都比较低。

乡村医生是患者健康档案管理的主要实施者，跟踪不及时或不跟踪显然会降低疾病管理的连续性，不利于保持完整的疾病记录，进而影响疾病信息在多机构传递的完整性和及时性。不过从网络层级看，乡村医生对转到乡镇卫生院的患者进行跟踪的程度要好于转诊到县级医院的患者。这提示，乡村医生对跨层级患者的转诊跟踪，在目前条件下存在着某种"高不可及"的现象，难以实现良好的信息联系。

乡镇医生对转诊到县级医院就诊的患者进行的跟踪以有时为主，占比为 27.97%，经常跟踪占比为 26.27%，偶尔跟踪占比为 22.88%。可能的原因是乡镇医生也是居民健康管理的负责者，对转诊患者负有责任。但乡镇医生不跟踪的比例均大于乡村医生不跟踪的比例，可能表明乡村医生的转诊跟踪责任相对更大一点。乡镇医生对转往县级医院患者的跟踪要好于乡村医生对转诊到县级医院的患者比例，总体差异有显著统计学意义。这可能表明乡镇卫生院作为三级网的枢纽，在促进患者转诊方面具有明显优势，它具有承上启下的作用。这提示在村医能力薄弱、互通性信息系统尚未建立的情况下，如果能强化乡村两级医疗机构的紧密程度，并提供有效的平台和机制，将有利于基层医生共担患者的疾病管理和信息汇总职责，促进他们将患者的诊疗信息完整地归于一处。

从跟踪内容看，乡村医生有近 90%、乡镇医生近 70% 以电话询问过转诊患者的治疗进展，乡村医生超过 40%、乡镇医生超过 30% 协助过患者病历和健康信息的调动。但在亲自探望住院期间的患者、参与患者治疗方案制定、评估患者转归情况等方面所占比例都较低，其中比例稍高的是乡村医生评估患者转归情况，占近 20%，乡镇医生评估患者转归的情况占 25%，其他内容的比例仅 10% 左右。从目前情况看，对于转诊患者来说，乡村医生和乡镇医生都能够跟踪患者的疾病进展信息，但深层次的跟踪内容相对比较低。可能的原因是医联体合作的内容不够深入。不过，尽管比例较低，比如基层医生评估患者的转归情况，但从医改的价值导向上来看，基层医生作为患者的健康守门人，至少是在逐渐对患者的健康管理内容进行了拓展。这在一定程度上说明，随着乡村卫生管理一体化的加强和公共卫生服务均等化政策的推进，部分基层医生逐渐对自己转诊的患者负责，县域纵向医疗机构医生之间的纵向合作逐步显现。

在转诊患者就诊过程中，乡镇医生认为原转出的下级医生对患者进行跟踪情况以有时跟踪的占比最大，接近 1/3，经常跟踪的占比超过 1/4，偶尔跟踪的占比超过 1/5，从不跟踪的占比为 15.57%；县级医生认为原转出的下级医生对患者进行跟踪情况是偶尔跟踪的占比最大，为 36.26%，有时跟踪的占比为 22.53%，经常跟踪的占比为 9.34%，从不跟踪的占比为 28.02%。这与乡村医生和乡镇医生的自主回答虽然统计比例不一样，但结果基本一致。从跟踪内容看，乡镇卫生院认为乡村医生跟踪内容所占比例较大的依次是电话询问患者治疗进展、协助患者病历和健康信息调动；县级医生认为基层医生跟踪内容占比较大的依次是电话询问患者治疗进展、协助患者病历和健康信息调动。这也与乡村医生和乡镇医生的自主回答虽然统计比例不一样，但结果仍然基本一致相符。

（3）上下级医生都对转诊和接诊的患者进行了信息反馈，但存在差异。从乡村医生的角度反馈，乡村医生认为乡镇卫生院接诊了自己转诊出的患者，乡镇卫生院或医生与自己沟通以有时的最多，占比接近 1/3，偶尔沟通的占比接近 30%，经常沟通的占比刚超过 20%，而从不沟通的占比为 14.77%。乡村医生认为县级医院接诊了自己转诊出的患者，医院或医生与其沟通的情况以偶尔沟通为主，占比略超 1/3，有时沟通的占比为 1/5，从不沟通的占比接近 1/3。显然，乡镇医生对接诊的患者进行信息反馈，要比县级医生好得多，差异也具有显著统计学意义。从乡镇医生的角度反馈，乡镇医生认为县级医院接诊了自己转诊出的患者，上级医院或医生与其沟通的情况，以有时沟通为主，占比 1/4 略多一点，而经常和偶尔沟通的占比几乎差不多，各占 1/5，从不沟通的比例接近 1/4。与乡镇卫生院或医生相比，县级医院或医生对乡村医生转诊到县级医院的患者与乡村医生的沟通远不如乡镇医生沟通的好，可能因为跨越一个层级的关系。这可能同样表明乡镇卫生院作为三级网的枢纽，在促进患者转诊方面的承上启下作用优势明显。

从乡镇医生的角度观察，乡镇医生认为乡村医生将患者转往乡镇卫生院时，与乡镇医生进行沟通时以经常、有时和偶尔沟通的比例为较大，从不沟通的占比仅 10%。县级医生认为联合体内的患者转诊到县级医院科室就诊，下级医生与自己沟通时以偶尔沟通的比例为最大，占比接近 2/5，有时的占比超过 1/4，从不沟通的占比不到 20%。上述比例与基层医生对转出患者进行询问时回答与接诊医生沟通的比例尽管有出入，但基本能够相互印证，这说明了目前医生因患者转诊与上级沟通的情况是广泛存在着，尽管程度不高。

上述情况表明，随着国家对医联体（一体化）工作的重视，不同层级医院及其医生之间的交流也在加大，特别是围绕患者的转诊进行了一定程度的沟通，打破了"信息孤岛"的孤立状态。不过，就目前而言，双向转诊程序更多是对患者的转诊规定了通用的转诊标准，并没有涉及到沟通的详细机制安排，这也提示未来的医联体还有很大的协作改进空间。2011 年，美国卫生和人类服务部发布了 6 项优先的国家质量改进策略，其中之一是促进有效的交流和保健协调。研究发现，医务人员之间、医疗机构之间不适当的保健协调、不完全的交流协作将会导致较差的服务质量、不安全的保健和浪费。比如，将近 1/5 的老年人在 30 天内再次入院，这些人中 3/4 的再入院率是可以预防的，每年大概可以节约 120 亿美元的医疗成本。平均每年有超过 70 万患者接受不良药物反应事件，医院急救部门以及多个医生之间不能管理和协调所开的药物处方是主要的影响因素之一。

（4）县乡医生都认为患者能够携带相关检查资料的比例不高，两者之间存在差异。从患者信息传递的连续性来看，乡镇医生认为患者从一体化的村卫生室转诊到本院，能够携带处方、检查结果、转诊单等相关检查资料以有时的占比最大，接近 30%，偶尔携带和经常携带的占比都不到两成，从不携带的占比高达近 40%。县级医生认为患者偶尔携带的占比最大，接近 45%，有时携带的占比接近 25%，从不携带的占比接近 20%。可以发现，从村卫生室转上去的患者从不携带的比例高于从乡镇卫生院转到县级医院的患者比例，这可能表明患者与乡镇医生在信息服务方面的依从性较好，也有可能表明村医因技术和设备限制提供的信息价值有限。多数患者在转诊过程中只是偶尔或有时能够携带相关检查资料，这说明书面的疾病信息在转诊时只能在较低程度上传递。可能的原因在于：一是信息本身记录不全；二是信息传递受人为因素影响较大；三是如果转诊间隔较长，即使携带，其价值也大打折扣，更谈不上信息在机构间的共享。这提示在目前情况下，虽然不同层级机构开展了合作，但并没有在服务流程再造和信息共享方面进行进一步的探索。

（5）不同层级医生对前次用药信息都不同程度有所考虑，乡镇医生考虑的程度要好于县级医生。从信息使用连续性情况看，乡镇医生在制定转入患者的治疗方案时，考虑过一体化的村卫生室的诊疗和用药情况以经常考虑最大，占比为40%，有时考虑的占比为30%，总是考虑的占比超过25%。总之，表明乡村一体化的推进，两级医疗机构针对转诊患者的信息连续性还是在逐渐加强。县级医生在制定转入患者的治疗方案时，考虑过联合体内乡镇卫生院的诊疗和用药情况以偶尔考虑最大，占比接近30%，其次为经常考虑的占比超过25%，有时考虑的占比超过20%，总是考虑的占比不到20%。这表明随着联合体的推进，如果能把下级诊疗信息完整传递上来，县级医生在临床决策时也会不同程度参考下级医生的诊疗信息。如果有合适的激励和约束制度，这种情况或许更好。叶婷（2013）的研究发现，98.68%的县医院医生在接诊时会主动了解患者先前的就诊信息。其中，34.82%的医生通过询问患者及其家属，26.34%的医生通过查阅患者病历资料，38.84%的医生结合询问和病历资料来了解患者先前的就诊信息。不过，虽然绝大多数医生会主动了解患者病情，但依然有34.82%的医生不利用病历资料，可能的主要原因是县医院医生对下级机构的总体信任度不高。

4. 县域医疗服务体系服务提供的协调性特征

从患者转诊服务的管理协调性来看，乡村医生协调转诊患者到联合体内（一体化）的医疗机构就诊，以有时协调的占比最大，但不到30%，偶尔协调的占比接近25%，经常协调的占比略超20%，但从不协调的比例仅为10%；乡镇医生以有时协调的占比最大，但仅为18.80%，偶尔协调和经常协调的占比与有时协调的占比相差无几，而没有协调的占比高达50%。显然，乡村医生对于转诊患者的协调要好于乡镇医生对于转诊患者的协调，可能表明乡村医生是患者的直接守门人，由于熟悉等因素，协调性可能更好。而乡镇医生没有协调的比例高达50%，可能表明目前乡镇卫生院转诊的患者多半是自由转诊。

调查表明，目前样本点虽然实施乡村卫生一体化，成立县乡联合体，但乡村两级医疗机构并没有建立针对转诊患者的协调部门或设立病例协调员，仅有一些县级医院将此项工作交给市场部，如Q区中心医院；或交给医务部门，如D县中医院。患者转诊过程基本上都是靠临床医生自觉的职业道德责任或者由乡镇卫生院办公室或者县级医院的客服部在患者自愿的基础上协调患者去相应的医疗机构，协调更多的是以电话通知方式为主。这种转诊方式，无论是上转还是下转，都带有较大的随意性和不确定性，医生最多只能在信息的沟通方面一定程度上把转诊患者的信息反馈给相应接诊机构。由于责任未能明确，患者能否接受接诊医生根据疾病需要提供的协调安排具有相当的不确定性。此外，基层医生的服务能力相对偏弱，部分患者由于在转诊前治疗效果不好，自己或家人要求提前出院等情况也占有较大比重。这种情况下，患者听从医嘱到相应的医疗机构就诊的比例并不一定高，因为还缺乏良好的信任环境，他们多数是根据上级医院的品牌、规模和档次盲目选择自认为合适的医疗机构就诊，也或是根据亲戚朋友、甚至是病友的推荐去选择相应的医疗机构。

四、本 章 小 结

从医生的视角观察，当前在样本点县域医疗服务体系随着分工协作政策的推进而建立了乡村卫生一体化和县乡医疗联合体，在服务提供连续性方面，转诊服务已经是不同层级医疗机构合作的重要内容，下级医生转诊患者是以诊疗能力和个人判断为依据，且依据临床个人经验判断是目前转诊的普遍现象。虽然转诊服务提供的内容丰富，但不够精细，部分只是遵循程序性的登记安排。乡村两级医生在转诊前都不同程度与本室其他医生进行过交流。从转诊服务的便利性看，乡村两级医生都不同程度认为急性患者上转较为便利，但患者在康复期或疾病稳定期间下转很不理想，大多是出院即回家，上级医生并没有很好通知基层医生进行随访。在信息连续性提供方面，不同层级医生针对转诊患者的信息沟通连续性不同程度存在，接诊医生对转诊患者的信息反馈、基层医生对转诊患者的跟踪也不同程度存在。在服务管理的协调性方面，乡村两级并没有建立针对转诊患者的协调部门或在所在单位设立病例协调员来为转诊患者提供协调服务，转诊服务总体协调性较低。

参 考 文 献

[1] 陈宁姗. 建立协调统一的卫生服务体系提供连续性协调性卫生服务 [J]. 中国卫生经济, 2010, 29(6): 5-7.

[2] 徐青, 刘滨, 徐翔, 等. 建立健全农村三级卫生服务网络的政府责任体系重构 [J]. 医学与社会, 2008, 21(6): 19-21.

[3] HENNEN B K. Continuity of care in family practice. part 1: dimensions of continuity [J]. J fam pract, 1975, 2(5): 371-372.

[4] GULLIFORD M, NAITHANI S, MORGAN M. What is 'continuity of care'? [J]. J health serv res po, 2006, 11(4): 248-250.

[5] MOLLA S, DONALDSON, KARL D, et al. Institute of Medicine(IOM). Primary care: America's health in a new era [M]. United States: The national academies press, 1996.

[6] HAGGERTY J L, REID R J, FREEMAN G K, et al. Continuity of care: a multidisciplinary review [J]. BMJ, 2003(327): 1219-1221.

[7] RIDD M, SHAW A, SALISBURY C. "Two sides of the coin". The value of personal continuity to GPs: a qualitative interview study [J]. Fam pract, 2006(23): 461-468.

[8] SOFAER S, FIRMINGER K. Patient perceptions of the quality of health services [J]. Annu rev publ health, 2005(26): 513-559.

[9] LEVESQUE J F, HAGGERTY J, BURGE F, et al. Canadian experts' views on the importance of attributes within professional and community oriented primary healthcare models [J]. Healthcare papers, 2011, 7(11): 21-30.

[10] O'MALLEY A S, CUNNINGHAM P J. Patient experiences with coordination of care: the benefit of continuity and primary care physician as referral source [J]. Gen intern med, 2008, 24(2): 170-177.

[11] 黄伟, 张亮. 农村三级卫生服务网络中预防保健功能激活策略分析 [J]. 医学与社会, 2008, 21(7): 29-30.

[12] SCHERS H, WEBSTER S, VAN DEN HOOGEN H, et al. Continuity of care in general practice: a survey of patients' views [J]. Brit J gen pract, 2002, 52(479): 459-462.

[13] BOON H, VERHOEF M, O'HARA D, et al. From parallel practice to integrative health care: a conceptual

framework [J]. BMC health serv res, 2004(4): 15.

[14] PRESTON C, CHEATER F, BAKER R, et al. Left in Limbo: patients' views on care across the primary/ secondary interface [J]. Qual health care, 1999, 8(1): 16-21.

[15] VAN ACHTERBERG T, STEVENS F J, CREBOLDER H F, et al. Coordination of care: effects on the continuity and quality of care [J]. Int J nurs stud, 1996, 33(6): 638-650.

[16] SINGER J S, BURGERS J, FRIEDBERG M, et al. Defining and measuring integrated patient care: promoting the next frontier in health care delivery [J]. Med care res rev, 2011, 68(1): 112-127.

[17] 李伯阳, 叶婷, 孙学勤, 等. 我国连续性卫生服务的概念框架探讨 [J]. 中国卫生经济, 2011, 30(1): 8-10.

[18] 王俊霞, 刘燕. 由《扁鹊见桓公》谈医患沟通及其技巧 [J]. 安徽医学, 2010, 31(9): 1114-1116.

[19] HELLES R, LORENSEN M, SORENSEN L. Challenging the information gap the patients transfer from hospital to home health care [J]. Int J med inform, 2004, 73(7): 569-580.

[20] RICHARD B, SALTMAN A, WIENKE. Primary care in the driver's seat? Organizational reform in European primary care [M]. Maidenhead UK: Open university press, 2006.

[21] MCGLYNN E A, ASCH S M, ADAMS J, et al. The quality of health care delivered to adults in the United States [J]. New engl J med, 2003, 348(26): 2635-2645.

[22] FUCHS, VICTOR R. The Future of health economics. Who shall live? [M]. Znd ed. Singapore: World scientific publishing cop te Ltd, 2000: 141-157.

[23] 魏来, 张研, 张亮. 农村纵向医疗服务网络协调性和连续性服务的提供现状研究 [J]. 中国卫生事业管理, 2015(3): 217-221.

[24] Department of Health and Human Services. National strategy for quality improvement in health care. [EB/OL]. www. healthcare. gov/law/resources/reports/quality03212011a. html.

[25] Medicare Payment Advisory Commission. MedPAC report to congress [EB/OL]. www. medpac. gov/documents/jun07_EntireReport. pdf.

[26] MILLER M. Payments to promote delivery system integration. In the healthcare imperative: Lowering costs and improving outcomes [R]. Washington, DC: Institute of medicine, 2010.

[27] BUDNITZ D S, POLLACK D A, Weidenbach K N, et al. National surveillance of emergency department visits for outpatient adverse drug events [J]. JAMA, 2006, 296(15): 1858-1866.

第七章
整合效果：县域医疗服务纵向整合结果的住院病历视角评判

随着疾病谱的变化、人口的老龄化以及患有复杂病情的慢性病患者的增多，经常需要社区医生、医院医生以及社会保健专业人员提供长期的保健服务。我国正在推进的医联体建设，就是要形成一个完整衔接的保健服务链，以满足患者需求的变化需要。国外研究表明，卫生服务连续性好的机构中病人的满意度比其他机构有显著提高。不过，医疗服务纵向整合效果分析代入的参量不同，逻辑合理性的评估标准也存在较大差异。如果纵向整合追求服务提供者的收益最大化，其必然带来目标的偏倚。Coddington 等（2001）的研究表明，如果服务整合不是以病人为中心，整合将毫无意义，也不可能取得成功。Rogers 等（2000）认为整合的服务提供是满足患者的需要，而不是提供者。因此 Shortell 等（1994）认为这种整合最应该通过患者获得服务的结果来判定，所以 Sara 等（2011）将整合医疗服务概念演化到整合的病人保健，以区别整合的提供组织。因为整合的组织结构并不一定给病人带来整合的服务。本章将以病人就诊为路径，通过住院患者病历对因同一疾病就诊于县乡两级医疗机构接受协调和连续的服务现状进行剖析，揭示纵向服务整合结果。

一、研 究 框 架

1. 基于需方的纵向医疗服务连续性概念

医疗服务的连续性，是指对患者从门诊到住院、会诊、转院、出院等，能够享受到持续不断的服务，包括明确负责病人的医务人员，及时记录和追踪检查报告，建立完善的资料档案等服务内容。显然，服务连续性的本质内涵是对患者在医疗机构进行健康干预提供量身定做且符合成本效益的服务过程，是对患者疾病诊疗全过程、全方位地尊重。广义上来讲，它是指医疗服务的利用者从出生到死亡的整个生命周期过程中，无论在健康或疾病状态下，都能获得医疗机构所提供的在时间和空间上连续的医疗服务。然而，由于本概念在现实中暂不具备可操作性，学者们将医疗服务连续性分为系统服务的连续，即最关注全生命周期的防治结合和健康管理，以及体系内、医院内提供服务的连贯性，即关注各层次医疗机构之间服务的无缝衔接。Aston（1996）提出了"同一疾病过程的时间指标"，后由 Weissman

（2001）、"台湾卫生署"（2008）相继引用和发展，将"间隔在15天或30天范围内的、因罹患相同疾病或因此疾病而引发的相关疾病再入院患者"作为国际上比较认可的在同一疾病过程中的两次入院。因此，为研究方便、可操作和有效，根据国内外诸多学者的研究观点，本书将纵向医疗服务的连续性界定为同一疾病周期（30日内）的患者在纵向医疗机构获得的在时间和空间上的连续性服务。本书综合学者们的研究文献，以患者就诊流程为主线，揭示同一疾病周期的患者在纵向医疗机构间就诊和转诊所涉及的整合服务内容，主要从服务提供连续性、信息提供连续性和服务管理协调性三个维度展开研究。

（1）服务提供连续性：从病人的角度来说，Alazri等（2006）认为连续性服务是"病人体验到的医疗服务是一个协调且顺利的过程"。它是"病人与一个或多个医生之间贯穿多种医疗保健活动的治疗关系，其结果是医生对病人全面了解并提供与病人需要相一致的医疗服务"（Haggerty，2007）。因此，本概念主要是指患者在同一疾病周期内在纵向医疗机构间就诊接受诊疗服务的连续性，即病人无论在住院期间还是门诊就诊都能够获得连续的、及时的、互补的、灵活的、可及性及不重复的服务体验，如在纵向两级或两级以上医疗机构遵从一致性的治疗原则和一致性的用药规范等，尽可能减少重复检查、重复治疗的概率。

（2）信息提供连续性：在整合的医疗服务提供系统中，服务的连续性离不开信息连续性的保障，也是不同服务提供者提供衔接服务的重要依据和线索，因此可以将信息连续性视为连续性服务及协调服务的支撑工具，而不是其核心内容。信息提供连续性是指无论是患者在单一机构还是在不同地点的服务提供者那里，在整个医疗服务过程中其就诊相关信息能够在不同时间、空间下的卫生服务提供者之间有效传递和共享。它强调患者就医时，伴随患者健康及疾病状况的变化，需进行不断更新和追踪，促进患者疾病预防、检查、诊断、治疗、康复等环节都拥有完整、及时、可分享、互认可、可衔接的信息，为患者在医疗服务系统中就诊获得连续性、协调和不重复的无缝服务提供信息共享资源。

（3）服务管理协调性：患者在纵向医疗服务体系中，不同层级服务提供者能够根据各自职责，围绕患者个体的疾病管理和诊疗计划，无论在健康管理还是在诊疗过程中，都能在及时、完整、共享的基础上为其协调开展不间断的动态管理服务，包括服务的一致性、灵活性和可及性，确保患者在经历从一个卫生服务提供者到下一个卫生服务提供者的过程中，对患者在疾病预防、治疗时和治疗后个体化疾病康复进行持续管理，能够获得协调的、规范化的、适合自身需求的连续性服务安排。

2. 基于住院病历的患者医疗服务连续性的研究范畴与指标

目前，由于评价对象的多样性和多角度，从纵向整合服务提供的结果看，学界尚缺乏一套基于患者获得医疗服务结果，并且综合了服务连续性、经济性以及协调性等多个方面的评价指标体系。病历作为有效传载服务信息的文本载体，经常被作为分析医疗服务利用的重要信息来源。本研究将患者病历信息作为载体，系统研究县域医疗纵向整合提供的结果。根据病历语言信息，结合纵向整合服务概念及其内涵，分别从初诊机构诊治是否适宜、转诊是否必要、接诊机构确定是否合适、接受重复服务以及费用明细等情况进行分析，综合判断同一疾病周期患者获得不同层级医疗机构提供的整合服务现况，见表7-1。

表 7-1 基于住院病历的患者医疗服务连续性的研究范畴与指标

评判维度	二级测量指标	三级测量指标
服务提供连续性	A1 就诊适宜度	a1 乡镇住院适宜度
		a2 县级住院适宜度
	A2 诊疗连续度	a3 乡镇出院时机
		a4 县级出院时机
		a5 诊疗完成度
	A3 转诊合理性	a6 县级医院转诊必要性
		a7 县级医院转诊及时性
		a8 县乡双向转诊比
	A4 诊断吻合率	a9 乡镇入院和出院诊断符合率
		a10 县级入院和出院诊断符合率
		a11 乡镇入院和县出院诊断符合率
	A5 用药连续度	a12 县乡治疗用药合理性
		a13 县乡用药一致性
		a14 县乡治疗原则一致性
	A6 健康结果	a15 乡镇出院转归情况
		a16 县级医院出院转归情况
信息提供连续性	B1 信息记录连续性	b1 县区病历以往就诊经历
		b2 县区病历前次就诊经历
		b3 病历信息记录完整度
	B2 乡级诊疗有效性	b4 乡级治疗有效性
	B3 检查检验信息参照度	b5 乡级检查化验信息对县级医院参照度
		b6 乡级用药信息对县级医院参照度
		b7 前次就诊信息对县级诊疗方案贡献度
	B4 检查检验重复度	b8 尿常规、血常规县乡检查时间差
		b9 心电图、X 线县乡检验时间差
服务管理协调性	C1 机构医务人员协调度	c1 出院决策
		c2 县级再入院方式
	C2 医疗机构出院安排情况	c3 县级出院去向

二、县域医疗服务纵向整合的结果评价

1. 一般情况

在 482 套病历匹配研究对象中，呼吸系统 393 例，脑血管系统 89 例。呼吸系统中，男性病人为 198 例，占 50.38%，女性病人 130 例，占 49.62%；脑血管系统男性病人 35 例，占 39.33%，女性病人 54 例，占 60.67%。从年龄看，呼吸系统疾病可发生在各个阶段，而脑血管系统集中在 60 岁以上阶段。在本研究全体对象中，15 岁以上 452 人中，农民所占比例为 88.72%，见表 7-2。

表 7-2　农村住院患者的人口学特征

项目	组别	呼吸系统		脑血管系统		合计	
		例数/人	比例/%	例数/人	比例/%	例数/人	比例/%
性别	男	198	50.38	35	39.33	233	48.34
	女	195	49.62	54	60.67	249	51.66
年龄	0~25 岁	89	22.65	1	1.12	90	18.67
	25~60 岁	104	26.46	12	13.48	116	24.07
	60~70 岁	91	23.16	33	37.08	124	25.73
	71 岁~	109	27.74	43	48.31	152	31.54
户籍	农	314	86.50	87	97.75	401	88.72
	非农	49	13.50	2	2.25	51	11.28

2. 服务提供连续性研究

（1）入院和再入院情况：根据病历中病人主诉记录和检查结果判断入院时的疾病危急情况，在同一疾病周期内，患者从乡镇入院的情况看，两类疾病中都是以一般情况入院，占到总数的近 68.18%。两组差异没有显著统计学意义（$P > 0.05$），见表 7-3。

表 7-3　乡镇入院时疾病严重程度

项目	呼吸系统		脑血管系统		合计	
	例数/人	比例/%	例数/人	比例/%	例数/人	比例/%
危重	12	4.56	7	7.87	19	5.40
危急	37	14.07	9	10.11	46	13.07
一般	177	67.30	63	70.79	240	68.18
轻微	37	14.07	10	11.24	47	13.35

注：$\chi^2 = 2.658$，$P = 0.447$。

县级再入院病情以一般所占比例最高，达 48.43%，危急和危重分别占 26.21% 和 25.07%。两组差异有显著统计学意义（$P < 0.05$），见表 7-4。

表 7-4　县级再入院疾病严重情况

项目	呼吸系统疾病		脑血管系统疾病		合计	
	例数 / 人	比例 /%	例数 / 人	比例 /%	例数 / 人	比例 /%
危重	51	19.47	37	41.57	90	25.07
危急	69	26.34	23	25.84	95	26.21
一般	141	53.82	29	32.58	181	48.43
轻微	1	0.38	0	0.00	1	0.28

注：χ^2=19.480，P=0.000。

从再入院原因观察，无论是呼吸系统疾病还是脑血管系统疾病，主要原因是前期未治愈，分别占 75.83% 和 80.90%。其次是因外界原因复发。两组差异没有显著统计学意义（$P > 0.05$），见表 7-5。

表 7-5　再入院原因

项目	呼吸系统疾病		脑血管系统疾病		合计	
	例数 / 人	比例 /%	例数 / 人	比例 /%	例数 / 人	比例 /%
前期未治愈	298	75.83	72	80.90	370	76.76
外界原因	88	22.39	14	15.73	102	21.16
无法判断	7	1.78	3	3.37	10	2.07

注：χ^2=2.649，P=0.266。

（2）住院适宜度：住院适宜度是根据患者的疾病需要分应住院而住院和不需要住院而住院两种情况，前者涉及服务的利用率，其原因多是因为经济困难、无时间、无家属陪同，或者是医生诊断失误等外在原因，后者涉及入院的合适性问题，包括入院和再入院的合适性。乡级住院适宜度占比 89.46%，不合适住院的占比 10.54%。两组差异没有显著统计学意义（$P > 0.05$），见表 7-6。

表 7-6　乡级卫生院住院适宜度

项目	呼吸系统疾病		脑血管系统疾病		合计	
	例数 / 人	比例 /%	例数 / 人	比例 /%	例数 / 人	比例 /%
合适	236	90.08	78	87.64	314	89.46
不合适	26	9.92	11	12.36	37	10.54

注：χ^2=0.418，P=0.518。

从县级住院适宜度看，总体呈现和乡级住院类似的特征，需要住院的比例达 84.85%，不合适住院的占比 15.15%，呼吸系统疾病和脑血管系统疾病都是如此。两组差异有显著统计学意义（$P < 0.05$），见表 7-7。

表 7-7 县级医院住院适宜度

项目	呼吸系统疾病		脑血管系统疾病		合计	
	例数 / 人	比例 /%	例数 / 人	比例 /%	例数 / 人	比例 /%
合适	325	82.70	84	94.38	409	84.85
不合适	68	17.30	5	5.62	73	15.15

注：χ^2=7.710，P=0.005。

（3）出院时机连续度：出院时机连续度是指患者在一个医疗机构就诊时，根据病情变化情况所做的出院时间安排。统计显示，乡镇出院时机以适宜为主，所占比例为 49.38%，呼吸系统疾病和脑血管系统疾病都是如此。但出院偏早、延迟或过晚也占到一定比例，其中偏早占比最大，为 37.55%。两组差异没有显著统计学意义（$P > 0.05$），见表 7-8。

表 7-8 乡镇出院时机

项目	呼吸系统疾病		脑血管系统疾病		合计	
	例数 / 人	比例 /%	例数 / 人	比例 /%	例数 / 人	比例 /%
适宜	188	47.84	50	56.18	238	49.38
偏早	151	38.42	30	33.71	181	37.55
延迟	36	9.16	3	3.37	39	8.09
过晚	14	3.56	5	5.62	19	3.94
无法判断	4	1.02	1	1.12	5	1.04

注：χ^2=5.244，P=0.263。

在县级出院时机中，两类疾病出院时机以适宜所占比例最高，为 81.77%，出院偏早占比 16.52%。两组差异没有显著统计学意义（$P > 0.05$），见表 7-9。

表 7-9 县级出院时机

项目	呼吸系统疾病		脑血管系统疾病		合计	
	例数 / 人	比例 /%	例数 / 人	比例 /%	例数 / 人	比例 /%
适宜	218	83.21	69	77.53	287	81.77
偏早	40	15.27	18	20.22	58	16.52
延迟	1	0.38	0	0.00	1	0.28
过晚	0	0.00	0	0.00	0	0.00
无法判断	3	1.15	2	2.25	5	1.42

注：χ^2=2.156，P=0.541。

（4）治疗完成度：治疗完成度是指患者在医疗机构根据病情获得一个诊疗过程的完成情况。从基层医疗机构治疗完成情况看，两类疾病完成出院所占比例最高，为66.18%，治疗中断的为25.73%。两组差异有显著统计学意义（$P < 0.05$），见表7-10。

表7-10　乡镇治疗完成情况

项目	呼吸系统疾病		脑血管系统疾病		合计	
	例数/人	比例/%	例数/人	比例/%	例数/人	比例/%
完成出院	252	64.12	67	75.28	319	66.18
中断	115	29.26	9	10.11	124	25.73
其他	26	6.62	13	14.61	39	8.09

注：$\chi^2 = 17.436$，$P = 0.000$。

（5）转诊必要性：转诊必要性是指医生对患者病情依据转诊规范、标准或指标做出合理的转诊与否的决策。统计显示，患者有必要转诊所占比例最高，为77.49%，但不必要的转诊也占到了19.66%。两组差异没有显著统计学意义（$P > 0.05$），见表7-11。

表7-11　乡镇转诊必要性

项目	呼吸系统疾病		脑血管系统疾病		合计	
	例数/人	比例/%	例数/人	比例/%	例数/人	比例/%
必要	196	74.81	76	85.39	272	77.49
不必要	58	22.14	11	12.36	69	19.66
无法判断	8	3.05	2	2.25	10	2.85

注：$\chi^2 = 4.343$，$P = 0.114$。

（6）转诊及时性：转诊及时性是指患者从前次就诊机构出院后再入院的及时情况。数据显示，两类疾病及时去县区医院的比例为85.19%，未能及时转诊占到了14.81%的比例。两组差异有显著统计学意义（$P < 0.05$），见表7-12。

表7-12　及时到县区住院

项目	呼吸系统疾病		脑血管系统疾病		合计	
	例数/人	比例/%	例数/人	比例/%	例数/人	比例/%
是	229	87.40	70	78.65	299	85.19
否	33	12.60	19	21.35	52	14.81

呼吸系统两次住院时间间隔为10.4天，脑血管系统为12.4天，两种疾病平均住院时间为10.8天。两组差异没有显著统计学意义（$P > 0.05$），见表7-13。

表 7-13　患者两次住院时间平均间隔　　　　　　　　　　　　单位:天

项目	呼吸系统疾病	脑血管系统疾病	合计
平均间隔	10.39	12.39	10.76
标准差	8.853	10.482	9.197

注:$t=-1.863$,$P=0.063$。

（7）诊断吻合率

1）单机构诊断吻合率:诊断符合率是患者在单机构和多机构就诊连续性的重要指标。入院和出院诊断存在完全符合、不完全符合、不符合等三种情况。患者入院诊断与出院诊断符合,主要是指医生对于患者的主要诊断和其他诊断均完全相符;不完全相符是指主要诊断相符,而其他诊断可以不全部符合;诊断不符合是指主要诊断不相符合。诊断符合率 = 诊断符合患者数/(出院患者数 – 疑诊患者数)× 100%。

数据显示,两类疾病中乡镇卫生院入院和出院诊断符合度达 93.73%,不完全符合和不符合之和的比例占到了 6.27%。两组差异没有显著统计学意义($P > 0.05$),见表 7-14。

表 7-14　乡镇入院和出院诊断符合情况

项目	呼吸系统疾病		脑血管系统疾病		合计	
	例数 / 人	比例 /%	例数 / 人	比例 /%	例数 / 人	比例 /%
符合	249	95.04	80	89.89	329	93.73
不完全符合	12	4.58	8	8.99	20	5.70
不符合	1	0.38	1	1.12	2	0.57

注:$\chi^2=3.069$,$P=0.213$。

县级入院和出院诊断符合率达 77.08%,其中呼吸系统占 81.15%,脑血管系统占 65.17%。不完全符合的占 22.35%;不符合的占 0.57%。两组差异有显著统计学意义($P < 0.05$),见表 7-15。

表 7-15　县级入院和出院诊断符合情况

项目	呼吸系统疾病		脑血管系统疾病		合计	
	例数 / 人	比例 /%	例数 / 人	比例 /%	例数 / 人	比例 /%
符合	211	81.15	58	65.17	269	77.08
不完全符合	48	18.46	30	33.71	78	22.35
不符合	1	0.38	1	1.12	2	0.57

注:$\chi^2=10.446$,$P=0.015$。

2）纵向机构诊断吻合率:从纵向机构诊断吻合率看,县入院诊断与乡出院诊断一致性为 37.97%,相关疾病为 61.41%,其他情况占比 0.62%。两组差异有显著统计学意义($P < 0.05$),见表 7-16。

表7-16　县入院诊断与乡出院诊断一致性

项目	呼吸系统疾病		脑血管系统疾病		合计	
	例数/人	比例/%	例数/人	比例/%	例数/人	比例/%
完全一致	149	37.91	34	38.20	183	37.97
相关疾病	242	61.58	54	60.67	296	61.41
其他	2	0.51	1	1.12	3	0.62

注：χ^2=10.089，P=0.018。

（8）用药连续性：用药连续性是指患者在同一疾病周期内在两级及以上医疗机构前后用药的衔接情况，包括用药合理性、用药一致性和用药治疗原则的一致性，而不存在配伍禁忌，没有重复用药等情况的发生。配伍禁忌是指某些药物在配伍使用时，可能出现增强毒副作用，或破坏和降低原药物的药效，包括理化配伍禁忌和生理配伍禁忌。无效重复用药则是指在乡镇卫生院使用的药物无效时，县级医院采取相同的药品给予治疗。

1）用药合理性：在县乡医疗机构就诊中，两级机构的用药合理性所占比例为96.92%，存在用药配伍禁忌的比例为0.28%。无效重复用药占2.80%，其中仅呼吸系统占3.73%，而脑血管系统没有此类情况。两组差异没有显著统计学意义（$P > 0.05$），见表7-17。

表7-17　两级治疗用药是否合理

项目	呼吸系统疾病		脑血管系统疾病		合计	
	例数/人	比例/%	例数/人	比例/%	例数/人	比例/%
配伍禁忌	1	0.37	0	0.00	1	0.28
无效重复用药	10	3.73	0	0.00	10	2.80
无	257	95.90	89	100.00	346	96.92

注：χ^2=3.769，P=0.152。

2）用药一致性：在用药一致性方面，用药种类一致的占比7.00%，用药类型一致的占比74.79%。不一致的占18.21%，其中呼吸系统占比远低于脑血管系统。两组差异有显著统计学意义（$P < 0.05$），见表7-18。

表7-18　两级治疗用药一致性

项目	呼吸系统疾病		脑血管系统疾病		合计	
	例数/人	比例/%	例数/人	比例/%	例数/人	比例/%
种类一致	21	7.84	4	4.49	25	7.00
类型一致	214	79.85	53	59.55	267	74.79
不一致	33	12.31	32	35.96	65	18.21

注：χ^2=25.257，P=0.000。

3）治疗原则的一致性：在治疗原则一致性方面，完全一致的占比 20.17%，对症不一致的占比 64.71%。不过存在原则冲突的占比不到 1%。两组差异有显著统计学意义（$P < 0.05$），见表 7-19。

表 7-19　两级治疗原则一致性

项目	呼吸系统疾病		脑血管系统疾病		合计	
	例数/人	比例/%	例数/人	比例/%	例数/人	比例/%
完全一致	59	22.01	13	14.61	72	20.17
对症不一致	176	65.67	55	61.80	231	64.71
原则冲突	2	0.75	0	0.00	2	0.56
无可比性	15	5.60	20	22.47	35	9.80
其他	16	5.97	1	1.12	17	4.76

注：$\chi^2=25.339$，$P=0.000$。

（9）健康产出

1）乡镇出院患者健康结果：从乡镇出院情况来看，好转的病人所占比例最高，为 56.02%，其次是未愈的病人占比 27.39%，治愈的病人占比排第三，为 7.26%。两类疾病恶化所占比例均较低。两组差异没有显著统计学意义（$P > 0.05$），见表 7-20。

表 7-20　乡镇出院患者健康结果

项目	呼吸系统疾病		脑血管系统疾病		合计	
	例数/人	比例/%	例数/人	比例/%	例数/人	比例/%
治愈	31	7.89	4	4.49	35	7.26
好转	218	55.47	52	58.43	270	56.02
未愈	104	26.46	28	31.46	132	27.39
恶化	33	8.40	2	2.25	35	7.26
其他	7	1.78	3	3.37	10	2.07

注：$\chi^2=6.589$，$P=0.159$。

2）县级医院出院患者健康结果：从县级医院出院情况来看，大体与乡镇出院结果相似。好转的病人所占比例最高，为 77.78%，治愈的病人所占比例次之，为 10.83%，未愈的病人所占比例排第三，为 9.69%。两类疾病恶化的病人所占比例均最低。两组差异没有显著统计学意义（$P > 0.05$），见表 7-21。

3. 信息提供连续性研究

（1）一般情况

1）两级机构疾病诊断、检验、化验情况：信息是指关于客观事实的可通讯的知识，具有事实性、时效性、不完全性、等级性及变化性等特征。在医疗领域，病人基本信息、病史、疾

表 7-21 县级出院患者健康结果

项目	呼吸系统疾病		脑血管系统疾病		合计	
	例数/人	比例/%	例数/人	比例/%	例数/人	比例/%
治愈	31	11.83	7	7.87	38	10.83
好转	202	77.10	71	79.78	273	77.78
未愈	23	8.78	11	12.36	34	9.69
恶化	2	0.76	0	0.00	2	0.57
其他	4	1.53	0	0.00	4	1.14

注：$\chi^2=3.944$，$P=0.414$。

病及其并发症、影像、检验等信息具有重要的共享价值。信息共享不但能降低医疗成本，提高诊疗效率，而且大大增强服务的连续性。两类疾病中，乡镇卫生院诊断的并发症平均为0.24个，其他诊断为0.67个；县级医院诊断的并发症平均为0.52个，其他诊断为1.77个。从化验数量看，乡镇化验数为4.18个，县级化验数为6.90个。从辅检数量看，乡镇为1.86个，县级医院为3.75个，见表7-22。

表 7-22 两级机构疾病诊断、检验、化验情况 单位：个

项目	呼吸系统疾病		脑血管系统疾病		合计	
	均数	标准差	均数	标准差	均数	标准差
乡镇并发症诊断数	0.19	0.52	0.38	0.72	0.24	0.58
乡镇其他诊断数	0.70	1.07	0.56	0.69	0.67	0.99
县级并发症诊断数	0.36	0.73	1.01	1.03	0.52	0.86
县级其他诊断数	1.82	1.80	1.62	1.20	1.77	1.67
乡级化验数	3.90	2.38	4.99	1.71	4.18	2.28
乡级辅检数	2.09	2.37	1.18	1.32	1.86	2.19
县级化验数	6.90	3.20	6.89	2.21	6.90	2.98
县级辅检数	3.96	2.98	3.14	1.66	3.75	2.74

2）一般病史情况：县区病历一般病史采集主要包括发病年限、诊断经历、发病特征、有效用药、体征、其他等方面。两类病历中，采集上述信息内容的比例分别为87.97%、73.24%、90.46%、15.77%、75.73%和0.83%。分病种看，无论是呼吸系统还是脑血管系统记录发病年限和发病特征的比例最高，前者分别为85.5%和88.80%，后者为98.88%和97.75%。对诊断经历的记录也较高，为73.24%，其中呼吸系统为71.25%，脑血管系统为82.02%，见表7-23。

表7-23 县级病历一般病史采集

项目	呼吸系统疾病		脑血管系统疾病		合计	
	例数/人	比例/%	例数/人	比例/%	例数/人	比例/%
发病年限	336	85.50	88	98.88	424	87.97
诊断经历	280	71.25	73	82.02	353	73.24
发病特征	349	88.80	87	97.75	436	90.46
有效用药	68	17.30	8	8.99	76	15.77
体征	287	73.03	78	87.64	365	75.73
其他	4	1.02	0	0.00	4	0.83

（2）信息记录连续性

1）县区病历以往就诊信息记录：县区病历以往就诊经历信息记录主要包括医疗机构、诊断信息、治疗方法、曾用药、预后、手术方式和其他等方面。两类病历中，县级医院记录上述信息内容的比例分别为27.39%、37.76%、14.94%、9.13%、8.92%、1.87%和0.41%，均没有记录相应信息的占比为50.41%。分病种看，无论是呼吸系统还是脑血管系统都是以记录诊断信息的比例最高，两者分别为33.84%和55.06%。其次是记录以往就诊机构信息，两者分别为27.48%和26.97%，见表7-24。

表7-24 患者以往信息记录内容

项目	呼吸系统疾病		脑血管系统疾病		合计	
	例数/人	比例/%	例数/人	比例/%	例数/人	比例/%
机构	108	27.48	24	26.97	132	27.39
诊断	133	33.84	49	55.06	182	37.76
治疗方法	66	16.79	6	6.74	72	14.94
曾用药	32	8.14	12	13.48	44	9.13
预后	37	9.41	6	6.74	43	8.92
无	210	53.44	33	37.08	243	50.41
手术方式	1	0.25	8	8.99	9	1.87
其他	2	0.51	0	0.00	2	0.41

2）患者前次信息记录内容：从县区病历前次就诊信息记录来看，两类病历中，县级医院记录医疗机构、诊断信息、治疗方法、曾用药、预后、手术方式和其他等方面的信息内容比例分别为60.17%、31.95%、50.21%、12.24%、25.31%、0.41%和0.21%，均没有记录前次信息的占比为30.71%。分病种看，无论是呼吸系统还是脑血管系统都是以记录机构信息的比例最高，两者分别为60.31%和59.55%。其次是记录治疗方法信息，两者分别为52.67%和39.33%，见表7-25。

表 7-25　患者前次信息记录内容

项目	呼吸系统疾病		脑血管系统疾病		合计	
	例数 / 人	比例 /%	例数 / 人	比例 /%	例数 / 人	比例 /%
机构	237	60.31	53	59.55	290	60.17
诊断	112	28.50	42	47.19	154	31.95
治疗方法	207	52.67	35	39.33	242	50.21
曾用药	47	11.96	12	13.48	59	12.24
预后	118	30.03	4	4.49	122	25.31
无	115	29.26	33	37.08	148	30.71
手术方式	2	0.51	0	0.00	2	0.41
其他	1	0.25	0	0.00	1	0.21

3）记录字数：记录字数反映医生对以前患者疾病信息问询的详细程度。调查来看，一般病史采集记录为 482 个字，以往就诊经历记录为 141 个字，前次就诊经历记录为 147 个字，见表 7-26。

表 7-26　患者前次信息记录内容

项目	字数 / 个	均值	标准差	最小值	最大值
一般病史采集记录	482	201.52	119.89	0	800
以往就诊经历记录	141	16.30	29.11	0	150
前次就诊经历记录	147	41.78	51.82	0	340

（3）治疗有效性：治疗有效性是指治疗的针对性及所带来的结果质量，有效表明诊疗效果显著，能够控制病情发展；无效表明可能延误病情发展或引起误诊。县级专家依据乡级的治疗对县级治疗是否有效进行判定，结果发现 29.16% 是有效的、60.49% 的乡级诊疗能控制病情发展，但仍有 3.54% 的比例延误了病情的发展，还有 2.45% 的比例存在误诊。两组差异没有显著统计学意义（$P > 0.05$），见表 7-27。

表 7-27　乡镇卫生院治疗有效性评判

项目	呼吸系统疾病		脑血管系统疾病		合计	
	例数 / 人	比例 /%	例数 / 人	比例 /%	例数 / 人	比例 /%
病情好转	89	32.01	18	20.22	107	29.16
控制病情发展	160	57.55	62	69.66	222	60.49
延误病情发展	10	3.60	3	3.37	13	3.54
有误诊	8	2.88	1	1.12	9	2.45
无法判断	11	3.96	5	5.62	16	4.36

注：$\chi^2=6.131$，$P=0.190$。

（4）信息可参照度

1）检验检查信息参照度：检查检验参照度是指依据专家评判，患者以前就诊的信息对本次就诊的信息利用价值，它是信息共享的基本前提。通过专家评判，发现乡级化验中88.03%的比例有参照作用，5.13%比例是可以节省化验，但有4.56%比例的化验对县级是无用的。两组差异有显著统计学意义（$P < 0.05$），见表7-28。

表7-28　乡镇卫生院的化验对于县级医生基于同一上转患者治疗的作用

项目	呼吸系统疾病		脑血管系统疾病		合计	
	例数/人	比例/%	例数/人	比例/%	例数/人	比例/%
有参照作用	232	88.55	77	86.52	309	88.03
可以节省检验	15	5.73	3	3.37	18	5.13
无用	7	2.67	9	10.11	16	4.56
不清楚	8	3.05	0	0.00	18	5.13

注：$x^2=11.535$，$P=0.009$。

县级专家认为73.30%的乡级检查对县级是有参考作用的，10.08%的检查是可以节省的，但仍有5.99%的乡级检查对县级是无用的。两组差异没有显著统计学意义（$P > 0.05$），见表7-29。

表7-29　乡镇卫生院的检查对于县级医生基于同一上转患者治疗的作用

项目	呼吸系统疾病		脑血管系统疾病		合计	
	例数/人	比例/%	例数/人	比例/%	例数/人	比例/%
有参照作用	210	75.54	59	66.29	269	73.30
可以节省检查	28	10.07	9	10.11	37	10.08
无用	13	4.68	9	10.11	22	5.99
不清楚	27	9.71	12	13.48	39	10.63

注：$x^2=5.012$，$P=0.171$。

2）用药信息参照度：患者就诊使用药物是常用治疗方法。如果县级医生能够根据前次用药信息做出药物合理使用决策，将大大增加多机构药品使用的安全性，避免重复用药、无效用药等情况的出现。数据显示，20.98%的患者用药对县级是有指导作用的，70.03%的患者用药是有参照作用的，但仍有6.54%的乡级用药对县级是无用的。两组差异有显著统计学意义（$P < 0.05$），见表7-30。

3）前次信息贡献度

依据患者前次就诊经历的记录对县级治疗是否有贡献进行判定，县级专家认为19.61%是有贡献的，其中呼吸系统占21.64%，脑血管系统占13.48%。但80.39%是没有贡献的，其中呼吸系统占78.36%，脑血管系统占86.52%。两组差异没有显著统计学意义（$P > 0.05$），见表7-31。

表7-30　乡镇卫生院的用药结局对于县级医生基于同一上转患者治疗的作用

项目	呼吸系统疾病		脑血管系统疾病		合计	
	例数/人	比例/%	例数/人	比例/%	例数/人	比例/%
有指导作用	76	27.34	1	1.12	77	20.98
有参照作用	185	66.55	72	80.90	257	70.03
无用	8	2.88	16	17.98	24	6.54
不清楚	9	3.24	0	0.00	9	2.45

注：χ^2=50.451，P=0.000。

表7-31　患者前次就诊经历记录对其县级治疗的贡献

项目	呼吸系统疾病		脑血管系统疾病		合计	
	例数/人	比例/%	例数/人	比例/%	例数/人	比例/%
有贡献	58	21.64	12	13.48	70	19.61
无贡献	210	78.36	77	86.52	287	80.39

注：χ^2=3.313，P=0.191。

（5）检查检验重复度

1）两级住院病历各项检查的比重：在县乡检查检验项目中，尿常规和血常规检验项目一般是必选的检查项目，其他检验项目往往是根据不同的病种及其严重程度所做的安排。在仪器设备检查中，X线和心电图以及县级医院所做的CT都是较为常见的检查项目。X线是X射线对人体投射，经测器测定透射后的放射量，通过电子计算机处理，做出人体断层图像，并做出诊断。心电图是利用心电图机从体表记录心脏每一心动周期所产生的电活动变化图形的技术。由于心脏变动较频繁，所以心电图反映的时间周期相对较短。

在两类疾病中，乡级开展血常规、尿常规的检查比例分别是100.00%和71.23%，县级开展是98.58%和84.90%。患者在同一疾病周期，乡县医疗机构均做过血常规的比例为98.29%，尿常规的比例为63.25%，见表7-32。乡级开展心电图检查和X线检查的比例分别为40.66%和45.02%；县级医院开展心电图和X线（CT）的比例分别是68.88%和73.03%。患者在同一疾病周期，乡县医疗机构均做过心电图的比例为36.72%，做过X线（CT）的比例为36.93%。两组差异有显著统计学意义，见表7-33。

表7-32　乡、县患者血常规和尿常规检查比重

项目	呼吸系统疾病		脑血管系统疾病		合计	
	例数/人	比例/%	例数/人	比例/%	例数/人	比例/%
乡级血常规	262	100.0	89	100.0	351	100.0
县级血常规	258	98.47	88	98.88	346	98.58
同时血常规	257	98.09	88	98.88	345	98.29
乡级尿常规	177	67.56	73	82.02	250	71.23
县级尿常规	221	84.35	77	86.52	298	84.90
同时尿常规	154	58.78	68	76.40	222	63.25

表 7-33　乡、县患者心电图和 X 线（CT）检查比重

项目	呼吸系统疾病		脑血管系统疾病		合计	
	例数 / 人	比例 /%	例数 / 人	比例 /%	例数 / 人	比例 /%
乡级心电图	141	35.88	55	61.80	196	40.66
县级心电图	255	64.89	77	86.52	332	68.88
同时心电图	122	31.04	55	61.80	177	36.72
乡级 X 线	174	44.27	43	48.31	217	45.02
县级 X 线（CT）	285	72.52	67	75.28	352	73.03
同时 X 线（CT）	136	34.61	42	47.19	178	36.93

2）检查时间间隔分布：患者在同一疾病周期在乡县做血常规的时间间隔以 2~7 天为主，其所占比例为 46.11%。两次尿常规检验间隔天数同样也是以 2~7 天为主，所占比例为 39.81%。两组差异均有显著统计学意义（$P < 0.05$），见表 7-34 和表 7-35。

表 7-34　两次血常规检查时间间隔分布

项目	呼吸系统疾病		脑血管系统疾病		合计	
	例数 / 人	比例 /%	例数 / 人	比例 /%	例数 / 人	比例 /%
当天	4	1.54	7	7.87	11	3.17
2~7 天	128	49.23	32	35.96	160	46.11
8~14 天	59	22.69	15	16.85	74	21.33
15 天以上	69	26.54	33	37.08	102	29.39

注：$\chi^2 = 14.686$，$P = 0.002$。

表 7-35　两次尿常规检查时间间隔分布

项目	呼吸系统疾病		脑血管系统疾病		合计	
	例数 / 人	比例 /%	例数 / 人	比例 /%	例数 / 人	比例 /%
当天	3	1.97	6	9.38	9	4.17
2~7 天	67	44.08	19	29.69	86	39.81
8~14 天	37	24.34	12	18.75	49	22.69
15 天以上	45	29.61	27	42.19	72	33.33

注：$\chi^2 = 11.024$，$P = 0.012$。

两类病种中，心电图同时在同一天做的比例为 2.27%，在 2~7 天做的比例为 30.11%，在 8~14 天做的比例为 24.43%，15 天以上做的比例为 31.25%。两组差异没有显著统计学意义（$P > 0.05$），见表 7-36。心电图同时在同一天做的比例为 2.81%，在 2~7 天做的比例为 44.38%，在 8~14 天做的比例为 24.16%，15 天以上做的比例为 28.65%，两组差异有显著统计学意义（$P < 0.05$），见表 7-37。

表7-36　两次心电图检查时间间隔分布

项目	呼吸系统疾病		脑血管系统疾病		合计	
	例数/人	比例/%	例数/人	比例/%	例数/人	比例/%
当天	3	2.48	1	1.82	4	2.27
2~7天	43	35.54	18	32.73	53	30.11
8~14天	37	30.58	11	20.00	43	24.43
15天以上	38	31.40	25	45.45	55	31.25

注：χ^2=3.796，P=0.284。

表7-37　两次X线（CT）检查时间间隔分布

项目	呼吸系统疾病		脑血管系统疾病		合计	
	例数/人	比例/%	例数/人	比例/%	例数/人	比例/%
当天	2	1.47	3	7.14	5	2.81
2~7天	64	47.06	15	35.71	79	44.38
8~14天	37	27.21	6	14.29	43	24.16
15天以上	33	24.26	18	42.86	51	28.65

注：χ^2=10.695，P=0.013。

4. 服务管理协调性研究

国外研究表明，机构间的资源整合与管理协作无法保证连续性服务的实现。患者在医疗机构间就诊必须有正式的组织安排和程序，无需自我寻求医疗服务，能在机构间转诊顺畅，并且能在康复期接受医疗机构提供的协调服务安排。

（1）乡级出院决策：两类疾病中，乡级出院决策主要以患者（家人）要求出院所占的比例最大，为50.83%，接受院方（医生）建议出院所占的比例为44.81%，由供需双方共同决定所占的比例为3.73%。两组差异没有显著统计学意义（$P > 0.05$），见表7-38。

表7-38　乡镇卫生院的患者出院决策

项目	呼吸系统		脑血管系统		合计	
	例数/人	比例/%	例数/人	比例/%	例数/人	比例/%
患者（家人）要求	205	52.16	40	44.94	245	50.83
院方（医生）建议	175	44.53	41	46.07	216	44.81
供需双方共同	11	2.80	7	7.87	18	3.73
无法判断	2	0.51	1	1.12	3	0.62

注：χ^2=6.210，P=0.102。

（2）县级再入院方式：两类疾病中，17.63%的患者是医生建议上转入院的，其中呼吸系统占14.50%，脑血管系统占31.46%。17.63%的患者是自己要求上转入院的，其中呼吸系统占 18.07%，脑血管系统占 15.73%。52.90% 的患者是无转诊建议下的患者自询转诊，其中呼吸系统占 55.22%，脑血管系统占 42.70%。通过 120 急救入院的占 5.19%，其中呼吸系统疾病占 5.09%，脑血管系统疾病占 5.62%。两组差异有显著统计学意义（$P < 0.05$），见表 7-39。

表7-39 县级医院患者的再入院方式

项目	呼吸系统疾病		脑血管系统疾病		合计	
	例数/人	比例/%	例数/人	比例/%	例数/人	比例/%
医生建议上转	57	14.50	28	31.46	85	17.63
患者要求上转	71	18.07	14	15.73	85	17.63
患者自询诊	217	55.22	38	42.70	255	52.90
120急救	20	5.09	5	5.62	25	5.19
其他	28	7.12	4	4.49	32	6.64

注：$\chi^2=15.002$，$P=0.005$。

（3）县级出院去向：两类疾病中，回家康复的占 86.32%，其中呼吸系统占 85.11%，脑血管系统占 89.89%。转入乡机构康复的占 0.85%，其中呼吸系统占 0.76%，脑血管系统占 1.12%。转到省市医疗机构就诊的占 6.27%，其中呼吸系统占 6.11%，脑血管系统占 6.74%。两组差异没有显著统计学意义（$P > 0.05$），见表 7-40。

表7-40 县级医院患者的出院去向

项目	呼吸系统疾病		脑血管系统疾病		合计	
	例数/人	比例/%	例数/人	比例/%	例数/人	比例/%
回家康复	223	85.11	80	89.89	303	86.32
转乡村机构康复	2	0.76	1	1.12	3	0.85
转省市机构就诊	16	6.11	6	6.74	22	6.27
其他	21	8.02	2	2.25	23	6.55

注：$\chi^2=3.692$，$P=0.297$。

三、讨论和分析

1. 关于患者获得服务连续性的讨论

（1）乡镇卫生院入院患者病情以一般情况为主，不适宜住院占了一定比例。从乡镇入院的情况看，患者在同一疾病周期，无论是呼吸系统还是脑血管系统，基本都是以一般情况入院，占到近 7 成，其中脑血管系统占比稍高，而疾病危急重比例仅占不到 2 成，但在县级医院，病情危重和危急的超过 5 成，其中病情危重的脑血管系统发病较呼吸系统更严重。这表明，县域医联体实施以后，患者住院大体是根据疾病的轻重缓急到乡县医疗机构就诊，符合两级医疗机构功能定位。这些比例也说明，随着我国老龄化时代的到来和医学模式的转换，住院患者的疾病严重程度相比过去也有较大的变化。第六次人口普查结果表明，全国居住在城里、镇里、农村的老年人口比例分别为25.54%、17.33%、57.13%。本次病历评判梳理的482个患者中，25~60岁占比24.10%，60岁以上超过一半，占到57.27%的比例。其中脑血管患者比重更高，占到所有脑血管患者的85.39%。人口结构的变化必然导致疾病谱的变化。中国的疾病谱表明，高血压、糖尿病、冠心病、慢性支气管炎、肺源性心脏病、脑血管病等以及各类恶性肿瘤已经成为居民的常见病。

从住院适宜度观察，乡级住院的适宜度所占比例接近9成，可避免住院的比例略超1成，县级可避免住院的比例达到1.5成。其中，呼吸系统不合适住院占比达17.30%，占比远多于脑血管系统，也超乡镇卫生院呼吸系统患者不合适住院的比例，而脑血管系统较之乡级比例有所降低。这表明，在当前县域医疗服务利用当中，县乡医疗机构仍然存在一定的不合理住院比例。不适宜住院而住院，可能表明当前医疗机构存在过度医疗、诱导需求和道德风险等问题。陈迎春的调查发现，在乡镇卫生院不合理入院当中，呼吸系统疾病的不合理入院比例占到24.4%，循环系统疾病的不合理入院占到32.0%。由于我国对住院服务的界定范围较为宽泛，导致不合理入院的基础范围较广。目前大部分农村地区缺少开发基于病种分级的临床路径以及相应的住院指针，因不需要住院而住院的现象时有发生。越在基层，这种现象可能越普遍。尽管本次调查比例低于陈迎春的调查比例，但仍然说明不适宜住院在我国农村还是不同程度上存在着，这也将对其后续的连续性转诊产生不同程度的影响。

（2）乡镇和县级出院时机的连续性尚可，但出院偏早或偏晚也占到一定比例。乡镇、县级出院时机都以适宜为主，但出院偏早或偏晚也占到一定比例，呼吸系统和脑血管系统有所差异，但均无显著统计学意义。乡级出院偏早、延迟或过晚的合计比例接近50%，特别是出院偏早占比接近40%，出院延迟接近10%。县级偏早、延迟，但尚未出现延误病情的仍占16.80%，其中主要是以出院偏早占了绝大部分。与县级出院时机连续度比较，乡镇出院适宜度远低于县级医院，而出院偏早比例高出县级同类比例的一倍。显示县级医疗机构出院质量要远好于乡镇出院质量。出院偏早，意味着患者在医疗机构未得到足够的诊疗，说明没有很好利用乡镇卫生院的服务，一定程度上存在不需转院而转院的现象，但同时也可能表明在很大程度上患者对基层医疗质量的不信任。或者可能是基层医疗机构出于对医疗风险的担忧，过早将患者交由上一级医疗机构诊疗，这既影响患者的诊疗连续性，也对患者首诊于基层的连续性产生负面影响，而这又影响到服务的可及性。而出院延迟和偏晚，可能表明乡镇卫生院存在一定程度的挽留病人现象，意味着更多的利益考量影响到患者的服务连续性。当前在基层医疗机构缺少临床规范的情况下，基层医务人员拥有较大的自由处方权，进而导致转诊服务提供存在一定的随意现象。

（3）乡镇住院治疗完成度有待提高，但中断住院在县域也是一个不可忽视的现象。从基层医疗机构治疗完成情况看，两类疾病完成出院所占比例整体上达到65%以上，脑血管系统疾病达到了75%以上，这提示基层医疗机构的完成度较好。然而，乡镇治疗中断的比例达到1/5。其中呼吸系统疾病接近30%，而脑血管系统疾病仅为10%。显示目前乡镇卫生院的诊疗能力和水平仍然不高，导致治疗效果不好，患者选择中断治疗或转诊治疗的比例在加大。患者中断治疗会造成诸多不良后果，比如将小病拖成大病、急性病变成慢性病、能治的病甚至会拖到不治之症，严重危害了身体健康。虽然提前出院患者可能与年龄、居民种类、保险分类、疾病严重性、住院天数、住院总费用存在相关，但治疗效果差可能是一个重要的原因。实际上，我国县域中乡村医疗机构的能力自 2003 年实行新农合以后有所增强，然而自 2009 年实行公共卫生服务均等化以后，乡村两级的公共卫生工作任务加大。同时绩效工资的实行，使得乡村两级通过公共卫生获得了大部分服务收入，加之医患关系长期未能得到很好的解决，乡村两级机构的医疗功能还在不断弱化。虽然国家采取了医联体、对口帮扶等政策措施，但因政策推进力度不大导致医疗服务能力提高缓慢。笔者在 D 县调研发现，该县实行城乡卫生一体化改革后，虽然中心卫生院业务收入开始也有大幅增加，一度还出现了扭亏为盈。县级医院下派专家和技术支持，部分卫生院甚至可以开展普通外科手术，比如 JC 镇和 MW 镇实现了孕产妇平产、剖宫产接生零的突破。但是，由于中心卫生院整体能力没有明显提高，其业务收入并没有出现明显增长。不少中心卫生院还无法及时更新医疗设备，部分仍存在不同程度亏损问题。

（4）乡镇存在转诊必要和及时去县区医院的患者比例占大部分，但不必要转诊和不及时去县区医院也占到一定比例。通过专家评判，两类疾病有必要去县区医院就诊的比例达到 80%，其中脑血管系统要高于呼吸系统。及时转诊去县级医院的比例达到了 85%，其中呼吸系统要高于脑血管系统，均表现良好，但两组差异没有显著统计学意义。不过，不必要转诊也占到了近 20%，未能及时转诊的比例也接近 15%。可能表明目前农村地区纵向服务连续性虽有所改善，但仍有一定的改善空间。由于当前县域双向转诊服务缺乏统一的转诊机制及标准，导致医生做出的转诊决策依据模糊。毕芳等（2011）指出我国至今仍缺乏一套行之有效合理的双向转诊标准、程序和监督管理办法，各地双向转诊制度在实施上存在较大的随意性，导致上下级的双向转诊无"据"可依。其次，我国还没有制定转诊前评估制度，各地在转诊制度设计上仅仅强调制度安排，但在转诊前对患者转诊的依据完全凭借医生的自由处方权，这样存在大量的治不好就转或者担心医疗风险而做出转诊的现象。然而，国外大量研究已经证明建立基层团队有利于为病人提供良好的综合性卫生服务、提高病人转诊的协调性和适宜度。尽管现有证据还不够丰富，但病人在转诊前，如果主治医生能够和其他科室医生协同做出转诊评估和给出倾向性治疗意见，不但可以提高病人在多机构就诊的适宜性和服务质量，也可以有效提高病人的接受程度和满意度。目前，基层医生的诊疗水平虽然在分级诊疗推进中有所提高，但仍无法承担患者的健康守门职责，居民对其信任也存在不确定性。此外，由于目前基层医疗机构的绩效评估等制度不健全以及对医疗纠纷等的担忧，这些都有可能使得基层医生不愿意承担疾病变化带来的医疗风险，所以在转诊上也存在较大的盲目性。这些导致我国农村地区转诊间隔的时间较大，两种疾病的住院时间间隔接近 11 天，这样对转诊信息的有效利用也会带来极大的负面影响。

从现有数据来看，患者存在不合理就诊情况表现在以下几个方面：不合适住院而住院、转诊延误、转诊不必要、两周内再就诊率过高等都会影响患者获得纵向医疗服务的连续性。这样反过来对疾病经济负担产生影响。同时，就平均而言，我国层级越高的医院住院天数也越长。就本次样本点调查来看，乡镇呼吸系统平均实际住院天数 4.82 天，县级呼吸系统平均实际住院天数 7.21 天；乡镇脑血管系统平均住院天数为 3.89 天，县级脑血管系统平均住院天数 6.76 天。本次调查乡级呼吸系统平均住院费用为 785.61 元，平均报销费用为 590.77 元；脑血管系统平均住院费用为 639.53 元, 平均报销费用为 502.13 元。县级呼吸系统平均住院费用为 2 904.30 元, 平均报销费用为 1 904.71 元, 脑血管系统平均住院费用 3 060.10 元, 平均报销费用为 2 082.84 元。显然, 如果患者尽可能在乡镇住院, 与转诊到县级医院相比, 无论是呼吸系统还是脑血管系统, 都可大大节约平均住院费用, 不但利于提高服务的可及性和可获得性, 医保负担也因此减轻。然而, 国内的调查表明, 东部、中部、西部的农村居民, 均存在就医的趋高现象, 表现为住院率激增、住院级别趋高、不合理入院增多等现象。刘彦辰等通过对安徽定远、河南息县、湖北黄石 3 地居民的调查发现, 县域居民趋高就医占比达 80.87%。2016 年全国乡镇卫生院的病床使用率为 60.6%, 县级医院病床使用率为 86.1%。2010—2016 年, 全国基层住院人数年增长率为 0.76%, 而同期县级医院增长率为 6.75%。

(5)县乡医疗机构均存在乡、县入院和出院诊断吻合率较高, 但也存在不符合情况。乡、县入院和出院均以吻合所占比例最多, 分别为 93.73%、77.08%。乡入院和出院诊断符合中不完全符合所占比例为 5.70%, 县入院和出院诊断符合中不完全符合所占比例为 22.35%。从纵向机构诊断吻合率看, 县入院诊断与乡出院诊断一致性所占比例为 37.97%, 相关疾病所占比例为 61.41%, 其他情况所占比例为 0.62%。无论是呼吸系统还是脑血管系统, 符合率都低于乡镇的同类比例, 而不完全符合和不符合率均高于乡镇的同类比例, 显示疾病即使在同一疾病周期, 疾病也会发生较大的变化。不过, 呼吸系统完全一致的比例要显著高于脑血管系统, 而相关疾病的比例要低于脑血管系统。这可能表明呼吸系统的病情相比脑血管系统, 没有后者严重。另一方面, 脑血管系统疾病由于治疗的延长, 疾病进行转规或发展, 已经导致相应的并发症。这可能表明与两类疾病的急性发作和病情的复杂程度有关。研究表明, 县乡诊断符合率有部分不符合的原因, 呼吸系统中, 32.24% 的因素是因同一疾病处于不同时期造成的, 57.55% 的比例是由于医生经验水平不同导致的; 脑血管系统中, 27.27% 的比例是由于同一疾病不同时期, 69.09% 的比例是由于医生的经验水平不同造成的。可以说明, 不同层级机构的医生能力差异是造成两级机构医生对同一患者的诊疗疾病判断连续性差的首要原因。但转诊的不及时或疾病的快速变化也是导致多机构检查吻合率不符合的次要原因。然而, 就当前疾病谱来讲, 农村居民主要疾病已经转为慢性疾病, 如果疾病不是很严重, 同一疾病快速转化为相关疾病的概率应该不大。因此在某种意义上推测, 可能是患者因为各种原因没有及时就诊是影响农村患者难以获得服务连续性的重要原因之一。

(6)县乡两级用药较为合理, 但也存在用药不一致的情况。两级机构对患者的用药比较合理, 整体比例高达 96.92%, 但也存在用药不一致和遵循治疗原则的不一致。其中, 用药不一致的占比为 18.21%。这说明两级医生在遵守大的用药指导原则上没有差异, 但可能因乡县两级医疗机构都缺乏统一规范的临床路径管理, 医生用药都有自己的经验选择和判断, 一定程度上影响着患者连续性服务的利用。陶红兵等(2010)年利用统计数字分析得出我国开展临床路径的县级医院仅占 29.8%, 乡级仅占 0.6%, 大部分二级与一级医院没有开展临床路径。加之乡县信息系统和基础设施建设滞后, 不能实行交互共享, 也无法开展临床路径的推广工作。实际上, 卢瑶等(2016)认为临床路径在规范诊疗行为、改善医疗服务质量等方面有促进作用, 以及可以降低费用、提高工作效率、优化业务流程。在治疗原则一致性方面, 完全一致的仅占 20% 多一点, 近 65% 是对症不一致, 出现用药原则冲突的比例较少，不到1%。这一情况可能表明，一是患者病情出现了变化，二是医生的服务能力上存在差异。但在我国，目前由于纵向机构间存在信息孤岛，缺少良好的信息沟通平台，再加上长期以来没有真正落实多点执业制度，县级医师如果不是通过到下级开展坐诊、会诊等业务或乡级医生不是通过到上级参加培训进修等途径，两级医师往往"老死不相往来"，从而缺少共享的诊疗文化价值观和认同度，在用药理念上存在极大的差异，各唱各的调，自然在诊疗规范和用药思路上产生较大的差异，而这也会给临床路径在县乡之间的推广带来极大的困难。

（7）出院患者的健康结果反映了医学模式转变的结果，县级出院健康结果要好于乡镇。从乡镇出院情况来看，好转的病人所占比例最高，无论是呼吸系统还是脑血管系统，占比都超过1/2以上。不过，未愈的病人也占到1/4之多，其中脑血管系统未愈者占到近1/3。而治愈的病人所占比例仅为7.26%，其中脑血管系统更低，不到1/20。这表明随着医学模式的转变，慢性病时代医学能够治愈的疾病比例在下降。同时也提示乡镇卫生院在慢性病时代的功能定位需要加强，特别是疾病预防保健。从县级医院出院情况来看，好转的病人占到近80%，呼吸系统疾病和脑血管系统疾病所占比例差别不大，而治愈的患者也有10%以上，其中呼吸系统疾病所占的比例要好于脑血管系统。未愈的病人所占比例排第三，脑血管系统的比例要高于呼吸系统，显示呼吸系统的治疗效果要好于脑血管系统。不过，县级医院就诊病人病情发生恶化的程度较低，总体不到0.57%，而脑血管系统没有发生恶化现象。对比县乡出院健康结果，县级医院病人出院好转的比例、治愈的比例均大于乡镇卫生院的同类比例，而未愈的比例要小于乡镇卫生院的同类比例，显示县级医院的治疗效果要明显好于乡镇卫生院。

2. 关于患者获得信息连续性的讨论

（1）县级并发症、检验检查数量均比乡镇卫生院高，县级医院病历记录以往信息和前次信息存在较大差异。县级医院记录并发症数量与其他诊断数量均高于乡级，一方面是因为乡级诊疗能力有限，县级诊疗能力明显高于乡级。另一方面，可能是县级医院接收的转诊患者严重程度高于乡镇，因此相应的并发症数量也大，这反映了县乡医院不同的功能定位差异。从化验数量看，乡镇化验数小于县级化验数，乡镇辅检数量也小于县级医院。这同样可以表明，县级医院由于仪器设备的数量和质量明显优于乡镇，无论是检验还是检查数量都比乡镇检查检验数量多，显示在诊断能力方面的较大差异。

从县区病历一般病史采集，病历显示主要包括发病年限、诊断经历、发病特征、体征等方面，所占比例都在70%以上，其中记录发病年限和发病特征的占比在90%上下，但对于有效用药的记录比例都在20%以下，两种疾病病历相差不大。这说明当前我国县域中医生对信息的记录存在选择性偏倚，重视一般疾病特征描述，对诊断和诊疗信息的记录还没有普遍重视，这将影响到信息连续性的传递。从县区病历以往就诊经历信息记录来看，主要包括医疗机构、诊断信息，两者分别占比近30%和40%，而在治疗方法记录的信息仅占15%，曾用药、预后的信息占比不到10%，手术方式的比例更低。而且，呼吸系统超一半比例没有记录以往信息，脑血管系统也接近40%。从县区病历前次就诊信息记录来看，两类病历中，县级医院记录医疗机构、诊疗方法和诊断信息的比例相对较高，分别占到近60%、50%和30%，但记录曾用药、预后信息的比例仅为20%和20%，记录手术方式的不到1%，而呼吸系统没有记录信息的占比为29.26%，比脑血管系统的37.08%低一些。这表明，前次信息记录的比例大多高于以往就诊信息，而没有记录的比例显著小于以往信息的记录比例。这提示，医生的病历信息追踪以前次为主，时间间隔越长，信息的传递越差。随就诊时间间隔延长，记忆减退，就诊信息遗漏，也有可能存在偏差，县级医生问诊患者信息的几率也显著下降。这从前次就诊记录的字数大于以往就诊记录的字数也能反映医生对前次患者疾病信息记录的详细程度。不过，县级医生仍以常规病史采集记录较多，对以往和前次就诊经历的信息记录都不多，表明县级医院对以前患者信息的记录并不全面，传递的完整性得不到保障，进而可以推测疾病信息在农村纵向医疗机构间的传递和利用价值并没有受到重视，离实现无缝服务的目标还有较长的距离。

（2）乡级治疗有效性比例较高，对县级有参考作用的检查占比较大。从乡级治疗是否有效进行判定，县级专家认为近30%有效，60%的乡级诊疗能控制病情发展，仅有不到5.99%的比例是延误了病情的发展或存在误诊。这显示目前乡镇卫生院的治疗质量尚可。专家认为乡级化验中近90%的比例有参照作用，超过70%的乡级检查对县级是有参照作用，甚至有5.13%的比例可以节省化验，10%可以节省检查。县级专家也认为乡镇超20%的患者用药对县级有指导作用，70%有参照作用。依据患者前次就诊经历的记录对县级治疗是否有贡献进行判定，县级专家认为20%是有贡献的，但没有贡献占比达到80%，表明有效信息在二级机构传递不连续。这主要是医生在患者转诊过程中没有记录前次信息或没有询问或没有利用前次信息，导致信息参照和使用都较低。如果能在纵向医疗服务链上的各级医疗机构及其医生建立相互协作、信息共享与沟通的机制，前次信息的传递和使用对后续患者的诊疗决策具有较大的参考价值，甚至可以减少不必要的检查检验。然而，在目前我国县域缺少信息共享支撑背景下，大量的可利用的信息无法在县域医疗服务系统内传递。同时，即使在发达的东部地区，由于没有纵向医疗机构之间的信息互认机制，县乡之间的患者信息价值也很难得到医生的认可或参照，特别是上级医生对下级医生所做的检查和检验。张研等（2018）在浙江某信息化项目县的调研中发现，在既有的县乡协作要求以及信息系统支持下，仅有11.63%的县级医生会调取转诊患者在乡镇卫生院的检查结果。

（3）乡县两级医疗机构做同样的检查检验存在一定比重，显示在目前情况下重复检查检验现象不可避免地存在。在住院医疗服务项目中，尿常规、血常规检验、心电图和X线（CT）透视项目一般是较为常见的检查项目。因此，本文以上述项目为例，来测定两级医疗机构可能存在的诊疗重复服务提供。两类疾病中，患者在同一疾病周期，在乡县医疗机构均做过血常规的比例接近100%，尿常规的比例超过70%，心电图的比例超过40%。而且检查存在疾病种类差异，脑血管系统的尿常规检验率高于呼吸系统，且县级检验比例高于乡级，脑血管系统的心电图和X线（CT）检查率明显高于呼吸系统，且县级检查比例高于乡级。其中，血常规的时间间隔近50%以2~7天为主，3.17%为同一天做的。尿常规检验中近40%以2~7天为主，同一天做的占比4.17%。心电图和X线2~7天内做的占比分别为30%和40%，同一天做的占比分别为2.27%和2.81%。卢珊等（2016）的一项研究发现，在398名呼吸系统中，乡县再入院患者有69.5%（277人），在1周内在乡县两级都做了X线（CT）检查。这说明，县乡两级做了相同或相似检查检验且间隔时间不长，预示着可能存在的信息不能共享和重复服务。

目前虽然并没有明确的规定对于呼吸系统和脑血管系统疾病患者在两级医疗机构检查同做心电图是否重复的标准，但县级专家认为，如果两级医疗机构建立检查检验互认制度，只要检查结果在可参考的时间范围内，并且病人没有发生明显的临床体征改变，一般会将检验结果作为诊断参考。对于转诊病人病情程度一般或轻微的患者来说，比如慢性支气管炎的转诊患者，接诊医生判断根据基层医生病历资料，结合问诊，可以将下级机构的检查作为诊断参考，至少在入院时暂时考虑不做，先观察临床症状进展来定。张研等（2018）研究认为，B超/CT的指示性时间是1周，1周内的结果可以重复使用；三大常规表达的是身体基础情况，不用完全重新做；MRI只有在CT结果不明确下有积极的意义。吴美花等（2009）指出过度检查和重复检查给病人不仅带来经济损失，同时也会造成辐射伤害。玖九（2015）研究也表明，开展检查结果区域内互认意义重大，可降低费用，切实减轻患者负担；其次可提升医院诊治效率。叶婷（2013）的研究发现，从患者角度来看，接近70%的患者未合理利用病历资料，其中，47.96%的患者从不携带病历资料就诊，19.97%仅是偶尔携带；74.25%的患者认为让接诊医生了解其先前就诊信息的最佳途径是选择"自己描述"。心电图检查作为入院常规检查，在本研究中患者再次县级入院进行心电图检查不少属于重复检查。X线因其有辐射，对人体有一定伤害，用于呼吸系统常规诊断建议二次检查时间应间隔至少一周。调研数据统计显示，就X线（CT）设备使用中，呼吸系统中近45.7%，脑血管系统52.4%的比例都是使用X线设备，其他是乡镇卫生院使用X线，县级医院使用了CT。

目前，由于互通的电子病历系统没有建立，信息不能共享，患者在多机构就诊，到每一级机构进行重复检查检验的可能性很大。而且，即使患者能够携带病历，或者基层医生能够提供转诊患者的必要信息，但由于县级对乡级的检验不信任，或是乡级检查质量不好，考虑到可能存在的医疗风险，县级比乡级更重视检查。但正如上面所述，在短期内的重复检查和检验往往是受医生利益驱使的成分更大。在目前患者有效信息携带和传递信息不完全，医生询问病史不全，医护沟通不足，并受传递时间间隔及患者受教育程度和诊疗常识限制等影响，进一步降低了信息的共享度。李娟（2016）指出通过建立基于数据共享平台的双向转诊、远程医疗、慢病管理等相关业务系统，能够有效提高基层机构的服务能力和吸引力，实现居民健康信息的及时调阅共享，促进各级医疗机构的业务协作，实现服务的"连续化"和"谱系化"。胡鹏等（2012）指出基于信息系统的临床路径管理应用模式是实施临床路径的必经之路。缺乏信息平台支撑成为了临床路径推行的最大瓶颈。

访谈发现，县级医生认为乡镇卫生院的检查设备不全，主要在于一些乡级并没有X线片（如D县YS、YS、MW三个乡镇没有）。县级医生因病人不带资料，不能充分反映前次就诊信息，无法判断是否应做检查。其次，访谈发现患者在携带传达诊疗信息的意识和意愿并不强，一方面担心乡级的诊疗能力，认为县级诊疗能力更强，觉得在乡镇卫生院治不好，到县级医院一次就治好，因此愿意做个全面的检查；另一方面对乡镇卫生院的服务不认可，担心乡镇卫生院的诊疗会影响县级医生的诊疗决策，县级医生可能也会对病情重新判断，所以选择隐匿前次就诊信息。最后是患者缺乏连续性服务的意识，不能意识到乡级的诊疗信息可供县级参考，甚至有些检查县级是可以沿用的，部分患者到县级就医时根本无意识带乡级的检查资料。

3. 关于患者获得服务协调性的讨论

（1）患者（家人）要求乡级出院以及无转诊建议下患者自询诊所占比例最高，服务管理的协调性提供不足。在乡镇卫生院出院决策中，两种疾病的患者（家人）要求出院的占5成，院方（医生）建议出院的超过40%，供需双方共同决定的仅占3.73%。再入院方式中52.90%的患者是无转诊建议下的患者自询转诊，17.63%的患者是自己要求上转入院，17.63%的患者是医生建议上转入院的，通过120急救的占5.19%。从以上指标不难看出，院方和医生做出的建议所占比例较低，而患者自己主观决定所占比例较高，表明患者因素对医生转诊行为的影响较大。Langley GR（1992）的研究提出，在非医疗性因素对医生转诊行为的影响中，"病人期望"影响最大。有乡镇卫生院医生表示，当病人的病情还未达到上转要求但病人执意上转时，他们也会同意病人上转。可见，病人的转诊意愿在很大程度上影响着双向转诊的结果。结合访谈资料，发现乡级转诊时医生建议转诊哪里，是遵循病人意见，按照病人意愿联系急诊科上转病人；如果病人自己转诊，带转诊单就不用挂号。同时，由于乡镇医生少，加之忙于公共卫生基本没有时间陪诊，只有当重症患者转院时有可能会选择陪同转诊。

因此，目前的规范上转面临着较大的挑战。实际上，对于纵向连续性医疗来说，如果在非急诊情况下，基层机构的首诊以及就诊过程中由基层医师推荐甚至决定患者的转诊安排有利于更好的服务连续和协调。如果患者自主决定，将大大造成无序的转诊。但是，由于采取患者自愿选择的转诊方式，政策上缺少强制首诊机制以及相应的转诊程序安排，再加上基层机构的技术能力薄弱，共同造成本来可由基层机构规范转诊但实际却由患者自我选择就诊而带来转诊工作的低效或失效，大大降低服务管理的协调性。

（2）县级患者出院回乡村机构康复比例较低，下转难短期内无法进行根本改变。县级出院去向中，回家康复的占近9成，转到省市医疗机构就诊的占6.27%，转入乡村机构康复不到1%。据WHO统计，总体转诊率应达到20%~30%。程才等（2008）研究指出我国总体转诊率不高，最高转诊率仅为16.03%，最小的转诊率仅为3.66%，下转率最低为0.23%。王番宁等（2017）、孔颖文等（2017）的研究指出基层接受大医院转诊患者数量较少，甚至出现"零下转"现象。患者下转比例较低，表明在管理协调性上，县级医院与基层医疗机构之间的协作不完善。进一步分析，也有病人的不配合因素。病人不配合医生转诊行为的主要原因是不相信基层医疗机构的服务能力和医生技术水平，即使区、县级医院医生建议病人回转基层医疗机构，但病人及其家属并不同意下转。

显然，尽管目前开展了医联体和双向转诊工作，但是由于基层医疗服务的能力弱势造成患者不信任仍然占有较大比例。同时，缺乏明晰的下转标准以及县级医院处于利益考虑、基层药物不配套等因素都可能影响患者下转。更为重要的是，目前的双向转诊缺少明晰的转诊标准，有的即使有转诊指针，由于没有相应的考核指标和问责要求，这些都会造成县级医院及其医生对转诊患者"诊疗到底，康复负责到底"。对那些直接到县级医院住院的患者，更不可能在诊断明确、病情稳定后向乡镇卫生院、村卫生室及康复机构下转。因此，有必要建立完善的利益分配机制，严格制度约束，特别是缩短住院日，实施临床路径，加强医疗费用控制，逐渐促进"县级医院及其医生必须下转、患者知情同意下转、基层医疗机构能够承接下转患者"的条件形成，才是解决上转容易下转难困境的必由之路。

四、本 章 小 结

服务整合是以病人为中心的无缝服务提供，并通过患者获得服务的结果来判定。本章以同一疾病周期的住院患者病历为工具，构建信息连续性、服务连续性和管理协调性的评价指标，通过专家模糊评判法进行评估。研究发现，在服务连续性方面，在慢性病时代，无论是乡镇卫生院住院患者，还是县级医院住院患者，其病情都以一般情况为主。虽然适宜住院占有绝对比例，但乡县两级都有一定的比例可避免住院。乡镇卫生院出院偏早或偏晚也占到一定的比例，为县级医院同类情况的两倍多，且存在乡、县入院和出院诊断不符合和用药不一致的情况，从而导致乡级不必要转诊也占到一定比例，而不合理就诊必然带来住院时间延长和住院费用的升高。在信息连续性方面，县级医院对乡镇卫生院就诊患者的病史采集大部分均有记录，但对以往患者诊疗信息特别是前次就诊信息的记录缺少连续性。乡级检查检验和用药结局对县级有参照作用或有指导作用的比例均较大，可以节省的检查检验也占到了一定比例。但由于信息记录不全或传递的不完整，县级医生参考和使用前次信息的比例并不高，存在一定程度的重复检查、过度检验问题。在管理连续性方面，在目前转诊机制尚未建立的情况下，患者（家人）自我要求出院以及无转诊建议下患者自询诊所占比例较大。

参 考 文 献

[1] 杨大锁，潘淮宁，殷晓红，等. 重视医疗服务的可及性和连续性 [J]. 中国卫生质量管理，2006，13(6)：47-49.

[2] HAGGERTY J, BURGE F, LEVESQUE J F, et al. Operational definitions of attributes of primary health care：consensus among Canadian experts [J]. Ann fam med, 2007, 5(4)：336-344.

[3] 张翔，高梦阳，齐静，等. 我国卫生服务信息连续性运行机制研究 [J]. 中国医院管理，2017，37(10)：66-67.

[4] 刘彦辰，张研，林琳，等. 中部地区县域居民就诊趋高现状调查 [J]. 中国医院管理，2018，38(8)：14-17.

[5] 程才，唐圣春，刘高伍，等. 双向转诊的转诊水平研究 [J]. 医学与社会，2008(3)：22-27.

[6] 王番宁. 双向转诊中"下转难"的影响因素及改革路径分析 [J]. 中国卫生法制，2017，25(4)：31-34.

[7] 孔颖文，曹杰，郑艳芳，等. 基于利益相关者理论的双向转诊"下转难"研究 [J]. 中国全科医学，2017，20(10)：1173-1176.

[8] BODENHEIMER T. Coordinating care：a perilous journey through the health care system [J]. New engl J med, 2008, 358(10)：1064-1071.

[9] O' MALLEY A S, CUNNINGHAM P J. Patient experiences with coordination of care：the benefit of continuity and primary care physician as referral source [J]. J Gen intern med, 2009, 24(2)：170-177.

[10] CODDINGTON D C, ACKERMAN F K J, MOORE K D. Integrated health care systems：major issues and lessons learned [J]. Healthcare leadership & management report, 2001(9)：1-9.

[11] ROGERS A, SHEAFF R. Formal and informal systems of primary healthcare in an integrated system：

evidence from the United Kingdom [J]. Healthcare papers, 2000(1): 47-58.

[12] SHORTELL S M, GILLIES R R, ANDERSON D A. The new world of managed care: creating organized delivery systems [J]. Health aff(Millwood), 1994, 13(5): 46-64.

[13] SARA J S, JAKO B, MARK F, et al. Defining and measuring integrated patient care: promoting the next frontier in health care delivery [J]. Med care res rev, 2011, 68(1): 112-127.

[14] RIDD M, SHAW A, SALISBURY C. "Two sides of the coin". the value of personal continuity to GPs: a qualitative interview study [J]. Fam pract, 2006(23): 461-468.

[15] 李少冬, 仲伟俊. 关于医疗服务连续性的研究 [J]. 中国医院管理, 2010, 30(12): 14-16.

[16] 李伯阳. 农村基本医疗服务网络中的纵向连续性医疗服务质量研究 [D]. 武汉: 华中科技大学, 2012.

[17] ALAZRI M H, D NEAL R, HEYHOOD P, et al. Patients' experiences of continuity in the care of type 2diabetes: a focus group study in primary care [J]. Brit J gen pract, 2006, 56(528): 488-495.

[18] 高梦阳, 齐静, 柴慎华, 等. 农村卫生服务网络连续性存在的问题及对策 [J]. 医学与社会, 2016, 29 (4): 8-10.

[19] 黄梯云, 李一军. 管理信息系统 [M]. 2 版. 北京: 高等教育出版社, 2000: 2-3.

[20] SAULTZ J W. Textbook of family medicine: defining and examining the discipline [M]. New York: McGraw-Hill, Health professions division, 2000.

[21] 张萍, 张奕奕. 社区老年人疾病谱分析与慢性病防治 [J]. 中国医药指南, 2010, 8(21): 80-81.

[22] 陈迎春. 农村住院服务过度需求: 不合理入院的测量与管理研究 [M]. 北京: 科学出版社, 2014: 100-101.

[23] 汤传群. 探讨基层医院老年肾内科病人临床护理要点及对病人的影响 [J]. 医学理论与实践, 2014, 9 (4): 7.

[24] 陈方. 基层医院内科病人提早出院相关因素分析 [J]. 中医药管理杂志, 2015, 23(21): 55-56.

[25] 毕芳, 孙向军, 任苒. 双向转诊制度实施中的问题与对策 [J]. 中国初级卫生保健, 2011, 25(4): 9-12.

[26] GRIMSHAW J M, WINKENS R A G, SHIRRAN L, et al. Interventions to improve outpatient referrals from primary care to secondary care [J]. Cochrane database syst rev, 2005(3): CD005471.

[27] 陶红兵, 刘鹏珍, 梁婧, 等. 实施临床路径的医院概况及其成因分析 [J]. 中国医院管理, 2010, 30(2): 28-30.

[28] 卢瑶. 临床路径实施及管理的研究进展 [J]. 健康之路, 2016(2): 27-28.

[29] 吴袁剑云, 英立平. 临床路径实施手册 [M]. 北京: 北京医科大学出版社, 2002: 5-10.

[30] 张翔, 韩星, 张研. 农村居民年度住院服务利用聚集性分析 [J]. 中国医院管理, 2017, 37(2): 18-20.

[31] 国家卫生与计划生育委员会. 2017 中国卫生和计划生育统计年鉴 [M]. 北京: 中国协和医科大学出版社, 2017.

[32] 张研, 韦倩晨, 叶亦盛, 等. 县乡服务协作在分级诊疗制度建设中的关键作用 [J]. 中国医院管理, 2018, 38(8): 11-13.

[33] 卢珊, 张亮, 唐文熙, 等. 农村乡县跨级住院患者就诊信息传递现状分析 [J]. 中国医院管理, 2016, 36 (4): 15-17.

[34] 吴美花, 葛菁芳. 合理应用医学影像学检查 [J]. 上海医学影像, 2009, 18(3): 271-272.

[35] 玖九. 医疗检查结果互认, 如何实现一举两得 [J]. 中国卫生人才, 2015(5): 31-35.

[36] 叶婷. 农村三级医疗服务网络中的纵向医疗服务链现状及发展对策研究 [D]. 武汉：华中科技大学，2013.

[37] 李鹏，卞城，李念念，等. 医疗服务信息连续性对分级医疗的影响 [J]. 安徽医学，2014，34（1）：109-110.

[38] 李娟. 北京市分级诊疗中信息资源共享需求及策略研究 [D]. 北京：北京协和医院中国医学科学院，2016.

[39] 胡鹏，王羽，卢建华，等. 影响临床路径实施的因素分析及对策建议 [J]. 中华医院管理杂志，2012，28（1）：15-18.

[40] 国务院办公厅. 关于推进分级诊疗制度建设的指导意见 [2015-09-08] [EB/OL]. http://www. gov. cn/zhengce/content/2015-09/11/content_10158. htm.

[41] Langley G R. Effect of nonmedical factors on family physicians decisions about referral for consultation [J]. Can med assoc J, 1992, 147（5）：245-253.

[42] 张太慧，周晓容，余伟，等. 医生对分级诊疗制度的知信行现状调查 [J]. 卫生经济研究，2017，358（2）：22-26.

[43] 连鸿凯，郝义斌，丁凡. 国内外医疗服务体系及分级诊疗管理现状 [M]. 郑州：郑州大学出版社，2016：57.

[44] 王子伟. 基本医疗保险制度下双向转诊的研究 [D]. 武汉：华中科技大学，2010.

第八章
影响因素：县域医疗服务纵向整合问题的系统探究

基于前面两章的实证研究发现，无论从县乡村医疗机构医生提供连续性和协调性服务的过程看，还是基于病历评判的住院患者获得连续性和协调性的服务结果看，当前我国县域医疗服务纵向整合趋于向好变化，但实施效果远没有实现期望目标值。由于医疗服务系统本身是由多层级、多维度、多功能组织构成的复杂要素系统，医保子系统、患者子系统、政府子系统等都对医疗服务系统运行过程产生深度影响，再加上医疗服务市场存在天然的信息不对称和供方主导优势等特性，导致服务整合的影响因素更加复杂。这里面既有医改是世界性难题的客观因素制约，也有目前医改时间不长的现实影响，多维因素叠加使得我国医疗服务体系变革很难按下快进键。基于以上分析，本章进一步理清影响服务整合的各种因素，揭示影响整合型医疗服务系统运行的因素集合。

一、研究框架

前文文献综述指出，影响我国县域医疗服务纵向整合的因素繁多。根据患者在不同层级医疗机构就诊过程中涉及的关键节点和存在的问题，结合学界大致的主体分类，影响县域医疗服务纵向整合的因素，具体包括服务提供者本身、筹资者、政府和患者四个关键利益主体，每个主体都会对连续性和协调性服务的提供产生影响。从服务提供者的角度来讲，农村三级网资源配置不均衡，服务提供缺乏系统性，机构间的合作缺乏衔接机制。多机构间"信息孤岛"造成患者诊疗信息沟通、传递和共享困难。基层首诊和双向转诊遭遇自身能力以及"对接"下转能力不足的困境。忽视全科医疗特征功能，基层医生和专科医生无法形成分工互补。而利益协调不平衡，纵向医疗机构合作缺乏持续动力。从医保因素来讲，医保支付制度没有有效控制不连续的服务，造成服务效率低、医疗费用高等问题。从政府子系统来讲，缺乏服务连续性的政策支持、基本药物存在药品招标越招越高、基层用药和专科用药不衔接。从患者子系统来看，设施设备、医生资格、医院级别、就诊环境、距离远近、医护人员服务态度、等待时间、医院口碑、医德医风等多个方面都是影响患者就诊选择的因素。除上述影响因素外，影响县域医疗服务纵向整合的因素还包括以下内容，见表8-1。

表 8-1 影响县域医疗服务纵向整合的关键因素体系

维度	编号	具体影响因素
服务提供者因素	SP1	农村人力资源要素
	SP2	基层医生的健康管理能力
	SP3	纵向合作内容深度
	SP4	不同层级医生对合作内容的掌握程度
	SP5	基层医生对患者转诊时对转诊到医联体合作机构的认知
	SP6	不同层级医生之间的交流互动情况
	SP7	临床指南和路径的推行情况
	SP8	信息系统建设情况
	SP9	不同层级医生对下级医疗机构的信任度
	SP10	对县域内医务人员的责任约束
医保因素	MS1	医保补偿方案对患者流向及其费用的影响
	MS2	支付方式对不同层级医生的激励作用
患者因素	PT1	患者对基层医生的服务提供认知
	PT2	患者就医偏好
	PT3	患者携带病历资料情况
	PT4	患者对两级医疗机构做同样检查的认知
	PT5	患者下转担心医疗安全的认知情况
	PT6	转诊及时情况
	PT7	患者就诊对医疗联合体的认知
政府因素	GM1	整合型服务政策
	GM2	政府投入政策
	GM3	基本药物政策
	GM4	监督评估政策

注：SP=service provider；MS=medical security；PT=patient；GM=government。

二、服务提供者子系统因素对县域医疗服务纵向整合的影响

1. 农村卫生人力资源配置结构因素对县域医疗服务纵向整合的影响

诸多研究表明，全科医生能够解决患者 80% 以上的健康问题。在我国，虽然近年来基层卫生人力资源数量不断增加，但仍然面临结构性困境。从调查样本点来看，村医平均年龄在（45.74±9.65）岁，最大者达 68 岁。乡镇医生平均为（38.47±9.11）岁，最大者为 58 岁；县级医生平均为（34.97±10.53）岁，最大者为 66 岁（表 8-2）。

表8-2 调查样本点农村医生年龄结构情况 单位：岁

项目	乡村医生	乡镇医生	县级医生
平均年龄	45.74	38.47	34.97
标准差	9.65	9.11	10.53
最小值	27	22	21
最大值	68	58	66

总体来看，村医年龄老化现象较重，而县级医生呈现年轻化倾向。目前我国农村还有不少乡村医生岗位存在无身份保证，长期游离在体制之外，他们的养老保险、工伤保险等问题一直未能得到合理解决。这一方面造成医学毕业生不愿意到乡村执业，另一方面也直接导致有些村医到了退休年龄仍在坚持工作。诚然，村医有多年的临床经历，但由于年龄较大，难以承担全科医学的繁重任务，对急速改革的医药卫生体制也不适应，比如在健康管理、计算机操作能力等方面的适应能力还较弱。由于村医整体素质不高，很难与农村居民建立持续而良好的人际关系，也很难与上级医疗机构增强联系和合作，并记录和共享电子病历信息。而县乡卫生人力资源相对年轻，尤其是县级医生。近年来，随着县级公立医院改革加快，县级医院招聘了大量的卫生专业技术人才。

从文化程度来看，乡村医生以中专为主，乡镇医生以大专为主，县级医生以本科为主。没有一个村医是本科学历（表8-3）。可以看出，我国县域医疗机构卫技专业人员，特别是村医，素质不高，医学教育偏低，这可能就是农村居民对村医不太信任的重要原因之一。

表8-3 县域三级医疗机构医生文化程度

项目	乡村医生		乡镇医生		县级医生		合计	
	人数/人	占比/%	人数/人	占比/%	人数/人	占比/%	人数/人	占比/%
初中及以下	10	6.80	0	0	0	0	10	2.17
高中	13	8.84	1	0.80	1	0.53	15	3.26
中专	120	81.63	17	13.60	21	11.17	158	34.35
大专	4	2.72	77	61.60	46	24.47	127	27.61
本科及以上	0	0	30	24.00	120	63.83	150	32.61
合计	147	100.00	125	100.00	188	100.00	460	100.00

此外，如果按照全科医生的素质衡量，我国乡村医生远远达不到全科医生的标准。特别是当前，能力不足一直是制约基层首诊的关键因素。截至2016年年底，我国注册执业全科医生为20.9万人，占执业（助理）医师的6.6%，每万人口拥有全科医生1.51人。2011年国务院《关于建立全科医生制度的指导意见》要求，到2020年，我国要基本形成统一规范的全科医生培养模式和"首诊在基层"的服务模式，基本实现城乡每万名居民有2~3名合格的全科医生。按照《"十三五"全国卫生计生人才发展规划》要求，到2020年，全科医生应达到30万人以上。然而，我国全科医生缺口还差9万多人。从贵州省情况看，2012年，全省每

万人拥有全科医生数仅为 0.32 人,2017 年增加到 1.43 人。但按照"到 2020 年每万人全科医生数 2~3 人"的目标来计算,贵州省至少需要 7 110 名全科医生。因此,从目前来看,虽然基层全科医生的培训和培养逐步加大加快,但仍面临着服务数量不足和培养质量不高的双重矛盾,制约了农村基层首诊制的实现,也是当前家庭医生签约服务遭遇"签而不约"困境的重要原因。长此以往,家庭医生在患者中形成"不可靠"的固化印象,将会严重影响基层机构在农村居民心目中的信誉,也对县域医疗服务纵向整合产生极大的影响。

2. 农村基层医生健康管理能力对县域医疗服务纵向整合的影响

1993 年世界医学教育高峰会议提出:一个效率高、成本效益好的卫生体系应由全科医生对患者进行筛选,并能够根据患者病情到合适的医疗机构就诊。在我国,乡村两级医生扮演着全科医生的角色功能,他们是居民健康的监察者,医疗消费的守门人,也是医疗服务体系有序运转的调度者。目前样本点 81.88% 的乡村医生负责本村居民的健康档案管理,30.80% 的乡镇医生负责本地居民健康档案管理。乡村医生中,65.99% 负责区域患者的疾病管理或病例管理;乡镇医生中,仅有 24.00% 负责区域患者的疾病管理或病例管理(表 8-4)。不难看出,随着基本公共服务均等化的推进,乡村两级医生对区域居民承担了大量的健康管理职责。

表 8-4 基层医生负责区域居民的健康档案管理和疾病管理情况

类别	项目	乡村医生		乡镇医生		合计	
		人数 / 人	占比 /%	人数 / 人	占比 /%	人数 / 人	占比 /%
负责区域患者的健康档案管理	全部负责	122	81.88	38	30.40	160	29.30
	部分负责	16	10.74	26	20.80	42	7.69
	不负责	11	7.38	61	48.80	72	13.19
负责区域患者的疾病管理或病例管理	全部负责	97	65.99	30	24.00	127	23.26
	部分负责	39	26.53	30	24.00	69	12.64
	不负责	11	7.48	65	52.00	76	13.92

调查发现,乡村医生中 66.44% 能够通过健康档案的相关数据来分析指导居民的卫生保健;乡镇医生中,35.48% 能够通过健康档案的相关数据分析来指导居民的卫生保健(表 8-5)。显然,作为居民健康管理者的职责定位,乡村两级医生都有一定比例通过健康档案分析来指导当地居民的健康管理,有助于他们清楚了解当地居民的整体健康情况,从而通过社区诊断,进一步增加了其和当地患者的人际连续性,也为降低患者去专科治疗的次数进而节约诊疗费用提供了可能性。不过,从数据来看,虽然目前乡村医生开展此项服务的比例比乡镇医生高出许多,但整体上两者都有很大的改进空间。对高收入国家进行的比较研究也表明,全科专业人员占医师人员比例越高的国家整体卫生费用越低,而同时质量评价却越高。

表 8-5　基层医生通过健康档案分析指导居民健康管理情况

项目	乡村医生		乡镇医生		合计	
	人数 / 人	比例 /%	人数 / 人	比例 /%	人数 / 人	比例 /%
全部是	99	66.44	44	35.48	143	52.38
某种程度上是	45	30.20	38	30.65	93	30.40
不是	5	3.36	42	33.87	47	17.22
合计	149	100.00	124	100.00	273	100.00

3. 纵向合作内容对县域医疗服务纵向整合的影响

在县域医疗服务网络中，纵向合作内容事关合作质量，对服务整合具有明显的影响。从具体合作内容看，目前县乡医疗机构合作均开展的内容包括业务指导、到基层坐诊以及基层医生到上级医院的进修培训，大部分地区开展了远程医疗以及双向转诊制度，少数县乡合作还开展了检验（检查）项目共享，即乡镇卫生院对本院病人因诊断需要可以利用合作的县级医疗机构的仪器设备和检验资源，其检查和检验结果能够共享和互认。开展预约挂号只有在个别医疗机构开展（表 8-6）。不难看出，随着分级诊疗和医联体模式的推进，我国县域医疗服务纵向整合正在开展当中。

表 8-6　样本点乡县医疗机构开展的纵向合作内容统计表

样本县	贵州省 R 市	贵州省 D 县	重庆市 Q 区 [2]
乡镇数量 [1]	6	8	6
双向转诊	6	4	8
专科延伸服务	6	5	4
县乡多点执业	3	0	0
业务培训	6	8	8
技术指导	6	8	8
进修培养	6	8	8
检查互认	3	2	2
预约挂号	0	1	8
远程医疗	0	1	0
学术讲座	0	8	7

注：[1] 调查的样本乡镇数量。

　　[2] Q 区有两个乡镇卫生院分别与区人民医院和中医院开展了合作，所以开展双向转诊、业务培训、进修指导、预约挂号的内容数量等大于调查的样本乡镇数量。

不过，上述合作内容基本上还是停留在常规水平上，比如双向转诊，仍然只是维持对转诊患者所做的程序性管理，即对患者转诊的基本信息进行了登记。换句话说，从患者就诊的连续性服务看，虽然农村地区正在建设分级诊疗服务体系，但患者转诊很大程度上局限于"方向上的转移"，而非基于患者临床上的连续性转诊，甚至不少县级医院把到乡镇卫生院开展的义诊作为其合作内容之一。从资源共享看，联合体内的县级医院对乡镇卫生院的检查检验进行技术指导,对其不能开展的检查、检验项目可以开具检查单,到联合体县级医院进行检查检验,县级医院为其开通便捷的查询通道,充分发挥联合体上级医院的辅助检查能力优势,实现资源共享、互利共赢。不过虽然乡镇卫生院作为分院能够共享县级医院检查设备,但并没有给予检查上的优惠。同时对有条件的联合体医疗机构,建立远程会诊制度,逐步实现远程影像、心电图、病理等医疗信息共享,开展在线病例讨论、会议交流及远程教育。而稍微深层次的合作内容,如由基层医生预约专科门诊、检查检验共享等直到现在能够开展的少之又少或者根本没有开展。即便是一些深层次的合作内容,如检查检验项目共享,目前很多县级医疗机构明确规定,乡级通过远程医疗所做的检查检验只有经过县级医生的判断,才能得到互认,即通常所说的"乡级检查,县级判断,双方互认"。但对于乡镇医生在本单位所做的各项检查检验,基本上得不到县级医院的认可,也就几乎不存在互认的可能,至多是县级医生在制定患者诊疗方案时作为参考。而乡镇医生对县级医生做的检查检验,如果在临床有效期内,基本上是认可县级医生的检查结果。显然,尽管现在各地通过推行医联体建设和乡村医生签约这两大抓手来推动分级诊疗服务体系,但在目前由于主客观条件的限制,深层次的合作内容并没有有效开展。

以贵州省 D 县为例,根据《全县统筹城乡医疗卫生一体化实施方案》,对口帮扶支援医院选派具有主治医师以上职称的卫技人员,到受援医院工作一年,每个支援医院向每所受援医院派驻 3 名卫技人员,选派医务人员以从事临床医疗为主,兼顾护理、医技、管理和其他方面。受援双方协商确定派驻医务人员的专业、数量和时间,统筹安排医务人员工作。为确保支援工作持续性和稳定性,医务人员可定期分批轮换,但每批连续工作时间不得少于 6 个月。同时,支援医院要根据受援乡镇卫生院实际情况,制定详细的工作计划并签订为期一年的协议,明确工作任务及年度目标,并确保受援医院和患者对派出人员满意度达到 90% 以上。2013 年 2 月底,D 县人民医院派驻 MW 镇中心卫生院,从 2013 年 3 月 5 日开始到 6 月 30 日,共派出 24 名医师,每人工作 5 天,见表 8-7。2014 年 8 月到 2015 年 8 月,D 县人民医院共派驻人员合计 9 名到 MW、SS 和 XS 三镇中心卫生院,每个乡镇派出 3 名医务人员,见表 8-8。

表 8-7 2013 年 D 县人民医院派驻 MW 镇中心卫生院人员统计表

职称	人数/人	专业
副主任医师	6	普外、泌尿、胸、乳腺、妇产、骨科、神经外科、肛肠、烧伤、皮肤科、儿科
主治医师	18	普外、骨科、神经外科、肛肠、烧伤、内科、妇产科、内儿科等

表 8-8 2014—2015 年 D 县人民医院到基层卫生机构服务派驻人员统计表

受援医院名称	职称	人数/人	专业
MW 镇中心卫生院	主治医师	2	放射、儿科
	副主任医师	1	妇产科
SS 镇中心卫生院	主治医师	2	内科、预防保健
	护师	1	护理学
XS 镇中心卫生院	主治医师	2	内、外科
	护师	1	护理

每名医务人员全年补助2万元，经费主要用于支援医院派驻人员的交通、伙食补贴以及为受援卫生院配备生活设施，解决对口支援期间医生的生活需要。县级医院对下派医师定期考核，与医务人员职称晋升有机衔接。派驻人员考核内容包括工作目标完成情况、年度工作量、医德医风、连续工作时间(以病历位数记录为依据)、病员群众反映、科室负责人意见、单位负责人意见等。

2015年，为开展规范化帮扶工作，D县人民医院成立了以院长为组长、副院长为副组长的对口支援工作领导小组，开展实质性帮扶工作。医务科科长兼任对口帮扶办公室主任。来自D县人民医院对口帮扶乡镇卫生院工作总结发现，2015年，根据对口支援协议，该院派出了2位思想觉悟高、责任心强、业务水平高的医务人员长期驻守乡镇卫生院，通过师带徒、一对一的方式为卫生院培养专业人才，使卫生院能够独立开展适宜技术。在卫生院开展教学查房、示教、培训、专题讲座，共同参加义诊活动等，使得卫生院全体专业技术人员熟悉了各种常见病、多发病的护理理论、护理常规和技术操作，掌握了常用的急救技术、急救药品和器械的使用，增强了常见病、多发病的诊治能力和水平。但是访谈发现，由于受县人民医院技术力量缺乏、资金困难等客观条件限制，很难实施可靠的帮扶工作，致使参与对口支援工作人员有限，有时候由于医院工作忙，高层次的医生派不下去，只得派1个低年资的人去，因为主治、副高医生派下去，上级医院相关科室工作就停了。

此外，目前的医联体合作并没有在合作程度上做出原则性规定，也没有纳入医联体的年度工作计划。由于目前很多县级医院自己业务本身就忙，很多下派专家坐诊时间大大缩水，甚至流于形式。甚至挂职的县级医生经常被抽调回来加急本院的医疗业务。再加上有时一些县级医生下到乡镇卫生院坐诊，开展次数少，病人对其不熟悉，也很难信任其看病。就以医联体培训帮扶为例，牵头医院个别科室及个别人员缺乏主动培训意识，存在走马观花现象，甚至有少数人员将培训视为完成医联体建设中领导布置的任务，教学双方无互动。因此仅靠被动"输血"不能从根本上提高基层医务人员服务能力，还需增强其"造血"能力。

4. 不同层级医生对合作内容的掌握程度对县域医疗服务纵向整合的影响

在影响纵向服务整合的要素中，医务人员是最能动的要素。不同层级医生对机构间合作情况的了解和掌握有助于他们积极参与到服务整合工作当中。调查发现，51.68%的乡村医生全部知道卫生服务一体化管理的具体内容，46.98%为部分知道；48.80%的乡镇医生全部知道卫生服务一体化管理的具体内容，44.80%为部分知道。从调查来看，虽然乡村两级医生均不知道只占很小的比例(不到10%)，但仅知道一部分合作内容也都在4成和5成之间，表明乡村两级医生对乡村一体化并不完全熟悉和掌握(表8-9)。这可能提示，乡村服务一体化在两级医生的视野中并没有放到更加优先的位置，同时也表明当下乡村一体化发展并没有引起足够的重视。从乡村一体化实施的进程来看，贵州省已在2011年年底前对全省所有乡镇卫生院和村卫生室实施一体化管理，重庆市Q区则在21世纪之交就在推行。从一体化内容来看，大多都是实行"五统一、两独立"管理，即对行政、业务、财务、药品、工资实行统一管理，对法律责任、财务核算实行独立。乡村两级医生对合作内容并非完全了解，自然影响到合作效果。

表8-9　基层医生知道卫生服务一体化管理的具体内容

项目	乡村医生		乡镇医生		合计	
	人数/人	占比/%	人数/人	占比/%	人数/人	占比/%
知道全部	77	51.68	61	48.80	138	50.36
知道一部分	70	46.98	56	44.80	126	45.99
不知道	2	1.34	8	6.40	10	3.65
合计	149	100.00	125	100.00	274	100.00

从县乡两级医生对建立医联体的了解情况看，71.20%的乡镇医生全部知道本院与哪些县级医疗机构成为医联体，23.20%为部分知道；对于县级医生来说，对应的比例分别是38.83%和47.87%（表8-10）。与乡镇医生相较，虽然县级医生不知道的比例也不高，但在知道全部的比例中，县级医生远小于乡镇医生的同类比例。这说明，县级医生对医联体的关注远不如乡镇医生熟悉。然而，县级医生对县乡医联体的熟悉意义往往更大，因为县级医生可以更多对乡镇医生进行技术指导和帮扶，但接近一半的县级医生仅知道一部分。这些情况可能在某种程度上表明，县乡机构之间的合作并没有完全深入到医生特别是县级医生的工作当中，这也提示着目前的合作并不太紧密。

表8-10　县乡医生知道对方医院成为医疗联合体的情况

项目	乡镇医生		县级医生		合计	
	人数/人	占比/%	人数/人	占比/%	人数/人	占比/%
知道全部	89	71.20	73	38.83	162	51.76
知道一部分	29	23.20	90	47.87	119	38.02
不知道	7	5.60	25	13.30	32	10.22
合计	125	100.00	188	100.00	313	100.00

从对具体合作内容的掌握来看，乡镇医生全部知道本院与联合体县级机构的具体合作内容占比为45.60%，37.60%为部分知道；对县级医生来说，全部知道和部分知道本院与联合体内乡镇卫生院的具体合作内容的比例分别为21.93%和59.36%，甚至两级医生各有近两成的比例为不知道（表8-11）。显然，乡镇医生对具体合作内容的掌握也远好于县级医生。不过就总体而言，当前县乡医联体以及由此展开的合作并没有上升到很高的程度。

表8-11　县乡医疗机构医生知道县乡医疗联合体的具体内容

项目	乡镇医生		县级医生		合计	
	人数/人	占比/%	人数/人	占比/%	人数/人	占比/%
知道全部	57	45.60	41	21.93	98	31.41
知道一部分	47	37.60	111	59.36	158	50.64
不知道	21	16.80	35	18.72	56	17.95
合计	125	100.00	187	100.00	312	100.00

已有的研究发现,在县乡两级医生协作关系中,乡级医生更主动倾向于协作,因为协作能够提高其业务水平。不过自新医改以来,借助县级公立医院改革,县级医院业务量扩张较快,县级医生对自身业务都应接不暇,根本无暇顾及与乡镇卫生院的协作,因而在协作关系中更倾向于被动接受,觉得是可有可无,甚至是负担的一种认知。此外,两级医生在学历、收入、工作强度、业务水平上都存在差距,这些差距造成了两级医生在协作中的地位不平等。然而,建立在非对等的合作关系上,这种"协作"更像是一种"帮扶",甚至是一种"施舍",往往难以持久。访谈发现,目前县乡医疗机构能够成为医联体的重要原因,主要是政府层面的强力推动,县级医院希望借机占有县域内的患者资源,特别是转诊患者资源,乡镇希望通过医联体提升技术、管理、专科建设等各方面的能力。因此可以说,医疗机构的合作,利益层面的共赢是主要因素,至于能否为患者提供基于整合的连续性服务,并不一定是乡镇卫生院,更不可能是县级医院的优先考虑目标。

调查显示,在对转诊制度及协作规定的具体内容认知上,31.91% 的县级医生全部知道有政策规定要求为转诊病人提供服务,52.66% 为部分知道,仅 19.15% 全部知道政府出台促进不同层级医务人员协作的政策,58.51% 为部分知道(表 8-12)。显然,县级医生对转诊服务和协作政策都是不能完全掌握的,这必然导致在平时服务提供中,县级医生对联合体内的其他医疗机构的服务提供与没有建立联合体的医疗机构提供的服务基本没有太大的差异。

表 8-12　县级医生对转诊及医务人员协作内容的认知情况

项目	知道有政策规定要求为转诊病人提供服务		知道政府出台促进不同层级医务人员协作的政策	
	人数 / 人	占比 /%	人数 / 人	占比 /%
知道全部	60	31.91	36	19.15
知道一部分	99	52.66	110	58.51
不知道	29	15.43	42	22.34
合计	188	100.00	188	100.00

5. 基层医生对患者转诊时的机构选择考虑对县域医疗服务纵向整合的影响

调查发现,乡村医生在转诊前,总是考虑将自己的患者转诊到联合体(一体化)的乡镇卫生院的占比为 31.54%,经常考虑的占比为 18.12%,有时、偶尔考虑的占比均为 19.46%;乡镇医生考虑到转诊的医院为联合体(一体化)的上级医院以经常为主,占比为 43.59%,总是和偶尔次之,占比均为 19.66%(表 8-13)。显然,乡镇医生在为患者转诊时考虑是联合体的情况要好于乡村医生转诊到乡镇卫生院的情况。这可能提示乡镇医生更看重转诊服务是联合体的合作内容之一;而乡村医生则不一样,转不转给实行服务一体化的乡镇卫生院并不是他们考虑的优先事项,这说明他们并没有很好地来履行服务的契约。甚至有时候,因患者病情危急等情况，乡村医生可能直接建议患者去县级以上医院就诊。虽然这是实现了以患者需求为中心，而不是机械地执行逐级转诊的相关政策规定。不过，访谈发现，对于跨级转诊患者，乡村医生基本没有将转诊信息告知一体化的乡镇卫生院责任医生，所以乡镇医生无法在患者的诊疗过程中进行进一步的跟踪。

表 8-13　转诊前基层医生考虑转诊到联合体（一体化）的上级医疗机构的情况

项目	乡村医生转诊前考虑到医疗联合体		乡镇医生转诊前考虑到医疗联合体		合计	
	人数 / 人	占比 /%	人数 / 人	占比 /%	人数 / 人	占比 /%
不考虑	17	11.41	7	5.98	24	9.02
偶尔考虑	29	19.46	13	11.11	42	15.79
有时考虑	29	19.46	23	19.66	52	19.55
经常考虑	27	18.12	51	43.59	78	29.32
总是考虑	47	31.54	23	19.66	70	26.32
合计	149	100.00	117	100.00	266	100.00

对于安排的下转患者，转诊前县级医生和乡镇医生一般都能根据患者的居住地转诊到所在辖区的乡镇卫生院或村卫生室。但对县级医生和乡镇医生的访谈表明，与上转患者例数比较，无论是县级医院还是乡镇卫生院实施下转的次数都不多，上转容易下转难的情况仍然大量存在。这主要是目前我国对于康复期或疾病稳定期的下转患者何时下转并没有强制性的转诊标准。这主要分以下几种情况：一是县级医院出于利益考虑，且没有医保的强制规定，如临床路径或控费限制，不愿意将患者下转；二是上级医院愿意转诊，但下级医院由于能力限制接不住这些患者；三是基层机构与上级机构之间功能定位模糊，两者服务内容和服务方式没有明确的分工，存在非差异化的竞争。四是患者对基层医疗机构的服务不信任或怕折腾麻烦，不愿意下转。

6. 农村不同层级医生互动交流情况对县域医疗服务纵向整合的影响

过去的半年中，64.43% 的乡村医生认为上级医院医生到本单位开展过指导业务，57.60% 的乡镇医生认为上级医院医生到本单位开展过指导业务工作（表 8-14）。

表 8-14　过去半年内联合体（或一体化）的上级医院医生到基层指导业务工作情况

项目	乡村医生		乡镇医生		合计	
	人数 / 人	占比 /%	人数 / 人	占比 /%	人数 / 人	占比 /%
是	96	64.43	72	57.60	168	61.31
不是	53	35.57	53	42.40	106	38.69
合计	149	100.00	125	100.00	274	100.00

从具体指导次数来看，过去的半年内，乡村医生认为联合体内的上级医生来乡村开展业务指导最多的次数为 12 次，最少的指导零次，平均为 3.5 次。乡镇医生认为联合体内的上级医生来乡镇卫生院开展业务指导最多的次数为 10 次，最少的为零次，平均次数为 1.34 次。显然，上级医生到村卫生室指导的次数要好于到乡镇卫生院指导的次数，这可能与乡村卫生服务一体化和基本公共卫生服务均等化项目的实施有关，乡村两级医生能够共同管理所在区域的慢性病患者和老年患者，在一定程度上增加了指导的次数。

7. 临床指南和路径推行情况对县域医疗服务纵向整合的影响

服务纵向整合对临床路径和指南的应用提出了较高的要求。临床路径是以循证医学为基础，以系统科学手段进行管理的照顾模式，它强调多专业的协调合作要有时间顺序性，能控制和改良品质，以服务对象为中心等。对于符合临床路径的病种或手术，对应相应的疾病编码，治疗机构对该病种的检查、治疗、护理和康复指导等有一个严格的工作顺序、准确的时间要求和标准化的诊疗计划。因此，临床路径实际上是一种高程度的规范整合。

过去 6 个月内，在与联合体内的上级医生协同治疗病人过程中，乡村医生认为制定过疾病临床路径或临床实践指南的占比为 18.79%，乡镇医生认为有的比例为 33.60%，县级医生认为有的比例为 44.68%（表 8-15）。可以看出，在目前县域医疗服务纵向整合中，由于合作时间不长，合作深度不够，不同层级医生之间进行更高程度的服务整合很少，越到乡村一级，开展这样的活动机会几乎不存在。

表 8-15　过去的 6 个月下级医生在与上级医生协同制定过临床指南或临床路径实践

项目	乡村医生		乡镇医生		县级医生		合计	
	人数 / 人	占比 /%	人数 / 人	占比 /%	人数 / 人	占比 /%	人数 / 人	占比 /%
是	28	18.79	42	33.60	84	44.68	154	33.33
不是	121	81.21	83	66.40	104	55.32	308	66.67
合计	149	100.00	125	100.00	188	100.00	462	100.00

众所周知，县域医疗服务纵向整合程度的增加，需要开展更多医疗文化整合，比如各级医生对共同的临床指南或路径的认同，从而为检查互认提供可能性。但是在目前，由于纵向机构间长期以来的临床隔阂，甚至同种疾病都缺少同质化的操作方式，上级医生对下级医生的治疗方案不认同，下级医生对上级医生的诊疗方案也不能完全理解。即使在开展医联体过程中，两级医生通过对口支援、医生多点执业等，有一定程度的临床沟通和交流活动，但由于多年来过度依靠经验治疗而不是依靠严格临床标准要求和成本约束机制进行治疗活动，他们在建立共享的疾病临床诊疗规范上面并没有动力。再加上基层仪器设备有限，这也导致有些上级医生不愿意到下级开展共同诊疗活动，这些都导致不同层级机构医务人员的诊疗行为磨合速度较慢。这在某种程度上表明，县域纵向医疗机构间的合作并没有带来医务人员服务递送模式的深刻转变。在重庆市 Q 区，区卫生行政部门为规范疾病诊疗，

制定了乡镇卫生院48种疾病门诊处方用药规范指导手册,具体规定了每个病种的诊断要点(症状、体征、辅助检查)、治疗要点、处方和注意事项等(表8-16)。

表8-16　Q区乡镇卫生院门诊处方用药规范(48种疾病)

疾病分类	具体病种
呼吸系统疾病	急性上呼吸道感染、急性支气管炎、慢性支气管炎
消化系统疾病	急性胃炎、慢性胃炎、急性肠炎、慢性消化性溃疡、功能性消化不良、习惯性便秘、慢性胆囊炎
心脑血管疾病	高血压、冠心病
泌尿生殖系统疾病	急性尿道炎、急性膀胱炎、急性肾盂肾炎、急性前列腺炎、输尿管结石、肾结石、细菌性阴道炎、滴虫性阴道炎、急性子宫颈炎、慢性子宫颈炎、急性盆腔炎、慢性盆腔炎、急性乳腺炎、乳腺囊性增生病
肌肉、骨骼系统和结缔组织疾病	腰肌劳损、颈椎病、腰椎间盘突出症、原发性坐骨神经痛
皮肤类疾病	急性荨麻疹、慢性荨麻疹、带状疱疹、慢性湿疹、股癣、手癣、足癣
五官科疾病	复发性口腔溃疡、牙龈炎、急性扁桃体炎、慢性咽炎、急性卡他性结膜炎、睑腺炎、角膜炎、慢性鼻窦炎、慢性鼻炎
其他	功能失调性子宫出血、痔疮

但是上述具体疾病仅仅规定的是单个医疗机构的门诊处方规范,并没有针对当前在两级机构转诊的一些具体病种特别是住院病种的诊疗规范,同样也无法要求上级医疗机构针对同一种疾病进行连续性服务的操作,使得本该在基层机构就诊的患者转去县级以上医院,既加重了患者就诊负担,也增加了县级以上医院医生的负荷。这样反过来又导致基层机构的发展空间受到挤压,不利于其服务能力的提高。

2005年,我国就制定了高血压防治指南,2010年则制定了糖尿病防治指南。此后,我国对高血压和2型糖尿病等慢性病防治指南进行了数次修订,以便各地参照使用。在样本点农村,在国家公共卫生服务均等化项目的实施下,Q区30个乡镇2012年累计有20个设置了慢病门诊,主要是针对高血压和糖尿病患者开展疾病综合管理、分级用药和诊疗工作。对于部分严重的高血压和2型糖尿病患者需要接受区级医院专科服务,可由门诊部或慢性病患者通过电话预约县级医生诊治,并在康复期及时下转,逐渐在县域内建立起针对慢性病的分工合作机制。不过国家防控指南只规定了分级标准,没有共享转诊指南,也没有开发针对不同层级机构可操作性的诊疗服务路径。实际上,临床指南为医师提供了转诊的参照标准、责任等内容。如果在电子病历系统中嵌入临床指南,就会在理想的诊疗行为与实际发生的行为之间建立对照,能够直接判断日常诊疗行为是否或在多大程度上遵从了既定的诊疗规范,保证了过程指标的准确性和客观性,有利于更好地提供连续性服务。表8-17是澳大利亚2型糖尿病治疗指南的构成要素。

表 8-17　2 型糖尿病的治疗指南

1. 2 型糖尿病筛检对象

群体 1　年龄超过 50 岁且具有下列危险因素之一者

- 肥胖　　● 与 2 型糖尿病一级相关　　● 高血压

群体 2　具有下列危险因素之一者

- 年龄超过 65 岁　　● 有妊娠期糖尿病史的妇女　　● 低葡萄糖耐受
- 心血管疾病　　● 有多囊卵巢综合征的肥胖妇女

群体 3　高危群体

- 土著居民和托雷斯海峡年龄超过 35 岁的居民
- 年龄超过 35 岁的非英语语种高危人群

2. 2 型糖尿病的诊断标准

- 随机静脉血糖＞ 11.1mmol/L　　● 随机空腹血糖＞ 7.0mmol/L

2.1　已诊断为 2 型糖尿病的患者遵循下列指南：

糖尿病稳定

　　每 3 个月复查 1 次

　　每 6 个月复查 1 次

　　每年复查 1 次

　　眼底检查 / 复查

某些情况下，患者需要转诊给一个或多个临床医师：

　　转诊给糖尿病教育者的标准

　　转诊给营养学家的标准

　　转诊给脚病医师的标准

　　转诊给经过糖尿病管理处理训练的内分泌学家或内科医师的标准

　　转诊给心理学家 / 精神病专家的标准

2.2　指南可能包括的其他情况：

妊娠 / 妊娠期的糖尿病

医院 / 急性服务包括：医院住院患者的临床指南

医院途径

出院小结

　　在临床保健指南和协议上的标准化保健模式，而且还要求二级以上医疗机构针对病种能够实施或推行按病例组合付费（即 DRGs）。因为 DRGs 根据病人病情诊断、有无并发症和其他病情进行分类，同一类别病例按照大致相同的费率付费，可以指导医院和医生合理利用卫生资源，控制平均住院日和住院费用，促进康复期病人下转。因而被认为是实现分级诊疗的主要工具。推行 DRGs 改革的目的是开发共享的临床（转诊）指南或路径，支持分级诊疗制度落实，以便建立科学合理的就医秩序。

　　从调查来看，2015 年，R 市人民医院实施了 153 种临床路径，R 市中医院实施了 18 种临床路径（表 8-18，表 8-19）。可以看出，人民医院实施数量较多，而中医院较少。

表 8-18　2015 年 R 市人民医院科室实施临床路径情况

科室	病种	科室	病种
外一科	腹股沟疝等 11 种	内一科	1 型糖尿病等 23 种
外二科	腹股沟疝、输尿管结石	内二科	慢性酒精中毒等 48 种
外三科	多手指完全切断、取除骨折内固定装置	传染病区	肺结核等 11 种
外四科	骨和关节软骨良性肿瘤等 12 种	内三科	甲状腺功能亢进症等 16 种
外五科	皮肤皮下组织疾患	中医康复科	周围性面神经麻痹等 3 种
外六科	翼状胬肉等 5 种	综合内科	脑梗死等 19 种
妇产科	子宫壁内平滑肌瘤等 8 种		

表 8-19　2015 年 R 市中医院科室实施临床路径情况

科室	病种	科室	病种
内一科	眩晕症	外科	急性胰腺炎、腹股沟疝
内二科	社区获得性肺炎	妇科	急性盆腔炎
内三科	2 型糖尿病、泌尿系统感染	产科	妊娠平产
康复科	颈椎病	肛肠科	血栓性外痔
针灸科	面神经炎	皮肤科	荨麻疹
骨一科	股骨粗隆间骨折	耳鼻喉科	中耳炎
骨二科	股骨干骨折、桡骨远端骨折	儿科	肺炎、新生儿黄疸

但从该院分科室临床路径的实施效果看，在实施的 147 个病种中，实施临床路径人数为 4 491 人，路径完成人数 1 713 人，变异退出人数 2 778 人，路径完成率仅为 38.14%，变异退出率高达 61.86%（表 8-20）。不难看出，临床路径执行效果并不理想。

表 8-20　2015 年 R 市人民医院临床路径情况统计表

科室	病种数/个	正在使用路径	路径总人数/人	路径完成人数/人	变异退出人数/人	路径完成率/%	变异退出率/%
外科	31	5	591	123	468	20.81	79.19
妇产科	8	4	848	142	706	16.75	83.25
内科	68	23	1 297	953	344	73.48	26.52
儿科	10	33	1 375	434	941	31.56	68.44
综合内科	19	5	50	31	19	62.00	38.00
ICU	2	0	2	1	1	50.00	50.00
中医康复科	3	0	5	0	5	0.00	100.00
传染病区	6	0	323	29	294	8.98	91.02
合计	147	70	4 491	1 713	2 778	38.14	61.86

从 R 市人民医院前 20 种实施数量超过 50 例的临床路径来看，路径完成人数 1 051 人，变异退出人数 2 170 人，路径完成率仅为 31.48%，变异退出率高达 64.99%（表 8-21）。不过，一些看似并不复杂的病种，如单胎顺产，该院 2015 年实施了 682 例，完成路径人数 118 例，路径完成率仅为 17.30%。急症剖宫产实施 146 例，路径完成人数 21 人，路径完成率为 14.38%。两者占比比较，单胎顺产与急症剖宫产的临床路径退出率均高达 8 成以上。这可能表明，对于单胎顺产，可能存在诱导剖宫产分娩的现象。

表 8-21　2015 年 R 市人民医院前 20 种临床路径情况统计表（路径人数超过 50 例的病种）

科室	病种	正在使用路径	路径总人数/人	路径完成人数/人	变异退出人数/人	路径完成率%	变异退出率%
外科	腹股沟疝	0	74	1	72	1.35	97.30
外科	取出骨折内固定装置	0	149	7	140	4.70	93.96
外科	翼状胬肉	0	61	48	13	78.69	21.31
妇产科	单胎顺产	4	682	118	556	17.30	81.52
妇产科	急症剖宫产分娩	0	146	21	125	14.38	85.62
内科	脑梗死	0	150	72	72	48.00	48.00
内科	急性上呼吸道感染	0	92	64	22	69.57	23.91
内科	肺炎	0	73	51	19	69.86	26.03
内科	慢阻肺伴急性加重	8	108	81	26	75.00	24.07
内科	消化性溃疡	2	63	50	12	79.37	19.05
内科	上消化道出血	4	73	46	24	63.01	32.88
内科	慢性胃炎	1	59	40	12	67.80	20.34
儿科	咽峡炎	4	158	71	72	44.94	45.57
儿科	支气管肺炎	17	669	72	575	10.76	85.95
儿科	急性支气管炎	7	134	36	96	26.87	71.64
儿科	新生儿高胆红素血症	0	203	131	72	64.53	35.47
儿科	急性扁桃体炎	2	110	71	30	64.55	27.27
儿科	急性化脓性扁桃体炎	1	77	49	5	63.64	19.48
传染病区	手足口病	0	139	5	125	3.60	89.93
传染病区	肺结核痰培养（−）	0	119	17	102	14.29	85.71
	合计	50	3 339	1 051	2 170	31.48	64.99

然而，单纯的按病种付费比如 DRGs 会造成负向激励，比如诊断升级，退出临床路径，分解住院，提高再住院率等。美国在实施医疗平价法案（affordable care act，ACA）之前，同一组 DRGs 在美国的 30 天再入院率高达 20%。实施之后，加强了 30 天再入院率的考核，使得这一效果出现好转。但是由于美国医疗服务体系的碎片化，医院可以将支付的压力转嫁到其他支付方。因此，DRGs 的实施需要多重因素的良好配合，医保支付方需要加强对

30天再入院率的考核，加强院外服务的报销力度以及与总额预算相结合。同时，还要有强大的信息系统支撑，如病案系统、财务系统、预算系统，进行先进的成本核算方法。因为成本核算是伴随DRGs支付系统的拓展而日渐重视，而成功核算的基础需要强大的数据。美国Medicare从引入、开发DRGs到全面实施的10年中，使用成本核算系统的医院比例显著增加。有学者研究了589个医院样本，这一比例从1%上升到38%。

在我国多数县域医疗机构，多机构就诊还缺少共享的临床规范，互通性信息系统也正在建设中，医保对不同医联体的支付方式仍然以按项目支付下的单病种付费、床日付费等为主。仅在局部地区，采取了总额付费下的按单病种付费，将康复期下转的治疗护理服务费用剥离，推动县级医院院外服务，激发基层机构对康复期下转病人的积极承接。比如处于西部地区的甘肃省，近几年不断完善和调整具有甘肃特色的分级诊疗模式，大力推行DRGs改革，迈入了精准管理的时代。据统计，在分级诊疗覆盖的病种，甘肃超过80%的患者留在基层。

8. 信息系统建设情况对县域医疗服务纵向整合的影响

信息化建设是医院运营和临床业务发展的现代管理工具，通过信息化手段实现医联体内各机构的联通是促进区域医疗服务资源整合、信息共享，落实双向转诊、医务人员交流沟通、检验检查结果互认和健康管理的最佳实现路径。就调查样本点而言，各地医联体信息平台建设仍在摸索中，进展时间不一，建设内容有所差异。贵州省D县人民医院和中医院、R市人民医院和中医院、重庆市Q区中心医院和中医院都建立了信息中心，如D县中医院信息中心面积为20m²，计算机台数120台，连接内部网络台数106台，总投入80万元，但工作人员仅有2名；R市中医院信息中心面积50m²，计算机台数260台，全面连接内部网络，总投入达190万元，工作人员有5名。D县HM医院、R市XCY医院、Q区MZ医院三家民营医院中，除HM医院没有建立信息中心外，其他两家都已建立，且建立的规模与医院的大小密切相关，如XCY医院信息中心有16m²，连接计算机台数120台，全部连接内部网络，资金投入120万元，有工作人员3名；HM医院虽有相关人员开展信息管理工作，但仅有10台计算机，连接内部网仅有6台，投入3万元，工作人员虽有5人，但全部是业务兼职。不过从调查来看，信息化建设投入除远程医疗以外基本都是医院自我投入，政府没有相应的财政支持。

从乡镇来看，贵州省R市调查的6家乡镇卫生院当中，仅有SH镇卫生院设置信息中心，20m²，配备37台电脑，其中连接医院内部网络台数20台，中心工作人员2人，1人大专，1人中专，其他乡镇卫生院均没有信息中心设置。贵州省D县8家中心医院中，仅有YS镇中心卫生院设置信息中心，配备16台电脑，全部连接医院内部网络，中心工作人员2人。贵州个别地方如R市在县域医联体试点中首先完善了部分乡镇卫生院（MB镇、SH镇）电子病历系统，做到市镇电子病例系统同质化。从乡村卫生室来看，随着公共卫生服务均等化项目的推进，所在样本点村均配备电脑，开展居民健康档案管理。

在远程医疗方面，贵州于2014年启动了全省试点。到2016年11月30日，全省县级以上公立医院通过全省统一的远程医疗服务管理平台，累计开展会诊6774例，会诊完成率73.46%，日均完成62.2例，是2015年度全省远程会诊总量的两倍。目前视频会诊主要包括高血压、糖尿病、消化系统疾病等8个病种。围绕县级远程医疗中心和基层医疗机构"五室"（远程会诊室、影像室、检验室、心电图室、数字化预防门诊）建设，延伸放大县级医疗卫生机构服务能力，以远程影像、远程心电、远程检验等辅助诊断为突破点，促进医疗服务"重心下移、资源下沉"，确保通过管理平台与居民健康档案、电子病历、影像、心电等数据中心进行共享交换，提升信息共享和综合服务能力。贵州在松桃县、贞丰县、台江县、播州区等4个试点县（区）69个乡镇卫生院探索开展"县乡一体化"远程医疗服务体系建设。贵州省遵义市播州区已初步实现县级医院和乡镇卫生院的远程会诊和影像、心电诊断的业务协同，区人民医院依托远程网络系统与19个乡镇卫生院互联，形成乡镇检查、县级医院诊断的工作模式。随着数字化技术的发展，医院信息化向着更紧密的医疗机构内部的信息集成、更广泛的医疗机构间互联、更深入地与社保等其他系统联系的方向发展，使得医联体的就诊程序"病人不动专家动"。

但就整体而言，由于我国信息化建设并没有跟随医改同步建设，在国家、省级层面上缺乏总体规划，各地在信息化过程中，最初只是依赖信息化作为现代办公手段引入医疗系统。由于信息化技术发展的阶段性，不同厂家基于不同的技术建立起来的系统，系统间缺乏统一信息交换标准，加上人们追求"实用、快上"的目标，虽然从最早以满足医院医嘱及收费功能的 HIS 系统建设，逐渐发展到影像归档和通讯系统（PACS）、实验室信息系统（检验 LIS、放射 RIS）及电子病历（EMR）等系统建设，但多数"各自为政"建立的医院信息系统独立成为"管理孤岛"。甚至在医疗机构内设科室，各诊疗环节都缺乏统一的信息规范接口和技术标准，医疗服务信息系统缺乏系统集成和整合，成为服务纵向整合模式推进的主要技术障碍。目前，贵州省和重庆市都建立了电子健康档案，实现了从传统健康档案到电子健康档案的过渡，部分地区也建立了电子病历系统。但在县域医疗服务网络中，区域卫生信息平台并不完善，居民健康档案和县乡医疗及电子病历等功能的互联互通无法实现，更不必提与上级医疗机构的网络对接，依靠医联体信息平台发展起来的双向转诊、远程会诊、检查检验结果互认等业务尚不成熟，系统平台缺乏开放性和互联性，平台功能较为单一，系统稳定性差，信息安全存在隐患，信息资源难以共享。再加上当前医疗信息化的投资责任并不清晰，缺少资金投入，缺少政策法规支持，缺少均衡的利益分配机制，同时既懂医学又懂信息的复合型人才匮乏，导致医联体内各医疗机构信息化发展水平参差不齐，而医保机构对医疗信息使用和监管的动力和能力也不足，缺乏经济刺激，只能通过行政力量推动，导致医联体内机构间协作系统建设并未取得突破性进展。2012 年李伯阳博士测算出重庆市黔江区农村县乡基本医疗服务网络中，呼吸系统患者乡县重复检查费用占县级实际检查费用的19.19%。就针对同一疾病周期的抗生素药物使用而言，患者在乡镇卫生院使用某种或某些抗生素有明显疗效后，转诊到区级中心医院，有 43.10% 的患者被施以更高级别的抗生素药物进行治疗。如果区中心医院沿用乡镇卫生院相应的辅助检查项目中的相关检查，那么检查总费用可以减少将近原费用的1/5。杨巧（2012）的研究证实，如果开展检查互认，可以大大降低因两级机构就诊所导致的用药方案不一致而引起的医源性感染，同时也可以减少重复检查所带来的就诊时间延长以及时间和经济成本。

9. 不同层级医生对业务的信任情况对县域医疗服务纵向整合的影响

不同组织间的合作不仅包括采取何种合作方式，同样重要的是能够在互惠互利的基础上实施某种文化改变，促进不同层级机构及其医务人员树立共享的服务价值观，及时分享病人信息，并放于更高的优先权。不同医务人员对诊疗规范的信任是建立信息连续性的基本条件。良好的信任意味着医疗价值观差异不大、对诊疗方案的相互认同，为上下机构的友好协商和协同服务创造条件。从调查来看，乡镇医生对联合体下级机构的检查诊断非常信任的占比仅为8.80%，信任的占比为29.60%，一般的占比为51.20%；县级医生对联合体下级机构的检查诊断有同类的比例分别是1.65%、25.27%和63.19%（表8-22）。不难发现，目前县域医生之间的信任程度较低，50%以上乡镇医生或县级医生均持一般信任程度。在这种情况下，县域医疗服务体系即使能够实现信息共享和互通，患者的诊疗信息也很难得到有效参考和使用。

表8-22　上级医生对联合体下级医疗机构的检查诊断信任情况

项目	乡镇医生对一体化的村卫生室		县级医生对联合体基层医疗机构		合计	
	人数/人	占比/%	人数/人	占比/%	人数/人	占比/%
非常信任	11	8.80	3	1.65	14	4.56
信任	37	29.60	46	25.27	83	27.04
一般	64	51.20	115	63.19	179	58.31
不信任	10	8.00	18	9.89	28	9.12
非常不信任	3	2.4	0	0	3	0.98
合计	125	100.00	182	100.00	307	100.00

从不信任的原因来看，乡镇医生认为村医技术水平低占22.40%，对检查结果持怀疑态度占23.20%，检查结果时间长，可能不起作用占23.20%，辅助检查设备有限占61.60%；县级医生不信任的原因是下级医生技术水平低占14.29%，对检查结果持怀疑态度占10.44%，检查结果时间长，可能不起作用占5.49%，辅助检查设备有限占43.41%（表8-23）。

表8-23　上级医生对联合体下级机构检测结果不信任的原因

项目	乡镇医生对一体化的村卫生室		县级医生对联合体基层医生		合计	
	人数/人	占比/%	人数/人	占比/%	人数/人	占比/%
村医技术水平低	28	22.40	26	14.29	54	17.59
对检查结果持怀疑态度	29	23.20	19	10.44	48	15.64
检查结果时间长，可能不起作用	29	23.20	10	5.49	39	12.70
辅助检查设备有限	77	61.60	79	43.41	156	50.81
其他	0	0.00	8	4.40	8	2.61
合计	125	100.00	182	100.00	307	100.00

显而易见，县域上级医生对下级医生服务不信任的主要原因在于基层服务能力因素，其一是辅助检查设备有限，其二是技术水平有限。前者中，乡镇医生认同的比例要大于县级医生。从实际情况看，村医把主要的精力放在公共卫生上面，其医疗服务能力相对较弱。乡镇卫生院的基本诊断能力随着基层卫生综合改革获得了提高，配备了必要的仪器设备，比如 X 射线、心电图和 B 超、全自动生化分析仪等，这些设备有些型号和县级医院的配备一致，但由于基层技术人员缺乏，有些仪器设备存在闲置现象。另一方面，现有技术人员能力相对薄弱，县级医生很难相信其判断结果，从而增加了对转诊病人进行重复检查的可能性。通过患者访谈可知，不是当地居民不愿意到就近医疗机构就医，主要是因为他们对基层的检查能力不信任。不少居民懂得一个基本医疗常识，那就是基层机构初步的诊断很重要，因为一旦诊断清楚，治疗就能对症。如果乡镇卫生院具备这个基本条件，他们很愿意在基层看病，毕竟基层具备距离近、交通方便、价格相对低廉，甚至有熟人的比较优势。

10. 对医务人员的责任约束对县域医疗服务纵向整合的影响

行为经济学认为激励是行为的基础，人的行为受利益动机的影响很大，还能辅助决定何时采用何种激励支付可以提高组织能力，达成既定目标。因为医生对自我形象和专业身份更加关注，如果公开医生的绩效表现，将会激励其改善绩效。损失规避理论也可以解释医生行为的改变。如果对医生的违约行为进行惩罚，由于损失带来的心理影响远远大于所得，违约行为可以改变医生的决策。特别是要根据医生的岗位责任建立问责机制非常重要。因为没有问责机制，作为具有患者代理人的天然身份，医生也可以通过机会主义来突破某些制度、规范的约束，可能不按要求提供服务或提供不必要的服务。

调查发现，乡村医生认为根据自己的经验判断而不是临床路径或指南治疗患者一定要承担责任的占比为 24.16%，某种程度上要的占比为 48.99%，不需要的占比为 21.48%；乡镇医生认为有这些比例的分别为 37.60%、43.20% 和 4.80%；县级医生认为有这些比例的分别是 25.53%、48.40% 和 13.83%（表 8-24）。

表 8-24 医生认为根据自己经验判断而不是临床路径或指南治疗患者需要承担责任情况

项目	乡村医生		乡镇医生		县级医生		合计	
	人数 / 人	占比 /%	人数 / 人	占比 /%	人数 / 人	占比 /%	人数 / 人	占比 /%
一定要	36	24.16	47	37.60	48	25.53	131	28.35
某种程度上要	73	48.99	54	43.20	91	48.40	218	47.19
不需要	32	21.48	6	4.80	26	13.83	64	13.85
不清楚	8	5.73	18	14.40	23	12.23	49	10.61
合计	149	100.00	125	100.00	188	100.00	462	100.00

不难看出，县乡村三级医生根据经验判断而不是临床路径或指南治疗患者一定要承担责任的比例都不高，在某种程度上要承担责任的占比最大，对不需要和不清楚承担责任的都占有一定的比例。显然，当下我国临床治疗患者多数是依靠经验判断的背景下，不遵守临床指南和规范治疗患者并不会受到相应惩罚。即便是出台临床指南和规范，由于执行力

度和监管力度的偏弱，医生可能并不一定遵守。这也是我国目前临床路径遭遇执行难的主要原因之一。由于临床医生具有高度的专业处方自治权，在利益倾向的驱使下，仅凭道德高尚往往很难有效约束其利益最大化冲动。如果没有有效的制约手段，比如单病种或总额付费，他们往往能够突破约束，进而可能提供不必要的服务。

调查发现，乡村医生在转诊病人时认为一定有遵从临床转诊规范或指南的压力的占比为 40.27%，某种程度上有的占比为 30.20%，认为没有的占比为 27.52%；乡镇医生认为一定有或在某种程度上有所占比的比例分别为 29.60%、54.40%，县级医生认为一定有或在某种程度上的占比分别为 27.66%、50.00%（表 8-25）。可以看出，在村卫生室，乡村医生认为一定有的占比最高，可能表明他们正在面临服务规范的压力增大。乡镇医生和县级医生都以某种程度上遵从临床转诊规范或指南的压力占比最大，达到半数。从整体来看，随着我国医改的深化，目前我国农村医生遵守临床规范压力的环境虽然存在，但要求并不严格。

表 8-25　农村医生在转诊病人时有遵从临床转诊规范或指南的压力的情况

项目	乡村医生		乡镇医生		县级医生		合计	
	人数/人	占比/%	人数/人	占比/%	人数/人	占比/%	人数/人	占比/%
一定有	60	40.27	37	29.60	52	27.66	149	32.25
某种程度上有	45	30.20	68	54.40	94	50.00	207	44.81
没有	41	27.52	9	7.20	29	15.43	79	17.10
不清楚	3	2.01	11	8.80	13	6.91	27	5.84
合计	149	100.00	125	100.00	188	100.00	462	100.00

这同样从是否填写转诊单的情况也可以看出端倪。乡村医生对自己转诊的病人一定有责任填写转诊单的占比为 67.79%，某种程度上有的占比为 22.15%；乡镇医生认为对自己转诊的病人一定有责任填写转诊单的占比为 49.60%，某种程度上有的占比为 41.60%；县级医生认为对自己转诊的病人一定有责任填写转诊单的占比为 50.53%，某种程度上有的占比为 39.36%（表 8-26）。虽然不同层级医生回答有责任填写转诊单的比例中，一定有的过半，甚至乡村医生更高，但县乡两级医生在某种程度上有责任的占比次之，说明填写转诊单并不是所有医生对自己转诊患者开设的必须服务项目。但在当下信息化建设的初期，填写转诊单不但是双向转诊的必须程序，更是维系信息传递和规范化转诊的一种象征。

表 8-26　不同层级医生对自己转诊的病人有责任填写转诊单的认知

项目	乡村医生		乡镇医生		县级医生		合计	
	人数/人	占比/%	人数/人	占比/%	人数/人	占比/%	人数/人	占比/%
一定有	101	67.79	62	49.60	95	50.53	258	55.84
某种程度上有	33	22.15	52	41.60	74	39.36	159	34.42
没有	15	10.07	7	5.60	7	3.72	29	6.28
不清楚	0	0	4	3.20	12	6.38	16	3.46
合计	149	100.00	125	100.00	188	100.00	462	100.00

调查显示，乡村医生认为自己转出的病人一定要转给联合体内的上级医院的占比为28.86%、某种程度上要的占比为51.68%，不要的占比为19.46%；乡级医生认为自己转出的病人一定要转给联合体内的上级医院的占比为16.80%、某种程度上要的占比为60.80%，不要的占比为22.40%（表8-27）。从数据看出，乡村两级医生对于需要转诊的患者并不一定转给联合体的上级医院占有很大的比例，甚至有近1/5的医生认为不要这样做。不难推断，目前县乡村医疗机构成为一体化或医联体，但协议并没有规定必须履行相关业务的强制约束。换句话说，对联合体协议的履行具有较大的弹性。试想想，如果基层不需要或者随意将自己需要转诊的患者转给其他医疗机构，上级医院和下级医疗机构的合作自然就没有那么紧密，上级医院也很难派出优秀医生去联合体的下级机构开展技术帮扶或者坐诊，即使有可能这样做，也往往不可持续。

表8-27 基层医生对转出的病人是否一定要转给联合体内上级医院的认知

项目	乡村医生		乡镇医生		合计	
	人数/人	占比/%	人数/人	占比/%	人数/人	占比/%
一定是	43	28.86	21	16.80	64	23.36
某种程度上是	77	51.68	76	60.80	153	55.84
不要	29	19.46	28	22.40	57	20.80
合计	149	100.00	125	100.00	274	100.00

同样，从实施下转的原因看，乡镇医生下转是单位有规定的占比为18.40%，联合体协议规定的占比为16.80%，为减轻病人负担的占比为52.80%，病人要求的占比为24.00%，医保基金限制的占比为6.40%，下级医疗条件允许的占比为21.60%。县级医生实施的原因，单位有规定的占比为8.24%，联合体协议规定的占比为9.34%，为减轻病人负担的占比为36.26%，病人要求的占比为9.89%，医保基金限制的占比为3.85%，下级医疗条件允许的占比为23.63%（表8-28）。可以看出，落实下转主要是考虑到减轻病人负担，或是病人要求都占有较大的比例，还有一个原因就是下级医疗机构的承接能力，而上级医生下转根据联合体协议要求的占比都不到两成，县级医生更低，因医保基金限制的占比都不到一成，提示医保在这里并没有作为。

表8-28 县乡医生实施下转的原因

项目	乡镇医生		县级医生		合计	
	人数/人	占比/%	人数/人	占比/%	人数/人	占比/%
单位有规定	23	18.40	15	8.24	38	12.38
联合体协议规定	21	16.80	17	9.34	38	12.38
为减轻病人负担	66	52.80	66	36.26	132	43.00
病人要求	30	24.00	18	9.89	48	15.64
医保基金限制	8	6.40	7	3.85	15	4.89
下级医疗条件允许	27	21.60	43	23.63	70	22.80
其他	4	3.20	11	6.04	15	4.89
合计	125	100.00	182	100.00	307	100.00

由于没有良好的规范和约束条件，医生可以根据自己的处方权做出转诊与否的决定，而不是根据临床规范必须转诊，这将导致医生很难根据病人的需要实施正确的保健服务。调查表明，乡村医生在接诊病人过程中，认为存在治疗不好就转的占比为 37.58%，某种程度上是的占比为 53.69%，不存在的占比仅为 8.72%；乡镇医生在接诊病人过程中，认为存在治疗不好就转的情况占比有 21.60%，某种程度上是的占比为 64.80%，不存在的占比为 12.00%；县级医生在接诊病人过程中，认为存在治疗不好就转的占比有 14.36%，某种程度上是的占比为 63.30%，不存在的占比仅为 6.91%（表 8-29）。然而，由于卫生服务体系是一个由具有专业自治权的机构群体组成的体系，一旦出现缺乏有效沟通与协作情况时，这种专业自治权极易导致卫生服务提供中出现利用不足、过度利用、错误利用和不必要重复等现象。

表 8-29 不同层级医生对在接诊病人过程中存在治疗不好就转诊情况的认知

项目	乡村医生		乡镇医生		县级医生		合计	
	人数/人	占比/%	人数/人	占比/%	人数/人	占比/%	人数/人	占比/%
一定是	56	37.58	27	21.60	27	14.36	110	23.81
某种程度上是	80	53.69	81	64.80	119	63.30	280	60.61
不存在	13	8.72	15	12.00	29	15.43	57	12.34
不清楚	0	0	2	1.60	13	6.91	15	3.25
合计	149	100.00	125	100.00	188	100.00	462	100.00

调查发现，乡镇医生认为不考虑联合体下级医疗机构的诊疗用药情况需要承担责任的占比为 25.25%，某种程度上承担责任的占比为 52.46%，不要承担责任的占比为 12.29%。县级医生认为有上述情况的占比分别是 30.22%、59.34% 和 10.44%（表 8-30）。显然，在当前医改政策环境下，国家并没有建立一套针对医药信息参照和使用的强制性规定。学者们更多聚焦于单个医疗机构的药源性不良反应或损坏的研究。目前的问责也仅限于通过医务人员的医德医风监督评价结果进行。不少地方规定，患者对医生的服务态度、服务质量、服务作风进行评价或投诉，连续两次被投诉且情况属实的医生要被辞退。但并没有对两级机构的用药连续性进行合理的规定，自然就没有对医生在两级机构给药的不合理行为进行问责。同时，由于我国尚未建立用药的信息共享平台，上级医生无法对转诊患者的前次用药信息进行有效甄别，也无法落实有效的问责机制。

表 8-30 上级医生对不考虑联合体下级医疗机构的诊疗用药情况需要承担责任的认知

项目	乡镇医生		县级医生		合计	
	人数/人	占比/%	人数/人	占比/%	人数/人	占比/%
一定是	43	35.25	55	30.22	98	32.24
某种程度上是	64	52.46	108	59.34	172	56.58
不是	15	12.29	19	10.44	34	11.18
合计	122	100.00	182	100.00	304	100.00

三、医保子系统因素对县域医疗服务纵向整合的影响

1. 样本点医保补偿方案的设计内容分析

在所调查的三个样本县市，医保都采取了不同程度的补偿和支付方式改革。门诊补偿方面，县乡村之间的补偿比例都拉开了一定梯度。其中，R市的门诊补偿仅限于乡村两级，县级医院门诊就医不予报销。住院补偿方面，均设置了不同等级医院的差异化补偿比例，且设置了封顶线。R市和D县均对未经转诊和经转诊设置了不同的起付线标准或报销比例。各县市不同程度出台了单病种、次均费用等限费补偿措施（表8-31）。

表8-31 样本县2015年医保补偿方案设计主要内容

地区	门诊补偿政策	住院补偿政策	主要限费政策
R市	以基层为单位统筹管理使用，参合患者在参合所在的乡镇卫生院、村卫生室就医，补偿比例均为90%。单次门诊补偿费用不超过60元，各医疗机构每月次均门诊费用控制在40元内，单次门诊费用和次均费用限额均含一般诊疗费。个人门诊统筹补偿年度封顶线为100元；特殊病种大额门诊统筹补偿不设起付线，补偿比例为30%，年度封顶线不超过10000元	乡镇级医疗机构起付线100元，补偿90%；定点民营医疗机构，起付线150元，补偿80%；市级医院，起付线300元，报销比例80%。县外经转诊备案的，乡镇级医疗机构起付线500元，补偿65%；定点二级、三级和三甲医院，起付线分别为500、1000、1500元，医疗费用为0~8000元补偿50%，8000元以上，补偿60%；未经转诊，二级医院起付线1500元；三级和三甲医院，起付线2000元，三类医院报销比均为30%；个人封顶线200000元	参合农民在R市区域内医保定点医疗机构住院，实际补偿比例不足65%的，按65%的比例实行保底补偿。异地住院患者，实际补偿比例不足45%的，按45%的比例实行保底补偿。省出台的单病种付费按照省里统一要求实行。R市人民医院和市中医院分别根据本院情况推行临床路径，其中人民医院各科室推行147个病种，中医院推行14个病种
D县	村卫生室、乡（镇）卫生院、政府举办的社区卫生服务中心（站），补偿比为60%；县级定点医疗机构，补偿比为50%；州级定点医疗机构，补偿比为40%。县域内未实施基本药物零差率销售的定点民营医院，按县级定点医疗机构补偿比例执行；特殊病种（含慢性病）门诊补偿，报销75%，个人年度补偿封顶线20000元	乡镇级医疗机构、县级医院和定点民营医疗机构、州级医院不设起付线，0~2000元分别按60%、50%和40%；2001~8000元分别按85%、75%和65%补偿；8000元以上分别按85%、80%和70%补偿；州外定点三级医院起付线为1500元，经转诊，0~8000元补偿50%，8000元以上补偿60%；未经转诊，一律按30%补偿；重大疾病病种医药费用报销80%；个人封顶线200000元	县级医院对阑尾切除术、胆囊切除术、无张力疝修补、乳腺良性肿瘤切除术等10个病种开展临床路径付费，设置最高限额标准；住院次均费用，县人民医院、中医院＜3100元、民营医院≤2300元、JC镇、MW镇中心卫生院≤2100元、SS镇、YSH镇中心卫生院≤1800元、一般卫生院≤1300元；平均住院日，一类医院≤8天、二类医院≤6天、三类医院≤4天；住院率，县级医院≤10%、乡镇中心医院≤8%、社区服务站≤6%；2周内再住院率≤2%；单病种退出率≤30%

地区	门诊补偿政策	住院补偿政策	主要限费政策
Q区	普通门诊报销标准。居民医保不设个人账户和家庭账户，门诊医疗一档封顶线为50元/（人·年），二档封顶线为80元/（人·年），门诊报销比例为60%。慢性病和重大疾病门诊按照《区城乡居民合作医疗保险慢性病和重大疾病门诊管理暂行办法》执行	一、二和三级医疗机构的起付线标准为100元、300元和800元；补偿按成年人，参加一档筹资的，一、二和三级医疗机构的报销比例为80%、60%和50%，未成年人以此为基础增加5%；二档筹资的，一、二和三级医疗机构的报销比例为85%、65%和55%，未成年人以此为基础增加5%；住院封顶线，一档80 000元、二档120 000元。未按规定转诊，直接选择区外三级医疗机构就诊且取得就诊医院身份确认的，起付线1 500元	对诊断明确，疾病不复杂的近500种疾病实行了单病种付费改革

注：Q区《区城乡居民合作医疗保险慢性病和重大疾病门诊管理暂行办法》规定慢性病和重大疾病门诊治疗补偿标准，对于精神病、癫痫、类风湿、系统性红斑狼疮、慢性心脏病、脑血管意外康复、2型糖尿病、高血压、慢性阻塞性肺病、再生障碍性贫血、慢性肝炎、肝硬化、恶性肿瘤等13种疾病按一、二、三级报销，比例分别是50%、40%和30%。精神病、癫痫、类风湿、系统性红斑狼疮一档、二档封顶线分别为400元、600元；慢性心脏病、脑血管意外康复、2型糖尿病、高血压、慢性阻塞性肺病一档、二档封顶线分别为600元、800元；再生障碍性贫血、慢性肝炎一档、二档封顶线分别为800元、1 000元；肝硬化、恶性肿瘤一档、二档封顶线1 500元、1 800元；肺结核在结防所治疗一档、二档分别按50%报销，一档、二档封顶线为1 000元、1 200元。癌症病人放疗、化疗和镇痛治疗、肾功能衰竭病人透析治疗、肾移植病人抗排异治疗等3种大病，门诊参照住院治疗补偿，与住院封顶线合并计算，一档和二档封顶线为30 000元和50 000元。

下面以D县为例，讨论支付方式改革情况及其对患者就医流向的影响。目前，我国农村地区正在大力推进县域医疗卫生资源的优化重组，落实分级诊疗，D县的卫生资源整合具有一定的典型性。2012年10月，贵州省D县正式启动了城乡医疗一体化改革，重新规划整合县域医疗机构。2013年下半年，乡镇卫生院经过改制合并，将原来的18家合并成8家，其余10个卫生院则"降级"为非中心卫生院或卫生室。县级医院中组成了以县人民医院、中医院、妇女儿童医院3家县级医院为主体，将合并后的8所镇中心医院分别交由这3家医院托管组成3个医疗卫生集团。县级医院帮助镇卫生院调整科室设置，完善必备器械、设备，增设住院床位，改善就医环境。与此同时，D县医保也在探索支付方式的一系列改革，2013年，D县采取门诊实行按项目付费、单次输液包干制度、乡镇一般诊疗费按人头包干制度；住院实行按项目付费制度、按床日付费制度、单病种包干制度。2014年4月将门诊输液包干标准做相应调整，县人民医院、县中医院已在合医办2014（2）号文件做过调整，县内定点医疗机构及其他县级医疗机构包干费用调整为80元；各镇中心医院门诊输液包干统一调整到48元，村卫生室调整为36元，次均输液费用超过标准的将被扣减，不再设置控费余额返还。床日费用控制，根据不同疾病的诊疗特征和病程发展情况，把住院疾病分为危重病人、择期手术病人、儿科病人和非危重病人四类。再根据不同时期床日费用情况，将手术病人按照术前（待术期按 2 天计算）、术中、术后进行分段。规定县内单病种以外的住院病人，除精神科、五官科、传染科、急诊科、中医特色科及计生专项手术等病人按项目付费外，其余均执行住院分段计费床日包干支付。此外，由于中医科颈、肩、腰、腿等疾病的中医治疗方法众多，导致个别医疗机构为追求利益而滥用不同的治疗方法收取费用，特对各定点医疗机构中医科住院病人治疗限额收费，住院病人入院第 1 天、第 2 天每天住院总费用不得超过 150 元，第 3 天以后每天住院总费用不得超过 100 元。D 县对 10 种手术名称在州县实行不同的单病种限价，并提供临床路径参考标准。扩大医保用药范围，减少目录外用药，提高群众就诊医院医保实际补偿比。县域内县级医疗机构补偿范围外诊疗费用控制在 5% 以内，镇村两级不得使用目录外药物。手术治疗按照贵州省医疗服务价格财务分类为 C，编码为 33 类收费的手术以及经皮穿刺颈腰椎间盘切除术、椎间盘微创消融术。并要求因病施治、住院病历或医嘱对治疗项目和治疗部位或穴位等进行详细记录。

2. 医保补偿方案对县域诊疗费用流向的总体影响

2012 年，贵州省 D 县参合人数 286 900 人，医保参合率为 97.12%；2013 年，参合率为 98.47%；2015 年达到 99.21%，较 2012 年提高了 2.09%。人均筹资额度也从 2012 年的 290 元提高到 2015 年的 450 元。随着人均筹资水平的提高，年度筹资总额也在增加，2012 年筹资额为 9 945.18 万元，到 2015 年则达到 13 287.42 万元，增幅达 33.61%。与此相应，医保补偿总额也在逐年增加，无论是门诊医疗费用和门诊补偿费用，还是住院医疗费用和住院补偿费用都在逐年上升。门诊补偿费用总额占筹资总额除 2012 年略高外，其他 3 年虽有波动，但保持稳定在 30% 左右，大体上和住院补偿按照 3∶7 的基金比例分割（表 8-32）。

表 8-32　2012—2015 年 D 县参合率、筹资及补偿总体情况

年度	参合人数/人	农业人口数/人	参合率/%	人均筹资额/元	当年资金总额/万元	上年基金余额/万元	门诊费用总额/万元	住院费用总额/万元	门诊补偿总额/万元	住院补偿总额/万元	门诊补偿占筹资额/%	住院补偿占筹资额/%
2012	286 900	295 429	97.12	290	9 945	1 413	5 053	8 641	2 605	6 613	36.90	63.10
2013	290 900	295 429	98.47	330	10 367	736	4 918	10 524	2 828	6 696	31.85	68.15
2014	290 900	295 478	98.45	390	12 224	825	5 073	11 901	3 070	7 481	29.89	70.11
2015	295 276	297 461	99.21	450	13 287	1 266	6 707	14 049	3 806	8 541	32.32	67.68

注：门诊费用不包括在村卫生室看病的费用统计。

显然，D 县自本次医改实施以来，农民参合率逐年提高，到 2015 年已基本接近全覆盖。人均筹资额度的增大推动了筹资规模的上升，显示政府财政支持力度逐渐加大，基金规模及补偿结构呈现稳定向好的变化态势，这有利于促进补偿和支付方式的改革。

从就诊人次看，门诊总人次数在 2013 年小幅下降后，2014 年和 2015 年均在上升，环比分别增长 8.92% 和 5.93%。住院总人次数在 2013 年大幅增长 33.55% 后，后期两年大体保持稳定。从人均医疗费用和人均补偿费用观察，2012—2014 年，人均门诊费用呈现稳中有降趋势，从 2012 年的 82.26 元下降到 2014 年的 76.11 元，但 2015 年有所增长，人均医疗费用达到 95 元，环比增幅达 24.82%。同期，人均门诊补偿费用大体呈现稳中有升趋势，2015 年上升更快，环比增幅 17.04%。同期，门诊实际补偿比在资源整合和门诊统筹改革后逐年增加，但 2015 年以后出现了下降。人均住院费用 2013 年为 3 093.05 元，相比 2012 年，下降了 10.15%。但是 2013 年之后，人均住院费用逐年上升和反弹，2015 年甚至突破 4 000 元，达到 4 120.28 元，环比增幅达 16.75%。人均补偿费用大体呈现同一趋势，但实际补偿比在逐年缓慢下降，由 2012 年的 76.53% 下降到 2015 年的 60.80%（表 8-33）。

上述情况可能表明在城乡一体化推进的初期，门诊和住院人次数虽然增加，但人均费用支出反而下降，而后期人均门诊和住院费用支出环比均在增加。这说明，改革对门诊和住院总人次数的推动效应还是比较明显，但后期这种效应逐渐降低。门诊实际补偿比的先升后降也说明改革初期推动了门诊基金的利用效率，但后期这种效应逐渐下降；住院补偿比逐年下降，提示住院费用增长逐渐加快，医保补偿面临基金上升的压力，医保控费形势不容乐观。

3. 医保补偿方案下就诊人次在三级医疗机构的分布

整体来看，门诊就医主要流向县级医院和乡镇卫生院，两者占比接近 99%。除 2015 年之外，乡镇门诊人次数所占比例略高于县级医院，但相差不大。县级医院中，县级公立医院就诊人次数远大于私立医院。从时间序列观察，县外州内门诊人次数大于州外，两者呈现反向变化趋势，州外就诊人次数逐年下降，县外州内就诊人次数逐年上升，且上升较快。不过从县外医院总体来看，县外医院门诊人次数占比从 2012 年的 1.08% 上升到 2015 年的 2.23%，占比不大。县级公立医院门诊人次数在改革后的 2013 年有所减少，但后期逐渐增加，到 2015 年已经超过 2012 年流量，达 295 900 人次；县级私立医院随着患者就诊机构数量的增加，门诊流量也在增加，且增幅较大，但在 2015 年出现了下降，减幅达 9.37%。不过从县级医院总体观察，县级医院门诊就诊人次数仍呈现先下降后稳步上升态势。在乡镇，随着乡镇一般卫生院的减少，其门诊人次数占比在下降，而中心卫生院门诊量在上升。不过从总体所占比例观察，乡镇门诊量基本保持先升后降态势。即 2013 年上升到 55.71% 后期两年逐年下降。2012—2015 年，住院人次数在 2013 年大幅增长后，2014—2015 年大体保持在稳定规模。同期，从分布看，县级以上医疗机构住院人次大约占总住院人次的 17%~22%，县级医院占 68%~72%，乡镇卫生院占 10%~15%。从时间序列来看，县外住院比例从 2012 年的 21.78% 逐步降低到 2015 年的 16.87%，同期县级住院比例从 67.83% 缓慢上升到 71.24%，乡镇从 2012 年的 10.39% 上升到 2013 年的 14.84%，2014—2015 年均呈现下降态势。分类来看，州外住院人次数从 3 884 人次下降到 2 533 人次，县外州内从 1 584 人次上升到 3 218 人次。同期县级公立医院住院人次数从 14 578 人次上升到 19 106 人次，县级私立医疗机构住院人次数从 2 447 人次上升到 5 184 人次。乡镇卫生院住院人次仅在 2013 年大幅增长到 40% 以后，后期呈现下降趋势（表 8-34）。

从门诊患者流向来看，县级医院和乡镇卫生院几乎各占半壁江山，说明目前门诊量基本集中于县乡两级，流向县外较少。从时间序列观察，县外州内医院和州外医院门诊人次呈

表8-33　2012—2015年就诊人次数、医疗费用及补偿费比情况

年份	门诊患者人次数/人	住院患者人次数/人	次均门诊费用/元	次均住院费用/元	次均门诊补偿费用/元	次均住院补偿费用/元	门诊补偿费用占筹资总额比例/%	住院补偿费用占筹资总额比例/%	门诊实际补偿比/%	住院实际补偿比/%
2012	614 225	25 101	82.26	3 442.55	42.41	2 634.50	36.90	63.10	51.56	76.53
2013	611 937	34 025	80.37	3 093.05	46.21	1 967.91	31.85	68.15	57.50	63.62
2014	666 504	33 722	76.11	3 529.02	46.06	2 218.52	29.89	70.11	60.52	62.86
2015	705 996	34 096	95.00	4 120.28	53.91	2 505.05	32.32	67.68	56.75	60.80

表8-34　2012—2015年不同层级医疗机构就医人次数情况

年份	县外/人 州外 门诊	州外 住院	县外州内 门诊	县外州内 住院	占比/%	县级/人 公立 门诊	公立 住院	私立 门诊	私立 住院	占比/%	乡镇级/人 一般 门诊	一般 住院	中心 门诊	中心 住院	占比/%
2012	3 213	3 884	3 446	1 584	1.90	283 328	14 578	13 921	2 447	49.16	310 317	2 608	—	—	48.95
2013	2 743	3 782	4 323	2 017	1.99	226 825	16 436	37 108	6 741	44.45	178 953	574	161 985	4 475	53.56
2014	1 835	3 282	6 851	3 023	2.14	258 081	17 409	59 503	5 645	48.65	100 590	649	239 644	3 714	49.21
2015	1 626	2 533	14 087	3 218	2.90	295 900	19 106	53 927	5 184	50.55	—	—	340 456	4 055	46.55

现此长彼消的反向变化趋势，表明患者门诊向州内医院集中，并呈现增长态势。县级医院中，公立医院门诊人次呈现先减后增，县级私立医院门诊人次数稳步增加，而且增加幅度较大，可能表明在城乡一体化改革以及门诊统筹包干的初期患者向民营医疗机构和乡镇卫生院聚集，显示了一定的改革效果，但后期没有持续，出现了减少趋势。这从乡镇卫生院门诊量的变化情况得到印证。而同期县外和县级医院门诊量却在增加，到 2015 年，县级医院门诊人次还略超乡镇的门诊人次占比。这说明城乡一体化改革和医保补偿方式改革，仅在改革初期出现短暂好转，但好景不长，提示门诊流向不合理的现状并没有根本改观，也可能表明乡镇卫生院服务能力和县级以上医院在拉大。据该县 SS 镇中心卫生院院长介绍，上下级医疗资源整合后，SS 镇卫生院成为县人民医院的第二分院，服务水平显著提升，每个月的门诊人次从以前的 1 000 多增加到现在的 4 000 多，绝大多数常见病现在都可以在镇卫生院诊疗，遇到疑难杂症则转至上级医院，待病情稳定后再转回进行康复。就全国而言，从相对数来看，基层医疗机构门诊量从 2009 年的 61.75% 下降到 2015 年的 56.36%，而住院人次数所占比例却逐年上升，从 2009 年的 35.0% 上升到 2015 年的 40%。就级别来看，三级医院年均增长约 13.8%，县级医院年均增长约为 4.7%，乡镇卫生院就诊人次数一直维持在较小规模。

从住院人次分布来看，患者主要流向了县级医院，从时间序列来看，平均占比近 70%，县外和乡镇卫生院的占比平均分别约为 18% 和 13%。县外住院人次数占比随着时间的推移逐渐下降，县级医院占比缓慢上升。这表明城乡一体化改革有利于县外住院向县域内回流。靳帅等（2017）研究表明，2012—2014 年，贵州省 7 个县的县外医疗机构就诊人次数年均增长 23.85%。与其相比，该县城乡一体化改革已经取得了明显功效。分类来看，患者流入更多趋向县级公立医院，民营医院住院人次数尽管在 2013 年增幅较大，但后两年则呈下降趋势，其人次数仅为县级公立医院的 1/4 多一点。乡镇卫生院人次数呈现与民营医院类似的趋势。可以判断，无论是门诊还是住院人次数，在县乡机构就诊人次的分布上，患者向县级民营医院和卫生院的流动在初期虽出现了好转，但后期这种动能逐渐衰弱，提示目前的城乡一体化大大提升了县级公立医院的服务能力。

D 县卫生行政部门相关负责人表示，"城乡一体化改革促进了县级公立医院的服务能力建设，其业务增长速度较快，而中心卫生院通过资源整合后其人次增长速度整体偏弱，主要在于改制合并后，由于并入的原有乡镇卫生院多数医生文化程度在中专以下，对提升中心卫生院的服务能力有限，甚至有时这些医生还被抽回到改制后的村卫生室帮忙。因此，合并后的中心卫生院并没有唤起当地居民的信任回归。"随着农村居民收入和健康意识的增强，患者趋高就医的态势可能会进一步恶化基层机构的住院生态。从整体看，目前县域内住院人次数占全县总住院人次数的 81.63%，与实现 90% 的患者"大病不出县"目标还有一定差距。而县域内住院流向基本呈现向县级公立医院聚集的趋势，与国家要求 90% 的比例中有 50% 的常见病能在乡镇医疗机构解决，40% 的中等疑难病在县医院解决的结构目标差距更大。

4. 医保补偿方案下县域医疗费用及补偿费用流向结构

2012—2015 年，从门诊费用时间序列看，州外医院门诊费用呈现先升后降趋势，县外州内门诊费用逐渐上升，且速度减缓。县级公立医院门诊费用先降后升，2015 年增长幅度呈现扩大趋势；县级私立医院门诊费用呈现先升后降趋势；一般卫生院随着合并和降级，其门诊费用逐渐减少,中心卫生院费用逐渐增加。同期,州外住院费用从 2012 年的 2 749 万元上升到 2013 年的 3 218 万元,其后两年均回落到 2012 年以下水平,县外州内住院费用逐年上升。县级公立医院住院费用在 2013 以后逐年增加,平均每年以约 1 100 万元的规模上升;县级私立医院住院费用虽有波动,但在 2013 年突破 1 000 万元以后,2014—2015 年基本稳定在 1 000 万以内。乡镇卫生院经过改制合并,但住院费用总和基本稳定,到 2015 年刚超出 300 万元(表 8-35)。

从补偿费用时间序列看,县外医院门诊补偿费用呈现先升后稳定态势,而县外州内补偿费用呈现逐渐上升趋势;县级公立医院门诊补偿费用逐渐增加,而县级私立医院则呈现先增后降趋势;乡镇一般卫生院呈现随着合并和降级补偿费用逐渐减少,而中心卫生院呈现增加趋势。总体而言,县外医院门诊补偿费用所占比例呈现先升后降趋势,县级医院则呈现稳中有升态势,而乡镇卫生院则呈现先降后升趋势。从时间序列看,补偿医疗费用大体与住院费用变化呈现同样的趋势特征(表 8-36)。

显然,从时间序列看,县外门诊费用向县外州内聚焦,县级门诊费用向公立医院聚集,乡镇一般卫生院随着合并和降级,乡镇中心卫生院费用逐渐增加。总体而言,县外医院门诊费用占比呈现先升后降趋势,县级医院呈现先降后升态势,乡镇卫生院虽有波动,但呈现一定下降趋势。从补偿费用时间序列看,三级医疗机构补偿费用也与发生的医疗费用变化情况类似。可以判断,虽然 D 县开展了城乡一体化改革和医保付费方式改革,县级公立医院门诊费用及其补偿费用变化与县外医院同期门诊费用及补偿费用呈现此消彼长趋势,但两者所占之和比例却呈现稳中有升趋势。而乡镇卫生院虽然经过改制,但门诊费用总额及其补偿费用总额占比虽然有一点波动,却呈现稳中下降态势。显示随着时间的延长,门诊费用流向呈现向县级医院的集中趋势。如果与就诊人次数做对比,更能表明医疗费用及其医保补偿费用的向上流动趋势。不难发现,门诊费用进一步加剧向县级医疗机构聚集的态势,这至少说明短期县域医疗资源的整合并没有引导门诊费用向基层转移的效果。

从住院层级来看,2012—2015 年,州外和县外州内住院费用大体呈现此消彼长趋势。但总体占比在 2015 年出现首次下降。这可能表明县域内医疗机构住院服务能力增强,截留了部分住院患者。同期,县级公立医院住院费用在 2013 年虽与 2012 年大体持平,但后期两年环比增幅分别达 26.57%、24.58%。这显示县级公立医院住院服务能力确实得到增强。县级民营医院费用随着患者就诊数量增加只是在 2013 年环比增幅 100.09%,后两年均大幅回落,呈现一定波动。乡镇卫生院费用在 2013 年环比增幅达 286.99%,后两年呈现一定下降趋势。分类来看,县外医院和县级医院住院费用几乎各占半壁江山,乡镇卫生院住院费用占比几乎微不足道。如果与就诊人次占比相较,这种反差效应更加明显。即县外住院人次占比约 18%,却占到住院总费用的约 44%;乡镇住院人次数占比约 12%,但其费用占比却不到 3%。这说明城乡一体化改革,虽然出现住院人次向县域内流动的态势,乡镇卫生院住院费用增长也在初期出现好转,但县外、县级和乡镇三级费用占比结构并没有发生实质性改观。D 县卫生行政部门相关负责人表示,"一体化改革后,虽然中心卫生院业务收入开始也有大幅增加,一度还出现了扭亏为盈。县级医院还下派专家和技术支持,部分卫生院甚至可以开展普通外科手术,比如 JC 镇和 MW 镇实现了孕产妇平产、剖宫产接生零的突破。但是,由于中心卫生院整体能力没有明显提高,其业务收入并没有出现明显增长。不少中

表 8-35　2012—2015 年各级医疗机构就诊费用分布

年份	县外/万元					县级/万元					乡镇级/万元				
	州外		县外州内		占比/%	公立		私立		占比/%	一般		中心		占比/%
	门诊	住院	门诊	住院		门诊	住院	门诊	住院		门诊	住院	门诊	住院	
2012	314	2 749	152	1 244	32.57	3 002	3 972	268	569	57.04	1 315	107	—	—	10.39
2013	351	3 218	290	1 861	37.05	2 608	3 951	443	1 191	53.06	512	19	712	284	9.89
2014	320	2 734	482	3 098	39.09	2 165	5 001	752	764	51.15	356	22	997	281	9.75
2015	311	2 677	485	3 895	35.51	3 635	6 230	689	944	55.40	—	—	1 587	302	9.10

表 8-36　2012—2015 年各级医疗机构就医补偿费用分布

年份	县外/万元					县级/万元					乡镇级/万元				
	州外		县外州内		占比/%	公立		私立		占比/%	一般		中心		占比/%
	门诊	住院	门诊	住院		门诊	住院	门诊	住院		门诊	住院	门诊	住院	
2012	87	1 938	42	895	32.13	1 425	3 220	143	479	57.13	908	82	—	—	10.74
2013	151	1 806	174	1 124	34.18	1 454	2 680	249	849	54.95	340	14	459	222	10.87
2014	145	1 455	258	1 884	35.46	1 551	3 378	386	532	55.42	151	17	580	215	9.12
2015	151	1 369	245	2 433	34.00	2 044	3 937	370	602	56.32	—	—	995	200	9.68

心卫生院还无法及时更新医疗设备，部分仍存在不同程度亏损问题"。从补偿费用时间序列看，年补偿费用大体与住院费用变化呈现同样的特征，县外、县级和乡镇三级机构获得的补偿比相对稳定。这再次表明，目前的城乡一体化改革，并没有明显撼动医保医疗费用和补偿费用流向县外和县级医疗机构的现实，特别是流向县外州内医院和县级公立医院，而乡镇卫生院即使经整合向中心卫生院发展，其医疗费用和补偿费用占比都极其微弱。

5. 医保补偿方案下县乡村三级医疗机构的补偿比差异

2012—2015 年，无论是门诊次均费用还是次均补偿费用，县外均大于县级，县级大于乡镇。从时间序列来看，州外次均费用和次均补偿费用呈现增长态势，县外州内呈现先升后下降趋势。县级公立医院除 2014 年出现下降外，均呈现上升态势，县级民营医院呈现先降后升趋势；乡镇一般卫生院次均费用和次均补偿费用均呈现下降趋势，中心卫生院次均费用和次均补偿费用除 2014 年出现下降外均呈现增长趋势。从实际补偿比看，县外小于县级医院。县级医院除了 2014 年外，均小于乡镇实际补偿比。不过随着时间的变化，县外医院和县级医院实际报销比均呈现先升后降态势，乡镇卫生院则呈现先降后升趋势，但三级医院的实际报销比例差距在逐渐缩小（表 8-37）。

可以看出，从时间序列看，无论是门诊次均费用还是次均补偿费用，州外费用增长较快，县外州内先增长后下降。县级公立医院先升后降再快速上升，县级私立医院先降后升，甚至在 2015 年高于同期县级公立医院次均门诊费用，乡镇普通卫生院次均费用增长呈现一定波动，但增长很缓慢，在 2015 年还不到 50 元。从补偿比看，县外小于县级医院。县级医院除 2014 年外，均小于乡镇实际补偿比，符合级别越高，报销比例越低的一般制度设计，但差异并不明显，相差不到 10 个点。县级医院和乡镇卫生院级报销比例随着时间增长，报销比例差距逐渐缩小。从实际报销比例结构看，县外、县级和乡镇大体分别按照 50%、55% 和 60% 的比例报销，可见层级报销比例差异不明显，并没有对患者就医流向起到有效激励作用。何况，随着健康价值认识提高和收入提高，依靠报销比差异可能作用有限。从全国看，2015 年，三级医院、二级医院和一级医院的门诊次均费用分别为 283.7 元、184.1 元和 132.9 元，乡镇卫生院为 60.1 元。显然，州外医院门诊次均费用很高，县级医院和乡镇卫生院相对较低，可能表明县域门诊费用控制较好，但对县外却鞭长莫及。当然也可能因地区差异所致。

2012—2015 年，从次均住院费用看，无论是一般卫生院还是中心卫生院均最低，次均费用不到 800 元。县级医疗机构次均费用次之，县级公立医院次均费用在 2013 年有所下降外，之后两年呈现增长趋势，2014 年已经超过 2012 年的水平；县级私立医院在整合前的 2012 年，次均费用在 2 326.37 元，后期均下降到 2 000 元以下。同期，县外次均费用最高，无论是州外还是县外州内医院均是如此。2013—2015 年，还出现县外州内次均费用超过州外的情况，如 2015 年县外州内次均费用达 12 104.43 元。从时间序列来看，次均住院补偿费用大体呈现同样的趋势。不过，从实际补偿比看，州外医疗机构从 2012 年的 70.50% 下降到 2015 年的 51.12%，县外州内虽从 2012 年的 71.90% 下降到 2013 年的 60.37%，但其后两年均保持稳中有升趋势。整体看，县外由 2012 年的 70.94% 下降到 2015 年的 57.84%。县级公立和私立医院均呈现下降态势，两者从 2012 年的 81% 多一点下降到 2015 年的 63% 多一点；乡镇卫生院在 2012—2014 年保持相对稳定，但 2015 年以后其实际补偿比下降到 66.43%（表 8-38）。

表 8-37 2012—2015 年各级医疗机构就医者次均门诊费用分布

年度	县外/元					县级/元					乡镇级/元				
	州外		县外州内			公立		私立			一般		中心		
	次均费用	次均补偿	次均费用	次均补偿	实际补偿比/%	次均费用	次均补偿	次均费用	次均补偿	实际补偿比/%	次均费用	次均补偿	次均费用	次均补偿	实际补偿比/%
2012	978	271	443	122	27.68	106	50	193	103	47.95	42	29	—	—	69.02
2013	1 280	550	672	403	50.68	115	64	119	67	55.82	29	19	44	28	65.25
2014	1 747	789	704	376	50.15	84	60	126	65	66.40	35	15	42	24	54.02
2015	1 918	930	344	174	49.69	123	69	128	69	55.84	—	—	47	29	62.74

表 8-38 2012—2015 年各级医疗机构住院患者次均住院费用分布

年度	县外/元					县级/元					乡镇级/元				
	州外		县外州内			公立		私立			一般		中心		
	次均费用	次均补偿	次均费用	次均补偿	实际补偿比/%	次均费用	次均补偿	次均费用	次均补偿	实际补偿比/%	次均费用	次均补偿	次均费用	次均补偿	实际补偿比/%
2012	7 077	4 989	7 857	5 650	70.94	2 725	2 209	2 326	1 956	81.44	409	313	—	—	76.48
2013	8 510	4 776	9 228	5 571	57.68	2 404	1 631	1 766	1 260	68.64	327	249	635	497	78.12
2014	8 332	4 434	10 249	6 231	57.24	2 873	1 940	1 353	943	67.83	335	261	756	579	76.59
2015	10 570	5 403	12 104	7 560	57.84	3 261	2 061	1 822	1 162	63.27	—	—	744	494	66.43

　　显然，无论是次均住院费用还是次均住院补偿费用，从时间序列来看，州外医院、县外州内医院、县级公立医院、县级民营医院 2015 年比 2012 年的次均费用增幅分别达 49.36%、60.11%、19.68 和 −17.53%，显示除民营医院外，其他类型机构次均费用增幅都较大，而县外医院增幅更加明显。同期中心卫生院的费用逐渐增加，但仅在 2014 年比 2013 年增幅 19.20% 后，2015 年则呈现微降态势。D 县医保办负责人表示，"由于目前优质医疗资源集中在大医院，尽管县外就医比例有所下降，但住院费用增长较快，县外控费压力依然较重。"从纵向观察，各级机构补偿比都呈逐年下降趋势，意味着居民自付费用逐年增加。随着异地就医及时结算政策推行以及城乡居民医疗保险一体化的推进，如果不创新支付约束，这种县外就医减少的势头可能也会面临不确定性，县外住院次均费用还有可能进一步上涨。从横向来看，各级医疗机构实际补偿比差异并不明显，说明补偿比在引导住院分级就诊、到基层就诊的激励约束机制不强。这与国务院发展研究中心社会部课题组的研究结论基本一致。根据国家卫生计生委统计信息中心数据，截至 2017 年 6 月底，全国基层医疗卫生机构数占医疗卫生机构总数比例由 2016 年的 93.7% 增加到 94.2%；而诊疗人次占总诊疗人次的比例由 2016 年的 55.6% 下降到 2017 年的 54.6%。可见随着近年来分级诊疗政策的不断推行，大医院人满为患而基层医疗卫生机构门可罗雀现象依然存在。

　　诸多文献研究表明，影响患者就诊及其费用流向涉及复杂的因素，如区域卫生资源增量的投入结构、存量资源的分布格局、医保筹资水平和支付方式改革、基本药物制度、信息化以及居民本身的诸多人口学特征及就医偏好等。因此，单一的一至两项卫生改革并不能持续促进患者及其费用流向回归合理。这可能表明，长期以来由于卫生资源配置失衡的积重难返，加上医疗服务市场固有的复杂性，地方政府要真正促进分级诊疗体系的形成，还须进一步加强改革力度，推进城乡一体化改革设计更加精细化的系统性政策组合并提高执行力。

6. 医保支付方式对县域医疗机构医务人员整合行为的激励约束作用

　　（1）不同层级医生对医保支付方式的了解：乡村医生知道有按项目付费的占 71.81%，知道按总额付费的占比 23.49%；乡镇医生知道按项目付费的占比为 46.40%、按总额付费的占比 35.20%、按人头付费的占比 7.20%；县级医生知道按项目付费的占比为 35.16%、按总额付费的占比 50.55%、按人头付费的占比 3.85%（表 8-39）。

表 8-39　农村三级医生对医保门诊支付形式的了解情况

项目	乡村医生		乡镇医生		县级医生		合计	
	人数 / 人	占比 /%	人数 / 人	占比 /%	人数 / 人	占比 /%	人数 / 人	占比 /%
按项目付费	107	71.81	58	46.40	64	35.16	229	50.00
按总额付费	35	23.49	44	35.20	92	50.55	171	37.34
按人头支付	0	0.00	9	7.20	7	3.85	16	3.49
其他	0	0.00	3	2.40	24	12.83	27	5.90
不清楚	0	0.00	15	12.00	0	0.00	15	3.28

乡镇医生知道住院病人的支付方式中，知道按项目付费的占比为 44.80%、按总额付费的占比为 49.60%、按病种付费的占比为 31.20%。县级医生知道按项目付费的占比为 32.97%、按总额付费的占比为 50.55%、按病种付费的占比为 30.77%、按床日付费的占比为 25.82%（表8-40）。

表8-40 县乡医生对医保住院支付方式的了解情况

项目	乡镇医生		县级医生		合计	
	人数/人	占比/%	人数/人	占比/%	人数/人	占比/%
按项目付费	56	44.80	60	32.97	116	23.97
按总额付费	62	49.60	92	50.55	154	31.82
按病种付费	39	31.20	56	30.77	95	19.63
按床日付费	20	16.00	47	25.82	67	13.84
按人头支付	5	4.00	4	2.20	9	1.86
其他	6	4.80	25	13.74	31	6.40
不清楚	12	9.60	0	0.00	12	2.48

很显然，农村三级医生对医保门诊支付和住院支付都有一定的了解，但都不能全数掌握。这提示目前医保的支付方式宣传力度不够，也可能是支付方式改革力度不够，对医务人员薪水待遇的影响不大，他们并不想了解这些方面的情况，比如对按人头支付的了解就很低。

（2）医保支付方式对县域医疗机构不同层级医生工资绩效的影响：从支付方式对工资绩效的影响看，乡村医生认为一定有的占比为 36.24%，在某种程度上有的占比为 24.83%；乡镇医生认为一定有的占比为 19.20%，在某种程度上有的占比为 18.40%；县级医生认为一定有的占比为 16.49%，在某种程度上有的占比为 48.40%（表8-41）。不难看出，目前医保支付方式改革对医生的工资绩效一定有影响的程度不大，多数是在某种程度上有影响，乡村医生和县级医生都认为没有影响的占比均接近4成，乡镇医生认为没有影响的比例高达6成以上。可以发现，目前医保支付方式对医生的经济激励和约束作用不大，显然也很难促进医生按照服务整合的要求提供服务。

表8-41 医保支付方式对医生工资绩效的影响

项目	乡村医生		乡镇医生		县级医生		合计	
	人数/人	占比/%	人数/人	占比/%	人数/人	占比/%	人数/人	占比/%
一定有	54	36.24	24	19.20	31	16.49	109	23.59
某种程度上有	37	24.83	23	18.40	91	48.40	151	32.68
没有	58	38.93	78	62.40	66	35.11	202	43.72
合计	149	100.00	125	100.00	188	100.00	462	100.00

根据目前薪酬制度，乡村医生认为自己的工资结构均与服务数量和质量都相关的占比为69.80%、仅与服务数量相关的占比13.42%，仅与服务质量相关的占比为16.78%；乡镇医生认为相应的同类占比分别为56.80%、23.20%和20.00%；县级医生认为相应的同类占比为分别为53.72%、16.49%和29.79%(表8-42)。不难看出，薪酬制度设计统筹考虑到了服务数量和质量。而仅与服务数量或服务质量相关的比例都不高。不过，村乡县医生回答与服务质量相关的比例还是逐级增加。这表明，目前的薪酬制度设计还难以与服务提供的数量脱钩，但高一级医疗机构，增加了对服务质量的考核，这是一个很好的现象。

表8-42 目前薪酬制度规定医生工资结构与服务的数量和质量相关情况

项目	乡村医生		乡镇医生		县级医生		合计	
	人数/人	占比/%	人数/人	占比/%	人数/人	占比/%	人数/人	占比/%
仅与服务数量	20	13.42	29	23.20	31	16.49	80	17.32
仅与服务质量	25	16.78	25	20.00	56	29.79	106	22.94
两者都有	104	69.80	71	56.80	101	53.72	276	59.74
合计	149	100.00	125	100.00	188	100.00	462	100.00

(3)医保支付政策对县域不同层级医生服务质量的影响：根据目前医保的补偿或支付政策，乡村医生认为一定有提高服务质量的压力占比为38.93%，某种程度上有的占比为24.16%；乡镇医生认为相应的同类占比分别为52.00%和37.60%；县级医生认为相应的同类占比分别为35.64%和50.00%(表8-43)。可以发现，目前的医保补偿或支付方式改革对农村三级医生都有一定的服务质量压力，不过乡村医生认为没有压力的占比接近4成，而县乡医生都没有压力的比例在1成多，说明对县乡医生的压力还是有所增大。

表8-43 目前医保补偿或支付政策对医生提高服务质量压力的影响

项目	乡村医生		乡镇医生		县级医生		合计	
	人数/人	占比/%	人数/人	占比/%	人数/人	占比/%	人数/人	占比/%
一定有	58	38.93	65	52.00	67	35.64	190	41.13
某种程度上有	36	24.16	47	37.60	94	50.00	177	38.31
没有	55	36.91	13	10.40	27	14.36	95	20.56
合计	149	100.00	125	100.00	188	100.00	462	100.00

(4)经济激励对不同层级医生降低服务成本的压力影响：根据目前医保的补偿或支付政策，乡村医生认为有主动降低服务成本的压力占比为21.48%，某种程度上有的占比为48.99%；乡镇医生认为有相应的同类占比分别为24.80%和43.20%；县级医生认为有相应的同类占比分别为18.62%和55.32%(表8-44)。不难看出，目前医保补偿或支付政策对于农村三级医生都在某种程度上都有控制成本的压力。相比而言，乡村两级医生没有压力的比例相对高一点。可以判断，随着医保政策改革，县级医生降低成本的压力在增大，这也有利于服务提供者尽量减少不必要或重复的服务提供。

表 8-44　目前的激励制度对医生有主动降低服务成本压力的影响

项目	乡村医生		乡镇医生		县级医生		合计	
	人数/人	占比/%	人数/人	占比/%	人数/人	占比/%	人数/人	占比/%
一定有	32	21.48	31	24.80	35	18.62	98	21.21
某种程度上有	73	48.99	54	43.20	104	55.32	231	50.00
没有	44	29.53	40	32.00	49	26.06	133	28.79
合计	149	100.00	125	100.00	188	100.00	462	100.00

根据目前的激励制度，乡村医生认为到上级医院参加转诊患者的诊疗服务一定能享受到相应经济激励的占比为 15.44%，某种程度上有的占比为 26.85%；乡镇医生认为有相应的同类占比分别为 11.20% 和 17.60%（表 8-45）。可以看出，乡村两级医生都认为到上级参加转诊患者的诊疗服务只是有很小的比例享受经济激励。这不利于加强上下两级医生针对转诊患者的深度交流和互动。一般来说，基层医生陪同转诊患者转诊都是疾病比较重的人，如果他们一道能够参与上级医生的协同诊疗服务，一方面可以对患者进行跟踪，有利于强化"健康守门人"的角色，也有利于创造共享的临床诊疗文化，对医联体的发展是非常有利的。

表 8-45　激励制度对下级医生到上级医院参加转诊患者的诊疗服务享受到的相应经济激励

项目	乡村医生		乡镇医生		合计	
	人数/人	占比/%	人数/人	占比/%	人数/人	占比/%
一定有	23	15.44	14	11.20	37	13.50
某种程度上有	40	26.85	22	17.60	62	22.63
没有	86	57.72	89	71.20	175	63.87
合计	149	100.00	125	100.00	274	100.00

根据目前的激励制度，乡镇医生到下级医疗机构开展多点执业一定享受到相应经济激励的占比为 8.80%、某种程度上有的占比为 28.00%；县级医生到下级医疗机构开展多点执业有相应的同类占比分别为 9.57% 和 41.49%（表 8-46）。可以看出，目前县乡医生开展多点执业只是在某种程度上享受相应的经济激励，没有享受经济激励的比例都在 5 成以上。这可能说明，目前开展多点执业缺少相应的制度安排。可能受单位人身份的思想束缚等影响，多点执业工作推进还是比较缓慢。

表 8-46　目前的激励制度对上级医生到下级开展多点执业是否享受到相应经济激励

项目	乡镇医生		县级医生		合计	
	人数/人	占比/%	人数/人	占比/%	人数/人	占比/%
一定有	11	8.80	18	9.57	29	9.27
某种程度上有	35	28.00	78	41.49	113	36.10
没有	79	63.20	92	48.93	171	54.63
合计	125	100.00	188	100.00	313	100.00

据目前的激励制度，关于是否考虑经上级医院转诊下来的患者的疾病信息使用价值，乡村医生认为一定考虑的占比为18.79%，在某种程度上考虑的占比为51.01%；乡镇医生认为有相应的同类占比分别为19.20%和56.00%；县级医生认为有相应的同类占比分别为14.89%和71.28%（表8-47）。可以发现，农村三级医生均在某种程度上考虑从上级医院转诊下来的患者信息使用价值的比例最大，一定考虑的比例较小。这可能说明在目前缺乏信息共享的情况下，即使是上级转诊患者的信息，下级医生也是有条件地考虑他们的使用价值。这可能说明如果没有严格的激励和约束制度，患者的疾病信息即使能够共享，但认可还是有相当大的难度。

表8-47 目前的激励制度医生考虑经上级医院转诊下来的患者的疾病信息使用价值

项目	乡村医生		乡镇医生		县级医生		合计	
	人数/人	占比/%	人数/人	占比/%	人数/人	占比/%	人数/人	占比/%
一定有	28	18.79	24	19.20	28	14.89	80	17.32
某种程度上有	76	51.01	70	56.00	134	71.28	280	60.61
没有	45	30.20	31	24.80	26	13.83	102	22.08
合计	149	100.00	125	100.00	188	100.00	462	100.00

据目前的激励制度，乡村医生认为一定可以通过增加服务项目来提高个人收益的占比为17.45%，某种程度上是的占比40.94%；乡镇医生认为有相应的同类占比分别为10.40%和34.40%；县级医生认为一定和某种程度上有相应的同类占比分别为12.77%和48.40%（表8-48）。不难发现，虽然农村三级医生认为一定有的比例不到两成，但在某种上有还是占5成左右的比例。这不难判断，在目前的制度安排下，三级医生还是有一定的比例通过增加服务项目来提高收益。这提示目前的支付方式改革的力度不大，仍然是按项目支付为主，实际情况也是如此。以前的研究早已表明，按项目付费是医疗服务提供碎片化的主要原因之一。

表8-48 目前的激励制度对医生通过增加服务项目来提高个人收益的影响

项目	乡村医生		乡镇医生		县级医生		合计	
	人数/人	占比/%	人数/人	占比/%	人数/人	占比/%	人数/人	占比/%
一定是	26	17.45	13	10.40	24	12.77	63	13.64
某种程度上是	61	40.94	43	34.40	91	48.40	195	42.21
不是	62	41.61	69	55.20	73	38.83	204	44.16
合计	149	100.00	125	100.00	188	100.00	462	100.00

根据目前的医保支付（经济激励）政策，乡村医生对本该不需要转出到上级医院的病人而转出一定需要承担相应责任的占比为4.70%、在某种程度上是的占比为40.94%；乡镇医生认为有相应的同类占比分别为33.60%和28.80%；县级医生认为有相应的同类占比分别

为 21.81% 和 55.85%（表 8-49）。这表明，在新医改形势下，医保和医疗服务之间的协同效应并没有充分发挥出来。尽管学者们都认识到通过医保支付方式改革这个有力杠杆撬动医疗服务改革，以改变服务供给行为，但在目前情况下，由于多种因素的制约，支付方式对医务人员的激励约束作用仍然不强。

表 8-49　医保支付对医生本不需要转出到上级机构的病人而转出需要承担相应责任的情况

项目	乡村医生		乡镇医生		县级医生		合计	
	人数/人	占比/%	人数/人	占比/%	人数/人	占比/%	人数/人	占比/%
一定是	7	4.70	42	33.60	41	21.81	90	19.48
某种程度上是	61	40.94	36	28.80	105	55.85	202	43.72
不是	81	54.36	47	37.60	42	22.34	170	36.80
合计	149	100.00	125	100.00	188	100.00	462	100.00

根据目前的医保支付政策，乡镇医生认为一定有鼓励病人早出院的情况占比为 20.00%，某种程度上有的占比为 24.00%；县级医生对于这两种情况占比分别是 23.57% 和 47.14%（表 8-50）。可以看出，乡镇医生有近 44.00% 的比例至少在某种程度上鼓励病人早出院。贵州规定，在乡镇卫生院，住院率比重不得超过门诊服务量的 9% 的比例。而对于县级医生，有近 70% 的比例在某种程度上鼓励患者早出院，表明早出院的比重是很大的。一般来说患者早出院的情况为：患者病重不治，家属放弃治疗；患者疾病未愈，家长提出并坚持出院；无论医生知晓与否、同意与否、住院期间病人自主决定的离院。

表 8-50　医保支付政策对县乡住院医生鼓励病人早出院的情况

项目	乡镇医生		县级医生		合计	
	人数/人	占比/%	人数/人	占比/%	人数/人	占比/%
一定	25	20.00	33	23.57	58	21.89
某种程度上是	30	24.00	66	47.14	96	36.23
不是	70	56.00	41	29.29	111	41.89
合计	125	100.00	140	100.00	265	100.00

根据目前的医保支付（经济激励）政策，乡镇医生一定有将康复期的病人下转的压力（住院医师填）的占比为 10.40%，某种程度上有的占比为 36.80%；县级医生认为有相应的同类占比分别为 12.14% 和 54.29%（表 8-51）。可以判断，目前无论是乡镇医生还是县级医生，患者在康复期下转的压力持一定有的看法仅占 10% 左右，多数是在某种程度上有，但乡镇医生认为没有下转压力的比例占到 50% 以上，县级医生持此看法的也超过 30%。这提示目前的医保支付政策并没有对患者下转形成强大的制度压力。

表8-51　医保支付政策对医生有将康复期的病人下转压力的影响

项目	乡镇医生		县级医生		合计	
	人数/人	占比/%	人数/人	占比/%	人数/人	占比/%
一定	13	10.40	17	12.14	30	11.32
某种程度上是	46	36.80	76	54.29	122	46.04
不是	66	52.80	47	33.57	113	42.64
合计	125	100.00	140	100.00	265	100.00

　　根据目前的医保支付（经济激励）政策，乡镇医生对诊断不明确的病人一定存在诊断升级或推诿危重病人现象的占比为12.00%，在某种程度上有的占比为27.20%；县级医生认为有相应的同类比例分别为7.14%和52.14%（表8-52）。显而易见，在目前的医保政策下，县乡两级医生均有一定的比例存在诊断升级或推诿危重病人现象，县级医生在某种程度上存在此现象的比例超过乡镇医生。这可能是因为县级就诊的患者病情较重，也有可能是超过医保报销等原因所致。这说明适当的监管制度对于杜绝医生不必要的诊断升级或推诿危重病人行为是非常必要的。

表8-52　县乡医生对诊断不明确的病人存在诊断升级或推诿危重病人现象

项目	乡镇医生		县级医生		合计	
	人数/人	占比/%	人数/人	占比/%	人数/人	占比/%
一定	15	12.00	10	7.14	25	9.43
某种程度上是	34	27.20	73	52.14	107	40.38
不是	76	60.80	57	40.71	133	50.19
合计	125	100.00	140	100.00	265	100.00

四、患者子系统因素对县域医疗服务纵向整合的影响

1. 患者的基层服务提供情况认知对县域医疗服务纵向整合的影响

　　首诊负责制、推进分级诊疗的关键是基层要有患者信任的好医生。从县级就诊患者的角度看，门诊患者觉得乡村医生组织自己需要的医疗保健服务，认为很好的占比为4.33%，相当好的占比为14.76%，不是很好的占比为57.25%；住院患者认为有相应的同类占比分别是2.91%、12.79%和51.74%（表8-53）。可以看出，无论是门诊患者还是住院患者，都觉得乡村医生开展的医疗保健服务不太好，这可能也是他们直接到县级医院看病的主要原因。然而，中国农村"乡土社会"的性质特点，村民之间在亲缘地缘上彼此熟悉，又从熟悉到信任，长期熟人关系有助于建立信任机制。乡村医生通过与服务对象的接触，了解管辖居民的健康状况、生活习惯、药物过敏情况等，甚至对其家庭或家族的遗传史、家庭

经济状况等都有大致了解，能够为首诊制度的建立提供天然的可能性。然而由于乡村医生服务能力薄弱，引致当地居民对于乡村医生技术质量的负面判断，导致无法推进首诊制度。

表 8-53　患者觉得乡村医生（保健协调员）组织医疗保健服务的情况

项目	门诊患者		住院患者		合计	
	人数 / 人	占比 /%	人数 / 人	占比 /%	人数 / 人	占比 /%
很好	17	4.33	5	2.91	22	3.89
相当好	58	14.76	22	12.79	80	14.16
不是很好	225	57.25	89	51.74	314	55.58
一定都不好	72	18.32	56	32.56	128	22.65
不清楚	21	5.34	0	0.00	21	3.72
合计	393	100.00	172	100.00	565	100.00

从县级就诊患者对乡镇卫生院医生提供的医疗保健服务来看，门诊患者觉得乡镇卫生院医生组织自己需要的医疗保健服务，认为很好的占比为 4.83%，相当好的占比为 17.81%，不是很好的占比为 60.05%；住院患者认为有相应的同类占比分别为 4.65%、13.95% 和 61.05%（表 8-54）。从比例来看，他们认为乡镇医生提供的医疗保健服务与乡村医生提供的医疗保健服务基本没有多大差别，都觉得不是很好。

表 8-54　患者觉得乡镇卫生院医生（保健协调员）组织医疗保健服务的情况

项目	门诊患者		住院患者		合计	
	人数 / 人	占比 /%	人数 / 人	占比 /%	人数 / 人	占比 /%
很好	19	4.83	8	4.65	27	4.78
相当好	70	17.81	24	13.95	94	16.64
不是很好	236	60.05	105	61.05	341	60.35
一定都不好	55	13.99	35	20.35	90	15.93
不清楚	13	3.31	0	0.00	13	2.30
合计	393	100.00	172	100.00	565	100.00

在觉得乡村两级医生不是很好的情况下，可能也预示着他们对基层医生的信任程度不高。调查来看，在目前就医条件下，门诊患者相信乡村医生的技术水平占比为 5.85%，部分相信的占比为 52.93%，不相信的占比为 39.69%；住院患者有相应的同类占比分别为 2.33%、52.33% 和 45.35%（表 8-55）。总体而言，无论是门诊还是住院患者，他们都对村医的技术水平仅持部分相信，或者不相信他们的技术水平，两者之间基本没有差别。

表 8-55 在目前就医条件下，患者对乡村医生技术水平的信任情况

项目	门诊患者		住院患者		合计	
	人数 / 人	占比 /%	人数 / 人	占比 /%	人数 / 人	占比 /%
相信	23	5.85	4	2.33	27	4.78
部分相信	208	52.93	90	52.33	298	52.74
不相信	156	39.69	78	45.35	234	41.42
不清楚	6	1.53	0	0.00	6	1.06
合计	393	100.00	172	100.00	565	100.00

同样，在目前就医条件下，门诊患者相信乡镇卫生院医生的技术水平占比为 7.63%，部分相信的占比为 63.87%，不相信的占比为 27.99%；住院患者有相应的同类占比分别为 5.23%、66.28% 和 28.49%。可以看出，无论是门诊患者还是住院患者，对乡镇卫生院医生技术水平也都以部分相信占最大比重，其次就是不相信，两者合计高达 90% 以上（表 8-56）。实地调研发现，边远地区和少数民族地区村卫生室医疗设备限于听诊器、血压计、体温计"老三样"。在贵州省凯里市三棵树镇调研发现，地处偏远山区的村卫生室，主要服务人口多而居住分散的行政村，房屋建成后缺乏维护，有些墙体渗水、出现霉迹。这主要是由于地方财政配套资金不到位造成的。

表 8-56 在目前就医条件下，患者对乡镇卫生院医生技术水平的信任情况

项目	门诊患者		住院患者		合计	
	人数 / 人	占比 /%	人数 / 人	占比 /%	人数 / 人	占比 /%
相信	30	7.63	9	5.23	39	6.90
部分相信	251	63.87	114	66.28	365	64.60
不相信	110	27.99	49	28.49	159	28.14
不清楚	2	0.51	0	0.00	2	0.35
合计	393	100.00	172	100.00	565	100.00

调查表明，在目前就医条件下，门诊患者相信县级医院医生的技术水平占比为 69.19%，部分相信的占比为 29.65%，不相信的占比仅为 1.16%；住院患者有相应的同类占比分别为 69.19%、29.65% 和 1.16%（表 8-57）。显然可以看出，当前患者就诊对县级医生的技术水平还是比较看重的。

从整体观察，当前在县级医院就诊的患者，无论是门诊患者还是住院患者，对乡村两级医生的技术水平持不认可的占绝大多数，因而对其也不信任。实际上，患者只有对基层医生信任，建立熟人和信任关系，才能增加患者在乡村两级机构就诊的人际连续性，也才能使得患者首诊选择基层，特别是当前没有实行强制首诊的背景下。

表 8-57　在目前就医条件下，患者对县级医院医生技术水平的相信情况

项目	门诊患者		住院患者		合计	
	人数 / 人	占比 /%	人数 / 人	占比 /%	人数 / 人	占比 /%
相信	224	69.19	119	69.19	343	60.71
部分相信	165	29.65	51	29.65	216	38.23
不相信	4	1.16	2	1.16	6	1.06
不清楚	0	0.00	0	0.00	0	0.00
合计	393	100.00	172	100.00	565	100.00

2. 患者就医偏好对县域医疗服务纵向整合的影响

患者的就医偏好决定了就医去向，不但对服务的可及性产生影响，也会造成患者不能从单一的基层医生入口处进入医疗服务系统。调查来看，门诊患者看小病（普通常见病、多发病）一般常去的医疗机构为村卫生室的占比为 13.45%、乡镇卫生院的占比为 25.38%、县人民医院的占比为 25.81%、县中医院的占比为 17.14%、私人诊所的占比为 12.80%；住院患者有相应的同类占比分别为 25.00%、30.29%、16.35%、11.06% 和 12.02%（表 8-58）。显然可以看出，患者选择医疗机构存在多样化；另一方面，患者首诊去乡村两级的比例都不高。显然如果从整合的视角观察，如果让患者自由就医，能够选择首诊在基层的比例不可能很高，除非基层医生的技术能力能够赢得患者的信任。但在目前情况下，这种结果几乎很难出现。

表 8-58　患者看小病（普通常见病、多发病）一般常去的医疗机构

项目	门诊患者		住院患者		合计	
	人数 / 人	占比 /%	人数 / 人	占比 /%	人数 / 人	占比 /%
村卫生室	62	13.45	52	25.00	114	17.30
乡镇卫生院	117	25.38	63	30.29	180	27.31
县人民医院	119	25.81	34	16.35	153	23.22
县中医院	79	17.14	23	11.06	102	15.48
县妇幼保健院	2	0.43	0	0.00	2	0.30
县内民营医院	9	1.95	3	1.44	12	1.82
县外医院	8	1.74	3	1.44	11	1.67
私人诊所	59	12.80	25	12.02	84	12.75
其他	6	1.30	5	2.40	1	0.15

从大病选择医院的偏好看，门诊患者看大病（住院）一般常去的医疗机构，县人民医院占比为 49.47%、县中医院占比 33.05%、县外医院占比为 13.47%；住院患者有相应的同类占比分别为 47.98%、27.80% 和 13.00%。选择民营医院的占比仅为 4.04%（表 8-59）。显然，无

论是门诊患者还是住院患者，他们虽然对各个机构都有选择，但呈现一定的聚集趋势，排序依次是县（区）人民医院、县（区）中医院、县外医院。无论是门诊还是住院患者都有近1成多的比例选择县外医院，且两者选择的占比非常接近。这个可能跟患者的病情严重程度呈正相关关系，另一方面也表明县外医院对大病患者来说仍然是一个不可或缺的选项。众多的病人流向研究已经表明，县外医院就诊占比不大，但因到三级以上机构看病，其所占医疗费用以及从医保获得的补助都占了很大一部分。这也是我国要求将90%的农村患者留在县域内就诊的主要原因。

表8-59　患者看大病（住院）一般常去的医疗机构

项目	门诊患者		住院患者		合计	
	人数/人	占比/%	人数/人	占比/%	人数/人	占比/%
村卫生室	1	0.21	3	1.35	4	0.57
乡镇卫生院	7	1.47	4	1.79	11	1.58
县人民医院	235	49.47	107	47.98	342	49.00
县中医院	157	33.05	62	27.80	219	31.38
县内民营医院	5	1.05	9	4.04	14	2.01
县外医院	64	13.47	29	13.00	93	13.32
私人诊所	1	0.21	0	0.00	1	0.14
其他	5	1.05	5	2.24	10	1.43

影响门诊患者做出首诊机构选择的因素中，距离远近占17.46%、疾病严重程度占28.03%、费用高低占6.45%、医保报销比例占7.01%、诊疗水平高低占31.03%、曾经就诊过或有认识医生占3.11%、医务人员医德占3.78%；影响住院患者做出首诊机构选择的因素中，有相应的同类占比分别为14.25%、27.36%、10.80%、6.44%、32.87%、1.38%和2.53%（表8-60）。可以发现，在县级医院就诊的患者当中，疾病严重程度、诊疗水平高低是影响首诊机构选择的决定性因素，而就诊距离远近、医保报销和费用高低都处于次要因素。而对曾经就诊或有熟人以及医生医德因素的考虑则更低。这提示随着居民生活水平的改善、交通方式的便捷化、自我疾病认知程度的提高以及健康意识的增强等多维因素的影响，患者就医选择偏好已经发生了很大的转变，看好病是第一位的抉择因素。

表8-60　影响患者做出首诊机构选择的因素

项目	门诊患者		住院患者		合计	
	人数/人	占比/%	人数/人	占比/%	人数/人	占比/%
距离远近	157	17.46	62	14.25	219	16.42
疾病严重程度	252	28.03	119	27.36	371	27.81
费用高低	58	6.45	47	10.80	105	7.87
医保报销比例	63	7.01	28	6.44	91	6.82

项目	门诊患者		住院患者		合计	
	人数/人	占比/%	人数/人	占比/%	人数/人	占比/%
诊疗水平高低	279	31.03	143	32.87	422	31.63
曾经就诊过或有认识医生	28	3.11	6	1.38	34	2.55
药品多寡	22	2.45	19	4.37	41	3.07
医务人员医德	34	3.78	11	2.53	45	3.37
陪护	6	0.67	0	0.00	6	0.45

因此，从某种程度上可以判断，要想将患者首诊选择在社区，如何提高基层医生的服务能力就成为问题的关键。第四次卫生服务调查报告显示，39.5%的农村居民首诊地点选择村卫生室，24.4%选择乡镇卫生院，15.3%选择县市区医院，而选择的主要原因是距离近（57.8%）和信赖医生（9.6%）。有5.8%的患者病未痊愈便出院是由医生建议出院，39.3%的患者出院则是自己要求出院。从这里可以看出，农村居民对于距离近是比较认可的。如果乡村医生的技术能力能够获得当地居民的信任，再加上公共卫生服务均等化和家庭医生签约服务的开展，那么实行基层首诊应该不成为问题。但张翔等（2017）在全国6个县区的调研发现，超过40%的居民仅利用县级服务，说明近年来县域居民有很高比例首诊选择县级医院。安徽省天长县医共体通过不同级别医院之间医保报销比例的累退政策实现利益诱导，但此举未能有效引导居民下沉社区，难以真正扭转居民"专家崇拜"的就医习惯。

在诊疗服务这一块，必须要考虑到交通环境的改善和居民生活水平的提高对基层首诊的影响。尽管目前基层硬件已经"鸟枪换炮"，但如果没有良好的制度约束和基层医生的质量提高，乡镇卫生院就诊人次数不能有效增加，其医疗水平难以提高，反过来又增加患者对基层医疗机构的不信任。而综合医院在人员、设备等方面具有极大优势。《关于推进分级诊疗制度建设的指导意见》指出，分级诊疗要以提高基层服务能力为重点，这真正切中问题的要害。这里包括两个关键点：第一是首诊必须落实在基层，这是世界各国医疗服务体系整合发展的逻辑起点，它需要基层服务能力的提升、区域人口对基层机构的信任、基层机构要有好的全科医生；其次要建立符合首诊要求的制度体系，包括区域人口的强制注册制度，基层医疗机构必要的诊断设施，良好的分诊制度，不论是急诊还是普通疾病诊疗，只要病情需要，就要能够及时通畅的转到适宜的医疗机构就诊。

3. 患者携带就诊资料情况对县域医疗服务纵向整合的影响

门诊患者在就诊时，总是携带以前的就诊记录（病历资料）占比为11.45%，经常携带的占比为14.76%，有时携带的占比为29.77%，偶尔携带的占比为13.99%；住院患者在就诊时，有相应的同类占比分别为29.65%、10.47%、12.21%和13.37%（表8-61）。不难发现，门诊患者总是和经常携带的比例不到30%，住院患者总是和经常携带的比例刚达40%，显然要好于门诊患者。但无论是门诊患者还是住院患者，都有超30%的患者没有携带以前病历资料。在目前信息系统没有实现互联互通的情况下，以前病历几乎就是记录患者信息的最好载体。如果没有病历和转诊单等，要想信息传递是很难的，如果携带不全，上级医生也只能作为参考，或者携带较全，上级医生不参考，同样也没有太大价值。

表 8-61　在就诊时患者携带以前就诊记录（病历资料）的情况

项目	门诊患者		住院患者		合计	
	人数/人	占比/%	人数/人	占比/%	人数/人	占比/%
总是携带	45	11.45	51	29.65	96	16.99
经常携带	58	14.76	18	10.47	76	13.45
有时携带	117	29.77	21	12.21	138	24.42
偶尔携带	55	13.99	23	13.37	78	13.81
从来不带	118	30.03	59	34.30	177	31.33
合计	393	100.00	172	100.00	565	100.00

调查表明，目前门诊患者认为携带病历资料对于接诊医生了解病情的作用，作用大的占比为10.18%，较大的占比为29.52%，一般的占比为39.44%；住院患者有相应的同类占比分别为26.74%、21.51%和27.91%（表8-62）。也就是说，患者认为作用大或较大，门诊患者之和达到近4成，住院患者达到近5成，这有利于患者在转诊过程携带病历资料，也有利于上级医生作为对转诊患者病情的参考。但持一般以下的比例也较高，也可能是因为病历信息相对有限，或医生并不一定参照或利用，参考价值并不是很大而不带。

表 8-62　患者认为携带病历资料对于接诊医生了解病情的作用

项目	门诊患者		住院患者		合计	
	人数/人	占比/%	人数/人	占比/%	人数/人	占比/%
大	40	10.18	46	26.74	86	15.22
较大	116	29.52	37	21.51	153	27.08
一般	155	39.44	48	27.91	203	35.93
较小	52	13.23	19	11.05	71	12.57
没有作用	29	7.38	22	12.79	51	9.03
合计	393	100.00	172	100.00	565	100.00

患者从前次医疗机构转诊到本医院，能够携带相关检查资料（如处方、检查结果、转诊单等）的情况，门诊患者携带门诊病历最大，占比为26.83%，检查结果占比为23.17%，其次是携带处方和药品的次之，分别为7.32%和6.10%；住院患者携带资料以检查结果和门诊病历最大，均占35.42%，携带处方的占比为6.25%（表8-63）。可以看出，无论是门诊患者还是住院患者，携带病历和检查结果的比例分别排在前两位，这在当前电子病历系统没有建立的情况下，患者携带病历资料成为信息连续性提供的重要媒介。但门诊患者仍有近1/3，住

院患者仍有超过 1/5 没有携带病历，这可能与患者对前期病历信息的价值认知有关，觉得没用，或者病历时间长，都有可能使得转诊患者携带病历资料的比例下降。

表 8-63 患者转诊能够携带的相关资料

项目	门诊患者		住院患者		合计	
	人数/人	占比/%	人数/人	占比/%	人数/人	占比/%
病历	22	26.83	17	35.42	39	30.00
转诊单	4	4.88	0	0.00	4	3.08
检查结果	19	23.17	17	35.42	36	27.69
处方	6	7.32	3	6.25	9	6.92
药品	5	6.10	0	0.00	5	3.85
没带	26	31.71	11	22.92	37	28.46
合计	82	100.00	48	100.00	130	100.00

患者转到县级医疗机构，从县级医生对患者所带的就诊资料的查看情况看，门诊患者认为县级医生查看的占比为 41.27%，没有看的占比为 58.73%；住院患者认为有同类情况的比例分别为 52.63% 和 47.37%（表 8-64）。也就是说，县级医生对前次患者就诊病历资料查看的只有 1/2 的概率。显然，目前县级医生对患者前次病历的关注度并不高，表明患者的信息连续性程度也不高，这还没有涉及查看后的参考利用率，将对服务整合是不利的。澳大利亚学者的研究发现，不同医疗机构之间病人信息能够传递和共享，或者病人有意将自己的诊疗信息在多机构传递和共享，将会提高诊疗的经济性和安全性。

表 8-64 县级医院医生对患者所带的相关病历资料的查看情况

项目	门诊患者		住院患者		合计	
	人数/人	占比/%	人数/人	占比/%	人数/人	占比/%
是	26	41.27	20	52.63	46	45.54
否	37	58.73	18	47.37	55	54.46
合计	63	100.00	38	100.00	101	100.00

4. 患者对在两级机构做同样检查的认知对县域医疗服务纵向整合的影响

调查发现，患者在纵向机构间就诊，无论是门诊患者还是住院患者对于两级医疗机构做同样的检查，都是由医生来决定的意愿占比较大，分别为 60.31% 和 61.63%。门诊患者介意的占比为 11.45%，较介意的占比为 11.20%；住院患者介意的占比为 8.72%，较介意的占比为 11.63%（表 8-65）。可以看出，农村患者对于做同样的检查，他们并不是特别介意。这虽然反映了他们对于好的健康的关注或认为好的质量是通过更多的检查予以确认。但从委托——

代理理论的视角看，医生在就诊过程中处于优势地位，可以凭借自由处方权决定着患者的检查。虽然这里有必要的检查需要，也有保护性检查消解疾病风险的考虑，但也为重复检查预留了较大的模糊空间。如果没有严格的临床路径、监督和互认等制度安排，这种不必要的检查在追求利益最大化的医生中，肯定是普遍存在的，必将对服务提供的连续性带来负面影响。

表 8-65　患者对于两级医疗机构做同样检查的态度

项目	门诊患者		住院患者		合计	
	人数/人	占比/%	人数/人	占比/%	人数/人	占比/%
介意，不必要检查	45	11.45	15	8.72	60	10.62
较介意，不检查更好	44	11.20	20	11.63	64	11.33
一般，由医生决定	237	60.31	106	61.63	343	60.71
较不介意，检查更好	42	10.69	24	13.95	66	11.68
不介意，必须检查	25	6.36	7	4.07	32	5.66
合计	393	100.00	172	100.00	565	100.00

5. 患者下转担心医疗安全对县域医疗服务纵向整合的影响

对于病情处于稳定期或康复期上级医生将患者转诊到下级机构时患者是否担心自己安全的看法，门诊患者认为总是担心的占比为14.50%，经常担心的占比为18.32%，有时担心的占比为44.27%；住院患者认为有相应的同类占比分别为13.37%、15.70%和44.77%（表8-66）。可以看出，无论是门诊还是住院患者近90%都有不同程度的担心问题。显然，在目前情况下，如果上级医院能够安排患者下转，患者下转的意愿也不强烈。这可能提示在生活水平提高的今天，转诊安全是患者的一个重要选项。而转诊安全较易发生在初级和二级保健服务、公共卫生服务和治疗服务以及不同专科服务之间，造成的医疗不安全包括过度检查、诊断冲突或不一致，由此造成最佳医疗方案和患者的最佳流向发生偏离。

表 8-66　疾病稳定期或康复期的患者对上级医生将自己转诊到下级医疗机构担心自己安全的情况

项目	门诊患者		住院患者		合计	
	人数/人	占比/%	人数/人	占比/%	人数/人	占比/%
总是担心	57	14.50	23	13.37	80	14.16
经常担心	72	18.32	27	15.70	99	17.52
有时担心	174	44.27	77	44.77	251	44.42
偶尔担心	47	11.96	23	13.37	70	12.39
从不担心	43	10.94	22	12.79	65	11.50
合计	393	100.00	172	100.00	565	100.00

关于无论是大病还是小病，居民愿意遵守在基层首诊、从低到高转诊的就医顺序的看法，门诊患者总是愿意的占比为8.65%，经常愿意的占比为14.25%，有时愿意的占比为

47.84%；住院患者有相应的同类占比分别为 6.98%、12.21% 和 50.58%（表 8-67）。显然，如果采取自由就诊的话，无论是门诊患者还是住院患者，经常和总是愿意就诊的比例之和大约在 1/5 左右，有时愿意的占到了一半左右。可以说，患者选择基层首诊是根据情况的，如果对基层技术能力不信任，就可能直接到上级机构就诊。所以在目前，必须提高基层医生的技术能力，赢得当地老百姓的信任，增加基层首诊的概率，这样也会增加人际连续性。

表 8-67　当前就医环境下患者对遵守由低到高转诊的就医顺序的愿意程度

项目	门诊患者		住院患者		合计	
	人数 / 人	占比 /%	人数 / 人	占比 /%	人数 / 人	占比 /%
总是愿意	34	8.65	12	6.98	46	8.14
经常愿意	56	14.25	21	12.21	77	13.63
有时愿意	188	47.84	87	50.58	275	48.67
偶尔愿意	50	12.72	23	13.37	73	12.92
从不愿意	65	16.54	29	16.86	94	16.64
合计	393	100.00	172	100.00	565	100.00

在目前就医环境下，无论是大病还是小病就诊，如果患者遵从由低到高的就医顺序能享受更多的医保优惠，门诊患者总是愿意的占比为 18.83%，经常愿意的占比为 12.21%，有时愿意的占比为 47.33%；住院患者有相应的同类比例分别为 19.77%、9.30% 和 39.53%（表 8-68）。可以看出，医保补偿因素在这里起到的作用。如果享受医保优惠，无论是门诊患者还是住院患者，经常和总是愿意的比例比没有激励的要高，但比例高出不是特别明显，显示医保补偿激励能对患者的就医选择起到一定的激励作用，但作用并不明显。显示患者目前对于基层医疗服务的信心不足。这表明，患者在医保补偿激励下并没有表现明显的遵从由低到高的就诊愿意。王亚莉的研究表明，多数百姓不接受分级诊疗的占 61.2%，所在社区未宣传分级诊疗的占 56.1%，百姓接受自由择医占 42.9%。在自由就医的大环境下，老百姓对医疗机构的选择余地较大，并不利于患者首诊在基层。患者反对分级诊疗的主要原因是基层医院设备简陋占 75.5%、诊疗水平低下占 80.1%、药品不全占 82.7%、夜间就诊困难占 51.5%，对分级诊疗不了解占 55.1%。显然，这些都是导致患者不愿意接受由低到高就医的原因。

表 8-68　患者对就医遵从由低到高的就医顺序享受更多的医保优惠遵从的愿意程度

项目	门诊患者		住院患者		合计	
	人数 / 人	占比 /%	人数 / 人	占比 /%	人数 / 人	占比 /%
总是愿意	74	18.83	34	19.77	108	19.12
经常愿意	48	12.21	16	9.30	64	11.33
有时愿意	186	47.33	68	39.53	254	44.96
偶尔愿意	44	11.20	38	22.09	82	14.51
从不愿意	41	10.4	16	9.30	57	10.09
合计	393	100.00	172	100.00	565	100.00

学者的研究已经表明，通过医保报销比例的累退政策利益诱导实现分级诊疗，或依靠医保只报销与家庭医生签约后的社区首诊者等手段，在很大程度上取决于政府的决心与魄力。但实践证明此举未能很好地引导患者下沉。究其原因，一方面在于在精准医学时代居民在就医过程中对追求有效的服务供给更为敏感，即先看好病，其次才是少花钱，所以不同级别医疗机构的医保报销差异化待遇也不是患者考虑的优先事项；另一方面医保具有"福利刚性"，在实践过程中进行连续调整的空间有限，因此作为政策工具在应用的可行性上较为困难。表8-60中患者对医疗机构选择的因素表明，费用高低也并不是患者就医的决定性因素，只排在诊疗水平高低、疾病严重程度、距离远近之后。同样，医保报销比例的高低还排在所花费的医疗费用高低之后，显然反映患者在就医认知上，已经将看病的质量放在第一位。正如兰德公司研究发现，费用分担机制可以降低病人不合理就诊的可能性，但是患者一旦自由寻求医疗服务，不但导致较差的服务协调和连续，最终对医疗费用水平的影响也微不足道。

从实际情况看，门诊患者到县级医院就医认为享受到费用优惠的是53.97%，不了解的占比为38.10%；住院患者享受到费用优惠的占比为50.00%，不清楚的占比为28.95%。也就是说，无论是门诊还是住院患者能够享受到的优惠虽然占到一半的比例，但门诊患者有近4成、住院患者有近3成的比例不知道是否有优惠（表8-69）。这也表明，患者对分级诊疗相关政策的认识模糊影响到服务整合；另一方面，在短期基层服务能力提高、基层首诊落实有困难的情况下，可能还要提高优惠的额度，真正让患者在医联体就诊感受到一定的激励，从而促进其行为调整，降低首诊于县级医院的比例。

表8-69　转诊到县级医院享受费用优惠情况

项目	门诊患者		住院患者		合计	
	人数/人	占比/%	人数/人	占比/%	人数/人	占比/%
是	34	53.97	19	50.00	53	52.48
否	5	7.94	8	21.05	13	12.87
不知道	24	38.10	11	28.95	35	34.65
合计	63	100.00	38	100.00	101	100.00

从医保具体优惠的种类看，门诊患者享受到的费用优惠以报销比例大为主，占比为67.65%，起付线低的占比为23.53%，仪器设备检查优惠的占比为8.82%；住院患者享受到的费用优惠以报销比例大的占比为66.67%，仪器设备检查优惠的占比为16.67%（表8-70）。

6. 就诊不及时原因对县域医疗服务纵向整合的影响

服务连续性需要患者转诊的及时，转诊时间过长以及转诊延误病情都可以作为判断转诊及时与否的重要指标。转诊不及时的原因既有需方因素，也有供方因素。调查发现，在51名门诊患者当中，间隔超过2天未就诊的主要原因，自感病情不重的占比最高，达

表 8-70　享受到的费用优惠

项目	门诊患者		住院患者		合计	
	人数/人	占比/%	人数/人	占比/%	人数/人	占比/%
报销比例大	23	67.65	16	66.67	39	67.24
起付线(门槛费)低	8	23.53	1	4.17	9	15.52
封顶线高	0	0	0	0	0	0
仪器设备检查优惠	3	8.82	4	16.67	7	12.07
其他	0	0	3	12.50	3	5.17
合计	34	100.00	24	100.00	58	100.00

64.71%，没有时间的占比为 19.61%，因经济困难次之，占比为 7.84%；在 33 名住院患者当中，自感病情不重的占比为 48.48%，因经济困难的占比为 39.39%，没有时间的比例为 6.06%（表 8-71）。从数据来看，虽然各具体占比有一定差异，但也表明一些共同性，即患者自感病情不重是未立即就诊的主要原因，门诊未立即转诊的第二原因是没有时间，而住院患者的第二原因则是经济困难。因此，如果能够提高患者的及时转院概率，可能大大缩短就诊的时间间隔，也有利于病人转诊服务提供的衔接。这提示卫生行政部门可能要动员更多宣传力量，增加转诊的及时性，也为信息的共享和互认做好准备。

表 8-71　未立即就诊(超过 2 天)的原因

项目	门诊患者		住院患者		合计	
	人数/人	占比/%	人数/人	占比/%	人数/人	占比/%
经济困难	4	7.84	13	39.39	17	20.24
自感病情不重	33	64.71	16	48.48	49	58.33
没有时间	10	19.61	2	6.06	12	14.29
没有人陪护	1	1.96	0	0	1	1.19
其他	3	5.88	2	6.06	5	5.95
合计	51	100.00	33	100.00	84	100.00

从结束前次医疗机构就诊的原因看，门诊患者主要考虑是症状没有明显好转，占比为 39.68%，因技术水平有限占比为 25.40%，因病情基本稳定的占比为 22.22%，医生建议转院的占比为 7.94%。住院患者以病症没有明显好转占比最大，为 47.37%，病情基本稳定占比为 23.68%，技术水平有限占比为 10.53%（表 8-72）。可以看出，除病情稳定外，患者结束前次就诊主要还是因为没有明显好转以及技术水平有限。在效果不好的情况下，由医生建议转院的比例很低。这可能表明，基层转诊能够制度化的安排并不好，可能表明当前样本地区尚未有正规的转诊机制，上转通过病例协调员协调的比例低，管理连续性低。

表8-72　结束前次医疗机构就诊的原因

项目	门诊患者		住院患者		合计	
	人数/人	占比/%	人数/人	占比/%	人数/人	占比/%
技术水平有限	16	25.40	4	10.53	20	19.80
病症没有明显好转	25	39.68	18	47.37	43	42.57
病情基本稳定	14	22.22	9	23.68	23	22.77
经济原因	1	1.59	2	5.26	3	2.97
医生建议转院	5	7.94	2	5.26	7	6.93
其他	2	3.17	3	7.89	5	4.95
合计	63	100.00	38	100.00	101	100.00

从患者转诊到县级医院是否需要挂号的情况看,门诊患者认为需要挂号的占比高达95.24%,住院患者认为需要挂号的占比高达92.11%(表8-73)。总体上,近95%的患者转诊到县级医院需要重新挂号,这可能提示目前的医联体并没有在跨机构流程上做出更多优化,影响转诊患者的就医便捷性,显然也对服务整合产生不利影响。

表8-73　患者转诊到县级医院需要挂号情况

项目	门诊患者		住院患者		合计	
	人数/人	占比/%	人数/人	占比/%	人数/人	占比/%
是	60	95.24	35	92.11	95	94.06
否	3	4.76	3	7.89	6	5.94
合计	63	100.00	38	100.00	101	100.00

从需要等待的时间看,门诊患者认为需要等待的占比高达92.06%,住院患者认为需要等待的占比为47.37%(表8-74)。总体上,75%的患者转诊到县级医院需要等待看病。显然,住院患者需要等待的占比显著低于门诊患者。这表明,住院患者转诊看病还是在缩短就医时间上做了一定工作。调查表明,门诊患者的就医等待时间平均为3.2个小时左右,最短的等待0.2小时,最长的等待24小时;住院患者的等待时间平均为4.1小时,最短的等待0.5小时,最长的等待48小时。

表8-74　患者转诊到县级医院需要等待看病情况

项目	门诊患者		住院患者		合计	
	人数/人	占比/%	人数/人	占比/%	人数/人	占比/%
是	58	92.06	18	47.37	76	75.25
否	5	7.94	20	52.63	25	24.75
合计	63	100.00	38	100.00	101	100.00

实际上，跨机构等待时间越长，都在某种程度上意味着纵向就诊流程的复杂，患者看病的机会成本越大。如果合作机构之间没有在服务递送过程中增加针对病人的协调管理安排，必然会对整合卫生服务产生较大影响。各级医院或医生仅需对就诊时病人的医疗质量负责，对转诊过程中提供的连续性服务质量就可能成为各转诊医疗机构责任的盲点。目前，住院转诊患者虽然在等待时间上好于门诊患者，但都需要重新挂号。从系统的视角看，病人转诊到合作医院应该是一个诊疗过程的延续，而不应该是新的诊疗过程的重新开始或者是中断之后进入新的医疗流程。因为按照以病人为中心的服务理念，机构间的合作从理论上讲应该承担为病人提供协调服务的系统使命，再造纵向服务流程，尽量减少重新挂号、不必要的候诊时间等交易成本，而不能把这个责任交由患者承担。

7. 患者转诊时对医联体的认知对县域医疗服务纵向整合的影响

调查发现，从患者对现在就诊的医院与前次就诊的前一家医院是否是医疗联合体的知晓度看，门诊患者知道的仅占比为 9.52%，不知道的占比为 90.48%；住院患者知道的占比仅为 13.16%，不知道的占比高达 86.84%（表 8-75）。换句话说，患者在就诊过程中，根本不清楚前后就诊的医院是否是医联体，这可能有宣传力度不够的因素；另一方面也表明当前医联体合作并没有针对转诊患者的就诊制定具有明显激励的就医安排。

表 8-75　患者对现在所住医院与最近就诊的前一家医院是否是医疗联合体的知晓情况

项目	门诊患者		住院患者		合计	
	人数 / 人	占比 /%	人数 / 人	占比 /%	人数 / 人	占比 /%
知道	6	9.52	5	13.16	11	10.89
不知道	57	90.48	33	86.84	90	89.11
合计	63	100.00	38	100.00	101	100.00

五、政府子系统因素对县域医疗服务纵向整合的影响

1. 医疗服务政策对县域医疗服务纵向整合的影响

长期以来，中国政府对促进农村医疗服务系统的完善进行了坚持不懈的政策调节，出台了一系列有利于农村医疗服务系统完善的措施，如从 20 世纪 80 年代初以来，各地陆续探索出了乡村卫生服务一体化管理、县乡医疗机构业务合作实践以及实行首诊、双向转诊的制度安排（表 8-76）。

表 8-76 1997 年以来国家实施的加强医疗服务纵向合作的政策

发布时间	文件名称	关于纵向合作内容
1997 年	中共中央国务院《关于卫生改革与发展的决定》中发（〔1997〕3 号）	加强农村卫生组织建设，完善县、乡、村三级卫生服务网
2001 年	国务院体改办等部门《关于农村卫生改革与发展的指导意见》国办发（〔2001〕39 号）	完善乡村卫生服务管理一体化，强化乡镇卫生院对村卫生室的指导和监管作用，提高乡村卫生组织的综合服务能力
2002 年	中共中央国务院《关于进一步加强农村卫生工作的决定》（〔2002〕13 号）	鼓励县、乡、村卫生机构开展纵向合作业务，提高农村卫生服务网络整体功能
2002 年	卫生部、国家发展计划委员会、财政部、人事部《国家中医药管理局关于农村卫生机构改革与管理的意见》卫基妇发（〔2002〕315 号	强化农村卫生服务网络的整体功能。鼓励县（市）、乡（镇）、村卫生机构开展纵向业务合作，加强技术、业务的合作和互补
2009 年	中共中央国务院《关于深化医药卫生体制改革意见》中发（〔2009〕6 号）	建立分工协作机制，完善新型医疗卫生服务体系。农村地区要进一步健全以县级医院为龙头，乡镇卫生院和村卫生室为基础的农村医疗卫生服务网络
2012 年	国务院办公厅印发《关于县级公立医院综合改革试点的意见》国办发（〔2012〕33 号）	县级医院要加强对基层医疗卫生机构的技术帮扶指导和人员培训，探索建立县级医院向乡镇卫生院轮换派驻院长和骨干医师制度，通过开展纵向技术合作、人才流动、管理支持等多种形式，提高农村医疗卫生服务体系整体效率
2015 年	《全国医疗卫生服务体系规划纲要（2015—2020）》	加强全行业监管与属地化管理，统筹城乡、区域资源配置，统筹当前与长远，统筹预防、医疗和康复，中西医并重，注重发挥医疗卫生服务体系的整体功能，促进均衡发展，逐渐建立符合国情的分级诊疗制度
2017 年	《国务院办公厅关于推进医疗联合体建设和发展的指导意见》	各个医疗联合体内的医疗机构要以人才共享、技术支持、检查互认、处方流动、服务衔接等为纽带进行合作

2009 年，随着新医改的逐步推进，我国一些地方开展了旨在促进农村卫生资源有效利用、整合提供医疗服务的实践探索。2011 年和 2012 年，政府先后提出了加大农村基层卫生综合改革和县级公立医院综合改革，要求县域医疗服务系统能够承担农村 90% 以上的医疗保健问题。2015 年以后，国家从服务体系规划和医联体推进等角度落实强基层、建机制、保基本等原则，农村分级诊疗服务体系建设逐渐铺开。经过多年建设，农村基层医疗卫生机构的"硬件"和"软件"建设得到了很大提升，医疗设备、信息化、环境建设等得到不同程度的改善，乡镇卫生院在创建人民满意的乡镇卫生院、村卫生室纷纷改造或新建成标准化卫生室，乡村两级医务人员的培训培养也在逐步加大，基层医疗机构与县级医院逐渐开展了更多的协调和合作工作。不过，县域医疗服务能力的提升离不开硬件设备设施（主要指医疗设备、适宜技术）和软件（主要是指医务人员）的互动发展。

确实，新医改以来政府的财政投入对县域医疗服务带来了积极的影响，政府对基层机构的投入确实有所增加，但仍然存在资源配置不尽合理，投入标准偏低，投入效率不高，投入机制不完备等问题，使得基层机构仍然面临着物资建设方面的不足。在软件投入方面，以全科医生为重点的软件资源建设相对落后，基层优秀医生数量不足，医务人员整体素质和业务水平不高，甚至长期存在人员队伍不稳定、村医老化、医护比不协调等问题。显然，在新医改的三大原则方面，尽管在"保基本"方面已经迈出了关键性步伐，全民医保已经覆盖，但在"强基层"方面并没有取得突破性成效。目前农村在基本医疗设施和卫生人力方面还存在着严重的"双重"不足。这主要在于我国在"建机制"方面几乎没有形成一套完善的法律，导致政府在财政投入的数额和责任追究上没有明确规定。这使得庞大的并不断壮大的医疗卫生体系难以维持有效运作。而在部分地区，医疗服务价格改革相对滞后，如调研的某省医疗服务价格一直沿用 2003 年该省物价局发布的价格标准执行，十余年按兵不动。由于服务价格长期偏低，严重背离医务人员技术劳务价值和医疗服务成本，无论是大医院还是基层机构的劳动价值都未得到合理体现。直到 2018 年，该省才决定调整医疗服务价格，提高能够体现医生技术劳务价值的诊疗、手术、护理等项目价格，降低医用设备检查和检验等项目价格，通过有升有降，在总体上保持医疗费用的平衡。

2. 政府基本药物政策对县域医疗服务纵向整合的影响

2009 年 8 月，国家发改委、卫生部等颁布《关于建立国家基本药物制度的实施意见》提出了《国家基本药物目录》。医保将基本药物全部纳入基本医疗保障药品目录，报销比例明显高于非基本药物，以便通过经济手段引导农村居民首先使用基本药物，并从基层机构开始执行。基本药物可及性的四个关键因素是：合理选择药物、价格可承受、药物供应体系、筹资可持续。不过，基本药物制度实施以来，农村基层基本药物存在的品种和结构性问题越发突出。在药物目录方面，本着能够扩大医保用药范围，减少目录外用药的原则，有些地方将县域内县级医疗机构补偿范围外诊疗费用控制在总费用的 5% 以内，镇村两级不得使用目录外药物。尽管基本药物选择遴选遵循防治必需、安全有效、价格合理、使用方便、中西药并重、基本保障、临床首选和基本能够配备的原则，但在实际中，进入目录的基本药物不能满足需要，数量过少，一些传统廉价的、群众早已认可的药品却不在基本药物范围内，医保的报销目录中没有衔接基本药物目录，一些手术用药未包含在基本药物目录内。在药物招标和配送方面，药物招标价格越招越高，药物供应体系不健全，采购受阻，配送不及时，便宜药不配送。在基药价格方面，基层医疗卫生机构普遍反映药物短缺、价格虚高、执行价过时以及目录不全等问题，基本药物实行零差率销售也导致基层医务人员的工资收入受到影响，甚至造成医务人员外流。基层基药问题使得一些以前能在乡村两级医疗机构就诊的疾病因药品不足而被迫上转，造成不必要的患者向上流动。而纵向医疗机构间用药缺少衔接，大量患者又不愿意下转。这和原来的制度设计初衷出现不小的背离。

3. 政府监督评估政策对县域医疗服务纵向整合的影响

县域医疗服务纵向整合发展离不开监管主体的监督管理。目前我国县域医联体的形成大多是政府政策指导，医疗机构自发联合为主的松散组织。国家及省级政策框架很全面，但多以原则性表述为主，缺乏明确的规定，导致在实际执行过程中自由裁量权过大，对政策执行情况的监督缺乏相应的标尺，政府往往靠行政命令加以干预。由于我国卫生管理与医疗保障部门处于"割据"状态，长期以来"三医联动"整体上停留在口号或表象层面，相关部门更多从本位利益角度推进孤立式改革，各项政策在各部门之间存在"碎片化"，政策制定与实施的"孤岛危机"仍然存在，缺乏有效路径或动力平衡机制。对医疗费用控制仅在于单个机构，而对纵向机构之间的费用控制平衡很少予以考虑。事实上，在医疗服务体系之间更易呈现割裂、碎片化和有缝隙的"不连续"状态。虽然调查地区县级医疗机构和乡镇卫生院进行了资源整合和协作，乡村实行服务一体化管理，但由于信息系统互联互通的缺失，医保在现行按项目付费为主的支付方式下，纵容了医疗机构逐利的动机，患者因同一疾病在多机构就诊时，先前的诊疗信息往往被遗失、不被承认甚至被弃用，对多机构重复检查检验等费用的监管缺失。同时，过多针对单机构的费用监管，使得多机构付费控制处于盲点，这也导致由于支付方式改革本身不足或不深入导致监管漏洞。

六、县域医疗服务纵向整合障碍的协同影响因素

显然，根据病人在不同层级医疗机构就诊过程中涉及的关键节点和存在的问题，县域不同层级机构医师开展协作或协同服务所涉及服务提供者本身、患者、医疗保险方和政府等四个子系统，每个子系统都有不同因素影响县域医疗服务纵向整合。借鉴世界银行与哈佛大学联合设计的卫生发展与改革理论框架——卫生系统诊断树（health systems diagnostic tree）进行因素归纳。该方法是一种由"果"到"因"的后追溯式、连续性的归因分析方法，能够找出问题的根源。在诊断树中，查找我国县域医疗服务体系整合度不高的原因，可以从影响医疗服务系统的四个子系统视角出发，每个子系统分支存在的节点问题都由不同的因素引起，将众多问题汇总归纳，向后不断追溯，追到卫生系统改革的五大控制柄——即筹资、支付、组织、规制和行为。在表8-2罗列的基础上，根据影响因素之间的逻辑关系，本章构建了"县域医疗服务纵向整合影响因素模型"，如图8-1。

七、本　章　小　结

本章从文献的角度首先总结了多维因素影响我国医疗服务体系整合变革，然后从医疗、医保、患者和政府四个子系统因素较为深刻地揭示了它们对县域医疗服务纵向整合的影响。从医疗服务子系统来看，合作内容不够深入、医生对合作内容不熟悉、不同层级医生互动协作服务提供不连贯、临床指南和路径推进存在量小且退出率高、基层临床服务规范不精细、信息系统不完善、上级医生对下级医生检查信任度低、对县域医务人员问责约束不到位影响服务整合。从医保子系统来看，门诊人次主要集中于乡镇卫生院和县级医院，住院人次主要集中于县级医院；医保费用主要集中于县级机构，县外就诊人次所占比例虽然较低，但所占医保费用却不低；不同层级的医保报销比例差别不大对患者逐级就医行为的激励作用不明显，医保支付和经济激励对不同层级医生的工资绩效、服务质量、医生主动降低服务成本的压力、对下级医生到上级医院参加转诊患者的诊疗服务激励等的影响不同程度存在，

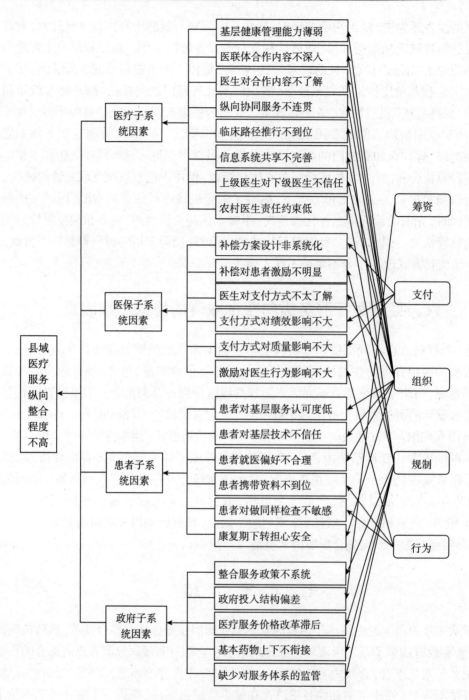

图 8-1　县域医疗服务纵向整合影响因素模型

但激励约束作用有限。从患者子系统来讲，无论是门诊还是住院患者对基层医疗保健服务质量认可度低，对基层医生的技术水平信任度不高，患者首诊就医机构多元化，患者携带就诊资料的比例低，对两级机构做同样的检查并不介意，对由低到高的就医意愿的遵从度不高。从政府子系统来讲，虽然政策组合拳在加大，但存在政府财政投入配置不均衡，基本药物衔接度不高，对医疗服务体系的监管缺乏系统性等都对县域医疗服务纵向整合产生较大影响。这些情况清楚表明我国医改正处于深化的初期阶段，县域医疗服务纵向整合还有很长的路要走。

参 考 文 献

[1] 吕键. 论深化医改进程中分级诊疗体系的完善 [J]. 中国医院管理，2016，34（6）：1-2.

[2] 陆心怡，张润彤，朱晓敏. 患者偏好系数与医疗卫生机构就诊率的关系研究 [J]. 管理科学，2017，30（1）：83-94.

[3] 孙涛，李莉，田秋野. 城乡卫生服务体系纵向整合阻碍因素及指标框架构建 [J]. 中国农村卫生事业管理，2015，32（2）：137-139.

[4] 张莉，康林，杨利娟，等. 县级医院实施分级诊疗机制探讨 [J]. 中国医院管理，2015，35（5）：70-71.

[5] 柴慎华，周丹凤，张翔，等. 基于卫生服务连续性的乡村医生执业方式探讨 [J]. 中国卫生事业管理，2015（11）：833-836.

[6] 孙虹，黄阿霁，曹泽民，等. 大型综合性公立医院在中国全科医学岗位培训中的地位与作用 [J]. 中国全科医学，2011，14（6）：1752-1754.

[7] 卫生部，国家中医药管理局，国家发展和改革委员会，等. 农村卫生服务体系建设与发展规划 [J]. 中国农村卫生事业管理，2006，26（10）：5-8.

[8] JOHN W，SAULTZ M，梁万年，等. 连续性照顾（二）[J]. 中国全科医学，2002，5（8）：592-594.

[9] BAICKER K，CHANDRA A. Medicare spending, The physician workforce and beneficiarie quality of care [J]. Health affair suppl，2004（3）：184-197.

[10] 朱兆芳，姜巍，王禄生，等. 县乡卫生机构纵向业务合作不同做法及评价 [J]. 中国卫生政策研究，2009，2（9）：25-29.

[11] 师伟，杨桦，韩静，等. 北京市朝阳区构建区域医疗联合体的实践与探索 [J]. 中国卫生资源，2014，17（6）：396-398.

[12] 胡睿. 贵州：年底前实现乡村卫生服务一体化 [N]. 中国社区牧师，2011-11-18，第22版.

[13] 穆迪，冯泽永，贺春香. 重庆黔江区乡村卫生服务管理一体化的经验及启示 [J]. 医学与哲学（人文社会医学版），2009，30（7）：57-59.

[14] 胡瑞，唐文熙，张研. 基于行为等级锚定法的我国县乡两级医生纵向协作研究 [J]. 中国卫生事业管理，2015（8）：599-602.

[15] 代涛，何平，王小万，等. 我国卫生服务资源的互动与整合 [J]. 卫生经济研究，2008（8）：3-4.

[16] 张拓红，陈育德. 健康发展战略与卫生服务体系的整合 [J]. 医学与哲学（人文社会医学版），2009，30（2）：14-17.

[17] 陆栋定，吴雁鸣，徐德志，等. 临床路径的历史与现状 [J]. 中国医院管理，2003，23（7）：17-19.

[18] 黄因敏，胡牧，张修梅，等. 美国诊断相关组的引进 [J]. 中华医药管理杂志，2011，27（11）：821-825.

[19] 刘洋，赵忠毅，闻德亮. 国外不同医疗保障特征的双向转诊经验分析 [J]. 中国卫生质量管理，2015，22（1）：38-40.

[20] Hill NT，Johns EL. Adoption of costing systems by U S hospitals[J]. Hosp Health Serv Adm，1994，39

（4）：521-537.

[21] 闫宣辰. 甘肃 DRGs 改革与分级诊疗联动 [J]. 中国卫生，2019（3）：79-80.

[22] 贵州 199 家公立医院全部联通远程医疗网络系统 [EB/OL]. http://www.sohu.com/a/121352676_398047.

[23] 闫应生，龚安. 基于 HL7 的医疗信息系统的集成 [J]. 硅谷，2013，5（1）：38，65.

[24] 仝武宁. 基于电子病历的医院信息平台设计 [J]. 数字技术与应用，2018，36（6）：161-162.

[25] 焦建军. 电子病历怎样成为信息化建设核心 [J]. 中国卫生，2018（10）：89.

[26] 张贝贝，陶红兵，路伟，等. 医疗联合体信息平台构建现状及关键问题分析 [J]. 中国医院管理，2018，38（9）：11-13.

[27] 李伯阳. 农村基本医疗服务网络中的纵向连续性医疗服务质量链研究 [D]. 武汉：华中科技大学，2012.

[28] 杨巧. 农村基本医疗服务网络中多机构诊疗患者安全研究 [D]. 武汉：华中科技大学，2012.

[29] 魏来，张亮. 我国整合型卫生服务的概念框架探讨 [J]. 中国卫生经济，2012，31（7）：12-15.

[30] MCGLYNN E A, ASCH S M, ADAMS J, et al. The quality of health care delivered to adults in the United States [J]. N engl J med, 2003, 348（26）: 2635-2645.

[31] 李小文. 基层医院 178 例药源性疾病患者的发病情况和危险因素分析 [J]. 北方药学，2017（2）：170-171.

[32] 智双凤. 药源性消化系统疾病 205 例临床分析 [D]. 太原：山西医科大学，2012.

[33] 吴帅. 问责制不能仅仅指向医生 [N]. 健康报，2015-12-10.

[34] 谭永乾，项莉，熊巨洋，等. 重庆黔江区实施单病种限额付费改革研究 [J]. 中国卫生政策研究，2009，2（9）：14-17.

[35] 国家卫生部. 中国卫生统计年鉴（2010—2013）[M]. 北京：协和医科大学出版社，2010-2013.

[36] 国家卫生和计划生育委员会. 中国卫生和计划生育统计年鉴（2014—2016）[M]. 北京：协和医科大学出版社，2014-2016.

[37] 窦晨斌，潘杰. 就医流向视角下的基本药物制度探讨 [J]. 中国社会保障，2012（6）：83-84.

[38] 方鹏骞. 我国县域医疗服务体系管理体制及运行机制研究 [M]. 北京：科学出版社，2016：90.

[39] 靳帅，宋沈超. 住院病人流向对医保基金的影响 [J]. 卫生经济研究，2017（3）：34-36.

[40] 国务院发展研究中心社会部课题组. 推进分级诊疗：经验、问题和建议 [M]. 北京：中国发展出版社，2017：71-72.

[41] 陈荃，万艳丽，王岩，等. 我国基层医疗卫生信息系统功能建设与应用现状研究 [J]. 中国医院管理，2016，36（9）：41-44.

[42] 刘晓君，胡永新，袁兆康，等. 江西省医疗服务体系建设现况分析与问题探讨 [J]. 中国卫生经济，2016，35（3）：56-59.

[43] 付文琦，刘国祥，吴群红，等. 新医改以来我国基层医疗机构卫生财力资源配置状况分析 [J]. 中国卫生经济，2015，34（9）：51-52.

[44] 张源，谭卉妍，吴洋，等. 我国基本医疗保险支付方式存在的突出问题及对策 [J]. 中国卫生经济，2015，34（3）：23-25.

[45] 蒋易芬，蒲川，张力. 我国基层医疗卫生机构绩效考核研究的文献分析 [J]. 中国全科医学，2016，19（25）：3023-3027.

[46] 井珊珊，许利刚，尹爱田. 医保制度对医疗服务分流的影响机制研究 [J]. 中国卫生事业管理，2012，28（3）：213-215.

[47] 姚强,陈凯,籍文雪,等. 新医改下我国农村居民就诊流向变化趋势与成因分析 [J]. 中国医院管理,
　　　2013,33(11):13-15.

[48] 姜立文,宋述铭,郭伟龙. 我国区域纵向医联体模式及发展现状 [J]. 医学与社会,2014,27(5):35-38.

[49] 于洗河,赵璐,李晓彤,等. 城乡医保一体化下新型农村合作医疗住院患者费用流向实证分析 [J]. 中
　　　国卫生经济,2016,35(4):31-33.

[50] 章豪,周典,田帝. 患者诊疗机构选择影响因素研究的描述性评价 [J]. 中国医院管理,2018,38(1):
　　　28-30.

[51] 陶秉喆,王晓燕,王玉,等. 北京市 M 县乡村医生聘任制管理存在的问题与思考 [J]. 医学与社会,
　　　2014,27(5):25-27,38.

[52] 费孝通. 乡土中国 [M]. 北京:北京出版社,2011.

[53] 戴宏,张继春,周大亚. 中国村卫生室医疗卫生服务能力的现状、问题及对策 [J]. 中国卫生政策研究,
　　　2018,11(7):67-72.

[54] 卫生部统计信息中心. 中国基层卫生服务研究 [M]. 北京:中国协和医科大学出版社,2009.

[55] 张翔,王洁,张研. 我国农村居民医疗服务就诊偏好研究 [J]. 中国医院管理,2017,37(2):15-17.

[56] 芦炜,张宜民,梁鸿,等. 家庭医生签约服务与医保支付联动改革的理论基础及政策价值分析 [J]. 中
　　　国卫生政策研究,2016,9(8):3-9.

[57] 姜天一,李建海,何君,等. 青海"闯关"[J]. 中国卫生,2015(10):13-17.

[58] 甘筱青,尤铭祥,胡凯. 医保报销比例差距、患者行为选择与医疗费用的关系研究 [J]. 系统工程理论
　　　与实践,2014,34(11):2974-2983.

[59] 陈敏,李道萍. 如何构建以区域为中心的电子健康档案 [J]. 中国医院院长,2008(11):50-53.

[60] 孔小庆. 医疗集团分级诊疗双向转诊机制建立与实施 [J]. 解放军医院管理,2014,21(3):240-241.

[61] 王亚莉. 百姓对分级诊疗体系认知现状调查 [J]. 中国卫生事业管理,2015(6):423-425.

[62] 梁鸿. 专题导读:推进分级诊疗制度的关键是建立和完善家庭医生制度 [J]. 中国卫生政策研究,
　　　2016,9(8):1-2.

[63] POISAL J,TRUFFER C,SMITH S,et al. Health spending projections through 2016:modest change
　　　obscure part d's impact [J]. Health affair,2007,26(2):242-253.

[64] 魏来,张亮. 乡村卫生服务一体化管理和初级卫生保健整合管理比较研究 [J]. 中华医院管理,2013,
　　　29(3):219-222.

[65] 王森森,张翔,张亮. 农村卫生服务网络中连续性服务存在的问题与对策 [J]. 医学与社会,2011,24
　　　(4):43-45.

[66] 徐向峰,庞豪. 农村基层医疗卫生服务存在问题与对策 [J]. 人民论坛,2015,29(4):156-158.

[67] 李凤桃. 基层医改"彻底"吗? [J]. 中国经济周刊,2011(10):58-59.

[68] WINNIE CHI-MAN Y,WILLIAM C H,WEN C,et al. Early appraisal of china's huge and complex
　　　health care reforms [J]. Lancet,2012(378):833-842.

[69] 王红艳. 农村居民就医流向变化及费用负担情况调查研究 [J]. 决策探索,2018(4):27-29.

[70] 陈东升,吴天,王骞,等. 某省基层医疗卫生机构运行发展现状及问题研究 [J]. 卫生经济研究,2015
　　　(5):21-27.

[71] 汪志豪,杨金侠. 增强理解力:"将健康融入所有政策的首要策略"[J]. 中国卫生政策研究,2016,9

（10）：56-60.

[72] 芦炜，张宜民，梁鸿，等. 家庭医生签约服务与医保支付联动改革的理论基础及政策价值分析 [J]. 中国卫生政策研究，2016，9（8）：3-9.

[73] MARC J R, WILLIAM C H, PETER B, et al. Getting health reform right：a guide to improving performance and equity [M]. Oxford：Oxford University，2003.

[74] 韩志琰，宋奎勐，宋燕，等. 山东省社会办医疗机构现状归因分析 [J]. 卫生软科学，2017，31（10）：2-5.

[75] 刘丹红，罗小楠，徐勇勇. 电子病历及其应用概述 [J]. 中国卫生质量管理，2010，17（4）：2-6.

第九章
追根溯源：县域医疗服务纵向整合机制体系研究

随着分级诊疗政策的推进，我国农村医联体模式的整合改革探索效果逐渐显现，但从实践层面来看，县乡村医疗机构之间的衔接与配合仍然不够，作用力分散，梗阻因素很多，给整合型医疗服务系统的构建留下深层次的鸿沟。事实上，服务整合涉及一系列复杂的系统要素、结构及其运行机制，主体数量的非单一性和相互作用路径的复杂性决定了整个系统运行的复杂性，整合过程势必引致复杂的互动博弈过程，任何一个主体在行为选择上出现偏差都会使服务整合的推进受阻。国内外大量的案例说明，能否处理好利益相关者问题是卫生改革成败的关键。我国县域医疗服务纵向整合一直在利益相关者选择性执行和政府强力推进的矛盾中缓慢发展，因此亟需一个整体性协调机制的调适过程。

目前，学术界对县域医疗服务体系中各个利益主体之间的整合机制及其交互作用机制尚缺少直观的逻辑展示，关于服务系统外部环境对系统内部结构影响关系的描述也不太明确，缺乏从供方、需方、政府和医保部门等不同利益相关主体系统揭示服务整合进程的障碍。显然，服务整合程度取决于复杂的多主体利益博弈过程、系统动态机制的相互作用以及多机制产生功能耦合的结果。只有当各利益主体在服务整合中实现其利益诉求，才会进行一致性的协调互动。基于以上认识，本章首先理清各利益相关者之间的利益关系，揭示不同利益主体在服务整合过程中可能出现的博弈过程及其行为方式，由此判断对整合过程和结果的积极或消极影响。在此基础上，全面系统地分析我国县域医疗服务纵向整合机制体系，探讨整合机制耦合的运作机理。

一、研究框架

1. 利益互动和服务纵向整合耦合概念

利益互动是一个最基本、最普遍的社会现象。所谓利益是指一定利益主体对于客体的价值肯定，它反映的是某个客体能够满足主体的某种需求。互动则是指个体、群体、政府多元主体及其之间以"利益"为核心所进行的相互作用，它不仅包括在利益驱使下的个体行为，也包括群体与群体、群体与个体、个体与个体为"利益"进行的诸多交换。因此，利益互动可以定义为由利益差别所决定的各利益相关主体之间通过利益的相互作用和相互影响从而推动个体、个体所在组织或整个社会的行为方式，进而影响他们的发展变化。总体而言，利益互动从客观上说有两种结果，其一是恶性结果，它以利益的非良性规制为渊源，导致利益相关主体良性互动方式的破坏，最终导致组织或社会活动的不良结果；其二是良性结果，它以利益的相互协调为依托，以促进社会的良性运行为依归，最终使得组织或社会实现某种动态稳定状态。

在社会科学领域，基于利益相关者理论和博弈理论，利益互动引起了众多学者的关注。利益相关者（stakeholder）术语最初出现在 1708 年，而利益相关者理论的提出与发展则经历了漫长的过程。该概念的理论萌芽最早出现在 1932 年哈佛法学院学者多德（Dodd）的《董事应该为谁承担义务？》一书。该书指出"公司董事必须成为真正的受托人，他们不仅要代表股东的利益，而且要代表其他利益主体，特别是社区整体利益"。20 世纪 60 年代以后，利益相关者理论随着美国、英国等国家对奉行传统的"股东至上"的公司治理实践的质疑中逐步发展。1963 年，斯坦福大学研究所明确提出了利益相关者定义："利益相关者是这样一些团体，没有其支持，组织就不可能存活。"但这一定义仅仅考虑了利益相关者对企业的影响并且考虑的利益相关者范围有限。随后，瑞安曼（Eric Rhenman）将利益相关者定义为"依靠企业来实现其个人目标，而企业也依靠他们来维持生存。"这一定义相对比较全面，使得该理论成为了一个独立的理论分支。1984 年，随着 Freeman 的著作《战略管理——利益相关者方式》对利益相关者理论及其应用的详细阐述，该理论在企业管理实践中得到广泛运用，并逐渐拓展到公共管理、社会学等领域。利益相关者理论从企业目标与影响作用的角度出发，指导企业的经营管理者为综合平衡各个利益相关者的利益要求而进行管理活动，并将其定义为"任何能够影响组织目标的实现或受这种实现影响的团体或个人"。1991 年，萨威齐、尼克斯等人则认为利益相关者是指其利益受到组织活动的影响，并且他们也有能力影响组织的活动。我国学者万建华等（1998）、李心合（2001 年）、赵德志（2001）等认为利益相关者是与企业间有着某种利益关系，无论这种利益关系是主动还是被动的。在制度变革中，利益相关者在多数情况下是指群体或机构，他们和制度变革存在着结构性的利益关系。较早将利益相关者理论与方法系统引入卫生领域的是美国的布莱尔和怀特海（Blair and Whitehead，1998）。20 世纪 90 年代之后，该理论在国外被广泛应用于卫生政策分析以及卫生机构的管理研究。20 世纪 90 年代晚期，我国学者开始将利益相关者理论应用到卫生领域，并在 21 世纪之初逐渐推广到卫生政策多个领域，凸显了我国卫生政策学者对不同利益群体的重视及利益相关者权益的关注。

随着利益相关者理论研究的发展，学界对于该概念的分类研究也进行了探讨。Frederick（1988）为全面细分相关群体的社会性及其与企业直接利益的关系，将利益相关者分为直接利益相关者和间接利益相关者两类。Clarkson（1995）根据利益相关者与企业关系的紧密程度，将其分为主要利益相关者和次要利益相关者两类。Wheeler（1998）基于是否具备社会性以及与企业的关系是否直接由真实的人来建立两个角度，将利益相关者分为主要的社会性利益相关者、次要的社会性利益相关者、主要的非社会性利益相关者、次要的非社会性利益相关者四类。1997 年美国学者米切尔提出了一种"评分法"以界定利益相关者，他从三个属性对可能的利益相关者进行评分：合法性，即指某一群体是否被赋有法律、道义上的、特定的对于企业的索取权；权力性，即指某一群体是否拥有影响企业决策的地位、能力和相应手段；紧急性，即指某一群体的要求能否立即引起企业管理层的关注。根据上述特性评分，同时拥有企业的三种属性、两种属性以及仅有一种属性的利益相关者被细分为确定型利益相关者、预期型利益相关者、潜在型利益相关者三类。其中预期型利益相关者虽与企业保持较密切的联系，但又可分为以下三种情况：①同时拥有合法性和权力性的群体；②对企业拥有合法性和紧急性的群体，但却没有相应的权力来实施他们的要求；③对企业拥有紧急性和权力性，但没有合法性的群体。显然，对利益相关者越来越明确的分类标准界定，进一步完善了它的主体对象和理论内涵，拓展了该理论的实际应用边界。

利益相关者的利益互动往往是基于博弈开始。博弈理论是建立在经济人的假设基础之上，是基于目标导向的冲突和合作中交互作用的数学建模和分析方法，它研究在给定信息结构下两个以上理性参与人如何给出决策行为以及产生决策结果的过程。1928 年冯·诺依曼证明了博弈论的基本原理，宣告博弈论的正式诞生。该理论认为人都是理性的，主体所追求的唯一目标是使自身利益最大化。由于利益是在对立统一和相互作用中实现的，那么它必然是一定社会关系的反映，而不同社会关系在不同的历史时期或同一时期的不同阶段会有不同的表现形式，所以利益实现的方式也不一样。因此，清晰地分析县域医疗服务纵向整合的利益相关者间的博弈力量，为更好地出台相关激励机制和整合机制，对推进服务纵向整合实践具有积极的现实意义。

耦合（coupling）概念最早应用于物理学领域，原指两个或两个以上的电路元件或电网络之间存在紧密配合与相互影响，并相互传输能量的现象，可以将其引申为两个或两个以上的系统或要素通过相互作用和相互叠加，形成彼此依赖的关系模式，促其产生相互协调、相互促进的良性互动。在《辞海》中，耦合被解释是两个（两个以上）的体系或运动形式之间通过各种相互作用而彼此影响的现象。后来耦合被广泛应用于生物、生态、社会、经济、管理等各种领域，而生态、经济、社会之间普遍存在耦合协调发展的关系。卫生系统作为一个复合系统，其中，医疗服务系统又是复合系统的核心。复合系统的各子系统具有严密的逻辑关联，实现医疗服务纵向整合机制的耦合，离不开其系统构成、功能发挥和整合运行机制的协调，耦合机制促进了多利益主体的协调和共生，最终趋向一个动态的均衡状态。

2. 利益互动机制和纵向服务整合耦合机制的研究框架

上述理论为研究医疗服务纵向整合机制提供了很好的理论借鉴。然而，目前学界对于利益互动机制的界定并不特别清晰，研究仅存在于理论方面。关于利益相关者在卫生政策研究领域的应用主要采用规范研究，关注利益相关者的分类、界定、排序和管理上，主要集中于一般性的理论分析，相关的调查统计和实证研究不足，更缺乏利用完整的方法学框架进行研究，而利益博弈均是建立在假设分析的基础之上。因此，通过利益互动不但要识别利益相关者及其动用资源的能力、坚持的立场，更要揭示利益相关者在某项社会活动中的利益表达和利益诉求，分析不同利益主体间的互动关系及其利益得失。不同利益主体的损益决定着他们的博弈方式以及由此可能采取的博弈策略和互动行为，这种利益互动逻辑决定着服务纵向整合可能产生的动力和阻力。这样经过多次的博弈，最终实现了利益均衡和稳定的行为互动方式。关于对医疗服务纵向整合的研究，目前学界也只停留在整合内容维度上，缺少对整合型医疗服务体系的形成及其作用机制进行独立研究，忽略了服务纵向整合耦合机制的整体框架构建，也没有尝试将利益互动机制与纵向整合机制的具体实践结合起来，使得这两个方面的研究显得比较零散。实际上，任何利益互动都是基于某种社会活动的互动，社会活动过程同时也是利益互动的再现过程，两者之间的逻辑方向是一致的。

基于此，本章提出一个相对完整且有解释力的分析框架，对县域医疗服务纵向整合机制进行系统研究。首先探索多个相关利益主体在服务纵向整合过程中的利益互动及其机制，揭示这些利益互动及其作用的微观机制，力求掌握利益互动的运行规律。在对利益主体互动过程作静态描述的基础上，借助于博弈理论对服务纵向整合相关主体进行博弈分析，进而判断出各主体在整合中的利益损益情况，以揭示影响服务纵向整合的动力和阻力因素。其次，结合调查资料，分析不同利益相关者在医疗服务纵向整合过程中各整合机制的运行现况，深度揭示整合的作用机制。以此为基础，总结我国县域已经形成、正在形成和尚未形成的整合机制类别，揭示这些机制对县域医疗服务纵向整合效果的影响，明确促进整合机制耦合的关键作用点，形成各机制耦合作用的条件模型。最后，根据条件模型，结合我国县域医疗服务纵向整合的影响因素、整合机制耦合条件，构建县域医疗服务纵向整合耦合机制模型，总结出不同利益主体协同产生整合行为的逻辑，具体的分析框架见图9-1、图9-2。

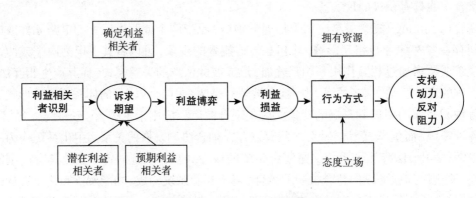

图9-1 利益互动机制研究框架

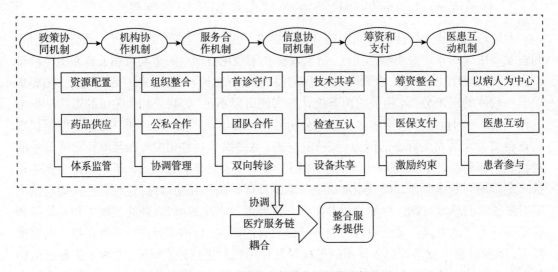

图9-2 医疗服务纵向整合机制研究框架

二、县域医疗服务纵向整合主体的利益相关者研究

1. 县域医疗服务纵向整合主体的利益相关者互动关系模型

在卫生政策领域，目前我国对利益相关者的界定大多从需求方、供给方、管理方和筹资方对其进行识别和分类。借用米切尔的"评分法"，本章区分出三类不同的整合利益相关主体：一是确定型利益相关者，包括负责县域医疗服务纵向整合实施工作的政府职能部门，主要是卫生行政部门和医疗保险机构。二是预期型利益相关者，包括县级医院、乡镇卫生院、村卫生室、医务人员、就诊患者（居民）。三是潜在型利益相关者，包括药品生产和经营者、器械产品销售商、商业保险公司等营利机构。这些利益相关主体是一个关系相互依赖、利益高度相关的治理网络。在现实生活中有些部门扮演着不止一种职能和角色，比如政府卫生行政部门扮演了政策发布以及监督管理等角色，医保部门在政策的实施与制定中也体现了一定的管理职能，如医保费用的监管。不过，这种划分是动态的，当群体或组织获得或失去某些属性以后，就会从一种类型转化为另一种类型。

在医疗服务纵向整合过程中，各利益相关主体对服务整合产生影响，并且利用自己的角色、资源、影响力对其他利益相关者产生影响，见图 9-3。县域医疗服务纵向整合的实践主体主要有农村三级医疗服务机构，彼此之间存在合作和竞争关系，他们和需求方产生供需互动的模式，两方行为调适又受到医保机构、卫生行政机构的直接影响，受到间接供给方如医药器械商的间接影响，因此他们的利益空间交集更为广阔，关系也相对复杂。为了避免复杂性，本章没有考虑其他利益相关者，如政府价格主管部门、财政局、人社局和医学教育等部门，因为这些部门的主要职能可以由卫生行政主管部门予以协调。综上，县域医疗服务纵向整合利益主体间可能存在"上级医疗机构—下级医疗机构""医联体—患者""政府—医疗机构（医联体）""卫生行政部门—医保部门""医疗机构（医联体）—医药器械商"等五种基本类型，他们在行为的不断互动中形成了利益平衡，也是模型中分析的五类互动关系。

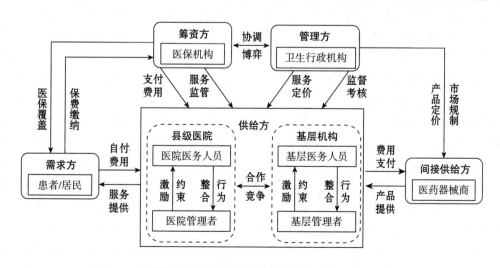

图 9-3　县域医疗服务纵向整合利益相关者及其互动关系模型

2. 县域医疗服务纵向整合主体的利益诉求及其表达程度

县域医疗服务纵向整合政策执行的成功取决于各利益相关者的利益协调程度及其行为协作方式，不同整合利益主体具有不同的利益诉求，利益诉求的不均衡必然产生利益博弈。因此整合决策者在整合过程中首先必须关注并尽可能掌握各利益相关者的利益诉求。

（1）确定型利益相关者的利益诉求及其表达程度

1）卫生行政部门：在目前医药卫生体制改革中，县区卫生行政部门认为重建农村三级医疗服务网络，转变医疗服务提供方式将不会一帆风顺，但潜在的利益巨大。他们的主要期望是建立纵向合作机制，实行组织资源整合，落实分级诊疗。他们的主要诉求在于资源投入均衡、制定临床规范、推行双向转诊、试点检查互认、提升医生执业能力、开展多点执业以及加强监督考核等方面。他们的利益表达充分体现在医联体模式下的转诊规范、资源下沉等方面。在访谈中，卫生行政部门希望随着城镇化的推进，县（区）级医院特别是县（区）人民医院需要做大做强，向二甲甚至是三级以上医院级别升格，不断提高医院的功能定位，以便承担辖区居民的疑难杂症等疾病诊疗，同时作为实现90%的县域患者在本县救治的中流砥柱和县域最后"医疗守门人"。但他们也担心医院做大做强又会产生一定垄断，监管困难，对乡村两级医疗机构产生不利影响，拉大纵向医疗机构之间的能力差距。

2）医保机构：医保机构是管理筹资和医保费用支出的经办机构，在一定的时期内，医保筹资相对变化是较小的，而医保费用的合理使用和控制就成为医保机构主要的决策目标。由于医疗市场存在信息不对称和不确定性，医疗服务费用的增长是永恒不变的规律，因此医保部门面临医保基金的控费压力比较大。他们认为医保是推动医疗服务纵向整合的重要手段，应该逐步引导，加强规制。他们的主要诉求在于通过基层首诊、转诊连续、检查互认等措施，加强费用控制，促进基金收支平衡。医保的利益诉求表达主要采用三种手段，对于县域医疗机构，特别是县级医院，主要是在住院方面加快包括单病种、总额预付、按床日付费和平均住院日控制等改革，逐步开发临床路径和规范以调整医生诊疗行为。目前样本点正在推行按病种限额付费、单病种定额付费等支付方式改革，已经取得了一定效果。对于患者，主要从住院报销和门诊报销两个方面加强就医引导。住院方面主要采取不同医院设置不同起付线以及递减式的报销比例，即越到上级医院看病，报销比例越低；门诊方面主要是加强门诊统筹力度，在乡村两级报销比例越高，而到县级报销比例越低。Q区已经规定县级医院门诊看病不予报销，以引导患者到基层看门诊。医保部门希望在条件成熟时对乡村两级实行按人头付费或总额付费制度，尝试把高血压、糖尿病等慢性病患者的公共卫生费用纳入医保资金池，探索小范围的预付购买，开展健康管理，减少专科成本。不过，他们也担心县乡检查互认、预付改革可能会在一开始招致县区级医疗机构的抵制，同时也因推动服务整合可能引发医疗纠纷等负面效应。因此，他们认为县乡机构检查互认目前并不具有操作性，希望在强化同级检查互认的基础上，探索常规检查项目"下级检查、上级诊断"的信息共享制度。通过对访谈资料的整理分析，各利益主体主要期望和诉求见表9-1。

表 9-1　确定型利益相关者（政府部门）对服务整合的主要期望和诉求

主体	维度	编号	内容
卫生行政部门	主要期望	HE	县乡建立医联体，乡村实行一体化，明确各级医疗机构功能定位和分工合作机制，促进资源下沉和服务衔接，实现以健康为中心，体现卫生公平，维持社会稳定
	具体诉求	HA1	临床规范：在单病种付费的基础上逐步扩大病种覆盖范围，并逐步探索建立针对具体病种的临床路径或诊疗规范
		HA2	检查互认：采取"下级检查、上级判断"等，促进在纵向医疗机构间实现信息共享
		HA3	医生培训：加强乡村两级医生培训力度和人才招聘力度，提高其待遇，以留住和招聘一些优质医生进入基层医疗机构，提升服务能力
		HA4	多点执业：将上级医生到下级开展技术帮扶和其他延伸医疗服务纳入绩效考核体系，提高多点执业医师工作积极性
		HA5	监督执法：加强监督，避免医疗机构借合作上转患者出现利益合谋，阻断基金不合理支付，强调患者、社会组织等对服务监管的作用
		HA6	绩效考核：加强对连续性服务质量的考核，对医务人员医德医风的考核，防止出现降低医疗服务质量，加大医疗事故发生风险
医疗保险部门	主要期望	ME	加快复合支付方式改革，逐步建立临床路径和规范以调整住院医生诊疗行为。加强基层服务费用的打包支付，探索小范围的预付购买，降低医疗服务成本，控制医疗费用，平衡基金收支
	具体诉求	MA1	转诊通道：接诊医疗机构要优先安排转诊病人进入临床科室就诊，通过预约挂号或取消重新挂号排队等程序
		MA2	转诊连续：规范服务流程，制定转诊规范，以临床路径和服务规范引导患者自下而上转诊治疗，自上而下转诊康复
		MA3	经济激励：对医疗机构加强医保基金支付方式改革，并在知情同意下，对逐级上转和康复期下转的患者给予经济激励，增强医保基金对供需双方的激励约束
		MA4	检查互认：在强化同级检查结果互认的基础上，探索常规检查项目信息共享和互认，建立医疗安全制度
		MA5	能力提高：加大对经办机构支付方式及控费知识和技术的系统培训，增强管理创新
		MA6	监督考核：加强监督稽查，确保服务提供者没有不合理服务供给行为的发生，如不规范用药、大处方和高价药；对患者诊疗行为进行监控

注：H=Health administration；E=Expectation；M=Medical insurance；A=Appeal。

（2）预期型利益相关者

1）各级医疗机构及其医务人员：各级医疗机构对县域医疗服务纵向整合有不同的看法：县（区）级医院希望能在农村医疗服务纵向整合中发挥带头作用，逐鹿医疗市场，特别是一些县（区）人民医院，他们的主要诉求在于纵向交流和合作以及基层服务能力提高和医德改进；乡镇卫生院和村卫生室都认为上下级医疗机构合作很有必要，乡镇卫生院对和县

（区）级医院合作的希望重在基层服务能力提高和专科建设，主要诉求在于检查互认、规范转诊、基层激励、功能定位和政策配套；村卫生室则普遍期望上级机构能够多开展培训和指导工作，其主要诉求是不同层级医生的行为磨合和能力培养。但各利益主体不同程度存在担心：县区级医疗机构担心纵向机构合作、技术帮扶和多点执业造成本院医务人员不足，增加管理难度，影响本单位的发展速度；乡镇卫生院和村卫生室均担心和上级医疗机构开展服务整合，特别是深层次的整合，比如托管，其独立性可能受到影响。各级医疗机构主要期望和诉求见表9-2。

表 9-2　预期利益相关者（各级医疗机构）对整合的主要期望和诉求

主体	维度	编号	内容
县级医院	主要期望	CE	在医疗服务纵向整合中发挥带头作用，给予自主权，通过县级医院的能力增长和规模拓展，作为县域医疗最终的守门人，逐步推动整合进程
	具体诉求	CA1	合作机制：县乡机构合作要以开展双向转诊、技术指导和帮扶为主，可以探索一些病种的诊疗规范，改变"上转容易下转难"的现象，优化就医流程
		CA2	交流合作：建立不同层级医务人员团队协作、业务交流的长效机制，特别是针对转诊患者应建立相应的沟通交流平台
		CA3	基层能力提高：加大培训力度，改变乡村医疗机构诊疗水平低下、辅助设备检查有限的情况
		CA4	医德改进：加强对下级医疗机构医务人员能力培养和医德医风建设，提高基层医生的工作责任感
		CA5	发展引领：发展壮大医院，提高品牌影响力和核心竞争力，避免因分级诊疗政策实施导致收入减少
医院医生	主要期望	CDE	真正体现医务人员技术劳务价值，塑造和谐医患关系，减少医患人际压力，短期合作以技术支持为主，可以通过多点执业提高收入
	具体诉求	CDS	加强培训，提高技术能力，获得合理回报，让医生工作有激情；适当减少就诊负荷，改善医患关系，提高价值认同；自愿参加技术支援和多点执业，能获得合理酬劳
乡镇卫生院	主要期望	TE	逐步建立技术合作长效机制，重点开展疾病诊断治疗、病例讨论、科室建设，提高医疗协作质量，提升自身业务能力，提高经济效益
	具体诉求	TA1	检查互认：建立共享保健难度大，为防止医疗风险，乡县机构可对常规检查开展互认探索，建立设备共享机制，并纳入医保报销范围
		TA2	规范转诊：建立统一的转诊流程和转诊医生责任制度，逐渐建立疾病规范和转诊路径，增加患者就医的规范性和及时性，防止盲目到上级医院就诊
		TA3	基层激励：政府应逐步建立对乡村机构的奖励制度，减少基层优质医生向上流动，吸引人才到基层就业，并切实加强培训和培养，提高服务能力
		TA4	功能定位：卫生行政部门对村级服务的范围和具体职能进行明确，制定切实可行的规范，增加循证医疗，在卫生服务一体化背景下发挥一体化功能
		TA5	政策配套：增加其他配套政策的支持，如基本药物实行之后，药品目录范围缩小，在基层难以购买有关药品，影响基层首诊制度的实施

主体	维度	编号	内容
乡镇医生	主要期望	TDE	增加培训机会,提高自身业务能力,提高经济收入和社会地位,重塑和谐医患信任
	具体诉求	TDA	提供更多培训机会,提升自身业务能力,与服务整合需求相适应;通过能力增强和服务增长,获得合理工作回报;通过技术和服务的改善,重新获得当地居民的信度链接,改善医患关系
(村卫生室)村医	主要期望	VE3	上下级医疗机构合作有很大好处,上级机构多到村卫生室进行技术指导,疑难病症病人能及时转往上级医院治疗
	主要诉求	VA1	行为磨合:增加行为磨合,促进村医进行现场学习,提高疾病诊断能力等在内的六位一体能力提高,扩大健康管理能力与需求的匹配度
		VA2	信息共享:应建立纵向医生间的交流互动,加快健康档案、电子病历信息化建设,促进村医平时加强健康管理,促进患者就诊信息在多机构共享
		VA3	能力培养:在村医依赖传统经验治疗情况下,目前统一诊疗规范制定和实施不现实,应逐步建立,期望政府应多加大对村医的继续教育培训力度

注:C=Country hospital;T=Township health centers;D=Doctor;V=Village clinic;E=Expectation;A=Appeal。

2)患者:作为服务纵向整合的作用终端,患者认为整合能给他们带来实实在在的好处,主要期望是县乡村机构不断改进服务的便捷性,提供价廉物美的保健服务,而且能够看得好病。他们的主要诉求在于基层诊断能力提高、转诊及时和检查共享。但他们也担心服务纵向整合和合作限制了其自由择医权。因为随着生活水平的提高和健康观念的增强,患者也有选择大医院看病的强烈冲动,具体见表9-3。

表 9-3 预期型利益相关者(患者)对整合的主要期望和诉求

维度	编号	内容
主要期望	PE	能在基层获得可及、价廉、优质的医疗服务,在多机构就诊能接受连贯的、不重复的服务和健康管理,并尽量减少折腾的服务,改善就医体验,减轻就医和心理负担
具体诉求	PA1	诊断能力提高:逐步提高乡镇卫生院检查诊断能力,确诊病情,治疗对症;做好基层基药质量与上级医院的衔接
	PA2	转诊及时:乡镇卫生院在转诊时能够协调安排到合适的县级医院就诊,接诊医院能够对转诊病人提供及时、周到的服务
	PA3	检查共享:在临床规定时效内,在基层做过检查的项目,到上级医院尽量不需再检查,除非医学上有必要,以降低在多机构就诊的重复检查和检验费用,增强服务衔接

注:P=Patient;E=Expectation;A=Appeal。

(3)潜在型利益相关者:医疗服务纵向整合加快了各级医疗机构特别是基层机构的药品和设备需求,也会促进服务主体特别是医生和患者参加更多商业保险的可能性,这对于医药公司、医疗器械销售公司和商业保险公司都是一个利好消息。但是，由于整合更多在于规范服务，应该会降低其对昂贵药品以及对高端设备的需求量，这会导致医药公司只能从普通药品、医疗器械销售公司只能从常规或适宜设备中受益。同样，由于社会医疗保险参保率的增加以及报销比例的提升使得患者更多通过守门机制在基层机构就诊，并在康复期及时下转，对于大病医疗保险的需求也会降低，这会导致商业保险公司的利益诉求得不到解决，见表9-4。

表 9-4　潜在型利益相关者（医药、医疗器械和商业保险公司）对整合的主要期望和诉求

主体	维度	编号	内容
医药公司	主要期望	PE	加大对药品种类供给更新，增加市场份额，提高利润
	具体诉求	PA	放开医药市场，老百姓可以凭处方自由选择到医药公司或药店购买，以提高医药公司与医院药房的竞争
医疗器械销售公司	主要期望	ME	加大对设备更新，增加市场份额，提高利润
	具体诉求	MA	鉴于纵向整合加强对医疗设备、耗材等的限制，需要改变营销模式，采取更多让利扩大市场，获得利润
商业保险公司	主要期望	CE	纳入更多的医生参保意外险种，从纵向整合中获得更多保险收益，提高经济收入
	具体诉求	CA	在大病保险市场份额降低情况下，提高医生的风险保护意识，增加购买临床责任医疗保险以分担因服务规范而减少保护性诊疗可能导致的临床风险

注：P=Pharmaceutical companies；M=Medical instrument；C=Commercial insurance；E=Expectation，A=Appeal。

3. 县域医疗服务纵向利益相关者博弈分析

县域医疗服务纵向整合利益相关主体具有不同的利益诉求表达，在整合过程中，他们的行为反应必然是以自身诉求的满足或不受损失为出发点，导致各利益相关者之间不可避免地存在政府相关部门之间、政府与医联体之间、医联体内部各方、患者与医联体、医联体与医联体之间等的博弈。只有识别和厘清医联体共生网络间的博弈动机、博弈策略以及博弈行为，实施有效的政策策略，才能促进各主体协同行为的产生。

根据上文分析的五类互动关系，可以基于博弈论构建一个简单的静态博弈模型分别来对利益主体进行博弈分析。首先明确博弈的参与主体、博弈策略及得益三大基本要素。参与主体是指不同的利益主体会倾向于采取某一种行为模式，都可自由选择博弈策略，在博弈中都存在对自身得益最大化的诉求。博弈策略是指假定参与主体都具有完全行为理性及信息对称，博弈双方可以选择合作或不合作两种策略，合作或不合作都可作为参与主体达成利益最大化的策略选择。合作表现为一方主观愿意与对方就空间发展诉求展开协商、协调。得益是指参与主体选择不同博弈策略时所得到的收入减去成本后得到的剩余收益。

（1）政府相关部门之间的博弈：纵向整合涉及多个政府职能部门，如卫生行政部门、医保部门、财政部门、人事部门、物价部门等，其中主要的是卫生行政部门和医保部门的协同。

卫生行政部门主要的目的是保障居民健康，对医疗服务体系进行有效监管；医保部门主要的职能是通过医保筹资，对患者进行医疗费用补偿，对医院或医疗服务体系进行服务购买。如果要促进医疗服务体系提供整合型服务，部门之间的协同是前提条件。两个博弈方是否采取协同策略，取决于成本和收益两大变量。假定双方选择合作时，需支付的成本是监管成本（C）提高，获得的收益是医疗服务体系中卫生资源的合理使用，使得部门的社会效益和绩效提高为I，两者的得益均为收入减去成本（I-C）；当一方选择协同，另一方选择不协同时，选择合作的一方只有成本支出而无收入（-C），选择不合作的一方只有收入而无支出（I），双方选择不协同时，双方均无得益（0,0）。如果卫生行政部门和医保部门的利益不一致，双方都会选择不协同，那么将会在（0,0）处得到纳什均衡（表9-5）。两者合作成本区域无线趋近于零，即 $[\lim(C_1)=0]$。当一方选择协同而另一方选择不协同时，选择协同的一方虽然成本无限趋于零但无收入（$-C_1$），选择不协同的一方只有收入而无支出（I）。双方选择协同时，协同成本无限接近于零，卫生行政部门和医保部门收入无限趋近于最大化，所以合作时达到最优收益，理性经济人都会采取协同策略（表9-6）。因此，政府部门的协同，需要政府主要领导给予足够的政策支持，使得部门之间的协同成本趋近于零，两家部门之间的社会效益和部门绩效得到提高，医疗服务体系也会更加有序。

表9-5　医疗服务纵向整合下卫生行政部门和医保部门的博弈矩阵

收益		医保部门	
		协同	不协同
卫生行政部门	协同	I-C, I-C	-C, 0
	不协同	I, -C	0, 0

表9-6　医疗服务纵向整合下成本趋于零时卫生行政部门和医保部门的博弈矩阵

收益		医保部门	
		协同	不协同
卫生行政部门	协同	$I-C_1, I-C_1$	$-C_1, 0$
	不协同	$I, -C_1$	0, 0

（2）核心医院与基层医疗机构间的利益博弈：纵向整合的主要目标是倡导和规范就医流程，促进患者转诊有序，使得患者在正确的时间正确的地点接受正确的服务。因此县域医疗服务纵向整合主要涉及医院与基层医疗机构间的利益博弈。县级医院是三级网的龙头，在追求利益最大化时，会将自己的能力影响辐射到县域内的每个角落，合作会支付成本，如专家到基层坐诊在一定程度上会削弱牵头医院的专家力量，患者下沉会减少收入等，但也会获得收益，如获得上转患者的医疗价值，乡镇卫生院的收入是技术帮扶和下转患者。如果两者进行合作，医院支付的成本为 C_1，获得的收入为 I_1，乡镇卫生院支付的成本为 C_2，获得的收益为 I_2（表9-7）。这样，双方的明智选择是都不会合作。如果合作的成本趋近于零，即 $[\lim(C_{10})=0, \lim(C_{20})=0]$，双方合作，两者的利益趋于最大化，合作就成为他们的最优选

择收益（表 9-8）。因此，开展医疗服务纵向整合，促进县级医院开展合作，必须要对它的受损进行补偿或者给予必要的经济激励。否则，县级医院很难下转患者，也不可能真正派专家去基层医疗机构开展帮扶。因为既不下转，也不帮扶是牵头核心医院维护自身利益的理性选择。而乡镇卫生院如果享受到必要的激励，他们也会非常支持服务整合。

表 9-7 医疗服务纵向整合下县级医院和乡镇卫生院的博弈矩阵

收益		乡镇卫生院	
		合作	不合作
县级医院	合作	I_1-C_1, I_2-C_2	$-C_1, C_1+I_2$
	不合作	$I_1+C_2, -C_2$	$0, 0$

表 9-8 医疗服务纵向整合下成本趋于零时县级医院和乡镇卫生院的博弈矩阵

收益		乡镇卫生院	
		合作	不合作
县级医院	合作	I_1-C_{10}, I_2-C_{20}	$-C_{10}, I_2+C_{10}$
	不合作	$I_1+C_{20}, -C_{20}$	$0, 0$

同样，在县域医疗服务纵向整合中，政府和医联体之间、医联体之间以及患者和医联体之间都存在博弈行为和策略。作为理性经济人，他们都会从自身利益最大化角度去考虑医疗服务纵向整合策略下个人的行为方式和策略选择，由此使得医疗服务纵向整合呈现较强的复杂性。比如就患者和医联体博弈来讲，如果医联体的开展，让患者在基层首诊，能够看好病且费用合理，患者当然愿意遵从由低到高的就医模式。但是如果基层机构能力不强，患者又有较高的健康服务质量需求时，很容易会选择到更高级别的医疗机构看病，除非医保不允许报销，患者可能会降低直接去高一级医疗机构就医的偏好。不过，由于患者作为单个群体的分散性和人数众多的特点，加上对医疗知识的缺乏，很难形成集体共识，也就无法形成统一的行动。这样，单个患者在与医联体等利益相关主体的博弈中，均处于劣势地位。当前在我国县域医疗服务纵向整合过程中，正是不同的利益主体有不同的利益最大化需求，纵向整合呈现比较复杂的局面，也决定了他们遵从服务整合政策可能面临的收益和受损，这就需要政府在推进整合时采取更加灵活的激励和约束策略。

4. 县域医疗服务纵向整合利益相关主体的损益分析

县域医疗服务纵向整合利益相关主体之间的博弈由于在不同的整合政策下，会做出合作、不合作、竞争等多种选择方式，这必然会导致他们的利益受益或受损，而受益或受损又会对利益相关者的观念、行为产生影响，因此需要对不同利益相关者的损益进行分析。

（1）确定型利益相关者（政府部门）的损益分析：保障居民健康，确保每个居民享有公平的卫生服务是政府义不容辞的责任，因此政府职能部门在纵向整合过程中起着举足轻重的地位，既是一个重要的利益相关者，也是一个特殊的利益相关者，他们是县域医疗服务纵向整合制度规划者、政策制订者和监督检查者。目前医患关系紧张、看病难、看病贵等因素导致政府职能部门在居民心中的形象都受到不同程度的损害。因此，从维护人民群众的健康立场出发，政府会强力推行纵向整合政策按照合理有序的步骤贯彻落实。

在县域医疗服务纵向整合中，卫生行政部门能从提高卫生资源配置和服务利用的公平性、可及性、有效性，维护公立医院的公益性质，有效缓解"看病难，看病贵"等问题中获益。而且服务整合真正触动了中国医疗体制改革的桎梏，从宽松的以市场化为主转向政府主导和市场手段并进的卫生改革，促进了公益性的回归，政府也从维护好自身形象中获得了收益。但从受损角度分析，政府职能部门也付出了较大的代价和大量的显性成本，如财政投入成本、政策执行成本及监督评估成本等。在较长时期内还会因破除其他利益主体如县级医院对整合政策的抵触等成本。从医疗保险方来说，纵向整合政策的实施为广大居民提供更多的医疗保障，医保通过多样化支付方式改革，不但能在服务过程中加强对医疗机构甚至是医疗服务体系的经济激励与约束，分散了患者的疾病经济风险，提高了医保费用的控制能力和资金的使用效率，更好地通过监督保持医保基金的收支平衡。但从受损来看，服务整合也消耗了大量的医疗保险基金，同时也对经办机构的业务能力、支付方式改革的创新能力以及监管能力等精细化管理提出了更高要求，由此付出更多改革成本，并增加了支付方式改革成功与否等不确定性风险。

（2）预期型利益相关者（各级医疗服务提供者、患者）的损益分析：县级医院是县域服务纵向整合政策的具体实施主体，代表着县域医疗服务网络的最高水平，是解决农村居民复杂疾病和危急重症病人的核心力量，在县域医疗服务体系中处于技术垄断和龙头地位，并在和基层机构的竞争中处于优势地位，因此具有较大的影响力。它直接关系到纵向整合能否得以有效实施并取得预期效果的关键主体。从受益方面看，县级医院在整合后可以减少繁重的普通疾病的诊治工作，把更多时间和精力投入到解决危急重病人和医学教育科研的主业中去，不断提升自身专业技能和业务水平。同时还可以缩短患者住院日，加快病床周转，推动医疗服务链向基层延伸。但从受损方面看，县级医院会因服务整合的深入实施导致门诊患者甚至是住院患者服务量的下降，影响到医院的经济效益，从而可能降低管理层甚至是医务人员的推进积极性。同时政策推行也会对目前医院盲目存在的扩张冲动进行极大的限制，因此一开始县级医院可能会抱着消极应对的态度，甚至在服务整合政策实施中出于利益考虑变相占有患者资源，提高自己的市场份额。

基层机构主要承担患者（居民）的日常健康管理和普通疾病诊疗工作，能为患者提供便捷、及时、优质、连续的常见病、多发病诊疗服务。纵向整合政策的实施可以带来患者的回流，为基层机构带来最直接的经济效益，再次激活基层活力。同时，政府也会通过提高基层医疗服务水平、改善设备实施等条件以配合政策的落实，从而带动基层医疗服务软硬件设施的全面提升。但从受损方面看，基层机构也会因为服务整合政策的实施展开与县级医院的错位竞争而增加基层的能力付出成本，同时病流量的增大导致他们承担的任务增大，由此而承担一定的医疗风险和社会责任。

对于县级医务人员而言，服务整合政策实施后，综合医院功能定位重塑，医务人员能够真正实现通过自己的技术劳务价值获得回报，甚至通过多点执业获得更多价值，真正通过减少服务数量，增加专业技术含量而获得社会尊重。但在短期，由于技术劳务价值提升以及体制机制改革的相对滞后性，开始阶段极有可能带来利益的暂时损失。因此在整合的初期县级医生执行政策的意愿并不强，甚至产生抵触行为。当后期在医疗服务价格和技术劳务价值得到合理提升后，他们才会通过支持服务整合而获益。对于基层医务人员来说，服务整合政策的实施促进了服务量和服务能力的双提升，相应会带来收入和社会地位的双提高，基层医务人员会获得更多劳动回报。但从受损方面看，基层也要承担其服务能力不断提高的压力和一定的竞争压力，由此带来意外医疗风险。如果没有相应的激励保障他们从纵向整合中获益，他们也有可能采取消极态度应对服务整合。

患者（居民）作为服务整合政策获益的最终方，能够享有便捷、实惠、及时、优质、连续的医疗服务，甚至是一站式服务，是这项政策实施的最大直接受益者。但同时他们也会面临一定的利益受损，因为目前服务整合政策尚在实施初期，一些配套服务还不完善，基层医疗机构的设施设备还不能完全满足居民的就医需求。这样政策的实施会让患者优先选择到基层机构诊疗并没有带来可靠的医疗质量，以致患者对服务整合政策的推行能否给他们带来收益产生怀疑。同时，服务整合政策的实施，会对患者到综合性大医院就医产生一定的限制和抑制，与当前部分农村居民的自由就医观念存在对立，由此造成了患者（居民）的抵触心理。

（3）潜在型利益相关者（医药公司、医疗器械和商业保险公司）的损益分析：作为潜在的利益相关者，县域医疗服务纵向整合的实施在短期内对于他们并无直接影响。但随着时间的推移，在各医疗机构功能重新定位后，医疗器械和医药公司的产品推广受到规范，基层机构因服务能力的提升会带来药品需求和适宜医疗技术器械的增加，但对销售昂贵药品和医疗器械的需求将会降低。因此，作为生产高端医药和仪器设备的企业可能会抱着消极态度和行为应对整合政策（如分级诊疗）。对于商业医疗保险机构来讲，县域医疗服务纵向整合政策推动了服务提供的规范，增加了康复阶段病人回到基层医疗机构的概率，将会面临一定程度的利益受损，因此商业保险公司也会对纵向整合政策推行持消极态度。不过，整合政策的推行加大了医务人员规范诊疗力度，降低了其进行保护性检查的限制，但因此有可能促进医疗机构及其医务人员购买临床意外事故保险的意愿增强（表9-9）。

表9-9 县域医疗服务纵向整合政策实施后的利益相关者损益情况表

分类	利益相关者	作用/角色	受益	受损
确定型利益相关者	卫生行政部门	制度规划、政策制定和监督检查	资源配置实现动态均衡，有序医疗体系形成，重塑政府的治理形象	大量隐形成本付出，面临财政投入压力、政策实施阻碍及提高基层能力的压力
	医疗保险机构	政策制定和监督检查	提高费用控制能力和资金使用效率，分散患者的疾病经济风险	大量医保基金消耗，考验经办机构业务创新和监管能力，增加改革的风险
	县级医院	服务整合的实施者	转向疑难杂症和医学教研，回归原有功能定位；还可缩短患者住院日，推动服务链向下延伸	短期可能导致患者服务量下降，影响医院经济效益；增加医院创新绩效考核设计的压力
	医院医务人员	具体任务的承担者	通过技术专长获得回报，甚至通过多点执业获得更多价值和社会尊重	短期由于技术劳务价值以及体制机制改革的滞后和复杂性，利益暂时损失

续表

分类	利益相关者	作用／角色	受益	受损
预期型利益相关者	基层卫生机构	服务整合的实施者	患者回流提高经济收益；政府调配资源，推动基层服务软硬件设施提升	展开与医院的错位竞争，增加基层的能力付出成本，病人流量增加导致任务增大和医疗风险
	基层医务人员	具体任务的承担者	促进服务量和服务能力的双提升，收入和社会地位的双提高	面临不断提高能力的竞争压力，同时也会增加意外风险
	患者（居民）	服务整合的参与者	最大直接受益者，享受便捷、实惠、及时、优质、连续的医疗服务	初期配套服务相对不完善，增加居民就医风险，选择综合医院就诊面临负面激励
	医药公司	无直接作用	短期无直接影响，长期纳入定点供应药品供应商将会受益	高端药品供应商受损
潜在型利益相关者	医疗器械销售公司	无直接作用	短期无直接影响，长期纳入定点的医疗器械供应商将会受益	高端医疗器械供应商受损
	商业保险公司	无直接作用	短期无直接受损	基层就医增加，居民参与大病商业保险的意愿降低，减少了收入

5. 县域医疗服务纵向整合主体的动力阻力分析

通过以上分析，确定型利益相关者、预期型利益相关者和潜在型利益相关者在纵向整合进程中有不同的期望和利益诉求，决定了服务整合博弈中可能会采取不同的行为方式，政策的强制推行必然影响着他们的利益损益。各利益相关者支持的关键要看短期受损程度以及对整合服务预期受益的衡量。如果利益收益与整合目标相关或一致，这些期望和诉求将会有利于服务整合，就会成为服务整合的促进因素。如果利益收益与整合目标不一致，必将对服务整合起到一定的阻碍作用。

（1）卫生行政部门：近年来，卫生行政部门一直因医疗服务系统断裂以及由此导致的服务低效率受到公众诟病。而县级卫生行政部门是政府职能部门，承担着确保居民获得健康公平的卫生服务、促进合理有序就医的重要任务，在很大程度上控制着卫生资源的配置方向，对纵向整合起到直接的推动作用，对政策的影响程度最高。从某种意义上来说，卫生行政部门是医疗服务纵向整合的"总设计师"，对整合服务无疑持赞成态度和支持立场，政策的执行意愿强，是服务整合的主要行政推动力量。但是，由于我国纵向整合处于最初阶段，卫生行政部门的整合理念、治理能力、体制机制等因素也在某种程度上对服务整合起到阻碍作用。访谈发现，受目前"管办不分"等诸多因素影响，Q区卫生行政机构仍然在纵向资源分配上倾向做大做强区级医院，特别是在区中心医院成功创建"三甲"医院后，区民族医院正按"三甲"要求进行创建，成为重庆市首家启动"三甲"创建工作的民营医院。R市在遵义医科大学附属医院的帮助下，也在向三级医院筹划。尽管卫生行政部门希望通过服务整合引导资源下沉，促进规范化双向转诊，真正为患者提供符合其需要的、合理的甚至是个性化的服务。但在缺少区域均衡发展理念的情况下，基层机构的服务能力弱势短期内并不能显著改观，制约了县乡村医疗机构的错位发展。同时作为一项系统工程，整合服务需要政府在政策配套方面能够保证推进，但目前政府在资源配置上并没有做到信息、物力、财力等资源在县域内的均衡配置，在服务体系的系统性监管方面也没有有效进位。

（2）医保部门：医保筹资和支付整合一直被学界认为是调整和弥补医疗服务体系断裂和分散化的"控制柄"和实际"操盘手"，对纵向整合起到直接的推进作用。医保支付既可以调节医疗机构的整合服务行为，又可以引导病人去合适的医疗机构就诊，对控制医疗成本、节约交易成本甚至保障医疗安全等作用显著。随着医保筹资水平的提高，凭借强大的医保资金池，医疗部门在整合中对政策的影响强大，动用资源的能力强，执行意愿强，他们积极赞成并推动服务整合的开展。访谈发现，所调查样本县医保机构正在扩大县乡医疗机构住院单病种限额付费的范围，加强乡村两级门诊统筹力度，以促进卫生资源的下沉，减少医疗费用浪费。不过，目前医保机构对农村医疗服务体系建设的支持仍然局限在费用控制上，集中于节约医保基金，提高基金使用率的经济总控。受业务技术和管理能力等影响，针对形成纵向整合的医疗服务系统设计合适的支付方式组合及其后续监督对医保经办机构是一种挑战。如贵州省R市自从2014年以来一直想实行总额预算控制，也制定了总额预算管理办法，但由于担心实际运行不好控制及其可能产生的风险，这些改革并没有落地。

（3）医疗服务提供者：县域三级医疗服务机构是纵向整合的具体落实者，也是利益相关最敏感的主体。前面对其利益诉求和期望的揭示，他们在服务纵向整合中采取的博弈方式以及由此带来的损益变化，在很大程度上确定他们的态度和立场。访谈发现，各级医疗服务提供者关注的是纵向整合给自己带来的利益究竟有多大，他们的支持与获得的预期收益呈正相关。

对于县级医疗机构，纵向整合促进了它们与基层机构的分工合作。目前，整合决策者都是通过医联体或一体化等方式，县级医院被赋予核心医院地位，为服务整合的布道者和"系统整合者"。因此，县级医院动用资源的能力较强，通过服务整合提高了县级医疗机构的服务能力，最终重塑县级医院的功能定位，因此最终是持支持态度。但是在实际整合服务过程中，政府必然会限制医院的扩张行动，加强临床诊疗规范约束和资源共享，强化对常见病、多发病等不是其诊疗范围内的病种限制，增强信息共享资源的利用，加强对多机构间重复用药和检查的约束。特别是支付方式改革，增加了单病种和总额预算等预付制度的实施力度，缩短住院日，加快病床周转，对其临床行为进行了越来越严的规范，几乎套上了发展的"紧箍咒"，限制了他们的不当利益实现，比如占领市场份额。因此，在整合初期，他们会在合作和对抗的矛盾中向前发展，出现了促进整合和阻碍整合因素相互交织的立场变化。随着整合的进行，县级医院功能得到重塑，医疗服务价格得到调整，他们的收益从数量型转到数量质量兼顾型，通过核心资源的利用获得了应得的利润，支持服务整合的力度将会加大。

县级医生对纵向整合一开始是持反对态度。由于服务整合是对医生长期以来由经验治疗向服务规范诊疗方式的转变，首先就要转变医生的行为方式。同时检查互认和信息共享机制的逐步建立，将会引起医生收入的暂时减少，增加医生实施保护性检查的难度，他们对此又存在一定的抵触立场。因此，县级医生在一开始并不赞成服务整合。随着时间的推进，危急重病人的救治功能回归以及常规诊疗服务向基层下移，多点执业范围的加大，他们的劳务价值得到合理回报和提升，逐渐在服务整合中秉持支持立场。

乡镇卫生院和村卫生室对纵向整合是赞成的，因为整合服务提供会促使常见病和多发病服务进一步向基层倾斜，县级医院对乡镇卫生院的支持力度会加强，区域内多点执业将会得到实施，有利于盘活基层卫生资源，提高诊疗能力，乡镇卫生院的业务收入和人力资源培训都会加大，他们非常支持服务整合。但是访谈发现，乡镇卫生院医生对因服务整合需要进一步建立疾病临床规范而改变了原有依据经验提供服务的方式，可能会引起部分医生的抵触。村医的立场和作用与乡镇卫生院大体相似，服务整合会加大对村卫生室的投入力度，对村医的培训力度将会加强，有利于吸引更多患者到村卫生室就医，提升其业务能力和收入，因此他们也会赞成服务整合。但整合服务由于增加了临床规范和医保支付方式变革的压力，对村医固守原有的经验诊疗习惯造成冲击，因此部分村医在整合初始也会持一定的反对态度。

（4）患者：整合服务真正建立以病人为中心，为其提供协调、连续的医疗服务为目的，它不但能够减轻患者负担，减少交易成本，还能有效避免病人因为信息不对称而在医疗机构间就诊面临不知所措的窘境。因此，患者对纵向整合的收益程度最大，整体上非常支持纵向整合。但访谈发现，患者的诉求难以统一，且较分散。受服务整合政策约束和对自由就医权的限制可能引起患者的不满，比如强制规定基层首诊，既可能增加疾病安全风险，也可能产生抵制情绪，降低了患者对服务整合的接受度。再加上对整合知识的认知有限，他们的执行意愿总体上处于中等。此外，患者一般仅具有参与权，对政策的影响力不大，动员资源的能力较弱。

县域医疗服务纵向整合对医药公司、医疗器械销售公司和商业保险公司都有一定的影响，但影响不大。由于服务整合开始对他们的利益损益无直接影响，因此对此持中立立场。但随着服务整合的推进，政府对基本药品和服务的规范要求，适宜技术受到青睐，而对高端药品和器械需求降低，因此受政策的影响度有所加大。但由于这些利益主体都是医疗服务链上的间接供给方，他们动员资源的能力很弱。总体而言，由于不像以前在流通过程中和医院的关系链接，他们的利益整体上受损，因此对政策还是持一定的反对立场。商业保险公司也是如此，因为服务提供的规范程度上升降低了大病保险的需求，并将康复期的病人下转，相对减少了大病医保的报销额度，虽然医务人员可能因诊疗规范加强而购买意外临床事故保险，但总体会降低他们的营业收入，因此商业保险公司还是持一定的反对态度。不过，潜在型利益相关者由于对政策的影响力不大，政策执行意愿也较弱，他们对纵向整合政策推行造成的阻力并不明显。不同利益相关者的利益描述、关联度、动用资源能力、立场和受政策的影响见表9-10。

表 9-10　不同利益相关者的关联度、受政策的影响、动用资源能力和立场

分类	利益相关者	利益相关度	合法性	紧迫性	权利性	受政策影响度	动用资源能力	政策执行意愿	立场分析
确定型利益相关者	卫生行政部门	高	强	强	强	大	强	强	支持
	医疗保险机构	强	强	强	强	大	强	强	支持
	县级医院	强	强	弱-渐强	强	大	较强	弱-强	反对-支持
预期型利益相关者	医院医务人员	强	强	弱-渐强	强	中	弱	弱-强	反对-支持
	基层医疗机构	高	强	中-渐强	强	大	中	强	非常支持
	基层医务人员	高	强	中-渐强	强	中	弱	强	支持
	居民（患者）	高	强	中-渐强	中	高	很弱	中	支持
潜在型利益相关者	医药公司	中	中	弱-渐强	弱	中	很弱	中	较反对
	医疗器械销售公司	中	中	弱-渐强	弱	中	很弱	中	较反对
	商业保险	中	中	弱-渐强	弱	中	很弱	中	较反对

三、县域医疗服务纵向整合运行机制研究

县域医疗服务纵向整合，必须清楚各利益相关主体的利益逻辑，克服各主体之间此消彼长的存量博弈思维，建立基于利益共享的多元主体参与机制，以协调和促进不同利益主体产生一致行动的服务整合。我国县域医疗服务网络是保障农村居民健康的主要供给主体，建立三级网服务机制一直是中国政府孜孜不倦的追求。目前，无论是分级诊疗服务，还是分工合作机制，都是基于各级医疗机构功能面向所在区域居民实现基层首诊、双向转诊、急慢分治和上下联动的机制体系，才能建立和健全一个连续性、协调性和可持续性的医疗服务体系。根据图 9-2，县域医疗服务纵向整合机制主要包括机构协作机制、服务合作机制、医患互动机制、医保筹资机制和政策协同机制。

1. 机构协作机制

（1）样本点县域医疗机构组织整合方式：组织合作一直是医疗服务网络形成的基础和前提，组织整合描述了纵向医疗机构间的关系，通过融合或结构改变把组织链接在一起的诸如所有权、协议以及联盟安排等形成紧密或松散的关系形态。在我国医疗服务体系建设中，政府极力推进的是医联体模式。随着医改政策的不断调整，医联体被认为是解决卫生服务碎片化、实现分级诊疗的重要手段。在一系列医改政策的支持下，基于不同层级机构的互补性合作需要，我国县域不同层级医疗机构合作的动力大增，出现了县乡技术合作和帮扶、县乡医疗集团、乡村卫生服务一体化、县乡医联体、县乡医共体等多种模式。目前，样本点县域医疗机构合作的方式普遍包括三种方式：县乡以托管为主要形式的医共体、以技术业务合作为基础的医联体以及以上级对下级开展技术帮扶为主的技术支援为主的模式，乡村

两级机构实行的主要是卫生服务一体化模式。

托管是在当地卫生行政部门的干预下，联合体实行一体化，乡镇卫生院成为县级医院的分院，形成紧密型医联体。为减少推行的阻力，县乡机构仍然保持产权、行政隶属关系、财政投入、机构性质、人员身份、职责等不变，在保证乡镇财务独立核算、自负盈亏的前提下，将基层医疗机构的行政、人事调配权和经营管理决策权交由县级医院进行委托管理。其中，县域医共体模式就是托管的典型模式。该模式以县级医院为主体，乡镇卫生院为枢纽，村卫生室为基础的县乡村一体化管理。协议合作是指县级医院充分发挥临床、科研、教学、人才、技术方面的优势，以签订协议的形式，与不同需求的乡镇卫生院进行多种形式的项目合作，如人才培养、双向转诊等。技术支援是根据《中共中央国务院关于进一步加强农村卫生工作的决定》，做好二级以上医疗卫生机构对口支援乡镇卫生院工作，提高农村医疗服务水平，方便农村患者就近得到较好医疗服务，减轻农村居民经济负担，按照原国家卫生计生委有关要求开展。同时根据农村三级网的功能定位，开展医院管理、技术指导、人员培训，推广适宜技术，落实双向转诊制度等合作。乡村一体化主要是乡镇卫生院受县卫生行政部门委托，根据村级诊所举办形式不同采取托管或所有权等策略对其实施全权行政管理，管理内容主要在于人事、业务、财务、药品、政务以及考核标准等的统一管理。尽管各地管理内容因时间、地点、区域不同而不尽一致，但基本上都可归纳为"几个统一"。从程度上划分，根据统一管理的项目以及两者联系的紧密程度，可分为低度、中度和高度一体化管理三个层次。

贵州 D 县人民医院 2013—2015 年 11 月对口帮扶和技术协作 SS 镇卫生院、XS 镇卫生院、MW 镇卫生院，2015 年 12 月托管上述 3 家医疗机构。同期 D 县中医院对口帮扶和技术协作 YS 镇卫生院、JC 镇卫生院、YSH 镇卫生院。2015 年 12 月托管上述三家医疗机构。D 县妇幼保健院于 2015 年 12 月托管 MWA 镇卫生院、BQ 镇卫生院。至此，D 县以"1+1+3"的州、县、镇三级医疗联合体正式成立，建立"基层首诊、双向转诊、急慢分治、上下联动"机制，在医疗技术、人员培养、临床科室建设、重点专科打造、中医适宜技术推广等方面寻求上级医院的支持，提升整体医疗服务水平和综合服务能力，缓解群众"看病难、看病贵、看病远"现象。贵州省 R 市人民医院 2013 年 6 月起托管 MB 镇卫生院，对口帮扶和技术协作 JC 镇卫生院、LB 镇卫生院。R 市中医院同期托管 SH 镇卫生院，对口帮扶和技术协作 DB 镇卫生院、HSG 乡卫生院、ST 乡卫生院。2013 年初，重庆市 Q 区几乎主要县级医疗机构都和乡镇卫生院建立了某种合作关系。其中，样本调查的 FJ 镇卫生院、ZS 镇卫生院、SJ 镇卫生院、APJ 镇卫生院、SH 镇卫生院、JX 镇卫生院等 6 个乡镇卫生院都参与了合作。而且乡镇卫生院与不同的县级医院分别进行了合作，如 ZS 镇卫生院分别与区中心医院、民族医院和妇幼保健院都建立了协议关系；FJ 镇卫生院分别与区中心医院、民族医院和中医院建立技术指导关系；SJ 镇卫生院分别与区中心医院和民族医院建立了技术指导关系。在乡村组织合作中，贵州省乡村一体化于 2011 年全部实现，重庆市 Q 区早在 2000 年前就实行卫生服务一体化管理，后期没有实行一体化的都要求按照一体化进行管理，见表 9-11。

表 9-11 样本点区县乡村医疗机构合作情况

地区	合作类型	合作医院	合作机构数量 / 个	协议	托管	技术指导
R 市	县乡合作	市人民医院	3	0	1	2
		市中医院	3	0	1	2
	乡村合作	乡镇卫生院	45	0	45	0
D 县	县乡合作	县人民医院	3	0	3	0
		县中医院	3	0	3	0
		县妇幼保健院	2	0	2	0
	乡村合作	乡镇卫生院	80	0	80	0
Q 区	县乡合作	区中心医院	4	1	0	3
		民族医院	4	0	0	3
		区中医院	1	1	0	1
		县妇幼保健院	2	1	0	1
	乡村合作	乡镇卫生院	89	0	89	0

（2）不同合作方式对县域医疗服务纵向整合的作用：不同学者对合作模式的利弊进行了多角度分析，有学者认为紧密型医联体优于松散型，如托管和直接举办等紧密型医联体的作用更大，前者是所有权一致，后者是产权不变，但权、责、利清晰。由于上级医院真正帮助基层提高服务能力，双向转诊更为顺畅。不过，虽然紧密型医联体在一定程度上实现了所有权和管理权的分离，但其实质是一种上下级的管理关系，失去了医联体的"独立、平等、协商和协作"内涵，如果没有合适的激励约束机制，紧密型医联体可能造成诊断的升级，注重医疗服务，推高医疗费用，甚至出现推诿危重病人等负面影响，最终成为区域内的垄断机构。有学者甚至认为目前的托管型模式使得上级机构变相争夺下级机构的患者资源，影响下级机构的生存发展。另一种是区域性的联合，各医疗机构权、责、利不变。这种模式比较松散，双方利益不一致，目标不统一，上级医疗机构出于政府行政命令，被迫帮扶，下级机构借机增强自身实力，合作分散，健康目标退居其次。但对于松散型医联体，有学者认为，比如开展协议、技术协作等多种形式的分工协作，在医联体内开展检查结果互认、双向转诊等，如果真正能够建立在独立基础上的联合、平等前提下的对话、共同协商后的分工、疾病诊疗中的协作，也不失为一种有效的模式，甚至会打破更多的医疗垄断。显然，医联体的紧密和松散各有利弊，关键是看运行机制的完善。当前我国医联体中核心医院扮演着服务协调者的角色，其他成员医院处于附属地位，合作关系不对等，医联体整体的收益不确定，合作中某一医院出现懈怠或当只顾个体利益展现竞争时，合作效果大打折扣。同时，如果不能从根本上改变目前公立医院依靠规模拓展做大总量、收入获利的运行模式，即使建立紧密型医联体，也不利于分流患者，不利于形成同向激励，反而会成为某些医院"占地盘""做大量"的反向载体。因为早有研究指出，组织合作只能是作为整合服务的必要条件，而非充分条件。如果机构合作的目的不是基于患者的连续性服务路径作为其首要目标，无论是松散的协议合作，还是紧密型的托管或直接举办，都只是在某种程度上在基层服务能力、基层

业务管理、基层业务培训等方面得到改善,但却无法促进患者在多机构就诊获得良好的连续性服务。因此,他们对服务整合既有正面作用,也有负面作用(表9-12)。

表 9-12　不同合作方式对县域医疗服务纵向整合的作用

合作模式	对服务整合的正面作用	对服务整合的负面作用
托管	机构合作相对紧密,有利于基层服务能力、管理能力的提高以及双向转诊流程的优化,促进了医生交流	上级医院容易虹吸下级患者资源和医生,拓展规模
协议	机构合作相对松散,依据合同落实合作,有利于增强基层技术指导、人员培训,促进双向转诊等的开展	合作内容不易深入,合作稳定性不高
技术帮扶	仅开展了部分技术、项目合作,一定程度上提高了基层医疗服务能力,增加了基层人员培训	工作持久性较差,容易流于形式
一体化	机构合作相对紧密,促进了业务、服务、财务等的统一管理,有利于服务提供的连续性和协调性	依赖于相关政策的系统配套,否则会产生垄断

显然,采取不同的合作模式,对服务整合的作用大小肯定不一样,但组织整合的关键是看具体的合作目标。从调查点来看,县乡医疗机构合作主要的目标对不同机构来说是不一样的。总体来看,对县级机构来说,目前的合作主要是拓展服务市场,促进患者的就诊流程顺畅;对于乡镇卫生院来说,主要目的是提高本单位的诊疗服务能力,次要目标是促进患者的就诊流程顺畅。乡村一体化的目的主要是乡镇卫生院受县级卫生行政部门的委托,对村卫生室所进行的业务统一管理。

目前,样本点纵向机构的合作目标呈现向多样化发展,但上下医疗机构建立组织连接仍然是以服务提供为中心,而不是以患者为中心。纵向医疗机构间的合作多以争夺病源、抢占医疗市场,壮大上级医院实力,提高核心医院竞争力作为主要的手段,有些甚至是应卫生行政部门的政策要求而建立,这样医疗机构的合作目标与整合服务目标产生明显的背离,在实践运行中必然会产生明显的走样。实际上,建立以病人为中心的疾病诊治思路是整合服务的本质要求,当病人一旦进入医疗服务系统,完善的服务提供系统有责任帮助患者在多机构就诊中获得协调乃至连续的服务安排。同时建立有效的协调流程,病人在转往上级机构应该尽量减少重新挂号、不必要的候诊时间等交易成本。因为从理论上来说,病人转诊到合作医院应该是一个诊疗过程的延续,而不应该是新的诊疗过程的重新开始或者是中断之后进入新的医疗流程。这样才是真正高程度实现了医疗服务的纵向整合,病人在纵向机构间转诊才真正跨越机构间的缝隙而获得了连续性的服务。因此,我国建立分级诊疗,以医联体组织模式作为突破的变革目标必须要紧紧围绕患者的医疗需求。

同时,在医疗服务网络中,纵向整合强调合作大于或至少等于竞争的关系,即使竞争也是建立在系统层面上的差异化的竞合关系。同时在信息社会,海量健康信息如果没有信息系统的支撑和共享,无法建立扁平化的层级结构。比如在企业的一些研究中,很多学者指出组织整合在企业并购中占据十分重要的位置,但也有学者把组织整合与其他要素如财务整合、人力资源整合、战略整合等并重看待。而在医疗服务领域,情况又有所不同。组织整合虽然很重要,但并不一定区分某种关系形态的优劣,因为服务整合更看重服务形态的灵活性,这种灵活性具有更强的协调能力，可以以较低的成本维持某种相对稳定的网络关系。不过，这种组织灵活性离不开良好的系统整合。目前我国县域医联体多是医疗机构之间的"自由恋爱"，或者是政府之间的拉郎配现象。在现有体制下，不同级别医院分工还不明确，竞争关系仍然大于协作关系。

因此，就县域医疗服务纵向整合方式看，无论采取什么合作方式，目前应该先巩固合作关系，保持乡镇卫生院的经营主体地位，不能盲目合并。因为乡镇卫生院，特别是中心乡镇卫生院，承担着基本医疗服务、基本公共卫生服务，同时还受县级卫生行政部门委托承担着乡镇辖区内的卫生行政管理职能，特别是对村卫生室的管理。现有的县级卫生机构没有哪一家能对乡镇卫生院所承载的职能实行全覆盖。国家卫生健康委财务年报资料显示，2017 年我国乡镇卫生院院均在职职工人数 134 人，院均资产 3 190 万元，院均年收入 808 万元，院均年支出 793 万元。拥有如此规模、承担如此职能的机构，如果人、财、物的管理权一下子都收归县级医疗机构统管，则很容易鞭长莫及。合并还可能带来医疗垄断，农村市场更为单纯，没有其他更多的竞争主体，特别是力量相同的竞争主体。

因此，本书认为，我国县域医联体形式不能也不必千篇一律。从世界服务整合国家的经验看，由于县域的地理特征，西方国家更注重建立服务网络，以免产生更多垄断等负面效应。此外，卫生管理者首先应该在医疗服务提供中促进正式和非正式的交流和合作，比如安排上级医生在基层机构共同管理患者，基于转诊患者诊治的协同交流和协调，对于危重症转诊病人，基层医生可以陪同转诊并参与上级诊疗方案的制定等，或者两级机构能定期组织服务提供者召开业务交流会议。建立合作关系的医疗机构之间要为两家医生之间的合作协调机制的建立提供资源支撑并落实到位。

关于乡村卫生服务一体化，本书认为，我国乡村一体化经过长达 20 多年的实践，一体化的托管模式已经相对稳定，有利于乡村两级机构的合作。不过，目前的乡村一体化管理模式需要改变，因为它虽然加强了乡村机构之间的联系，但乡村一体化管理并不等同于初级保健的纵向服务整合管理。因为一体化管理主要是根据村级诊所举办形式不同采取托管或所有权等策略对其人事、业务、财务、药品、政务以及考核标准等的统一行政管理。它以服务提供为导向，要求乡村两级机构共同承担国家基本公共卫生服务项目和初级医疗服务。在干预措施上专注于独立独次的初级医疗服务和公共卫生服务提供，医疗和预防相对分离。而后者则包括了医师团队管理、服务提供管理、共享的临床规范管理以及筹资管理等诸多涉及服务整合的内容，乡村两级机构则是以患者需求为重点，专注于制定个性化的整体保健方案和连续性的服务提供机制，医疗和预防合一。在服务方式上，前者的医生以坐堂行医为主，村医偶尔的上门服务。而后者的基层医生、护士和其他人员则形成跨学科团队模式，尽可能开展接近于患者家庭的保健服务，致力于平时消除影响人群健康的危险因素。在服务责任上，前者的乡村医生仅在患者就诊时提供安全有效的医嘱，而后者的全科医生无论在就诊还是平时都要对社区中签约对象的健康负责。

（3）民营医院参与医联体情况：在农村地区，一般一个行政村按照国家要求建立一个村卫生室，乡镇卫生院主要是国家公办，基本没有民营办的一级医疗机构。在调查的县级医疗机构中，三个样本点在县城都开办了数家民营医疗机构，少数医院规模较大，如 Q 区 MZ 医院为三级综合医院，R 市 XCY 医院为二级综合医院。但从纵向服务合作的情况来看，虽然不少民营医院开展了县外纵向合作，但在县域内仅有 Q 区民族医院开展了县乡合作（表 9-13）。

表 9-13　县级民营医疗机构开展县乡合作情况

省份	地区	民营医院名称	是否开展县域内纵向合作	是否开展县外纵向合作
贵州	D 县	HM 医院	否	否
		XM 医院	否	否
	R 市	XCY 医院	否	是
		GJ 医院	否	是
重庆	Q 区	MZ 医院	是	是
		XH 医院	否	否

随着国家鼓励社会资本进入医疗服务市场，民营医院的发展壮大应该成为可能，重庆市 Q 区 MZ 医院就是一个典型的例子。从服务能力看，无论是门诊服务量还是住院量，MZ 医院虽然没有 Q 区中心医院的服务量大，但也占到其服务量的 1/4。而且 Q 区 MZ 医院被纳入医保定点报销机构，使得该区 MZ 医院和中心医院形成了良好的竞争态势。因此，如果要保障多机构协作程度是服务连续性的，不管是公立还是私立，只要符合定点医疗机构设置标准，政府部门特别是医保部门就应纳入为医保定点医院，关键是要制定服务购买的标准，并做好服务的监督评估。如果民营医院长期游离于医联体之外，成为市场上的"散户"，不但不能促进医疗服务市场的良性竞争，而且还会强化公立医院的垄断地位，对医疗服务的质量、价格以及服务连续性的提供都会产生极大的负面影响。虽然目前我国民营医院在数量上占绝对比重，但从执业（助理）医师数、仪器设备等方面，远不如公立医院的技术水平高。不过如果政策能够进一步给力，将民营医院纳入区域卫生规划范围，它们的发展对于县域公立医疗服务体系必将起到很好的竞争压力，推动我国整个县域医疗服务体系形成良性竞争发展态势。实际上，WHO 早就指出，在整合的医疗网络中，管理者需要考虑患者的哪些服务由哪一层级机构提供合适的问题，而不论其公立还是私立。

（4）病人协调管理机制：医疗机构之间的合作方式不仅是指医疗机构间结成的协作关系，而且要能为病人获得连续性服务所做的协调安排，以建立多机构组织整合的无缝链接。通常状况是，当病人进入服务系统后，一般由乡村两级保健机构实行首诊；如需转诊，则由协调组织或病例协调员协调病人转诊到合适的上级机构。更进一步的整合是服务机构和药品厂商、经销商等的联系，以便提供及时的药品服务。因此，医联体在推进分级诊疗中的载体作用，既要充分发挥"分"为不同级别医疗机构功能建立明确的分工定位，更要建立起"合"的机制，保证服务的有序、协调、连续。单纯建立机构间的协作或联合关系是远远不够的，更重要的是在一定区域内形成完整的网络（体系），建立由多机构授权的统一指挥协调机构或在各机构内部专设协调部门，有序协调病人在机构内部或之间的就医流程。

目前，就样本点收集到的 20 家县乡医疗机构看，只有 6 家乡镇卫生院设置县乡医疗机构合作协调管理机构。对于患者的转诊，县级医院多数是通过市场部或医务处对患者进行登记，然后和本院相关科室进行对接。而对于急性病患者的转诊，如果不是通过急救车等进行运转，其就诊流程与普通慢性疾病的诊疗流程没有太大的区别。即使成立协调管理机构，也主要是就医疗机构间根据签订的合作内容进行磋商，均没有相应的正式协调管理机构或病例协调员来协调患者的连续性就诊。而在乡镇卫生院对于患者的转诊和接诊安排，基本上是医生根据诊疗流程所做的一项自愿性业务管理，其转诊服务提供内容的多寡和质量完全出自医务人员的职业道德和价值判断，而不是根据程序规范所做的必须服务提供内容。

双向转诊服务是以病人自愿为主而缺少协调安排是当前的普遍现象，病人到上一级机构以后，除非是急诊，病人仍然是一个自我的寻诊过程，通过正式制度安排如开具转诊单的比例均较低，病人转诊到下个医院仍然要进行重复的挂号和候诊，就诊的协调更多依赖医生的专业自治权，部分医生只是通过非正式的信息沟通协助病人在多机构之间的流动，缺乏明确的职责约束，随意性和不确定性均较大。实际上，转诊过程的服务协调既是服务连续性的有机保障，也是医疗服务链的重要环节，因而应该是转出和转入医疗机构共担的连带责任，因为病人到接诊机构就诊在很大程度上可能属于同一疾病诊疗期内的服务延续，两级机构应该承担为病人提供协调和连续服务的系统使命，而不能把这个责任交由患者承担。然而，由于没有规范的转诊程序，加上当前信息系统缺少互通互联，基层医生的能力偏低和治疗效果的不明确，患者对基层医生的信任、依从度都很低，病人要求自我转诊的现象在目前还大量存在着，大大降低了医疗服务的连续性提供。显然，这种管理状况对于罹患复杂病种的慢性病患者接受多机构服务来说，情况更为不利。

2. 服务合作机制

（1）首诊守门机制：根据 WHO 的研究报告，70%~80% 的疾病均可在基层机构得到有效诊治。如果本地居民长期固定于某个全科医生或家庭医生团队，建立有效的病例管理机制，不但有助于增强连续性，建立信任机制，还有助于降低入院率和减少医疗花费，有效控制慢性病并提升患者满意度。同时，首诊是患者在就诊过程中医疗服务能否做到无缝衔接的起点。调查发现，34.90% 的乡村医生认为自己转出病人需要到不止一个专科医师处就医时，能成为其服务的协调者，44.97% 认为在某种程度上能够协调；对乡镇医生来说，这些比例分别为 43.20% 和 48.80%（表 9-14）。显然可以看出，完全能够协调的比例不大，基层医生的服务能力制约了其协调能力。随着互联网、大数据时代的来临，数据分析技术、计算机应用能力对全科医生的知识体系都是不小的挑战，这些都将影响到服务纵向整合的程度。

表 9-14　基层医生转出病人到专科医师处就医时能够充当其服务协调者的情况

项目	乡村医生		乡镇医生		合计	
	人数 / 人	比例 /%	人数 / 人	比例 /%	人数 / 人	比例 /%
一定能	52	34.90	54	43.20	106	38.69
某种程度上能	67	44.97	61	48.80	128	46.72
不能	30	20.13	10	8.00	40	14.60
合计	149	100.00	125	100.00	274	100.00

（2）横向团队合作机制：就横向服务提供来讲，需要同级机构，即不同科室之间的方案能够考虑协调、共存。当医疗机构内或之间不同领域的专家和专业人员携手合作组成跨学科团队以提供组合的卫生保健服务，即形成专业整合。专业整合要求现有医务人员应该具

备适当充足的技能和不同团体之间的合作有效。随着慢性病时代的到来，患者的健康管理以及首诊都需要在基层机构得到落实。同时疾病的复杂性增加了基层机构医务人员协调的需求，这种相互依赖性使得初级保健机构和首诊机构的全科医生能够形成团队工作，以促进患者获得更好的可及性服务和良好的转诊秩序。一般情况是，在初级保健机构建立由全科医生、护士以及相关人员组成的跨学科团队，通常有一名队长领导，定期召开会议。全科团队在一起工作，在实施服务中相互学习，不断磨合，最终能够协调一致为病人提供综合性服务。如病人需要转诊，团队成员则进行转诊前评估，确定合适的转诊机构，并在转诊过程中与专科医师沟通，必要时参与转诊病人诊疗方案的决策。调查表明，50.34%的乡村医生是2个及以上（含2个）医生共同执业；75.81%的乡镇医生是2个及以上（含2个）医生共同执业（表9-15）。

表9-15　基层医疗机构医生由两个及以上医生共同执业的情况

项目	乡村医生		乡镇医生		合计	
	人数/人	比例/%	人数/人	比例/%	人数/人	比例/%
是	75	50.34	94	75.81	169	61.90
不是	74	49.66	30	24.19	104	38.10
合计	149	100.00	124	100.00	273	100.00

上述数据可能表明随着公共卫生服务均等化的推进，地方政府开始重视基层团队建设，以面对疾病模式转变后医疗服务模式的转变。不过，调查发现，无论是在贵州还是在重庆，多数村卫生室只有1名医生独立执业的现象比较普遍。尽管随着公共卫生服务项目的推行，村卫生室都配备了防保员或妇幼保健员，但这些人员因临床水平不足、自身能力限制很难在临床业务上进行交流沟通，自然很难参与到村医为患者在转诊服务过程中的临床评估和决策。同时在一些偏远地区，居民居住分散、山区特征和交通环境的制约也很难使得乡村医生能够在一起工作，那样也会降低医疗服务的地理可及性。在乡镇卫生院，虽然两名医生在一起工作，但主治医生能够和其他医生在转诊前共同对病人进行转诊前评估也没有制度性安排，除非是住院病人的一些会诊。社区卫生服务中心（站）虽然组成所谓的全科团队，但成员之间的业务交流却较贫乏，且城乡基层都面临能力不足以及缺少良好的培训来满足多学科团队的工作需要。对于不同机构医生之间的业务交流互动情况，往往更不乐观。即使在大医院，研究表明，不同临床科室之间针对患者的诊疗方案各自为政，缺乏沟通，很少考虑到多机构的协调和共存。尤其在从一个团队向另一个团队交接工作时信息沟通的缺乏，是导致保健服务质量低下的最常见原因。因此，基层医生在每次提供服务时及时记录并保存诊疗信息，并为需要转诊的患者提供对后续治疗有帮助的信息是非常有价值的。

国外大量研究已经证明，团队工作有利于为病人在基层提供良好的综合性卫生服务，也有利于提高病人转诊的协调性和适宜度。尽管这方面的证据还不够丰富，但病人在转诊前，如果主治医生能够和其他科室医生协同为病人转诊做出评估和给出治疗倾向性意见，不但可以提高病人在多机构就诊的适宜性和转诊服务质量，也可以有效提高病人的接受程度和满意度。同时，通过转诊前评估，也能够确定合适的转诊机构，促进在转诊过程中与专科医师沟通，对病人病情进行有效的跟踪，甚至必要时参与转诊病人诊疗方案的决策过程。

Van Weel 等人认为，拥有庞大初级保健系统的国家应当特别注意发展初级保健机构之间以及初级保健和二级保健机构之间的合作和协调。

在全科医生服务做得最好的英国，其平均每个诊所的全科医生为 3 个左右，平均每个医生服务 2 000 左右居民，63% 的诊所是由 4 个以上医生共同执业。单独行医者的比重从 1952 年占全科医生的一半降到 1967 年的 30% 左右。到 1993 年，单独行医已不足全科医生的 10%。2014 年，英国平均每个诊所有 4.7 名全科医生执业，拥有 5 名全科医生执业的诊所为 3598 个，单个医生执业下降到不足全科医生的 3%，平均每个医生服务 1 530 名患者。不过，目前我国基层全科团队工作受到多种因素的制约，其团队的紧密型并不尽如人意，其中一个重要原因是薪酬制度。目前我国医务人员工作结构并没有考虑到医生在团队协作中的绩效考核权重，以通过团队整合来改变专业人员断裂的服务提供和各自为战的诊疗行为，共同对病人的整体健康负责。但是在西方一些整合服务做得较好的国家却开展了一些基于团队的薪酬制度改革案例。美国山间医疗保健机构（Intermountain Heath Care System，IHC）将雇佣医师的补偿结构分成四个部分并确定了收益组成：薪水占 30%，按服务项目收费占 40%~50%，以团体绩效为基础的奖金占 10%，以及整个组织盈利能力的利润共享。美国凯撒医疗集团（Kaiser Permanente，KP）利用团体人头支付以及主要依赖薪水的经济激励促进了医师团队的建立。这种以绩效为基础的奖金的特定标准反映了团体水平的财务绩效和临床质量指标。这样来自初级保健医师不必要的转诊和专科医师过度医疗的孪生成本动因能被以总体团体绩效而不是单个临床医师收费开单据为基础的医师补偿机制所限制。在整合的团队模式下，团队队长领导各子团队及其协调员，形成集体决策或统一的保健措施，定期面对面沟通交流。这样经过长期的业务磋商和行为磨合，就会基于共同的观点开展无缝隙的并以病人为中心的保健和其他支持性服务提供。实质上，无论是科室内部医生之间的合作，还是不同层级医生之间的合作都是纵向整合的医疗服务系统必不可少的性质和特点。因为医生对医院的重要性在于他们决定患者的转诊权并控制着临床上的治疗决策。同时，健康管理团队负责辖区居民的健康，也与公立、私立医疗机构建立了协作关系，从而为纵向医师团队的建立打下了基础条件。

（3）纵向团队工作：医疗服务纵向整合所形成的无缝服务系统，除了要建立组织关系的连接之外，更需以团队合作的姿态形成一个提供连续性服务的协同系统，建立由村医、乡镇卫生院临床医师或公共卫生师以及县级医院的临床专家组成的纵向团队。业务交流程度和次数是反映不同等级医疗机构医生间信息联系强度和频度的重要指标，也是纵向医疗连续体无缝连接的程度指标。过去的 6 个月，乡村医生有因患者诊疗需要而咨询联合体内上级医院医生经历的占比为 53.69%，乡镇医生的占比为 62.40%，县级医生的占比为 51.59%。整体上看，仅有一半多点的医生进行过咨询（表 9-16）。过去 6 个月内，乡村医生认为联合体的上级医院医生下村指导业务工作的占比为 64.23%，乡镇医生认为联合体的上级医生到乡镇卫生院指导业务工作的占比为 57.60%。整体上看，有 6 成的下级医生认为上级医生曾经接受过业务指导（表 9-17）。不同等级医疗机构医生间开展针对同一领域疾病的咨询沟通和业务指导，不仅有助于医生间治疗经验的分享，也有助于医生在相互磨合和磋商的基础上制定出更好的治疗路径和指南，从而有利于加强医生之间信任关系的建立。英国的证据表明，不同等级医疗机构医生根据临床资料开展协同服务，可以保证患者在治疗和用药上的连续性，提高其诊疗后转回社区的可能性。

表 9-16 过去 6 个月内下级医生因患者诊疗需要而咨询联合体内上级医院医生的经历

项目	乡村医生		乡镇医生		县级医生		合计	
	人数/人	比例/%	人数/人	比例/%	人数/人	比例/%	人数/人	比例/%
是	80	53.69	78	62.40	97	51.59	255	55.19
不是	69	46.31	47	37.60	91	48.40	207	44.81
合计	149	100.00	125	100.00	188	100.00	462	100.00

表 9-17 建立联合体（或一体化）的上级医院医生到基层医疗机构指导业务工作情况

项目	乡村医生		乡镇医生		合计	
	人数/人	比例/%	人数/人	比例/%	人数/人	比例/%
是	96	64.43	72	57.60	168	61.31
不是	53	35.57	53	42.40	106	38.69
合计	149	100.00	125	100.00	274	100.00

过去的 6 个月，乡村医生和联合体内上级医生在村卫生室一起协同对病人实施诊治服务的经历，认为有的占比为 19.59%。乡镇医生和联合体内上级医生在乡镇卫生院所在业务科室一起协同对病人实施诊治服务的经历，认为有的占比为 37.60%（表 9-18）。过去 6 个月内，乡村医生和联合体内上级医生在上级科室一起协同对病人实施诊治服务的经历占比为 18.79%，乡镇医生和联合体内上级医生在上级科室一起协同对病人实施诊治服务的经历占比为 33.60%（表 9-19）。显然，在县域医疗服务网络中，不同层级医生之间的协同医疗在较低程度上存在。一般而言，医联体内上级医生和下级医生在下级医疗机构一起协同服务的经历均比在上级医疗机构协同服务的比例稍高。这从某种程度上表明，在当前农村医疗服务网络重视纵向合作和整合的改革中，医务人员之间纵向交流互动还是在较低程度上存在。它有利于在目前各医疗机构还处在"信息孤岛"的大背景下，打破了纵向医生之间"老死不相往来"的割裂现况，促进了医生之间的良好互动。

表 9-18 过去 6 个月内基层医生和联合体内上级医生协同实施诊治服务的情况

项目	乡村医生		乡镇医生		合计	
	人数/人	比例/%	人数/人	比例/%	人数/人	比例/%
是	29	19.59	47	37.60	76	27.74
不是	119	80.41	78	62.40	197	71.90
合计	149	100.00	125	100.00	274	100.00

表 9-19 过去 6 个月内联合体内下级医生和上级医生在上级单位协同实施诊治服务的经历

项目	乡村医生		乡镇医生		合计	
	人数/人	比例/%	人数/人	比例/%	人数/人	比例/%
是	28	18.79	42	33.60	70	25.55
不是	121	81.21	83	66.40	204	74.45
合计	149	100.00	125	100.00	274	100.00

在过去的 6 个月中，乡村医生和联合体内上级医生一起协同对病人实施诊治服务的经历，最大数是 12 次，最小为零次，平均次数约 2.10 次。乡镇医生和联合体内上级医生一起协同对病人实施诊治服务的经历，最大次数为 7 次，最少为零次，平均次数约 0.81 次。显然，从协同诊疗服务频度看，县乡医生之间的互动并不如乡村两级医生之间的互动，可能在某种程度上反映了乡村一体化下的乡村两级机构互动远比实行医联体的乡县医生之间互动次数多。可能的原因在于我国长期以来实行的"单位人"制度以及分配制度的固化。比如，就目前而言，上级医生参与下级医疗工作所占用的时间和精力并未能科学合理地纳入职称晋升和工作绩效评估考核体系中。

过去的 6 个月中，乡镇医生有在自己单位与联合体内下级医生协同制定患者诊疗方案的经历占比为 32.80%，县级医生有在自己单位与联合体内下级医院医生协同制定患者诊疗方案的经历约 35.11%。乡镇医生有在下级单位与下级医生协同制定患者诊疗方案的经历的占比为 29.60%，县级医生有在下级单位与下级医生协同制定患者诊疗方案的经历的占比为 30.32%（表 9-20）。过去 6 个月内，乡村医生有在本单位与联合体内上级医院医生协同制定患者诊疗方案的经历占比为 21.48%，乡镇医生认为有这一比例的为 35.20%。乡村医生有在上级单位与上级医生协同制定自己转诊的患者的诊疗方案的经历占比为 24.83%，乡镇医生认为有这一比例的为 33.60%（表 9-21）。不难看出，在目前县域医疗服务网络中，不同层级医生之间开展实质性的业务交流和沟通在某种程度上还是存在着。

表 9-20 过去半年内联合体内上级医生与下级医生协同制定患者诊疗方案的经历

实施地点	项目	乡镇医生		县级医生		合计	
		人数 / 人	比例 /%	人数 / 人	比例 /%	人数 / 人	比例 /%
自己	是	41	32.80	66	35.11	107	34.19
单位	不是	84	67.20	122	74.89	206	65.81
下级	是	37	29.60	57	30.32	94	30.03
单位	不是	88	70.40	131	69.68	219	69.97

表 9-21 过去半年内联合体内基层医生在本单位与上级医生协同制定患者诊疗方案的经历

实施地点	项目	乡村医生		乡镇医生		合计	
		人数 / 人	比例 /%	人数 / 人	比例 /%	人数 / 人	比例 /%
自己	是	32	21.48	44	35.20	76	27.74
单位	不是	117	78.52	81	64.80	198	72.26
下级	是	37	24.83	42	33.60	79	28.83
单位	不是	112	75.17	83	66.40	195	71.17

在过去的 6 个月内，乡村医生认为与上级医生一起协同为患者制定诊疗方案的次数，最大为 10 次，最小为零次，平均次数约为 1.69 次，乡镇医生认为最大为 10 次，最小为零次，平均有的比例为 0.93 次。不难看出，医联体模式下我国不同层级医生之间的交流和沟通在某

种程度上存在，但这种沟通的层次也只是以医疗知识咨询、技术业务指导为主，更深层次的协同制定转诊患者方案的次数还比较低。因存在医院财政补助、人员编制、多点执业、医保报销政策等核心利益问题，这些问题最终都会不同程度影响医疗方面的交流，难以提升整个医疗环境。笔者的一项研究发现，目前在农村医疗服务体系中，三级医疗机构间纵向交流程度不高，合作经历较少。上下两级医疗机构医生间的交流情况好于跨级医生间的交流。特别是村卫生室和县级医院间跨越了一个层级，更是阻碍了有效的业务沟通。

（4）双向转诊机制：调查表明，在建立医联体或其他类型的合作模式之前，样本点都把开展双向转诊作为纽带，以为患者在纵向多机构就诊建立一个有序的医疗服务体系作为最主要的目标之一。在过去的 6 个月内，乡村医生向乡镇医生转诊过病人的比例为 82.88%，向县级医生转诊过病人的比例为 81.54%；乡镇医生接受下级医生转诊和向上级医生转诊过病人的比例分别是 100% 和 93.60%，县级医生的这一比例分别是 96.81% 和 78.19%（表 9-22）。美国的一项研究表明，全科医生每诊疗 20 个患者，就有一个患者转诊到二级及以上医院。这说明转诊服务是医疗服务系统常见的业务现象。

表 9-22　过去半年内农村三级医疗机构医生转诊或接诊过转诊病人的情况

项目	乡村医生				乡镇医生				县级医生			
	向乡镇医生转诊		向县级医生转诊		接受下级医生转诊		向上级医生转诊		接受下级医生转诊		向上级医生转诊	
	人数/人	比例/%	人数/人	比例/%	人数/人	比例/%	人数/人	比例/%	人数/人	比例/%	人数/人	比例/%
是	122	82.88	120	81.54	125	100.00	117	93.60	182	96.81	147	78.19
否	27	18.12	29	19.46	0	0	8	6.40	6	3.19	41	21.81
合计	149	100.00	149	100.00	125	100.00	125	100.00	188	100.00	188	100.00

当前各地医联体建设的核心之一是逐渐规范转诊及分级诊疗，采取的手段是尽可能加强协调管理，更好促进资源下沉。一般规定，对由基层机构预约的转诊患者，对预约上转的非急诊患者，在 24 小时内安排就诊，特殊情况不超过 48 小时。还有的试点医联体要求县级医院向基层医疗机构、慢病医疗机构转诊的人数，年增长率应在 10% 以上，并在组织内部处理和平衡各种利益。由于目前县域医疗机构间不同层级信息沟通缺少平台，致使患者得不到及时有效的治疗信息连续。而且，医院医护人员对双向转诊制度及协作医疗机构的了解程度也不高，不能对患者进行有效的讲解与沟通，这也降低了患者的转诊率，特别是下转率。

学者们的研究表明，农村医疗服务网络是基于人群疾病发生发展的规律，遵从按需适配原则建立起有效的供给模式，其中网络功能发挥最重要的机制就是基层首诊与双向转诊，这需要乡村一体化医疗机构与县级医院之间的清晰功能定位，并在患者转诊过程中，两级机构之间的良性沟通和双向转诊安排。实证研究表明，联合体在采购、管理系统、计算机和人员流动方面具有极大的垂直资源优势。如果乡村医生和县级医院缺乏上下联动，基层全科医生服务很难上去，就无法发挥基层首诊、双向转诊的分级诊疗作用。医疗服务市场化以后，县乡两级机构服务协作缺失是造成患者就诊趋高的直接因素。县级医生的服务提供受利益影响，不愿意主动提供连续性服务。同时卫生行政部门、医保机构，甚至医院本身对医生服务连续的调控力度不足，也无法促使医生进行连续性服务的提供。刘玲等的调查结果显示，在双向转诊过程中，临床经验丰富的医生下转行为更多，他们对患者的病情诊断更明确，对基层机构是否有能力诊治该下转病人的判断更有信心，而临床经验较少的医生为避免医疗风险，一般更倾向于将病人留在医院治疗而不敢下转到基层。结合访谈资料发现，由于目前医联体实施不太完善，有些地方还处在摸索阶段，医联体名义上存在，患者对双向转诊的认知度不高，依然存在上转容易下转难。

此外，目前样本点都不同程度开展了DRGs改革，对于转诊的标准化和流程化的治疗起到了一定的推动作用。但是由于推行的病种不多，县级医院对于解决异质性问题还处于比较粗放的阶段。基层机构主要负担常见病和多发病的诊疗工作，解决和完善同质性的问题尚在探索阶段，再加上基层机构的技术水平有限，推进规范化、有序化转诊等问题还未能起到积极作用。同时，由于没有构建有效的利益平衡机制，缺乏针对具体病种的转诊标准，对于转诊中的医疗责任承担划分也不明确，导致纵向伙伴关系的主体，无论是横向团队还是纵向团队的医生协同提供转诊服务的内在动力不足。

事实上，对于转诊患者来说，不同机构内部进行跨学科团队整合以及不同层级医疗机构之间的纵向医师团队能够协调工作，也为建立健康管理、转诊评估、交流互动、信息连续打下较好的基础。其中，专科医师和全科医师之间的整合可以促进良好的转诊服务，如果能够建立转诊评估机制，有利于改善转诊程序，使得患者在需要转诊的时候能够被转往到合适的医院及其医生处。同时，基层医师也可以从县级医师那里寻求对其正在处理的患者的治疗建议。当患者下转时，基层医生能够根据县级医生的治疗建议继续后续治疗和康复。因此，团队融合的本质是分工和衔接，目的在于促进不同学科和组织的不同文化、目标与需求进行融合，形成一种氛围，促进不同团队间自由地交流信息，促进知识的分享、碰撞和融合，共同参与管理项目任务，具体包括共同决策、共同解决问题和冲突、共同管理风险和持续提高团队综合能力，这为不同成员单位间协调转诊合作建立了制度、规范和标准，也为医务人员和设备的共享等创造了条件。

3. 信息协同机制

整合型医疗服务体系的核心是信息及其信息协同，无缝的纵向服务流程必须以建立互联互通的信息系统为前提。互联互通旨在建立以信息交互平台为技术支撑的医疗合作体系，实现资源共享及信息共享，获得医疗信息资源的极大利用，提高信息连续性。

（1）信息技术共享机制：信息系统集成技术越来越多地融入到现代医疗卫生服务系统，中国试图构建一体化的区域医疗协同平台，以信息网络、电子商务、电子支付、现代物流等现代服务共性技术支撑为基础，改造创新传统医疗服务模式，建立新型数字医疗服务模式和业务流程，实现区域内不同层级医疗资源的统一调度配送和服务共享，实现患者信息高度共享。目前我国将人口健康信息化分为医疗服务、公共卫生、医疗保障、药品采购和供应、综合管理和人口计划生育管理六大类应用。在贵州和重庆，县级医院信息化基本建成，包括医院信息管理系统（HIS）、电子病历系统（EMR）、实验室信息系统（检验 LIS、放射 RIS）、医学影像信息系统（PACS）等。乡镇卫生院和村卫生室也都建立了健康管理信息系统等。此外，公共卫生信息系统、医保管理信息系统、药品供应信息系统和综合管理系统也都基本建立，信息化队伍人数也在逐渐增加，远程医疗基本覆盖到乡镇卫生院、社区卫生服务中心，信息安全体系也逐渐建立，信息技术和网络为信息利用打开了机会窗口。对运营数据抽样分析表明：利用信息技术，通过预约转诊、EMR 互传及处方共享等方式，可为患者节省 72.3% 的在院诊疗用时、12% 的同类处方药品费用，患者满意度高达 98%。

但是，目前县域医疗信息系统及其共享仍然面临较大困难：县域医疗系统之间仍然分割，居民电子健康档案的健康管理功能没有很好发挥，档案信息无法在体系中流动和传递；多数地区的电子信息平台利用程度较为低下；患者在多机构就诊的疾病诊疗信息多数依靠患者的病历本或转诊单，更多的是依靠患者口述；医生之间的交流平台缺乏，有时仅依靠他们的熟人关系建立某种联系；不同机构间的检查和检验信息不能共享，相互转诊时不得不重复大量的检查工作，既损害了信息的完整性和可靠性，也造成了医疗资源的浪费，更加剧了患者的经济负担。就连人口健康信息化建设较好的四川省，信息化平台建设也面临严重的"条块分割"，业务没有真正成为信息化的驱动力量，乡村医生信息化技能和知识严重缺乏，支持信息系统发展的制度不健全，信息系统的标准化改造推进缓慢以及缺乏共享协同意识。

（2）检查检验互认更难：应当承认，随着国家推进人口健康信息化工作，我国县域医疗服务系统的信息化建设取得了长足发展。但目前在互联互通上还未实现有效进展，信息孤岛仍然大量存在。部分信息系统能够实现部分互联互通，但患者的无缝信息传递和共享却面临诸多困难。其中，在信息安全还没有得到保证的情况下，我国政策或制度支持的力度非常弱，医疗机构本身也没有感受到业务协同和数据共享带来的好处，甚至怕信息透明度高对医院带来更多不利影响，因此，医院在主观上并不希望互联互通能够尽快实现。特别是信息共享会带来检查检验的互认，对重复检查和检验带来极大的抑制作用，这将会导致医院收入的减少及可能带来的不可预测的风险。重庆市 Q 区早就规定县级医院之间的同一检查设备所做的影像学检查可以互认。但这项工作的执行力度并不是很好。最简单的原因是，出于利益考量，各家医院只认可自己的检查结果。显然，没有良好的监督制度和严格的问责要求，这些规定犹如纸上谈兵，起不到多大作用。

在纵向医疗机构检查方面，由于县乡机构技术水平的差异整体相对较大，几乎不可能实现互认。当前检查互认最普遍的一项业务是，基层医疗机构的检查或检验报告必须要由县级医生判断，才能在县域医疗机构间实现互认，即通常所讲的"下级检查，上级医师判断结果"，这样的检查结果才可以在医联体内互认。但乡镇卫生院所做的检查结果，即使是仪器设备与县级医院使用的相同，也不会得到上级医院互认。最大的理由是不同层级技术水平不一样。在基层社区医院中，由于人员配置较少、分类检验标本量过少但种类较多，还存在 1 名检验师要操作多个检验设备，在理解仪器原理、操作技能和质量控制上难以保障，检测结果不利于医联体组织间的比对和互认。本书认为，检查互认制度的建立必须将检验检查医学技术人员的资质作为判定标准，而不能以医疗机构的等级作为评判标准。实质上，只要上下两级机构的检验检查医生职称相同，所用仪器设备等级一样，可以探索在临床有效期内能够互认的政策尝试。

在医保以按项目付费为主的背景下，不同层级医生缺少针对同一患者在同一疾病周期内协同进行医疗成本控制的压力，上级机构及其医生很难充分利用下级诊疗信息来提高药品使用和临床诊疗上的连续性。如果因信息传递不全，上级医师更难在制定诊疗决策时使用下级传递的疾病信息。这种信息提供的碎片化必然导致病人在多机构就诊产生大量的重复服务，降低了服务连续性质量。目前，各地医联体正在探索建立一套完整的、互联互通的信息化平台作为支撑，比如在整个县域或医联体核心医院建立区域性的医学影像中心、检查检验中心、消毒供应中心、后勤服务中心等平台，实现医联体内各医疗机构服务提供的一体化。还可以通过电子信息和会诊手段实现跨区支援，通过信息技术解决看病难问题。以电子健康档案为例，通过电子病历、个人健康档案等信息化手段，让患者的档案活起来，可以对更大范围内的患者进行健康管理。根据每个人的电子诊疗档案建立与健康体征有关的用药安全体系，实现检查检验结果互认、双向转诊、专家社区坐诊、远程会诊等，既可以减少患者的经济负担，也让老百姓在基层机构享受优质、价廉和便利的同质医疗服务，还能让基层机构重获生机。

（3）在共享仪器设备检查方面：过去6个月内，对于到本单位就诊的患者，乡村医生曾经利用过联合体内上级医院的检查设备辅助自己接诊的患者诊断的占比为47.97%，乡镇医生认为有的比例为56.80%（表9-23）。当前，在医联体内，基层医疗机构利用县级医院大型仪器设备资源，有利于盘活存量资源使用率，也可以建立设备共享和检查结果互认机制，可以大大弥合纵向机构间的功能缝隙，也优化了区域纵向医疗服务流程。

表9-23 过去6个月内基层医生曾经利用联合体内上级医院设备辅助患者诊断的情况

项目	乡村医生		乡镇医生		合计	
	人数/人	比例/%	人数/人	比例/%	人数/人	比例/%
是	71	47.97	71	56.80	142	51.82
不是	78	52.03	54	43.20	132	48.18
合计	149	100.00	125	100.00	274	100.00

4. 筹资和医保支付机制

（1）筹资机制：在样本点地区，2015—2017年，个人医保筹资总额逐渐加大，全部是采取一年一筹的筹资方式。与此同时，随着公共卫生服务均等化项目的推进，基本公共卫生服务的筹资也在逐渐加大（表9-24）。目前，无论是贵州的D县和R市，还是重庆的Q区，新农合（城乡）医保筹资资金和公共卫生服务均等化的筹资都是分开运行，即各自按照筹资的用途分别用于医保补偿和患者的健康管理，之间没有任何的整合安排。

表9-24 样本点个人筹资情况

省份	地区	2015		2016		2017	
		新农合	公卫	新农合	公卫	新农合	公卫
贵州	D县	450	40	510	45	540	45
	R市	450	40	510	45	540	45
重庆	Q区	510或620	40	530或700	45	560或770	45

注：国家对新农合或城乡居民医保人均政府补助标准在2015—2017年均为420元。同期，重庆市Q区个人缴费标准实行两档，分别按一档90元、二档200元（2015年）、一档110元、二档280元（2016年）、一档140元、二档350元（2017年）；贵州省D县和R市按个人缴费标准的70元（2015年）、90元（2016年）和120元（2017年）。

实际上，医疗服务纵向整合需要将更多的医保和其他疾病保险基金整合在一起，组成一个资金池(one-pooling)，由专门的机构进行管理，然后运用预付购买的方式为参保居民提供服务，以激励单个或多个服务提供者为病人提供纵向整合的服务。已有的文献研究表明，筹资分散和按项目支付是导致系统断裂、服务碎片化的主要原因，纵向整合在资金激励下能够促进不同机构的转诊协调。比如一个针对慢性病患者的保健计划只有在一个资金控制和服务责任能够协调一致的系统中进行管理时，才有可能实施。只有消除系统界线的限制，从医师和家庭护理的不同提供者才有可能在不同纵向层面上协同工作。目前，无论在西部还是全国其他地区，医保筹资在不同医疗保险部门均存在明显的界限，基本公共卫生服务项目筹资和医保筹资各自分开运行，医保筹资机制、公共卫生服务筹资机制均相互割裂，从而无法形成强大的资金池，以发挥集中购买的谈判优势。这也是按服务项目付费造成弊端的继续显现。如果各项卫生服务筹资能够整合，可以探讨在基层医疗机构实行打包支付的可能性，这样会激励乡村两级机构加强平时的预防保健和健康管理，为降低患者住院率和转诊率提供了可能，也为基层机构及其医生成为患者的"健康守门人"和"费用守门人"的双重角色实现提供了可能。

（2）医保支付机制：医疗保障连接着供需双方，与医疗服务体系、公共卫生服务体系、药品供应保障体系密切相关，是实现整合医疗卫生服务的关键政策工具。支付机制改革可以通过行为的激励和约束来改善服务效率。因此，仅仅通过需方控制难以抑制医疗费用的过快增长，必须加强供方控制。越来越多的实践证明，支付方式直接影响着卫生服务的供给行为，对费用控制、服务数量和质量以及服务提供的公平和效率，具有明显的导向和制约作用。而合理运用医保支付方式组合是控制供方的关键环节。目前预付制的医保支付方式逐渐代替后付制，以 DRGs 为主的混合支付方式有利于建立一种合理控制并兼具有竞争性的付费机制，是未来医保支付方式发展的方向。而费用控制的关键点，并不仅仅在于控制费用，更多是针对供方形成有效的激励约束机制，医保机构采取"谈判协商、风险共担"的理念，鼓励各医疗机构各司其职，功能分工，用支付方式有效调节医院服务行为，控制患者费用。但不同的支付方式各有利弊，各种支付方式对医疗机构费用控制、服务质量、管理成本以及纵向整合效果的影响见表9-25。

表9-25 不同医保支付方式的特点

项目	费用控制	服务质量	管理成本	纵向整合效果
按项目付费	差	好	低	最差
总额付费	好	一般	较低	较好
按病种付费	较好	一般	较高	较好
按 DRGs 付费	最好	较好	最高	最好
按人头付费	好	一般	较低	较好
按服务单元付费	较差	较好	低	较差

在样本点地区，医保支付方式改革基本实行的是以按项目为主，外加以按临床路径、按病种付费的支付机制以及平均住院日、住院费用的限制，具体见表9-26。

表 9-26 样本点医保支付方式改革情况

省份	地区	县级医院	乡镇卫生院	村卫生室	纵向医疗服务体系
贵州	R市	按平均住院日、次均住院费用限制、部分按临床路径	按项目付费、单次输液包干、门诊一般诊疗费按人头包干	按项目付费、门诊输液包干、门诊一般诊疗费按人头包干	门诊和住院由下到上补偿比例逐级递减，县外转诊备案
	D县	住院按项目付费、平均住院日、平均床日、次均住院费用限制、小部分按病种付费	住院按项目付费、单次输液包干、门诊一般诊疗费按人头包干	按项目付费、门诊输液包干、门诊一般诊疗费按人头包干	门诊和住院由下到上补偿比例逐级递减、州外转诊和非转诊有差异，非经转诊报销比例降低
重庆	Q区	总额医疗费用控制、按项目付费、部分按病种付费、按临床路径实施单病种定额付费	按项目付费、部分按病种付费、实行门诊人头付费	按项目付费、门诊统筹、慢性病和重大疾病门诊报销比例提高	住院由下到上补偿比例逐级递减、级别越高、医院起付线越高、区外三级医疗机构未经转诊，起付线提高

　　贵州省 D 县 2015 年仅对 11 种疾病进行了单病种付费；R 市只要求市人民医院和中医院自己开展单病种付费改革。2015 年，R 市人民医院实施了 153 种临床路径，R 市中医院仅实施了 18 种临床路径。Q 区对诊断明确，疾病不复杂的近 500 种疾病实行了单病种付费改革。但总体而言，样本点支付方式改革的力度有限。这可能是因为我国农村地区支付方式改革处于初创阶段，大都以按项目为主；其他支付方式改革作为点缀的宽松支付方式，缺乏更加复合的支付改革设计，医保激励不相容，薪酬分配激励不到位，医务人员对改革的持续性并不看好。比如我国针对少数病种制定了单病种限价，但由于对其次均费用的计算主要是通过计算过往几年的病种次均费用平均值加上一定的增长比例来定价，且因医院级别不同、地区不同有所差异。这种单病种定价由于成本核算不精细，一般仅仅根据费用替代成本来定价，这与按标准规范的 DRGs 付费存在较大差异。因此单病种付费也只能算作是费用控制的一种权宜之计。由于监管能力较弱，对于医院因诊断造成的升级，推诿重症患者等现象无法进行有效的约束，使得医保支付可能会遭到更多的抵触而增加大量的协调和监管成本。D 县 2013 年住院次均费用才 2 500 元，2014 年已经达 2 800 元，2015 年住院费用上升到 3 100 元。

　　事实上，支付制度改革作为杠杆机制，其实施的效果依赖于系统性配套改革，特别需要在信息化背景下将成本核算、临床路径、诊疗规范齐头并进实施，并加强监督管理，还要建立共享的信任文化，将激励约束措施落实在医生身上，促进医生协同诊疗行为的产生。同时还要把握好医疗服务质量、费用控制与医务人员积极性三者之间的关系。但是，协同诊疗行为并不会自动产生，尤其是对于具有复杂特征的区域医疗服务体系的良好运转，特别需要对医疗机构、医生服务提供行为的调适。国际经验表明，支付方式和经济激励是促进医疗服务系统整合的"引擎"和"扳机"。首位获诺贝尔经济学奖的女性——埃莉诺·奥斯特罗姆（Elinor Ostrom，1993）在她的论著《制度激励与可持续发展：基础设施政策透视》中谈到："政策是可持续的，还是不可持续的，关键取决于作为参与者的个人在特定制度激励范围内所作的理性选择。大量研究表明，没有任何因素是人类行为绝对的决定因素，相反，是许多物质的、文化的和制度的因素一起创造了复杂环境中多个行为者所面临的激励组合"。目前，我国已经进入到利益分配的阵痛期，新的利益调配模式必须既要坚持政府主导，也要坚持市场机制，但首先要发挥医保支付方式对整合行为的促进作用。

前面已经讨论，不同的支付方式对医疗服务供方造成的影响不一样，不同的支付方式有不同的导向，单就支付方式来讲，单一支付方式、混合支付方式、针对单机构的支付方式、针对多机构的支付方式等都需要实行不同的激励约束组合策略，因为单一的支付都有明显的优缺点，如按临床路径付费会引导规范的服务，按病种付费要求保证服务的质量，按人头付费保证了服务的数量，捆绑支付能够将医疗与康复、随访服务捆绑在一起等等。Rosenthal 的研究发现，DRGs 和其他预付制的结合促进了机构间竞争关系的转变，倒逼许多独立的服务提供者联合起来，通过网络共享资源和节约交易成本，以应对预付制的压力，并随之产生"两级支付方式"，先由保险方以按人头付费的方式预约给服务提供网络，再由联盟根据各机构成员所提供的服务绩效进行再次分配。这些支付方式都建立了针对专科机构或医联体的总额包干、DRGs 支付、超支分担、结余留用的激励约束机制。而在基层，一般情况是重视预防和公共卫生，以避免因疾病诊治导致较高的医疗成本。采取的支付方式是按人头支付或 / 和按项目付费的混合支付方式，以加强预防保健服务和疾病管理工作，减少住院率。可能的条件下采取团队模式，鼓励各学科之间合作，以提供更多综合性服务。

5. 医患互动机制

WHO 报告指出，服务提供者和病人是整合服务的两端，任何一方未能遵循整合要求，都很难得到高质或者仅得到低整合的服务。一般来说，医患单次的就医关系类似于市场交易，而不是健康保障的连续性契约关系，隐含着责任不到位。而在服务整合背景下，医疗服务体系需要对所在地理区域患者的长期健康负责。这样，患者和医疗机构的关系就是长期的契约关系，医疗机构要对患者的整体健康负责。如果患者的费用支付由医保机构代为购买服务，医保机构作为患者的代理人，和医疗机构或医疗服务体系建立了固定的契约关系，医疗机构或医疗服务体系也要对患者的健康负责。这样，如果患者和医生之间进行良好的互动，医疗服务提供者将会在合适的时间、地点为患者提供适宜的医疗服务。从前面的研究可以看出，样本点农村患者的就医选择，无论是门诊还是住院患者，都呈现多样化趋势，患者首诊去基层医疗机构的比例都不高。患者可以根据病情、支付能力以及偏好自由选择医疗机构，一方面使得乡村两级医生和患者形成固定的就医契约关系形同虚设；另一方面，当患者在多机构就诊时，医疗机构也只需要对其在就诊时的诊疗质量和安全负责。这样，本该由区域医疗服务系统承担的"共同责任"则成了模糊地带，甚至"共同责任"俨然变成"共同缺失"，导致医患互动更加的无序。

实际上，从服务整合的标的来看，服务整合本身就是以病人为中心，仅仅通过机构整合并不能自动带来整合的服务。服务整合的目的是指病人能获得可及性的无缝保健，在不同就诊机构就诊顺畅，这尚需需方的积极参与。患者参与诊疗过程有两个方面的内容：

第一，日常的疾病自我管理。第二，患病状态下的临床诊疗参与。如果患者在疾病诊疗期间参与临床决策，更好地与医生进行沟通交流，对于提高服务质量非常有利。但是目前患者参与诊疗决策多数比较被动，大都在医生的安排下进行有限的参与。同时，由于患者就诊行为决策过程受到多方面的因素影响，目前由于费用高低并不是患者就医的最终决定因素，而就医质量和效果已经成为我国农村居民的优先关注。在这种背景下，患者趋高就医强烈，而在疾病康复期或稳定期下转的意愿却较冷淡。因此，通过资金诱导患者由低到高上转就医以及由高到低在康复期回乡村两级机构的政策并不能有效实现这一目标。因此，政府必须加大对患者理性就医认知的宣传，增强病人就医的理性行为选择，积极接受服务提供者的协调管理，才能促进患者更好的遵从医生的就医程序安排。同时，服务提供者，特别是乡村两级机构也需要对整合对象进行细分，比如对老年人、需要长期特殊照顾的人群（如精神疾病患者）尽可能提供可及性的综合服务；为儿童、青少年实施疾病综合管理；针对艾滋病、糖尿病、高血压、脑卒中等患者分别提供的整合服务。这样在长期的互动过程中，逐步培养良好稳定的医患互动机制，以遵从健康管理、首诊和双向转诊的制度安排。

6. 政策协同机制

整合的纵向医疗服务系统要求在一个地理区域内、一省或国家内，对所有层次的医疗机构制定连贯的规则和政策策略，统筹考虑有关投入、规划、筹资、服务购买策略、项目要求和服务范围的活动。这就要求政府及其管理部门从系统整合的视角出发，在实施医疗服务纵向整合时，通盘考虑各项政策设计的系统性，如针对医疗服务系统的政策、医保筹资和支付系统的政策、基本药物系统的政策、信息系统的政策以及对政策实施所产生的其他效应进行充分评估，确保政策之间相互配套，以及政策执行主体之间的良性互动。

前面的分析表明，在筹资政策上，调查样本点不同筹资资金并没有集中于一个资金池，无法有效发挥更好的服务购买和基层首诊作用。在医保支付制度改革上，样本点地区的改革理念仍然是采用按项目付费制度为主，对于患者的补偿也只是采取逐级递减式的分级报销制度，无法促进多机构的协作、多流程的优化和多团队的配合。在乡村基层医疗机构，农村居民签约服务出现签而不约，患者可以从县域各级医疗机构进入服务系统，难以在基层获得连续性的一站式的综合服务提供。同时，基于信息系统互通互联的接口没有打通，患者的疾病诊疗信息无法在基层和专科之间传递和流动。总体来说，虽然我国卫生政策逐渐考虑政策之间的系统性、整体性和协同性，但在实际运作过程中，由于政府部门的协同机制尚未建立，再加上诸多客观条件的限制，我国还缺乏系统的政策联动机制，出现筹资和支付机制僵化、部门协作不畅等问题。这突出表现在财政投入、药品供应保障机制和对县域医疗服务体系的整体性监管上。

近年来，随着国家"强基层、保基本、建机制"的医改政策目标的落实，我国对医疗资源的均衡配置有所考虑，加大了对乡村两级机构的标准化建设，仪器设备投入到基层医疗机构的力度也有所加大，乡镇卫生院的服务能力明显增强。但是，我国农村基层医疗卫生体系的结构性问题仍然比较突出：一是乡村两级医疗机构中，虽然乡、村医疗机构的标准化、规范化建设加速推进。村卫生室按照诊断室、治疗室、观察室、药房、预防接种室等"五室"

分开设置，但硬件设施并没有明显好转，仍然维持在"温度计、听诊器、血压计"的老三件水平。乡镇卫生院特别是乡镇中心卫生院配备了必要的仪器设备，如全自动生化分析仪、DR、B超、X射线，甚至部分中心卫生院配备了CT等医疗设备，但与政府对县级医院的基础设施、仪器设备投入相比，"水涨船更高"，差距越来越大。而在县级公立医院改革政策支持下，为实现90%县域居民在本县内就诊，县级医院特别是县级人民医院大多都在改扩建，纷纷建立新院，不少按照三级医院的标准进行建设。在城乡基层，我国对不同乡镇卫生院与社区卫生服务中心的投入也不同步和不对等，对社区卫生服务中心的设施设备投入较之对乡镇卫生院的投入更少。县乡村资源的配置能力差距加剧了失衡态势，出现了新一轮基层医疗机构的技术能力与仪器设备诊断能力的比较弱势，只有基层基本公共卫生服务能力在公共卫生服务均等化背景下得到一定加强。但在基本诊疗能力弱化背景下，常规的普通手术逐渐上移，乡镇卫生院仅仅成为"能看病"的"传统医生"，整体上乡村两级医疗机构的基本医疗服务能力弱势和系统层次下的基层医疗机构的综合服务能力的比较弱势越发凸显。再加上乡村两级机构斩获的医保基金比例与县级以上医院相比基本不在一个量级，而且村医还多处于养老保险缺失的不稳定状态。因此，乡村两级机构的能力弱势和运行活力仍然没有根本改观，县域医疗服务体系的整合化发展任重道远。

在药品供应机制方面，一是由于受基本药物配备要求、集中招标及配送等影响，一些常见病、慢性病用药在农村乡村两级医疗机构配备不全，与上级医院无法对应，导致在分级诊疗中医生和患者都无所适从，缺乏药品供应连贯性。二是基层医疗机构的廉价药品、必备的急救类药品，因利润少，医药公司不愿配送，纵向医疗机构间药品不一致。三是基层医疗机构受基本药物的限制较大，多数地方规定乡村两级医疗机构不得使用目录外药物，而对县级以上机构用药却更宽泛。四是基本药物价格与市场药店价格相比明显偏高，导致患者对基层医疗机构的药品价格产生误解。此外，乡镇卫生院医疗服务收费价格偏低，因为有些地方价格政策执行都是依据10多年前的版本，其收费标准与经济社会发展不相适应，无法助推卫生院的正常发展，导致做得越多就亏得越多。同时，由于不同层级医疗机构信息网络不能实现互联互通，一方面患者信息不共享，就诊信息、用药史、过敏史等光靠患者口述，没有连贯性，使得药师在指导时存在用药安全风险，不利于内部药学转诊和慢性病进社区管理；另一方面网络信息不健全，原本可以在医联体内进行线上实时操作的处方点评、药学会诊、药事质控、药品调拨等工作不能实时快速处理，降低了工作效率。这些都造成了县域医疗服务体系之间的用药不衔接。因此，至少在医联体内建立统一的药品招标采购和管理平台，形成医联体内处方流动、药品共享与配送机制显得极为紧迫。

在县域医疗服务体系监管上，从服务纵向整合的角度分析，必须将区域医疗服务内所有医疗机构处于系统综合的监管之下。但目前样本点的医保监管仍然局限于对单机构的监管。具体监管考核工作主要包括以下方面。

一是采取稽查考核。目前样本点医保机构对医疗机构的监督主要采取稽查形式，按月审查、季度督查和年度考核。按月审查是在每月底由包片审核人员对县、乡镇、村定点医疗机构按照当月工作量按比例抽审减免补偿处方、病历、医保补偿票据及系统内信息、发生费用。县区医保办公室负责县级和乡镇级定点医院季度、年度考核具体工作，负责对村卫生室季度、年度考核复核。乡镇医保办公室、乡镇卫生院在县医保办公室指导下开展对辖区内村卫生室季度、年度考核。并在完成季度、年度考核后，对辖区内村卫生室（社区卫生服务站）整体运行情况形成综合评估报告，报告县区医保办公室。县区综合考核小组对医保工作实行季度考核，对医疗机构门诊、住院医疗服务工作的具体考核指标进行综合量化考核，一般每季度分成数个小组，从医保办公室、人社局、医保稽查科抽调人员，审查医疗机构对于医保的操作情况、走访群众核对就诊与减免情况，查医保证的登记及报销登记册的填写情况。评估内容包括处方、病历、医嘱等医学文书的制作、医保报销票据的填写及管理、门诊输液费用包干的执行情况、住院床日包干的执行情况、乡村一般诊疗费执行情况、医疗服务收费及补偿情况公示、村卫生室工作情况等。

二是采取信息监控。首先是医保机构发挥信息系统作用，严格对医疗机构申报的费用、处方、病历进行审核，依托信息系统做好网络信息监控，随时掌握参合就诊与减免信息。其次，调动社会力量参与医保监管，各地均及时在各定点医疗机构、村卫生室对就诊的参合农民进行费用公示，设立举报热线。同时实行明察暗访，根据信息系统数据显示的线索或群众反映线索，定期和不定期派督查人员到医疗机构或就诊人员家中核查，对外伤就诊、异地就诊、大额费用的申报进行严格审查，堵塞基金报销漏洞。

三是要求医疗机构自我监管。如 D 县列出新农合监管的 14 项控制指标，写入医院协议内容，每季度考核一次，严格按照协议兑现奖惩。以 D 县人民医院为例，该县人民医院 2015 年 10 月通过自我监管发现，儿科药占比超 60%，督促儿科科室加强药物合理使用，特别是控制贵重药品使用率。全院自费诊疗比超 8%，要求各科室注意自费药品、诊疗项目合理使用及开展。全院住院率偏高，要求各科室医师在开门诊处方时费用类别按相关规定填写。两周内再住院率高于 2%，住院次均费用高于 3 100 元 / 人次，要求各科室必须做到合理检查、合理用药。全院门诊抗生素使用率超过 20%，要求大部分超医院规定的各科室控制抗生素指标，见表 9-27。

表 9-27　D 县县级医院医保监管指标

序号	指标控制	序号	指标控制
1	住院药品占总费用 ≤ 45%	8	住院率 ≤ 10%
2	住院抗生素使用率 < 60%	9	二周内再住院率 ≤ 2%
3	住院自付药品诊疗费 ≤ 8%	10	单病种退出率 ≤ 30%
4	大型仪器检查阳性率 ≥ 70%	11	门诊输液次均费用 ≤ 80 元
5	住院次均费用 < 3 100 元	12	门诊次均费用（元）
6	平均住院日 ≤ 8 天	13	门诊药品占总费用比
7	总床日（天）< 支付方案控制天数	14	门诊抗生素使用率 ≤ 20%

四是加大处罚力度。按照医保基金管理办法、医保定点服务支付方式改革实施考核办法及医保报销审核管理办法及医保定点医疗机构协议等相关规定进行处理，严格控制县内各定点医疗机构医保病人的平均住院日和次均住院费用。以 D 县为例，首先对每超过 1 天扣除当年应拨住院补偿金的 2%，次均住院费用超过控制指标的，每增加 100 元扣拨当年住院补偿金的 5%，同时不予兑现控费盈利返还额，不予兑现特殊治疗费用增补。其次是对定

点医疗机构实行退出机制，对多次违反协议规定，对就诊病人审核不严，存在冒名住院、挂床住院、收治不符合入院标准人员住院等情况的定点机构，第一次挂黄牌警告，第二次取消定点医院资格。再次是对收治参保人员，存在乱检查、乱治疗、乱用药的管床医师，第一次黄牌警告，第二次取消诊疗医保病人的处方权，被取消诊疗病人的处方权的医师，继续诊疗医保病人的，医保基金不予报销，发生的费用由定点医疗机构承担，并按发生的费用处以10倍违约金处罚。对被取消医保病人处方权的医师，在申报职称时暂缓评定。

通过一系列监管措施的落实，D县县级医疗人均费用实现"双降"效果，门诊人均费用从2012年的119.3元下降到2013年的115.65元；住院人均费用从2012年的2 828.44元下降到2013年的2 218.45元。但从纵向整合的角度讲，目前样本点医疗服务监管还存在如下不足之处。

一是监管主体能力不足，基金监管难度大。随着城镇化的发展，区域内医疗资源数量增加，医院规模不断增大，过度医疗、检查突出，医保经办机构日常工作量大，包括日程报销、处方审核、对定点医疗机构督查、人员培训及其他相应工作等，而医保监督队伍人手不足，所需掌握的知识技能要求更高，基金监管难度大，对县外监管鞭长莫及。随着异地就医纳入医保，县外医院费用增长迅速，高级医疗资源集中在大医院，农民经济收入好，医疗消费意识强，往外流动增加，因而大医院医疗费用增长迅速，如D县县外就诊平均住院费用从2012年的7 000元上涨到2013年的9 000多元。

二是违规定性处罚缺乏标准，实施难度大。由于监管人员缺乏，且缺少必要的临床知识，无法通过医疗费用、处方以及病历识别不必要的费用支出，大大影响了医保的监督效果。同时由于医保的奖惩措施仅是根据卫生行政机构和医保机构的内部文件，缺乏相应的法律条文，导致在评判上也有一定的随意性，影响处罚的公正性和公信力。

三是部分民营医院和基层医疗机构控费难度大。诱导需求是支付方式改革的难点和重点。以D县为例，该县在门诊次均费用、门诊输液次均费用、门诊药品占总费用比、门诊自费药品诊疗费比、住院自费药品诊疗费比以及大型仪器检查阳性率均在限定范围之内。从监管统计结果看，过度检查、过度医疗、乱检查用药、分解收费、多收费等问题突出，个别医院存在冒名就诊、冒名住院等情况，严重危害基金安全。民营医院和部分乡镇卫生院药品占总费用比例超标突出、门诊抗生素使用率、住院抗生素使用率均超标。在再住院率上，一类医院和二类医院各有两家二周内再住院率超标，见表9-28。县人民医院平均住院日虽然在第二季度达8.05天，存在超标，而在第四季度将超标天数控制在7.64天的范围内，但次均住院费用却由第二季度的3 202元增加到第四季度的3 543元，为此在第四季度因本项费用扣款19.30万元。

表9-28　违规医疗机构数量统计表

项目	2014年第二季度		2014年第四季度	
	一类医院	二类医院	一类医院	二类医院
住院药品占总费用比	0	5	0	4
门诊抗生素使用率	1	9	0	11
住院抗生素使用率	1	8	1	7
平均住院日	1	2	0	5

续表

项目	2014 年第二季度		2014 年第四季度	
	一类医院	二类医院	一类医院	二类医院
住院次均费用(元)	1	0	1	0
住院率	0	3	0	2
二周内再住院率	2	2	2	2

注：1. 药品占总费用比≤ 45%(住院部分)；2. 县级医院自费药品诊疗费比≤ 10%；3. 抗生素使用率门诊＜ 20%，住院＜ 60%；4. 大型仪器检查阳率性：一类医院≥ 70%，二类医院≥ 65%；5. 平均住院日：一类医院不高于 8 天，二类医院不高于 6 天；6. 住院率＜ 10%；7. 二周内住院率≤ 2%。

四是村级卫生室存在问题也较多：一是虚开处方申报医保资金，通过调查农户，部分农户反映近 1 个月内未在该村卫生室就诊，但卫生室仍在最近半月内上报该患者就诊减免记录。二是不按规定提供服务。同一家庭不同患者看病，开具处方时不据实用患者本人姓名，而用其一病人名字代替另一病人名字一起开具处方。对金额较少的打针治疗和开药治疗的疾病不给予医保减免；开具其他处方不是处方的患者本人或家属而是群众在处方上签字。三是多收群众自付费用，群众反映的收费金额与医保证上登记和上报报销信息不符，收取患者的自付部分金额大于上报医保办公室的自付部分金额。四是村卫生室人员对群众就诊时未做《新农合就诊证》《城乡居民医疗保险证》就诊减免信息登记或漏登现象。五是减免处方及医保补偿登记册存在代签字、代按压手印现象。

四、县域医疗服务纵向整合的作用机制耦合现状

从系统的角度观察，医疗服务网络作为一个复杂系统，其能否为患者提供协调和连续的整合服务，不仅需要建立稳定的系统结构，还要其运行机制能够有效耦合，同时这种结构及其机制还必须置于系统环境的支撑之下。从样本点来看，县域医疗服务纵向整合各耦合机制整合的程度不一，有些机制已经做了整合，但多数整合的不够彻底。以机构整合为例，我国在县域医疗机构间已经形成了包括县乡医疗集团、乡村卫生服务一体化、县镇村一体化、县乡卫生服务联合体或网络等整合结构，且有定期和不定期的两级合作机构联席会议，但医联体内部并没有建立责任明确的纵向医疗机构协作管理部门，尚未形成统一管理的治理机构，管理组织多数仅以领导小组的名义出现，协作制度的运转不连续，且不同层级机构之间合作地位不对等，其他耦合机制的整合情况见表 9-29。显然，虽然样本点县域医疗服务系统已形成一定的服务链，但从区域一体化发展的视角去看，纵向医疗服务链的联动程度不高，县域医疗服务各整合机制没有形成耦合效应，医保、医药和医疗三者间没有实现有效的耦合共生关系，导致患者在纵向机构间就诊难以获得更高程度的整合服务。

表 9-29 目前农村医疗服务系统要素整合情况列表

整合机制	具体维度	已经整合的内容	尚未整合的内容
机构协作	管理整合	县乡医疗集团，乡村卫生服务一体化，县镇村一体化，县乡卫生服务联合体或网络，有定期和不定期的两级合作机构协调会议	尚未形成统一管理的治理机构，或设置责任明确的纵向医疗机构协作管理部门。成立的管理部门仅以领导小组的形式，协作制度运转不连续，不同层级机构之间合作地位不对等
	转诊协调	部分地区各服务部（科）设置病人协调部门，开展病人转诊协调工作；部分患者上转开具转诊单	多数没有病例协调员或双向转诊办公室协调病人就诊，基层卫生服务能力制约其协调能力
服务合作	纵向团队	高血压、糖尿病等慢性病患者的纵向健康管理团队已经建立，县乡两级医务人员对下级开展技术指导和帮扶	跨机构团队服务机构尚未建立，县乡两级医务人员对下级的技术指导和帮扶无团队支撑，基本无多点执业开展
	横向团队	乡村两级 2 个以上医生在一起共同执业的比重逐渐增加，横向团队建设加快	多数村卫生室只有 1 名村卫生室执业的现象比较普遍，地理位置环境限制了乡村医生团队执业情况的增加
	基层首诊	部分地区仅建立首诊负责制度	基层卫生服务能力弱导致首诊制度化的基层首诊机制尚未建立，"健康守门人"作用没有显现，费用守门人尚未触及
	交流沟通	因诊疗而咨询上级医生，协同开展诊疗服务、诊疗方案讨论等在较低的程度上存在者，部分区县级医院科室医生电话公布至下级，下级医生在患者急诊转诊时可以拨打	针对患者的纵向医疗机构医生之间尚无规范化的转诊交流平台和机制
	双向转诊	均建立双向转诊制度安排和转诊标准或建立台账登记制度	多数没有建立共享的临床保健路径指南，转诊随意性很大
	信息共享	病人健康和诊疗信息锁定在单个机构，纸质病历信息在一定程度上至机构间传递，只有部分影像存在"下级检查，上级判断"而互认	信息系统尤其是电子病历系统和健康档案尚未互通，无法共享，两级机构临床检查缺少互认制度

续表

整合机制	具体维度	已经整合的内容	尚未整合的内容
医患互动	患者参与	患者享有知情同意权，不同程度上被动或主动参与到自己的诊疗方案中	患者参与缺乏明细的制度保障
	患者遵从	无	患者可以从各个人口处进入县域医疗服务系统，难以形成固定的医患互动关系，患者遵从存在不确定性
医保筹资和支付	筹资整合	新农合（城乡医保）筹集中于一个风险池里，筹资水平逐渐提高	医保基金和公共卫生服务没有融合，不能在基层购买整体的服务
	复合支付	按项目付费制度为主，部分按病种、按平均住院日等改革；不同机构间由下到上费用补偿比例逐级递减趋势	未对医联体开展系统化的预付改革，医疗服务体系缺失系统的医保激励安排，不能消除机构间的重复服务提供；费用报销比例差距没有显著拉开，激励约束患者就医行为不明显
政策协同	投入机制	政府重视乡村基层服务体系建设，按标准化建设基层医疗卫生机构，同时加大县级医院服务能力建设	基层医疗机构与县级医院的投入不均衡，两者的能力差距仍较大
	医药衔接	无	基层医疗机构的药品配备不齐全，药价虚高，基层医疗机构用药与县级医院衔接度很低
	系统监管	注重单个医疗机构的业务监管	缺乏对纵向医疗服务体系的系统监管，多机构间的连续性服务监管成为盲点，缺乏对服务质量问题随访条款，处罚随意性较大

五、县域医疗服务纵向整合机制的耦合机理

以上是样本点纵向整合机制运行的现实状态,那么要实现我国县域医疗服务纵向整合,必须要通过体制机制的改革和完善,形成整合型医疗服务系统。但整合型医疗服务系统并不是医疗服务系统自身的特立独行发展,而是一个与医保、医药和卫生行政等系统密切相关的复杂网络系统,只有理清医疗服务链形成的内外条件,揭示整合服务运行的内在机制,才能明晰整合机制的耦合机理,以构建良好运转的整合型医疗服务体系。

1. 县域医疗服务纵向整合机制耦合条件

（1）县域医疗服务纵向整合内在机制:县域医疗服务纵向整合内在机制,主要包括机构协调机制、服务合作机制、设备信息共享机制、基层守门机制以及双向转诊机制。首先是通过组织结构的整合,促进医疗服务系统建立协作的责任领导团队,实现一体化的功能定位,以对负责的地理区域人口承担持续健康责任。这种协作网络既可以组建紧密型的联合体,采取现代法人治理结构,理顺产权利益关系,实现联合体内部形成横向和纵向的服务网络,也可以通过协议建立松散型联盟,开展资源、管理、服务、仪器设备、信息、资金等有形资源和无形资源等的共享以及转诊的协调。组织整合并不是简单地机构合并、收购或签订一纸合约,关键要看能否在医疗服务系统中形成卓越的、以服务连续链为核心的协作网络。在组织整合的前提下,不同成员单位间医生能够具有团队意识及其运作模式,全科医师团队和专科医师团队形成良好的协作沟通和互动分享行为模式,在建立连续性整合机制下,包括健康管理机制、首诊机制和双向转诊机制等,能够对跨机构患者建立转诊评估,并对不同层级医生的不当诊疗行为进行问责,促进他们在基于规则的协同下,通过协调合作的服务规范、共享的临床路径和标准、仪器设备共享机制以及人员的多点执业流动,以信任和互惠关系建立组织间稳定的联系纽带,见图9-4。这样,基层医疗机构通过和服务患者的签约管理,成为整合型保健服务的基本载体,遵循分级医疗和双向转诊制度安排,建立与专科医疗机构的衔接互补,专科医疗机构医务人员根据临床路径和规范引导病人在医疗流程中流动,机构之间将团队绩效和合作绩效作为结果导向,以获得资源不浪费所带来的收益分享。可以看出,整合型医疗服务系统并不区分医疗机构的公私身份,更多考虑医疗机构的功能是否符合患者需求而决定购买该机构的哪些服务。

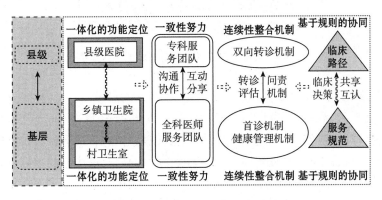

图9-4　县域医疗服务整合内在机制

（2）县域医疗服务纵向整合外在机制：县域医疗服务链形成的外在推动条件，则是要建立系统层面的政策有效协同机制。整合的医疗服务系统要求在一个地理区域内，对所有层次的卫生机构制定连贯的规则和政策策略，确保针对医疗服务系统的政策、医保筹资和支付系统的政策、基本药物系统的政策以及信息系统的政策之间相互配套与良性互动。各项政策导向在患者至上的服务理念下，聚焦于服务系统的整合和协调，为此在投入机制上确保人财物在医疗服务系统内进行均衡配置，尤其重视资金投入向基层机构倾斜；在药品招标机制上，确保县域医疗机构之间的药品衔接；在筹资策略上，尽可能将不同筹资主体（比如医保和公共卫生机构等）提供的资金集中于一个资金池，以发挥更好的服务购买作用；在医保支付改革中发挥医保费用的控制柄作用，设计与整合型服务提供相适应的可以涵盖整个服务过程的整合型支付组合，比如对于基层卫生机构实行按人头付费，对于专科机构则通过价格及按DRGs付费等促进医疗机构在系统层面上的错位竞争，形成激励相容，产生整合的推动力和合力，促进多机构的协作、多流程的优化和多团队的配合，让患者在基层机构尽可能获得一站式服务，在专科机构则获得优质的诊疗服务。同时，基于信息系统互通互联的纽带作用，不同层级医生的交流互动，保证患者根据病情需要在社区和专科之间的无缝流动和信息传递。为保证服务系统整合不滑向利益跑道，需加强对医疗服务纵向整合的监管，开发连续性服务指标，对服务系统绩效进行评价，以确保医疗服务系统的运行是以患者健康价值为导向，见图9-5。

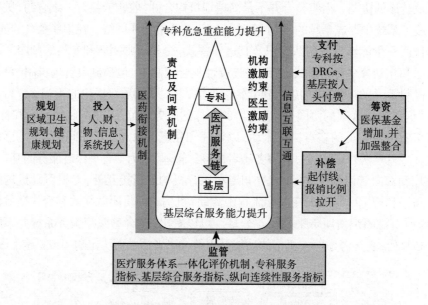

图9-5 县域纵向医疗服务链形成的外部条件

（3）共享机制形成的制度条件：县域医疗纵向服务链的形成，首先需要建立与疾病相关的信息系统，如健康管理系统、公共卫生信息系统、电子病历系统，打通不同等级医疗机构基于患者健康信息的技术链接，然后将信息数据传输到县域健康信息管理平台。如果建立县域内医学检验中心、医学影像中心、远程病理中心和远程医疗中心，这些中心的数据信息也要传输到县域健康信息管理平台，然后由平台传输给相应的医疗机构。同时，不同医疗机构间的信息传输系统可以共享，并建立医疗机构间信息的互认机制，双向转诊中心在协调转诊患者转诊过程中，这些信息数据跟随患者的转诊而流动。这样不同层级医务人员通过信息沟通平台建立了交流互动机制，基层医疗机构医生还可以通过基层预约挂号系统为转诊病人挂号申请到专科医疗机构就诊。医保信息系统根据患者疾病诊疗的发生机构在患者出院后，由医保中心集中结算。同时医保中心根据信息进行医疗服务质量和费用监控。卫生行政部门可以通过县域健康信息平台对县域内不同医疗机构的诊疗过程、财务流向和患者流向进行全面跟踪监控，见图9-6。

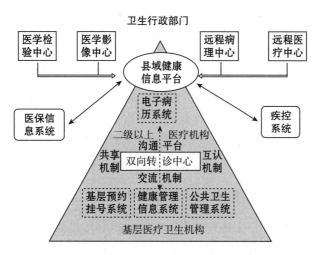

图9-6　县域医疗信息共享机制形成的条件

（4）医患良性互动机制耦合的条件：县域医疗服务纵向整合机制的形成离不开良好的医患互动机制耦合。患者既可以经常就诊于自己的家庭医生，也可以就诊于自己的家庭医生团队。患者到专科医疗机构就诊，首先需要与家庭医生互动，根据需要由家庭医生转诊到相应的专科医生，形成医患互动 - 医医互动 - 医患互动的行为路径及其闭合环路。在这一闭合环路中，交流机制、信任机制、临床决策参与机制发挥作用，促进纵向团队互动连续，形成了基于服务整合的稳定的供需互动机制，见图9-7。但这需要明确不同层级医生的岗位、团队协作和临床整合职责，在整合型服务系统框架下进行运作。

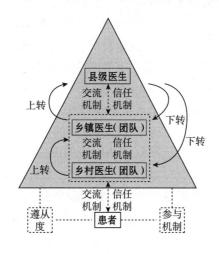

图9-7　县域医患互动机制耦合的条件

在整合型医疗服务系统中，各医疗机构的功能定位合理，业务分工的服务职责规范，个体医生既需要在各自的岗位上努力工作，又要承担着特定岗位上的工作职责以及在整个服务系统中的协调和合作职责，能够跨越科室、机构边界进行交流沟通。不同层级医生基于临床指南的开发和运用、机构自我评估以及政府及社会的激励性监督等多要素、多机制和多手段的综合协调管理，成为完整的医疗服务连续体中最能动的协调要素，并随着环境要求进行持续性的能力提升。由乡村医生和乡镇医生组成的多学科服务团队依据健康管理规范承担所辖居民疾病预防、健康促进、病例管理，保留对转诊医疗机构处置病人的参与和干预权，以及诊疗后转入社区的权限。县级专科医生虽有较大的处方权，但必须依据疾病临床路径和规范，在了解病人的需求上，精准治疗，并及时给予转诊。这样，基层医生和县级医生能够形成纵向医师团队，针对转诊病人提供协同服务、多点执业、信息共享，并将疾病管理机制、首诊、转诊机制以及临床路径等镶嵌在纵向服务流程上，促进不同层级医生在服务流程上和患者进行更为精准的互动，使得患者在正确的时间、正确的地点接受正确的服务。

2. 县域医疗服务纵向整合耦合机理模型

（1）整合机制要素：根据以上医疗服务纵向整合机制的论述，为使得县域医疗服务体系形成有效的分工协作，必须要建立县级医院和乡村两级医疗机构之间的整合机制体系，这些机制体系主要包括基层守门机制（健康管理、首诊和转诊机制）、服务提供者机制（机构合作、服务合作、团队整合、临床路径等）、信息共享和互认机制（信息一体化、信息互认等）、激励约束机制（医保筹资和支付机制、公共卫生与医保的融合、监管机制等）和政策协同机制（连贯的系统政策，如财政投入机制、医药衔接机制、监督评估机制等）。作为一个复杂的系统运转机制，整合机制体系中的各机制是一个相互联系相互作用的有机体系，只有建立起不同利益主体的共同责任，各机制运转有效，才能形成一个有序的系统机制安排，从而在经济和其他激励约束机制相容下实现医疗服务的纵向整合提供。

（2）整合机制耦合模型：根据以上县域服务纵向整合机制体系，实现县域医疗服务网络整体运行，必须要实现整合机制体系的耦合。这个耦合机制包括以下运转逻辑：首先必须实现政府卫生行政部门、医保部门、政府其他相关部门的协同合作，促进政策一体化、资源一体化、医保一体化和药物一体化发展，创造良好的外部治理环境。其次，在县域医疗服务网络内部，基于连续性的保健服务链接，需要加强县域医疗机构治理一体化、功能一体化、服务一体化、医师团队一体化、信息一体化发展，形成一个无缝的保健连续体。第三，加强医患互动的有序化安排，使得患者在进入县域医疗服务系统后，能够根据病情接受服务体系给予的合适的首诊和转诊安排。最后，在外部良好的治理环境下和县域医疗服务体系一体化整合发展的内部治理下，建设起了区域协同发展的医疗共同体，畅通了县域内纵向医疗服务链。这样，在良好的医患互动条件下，县域医疗服务网络对所覆盖的地理区域的人口承担健康管理责任，真正促进了各利益相关者在以患者为中心的共同目标下以医疗服务链为平台，不断进行资源、服务的重组和优化，不断增强服务协调性、连续性的无缝服务提供，见图9-8。

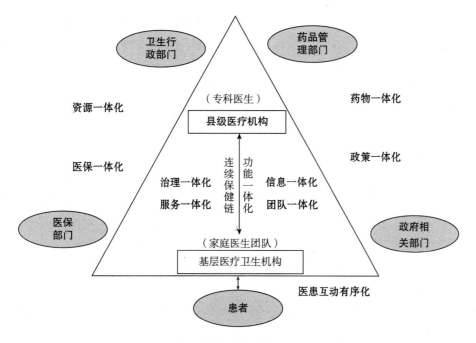

图 9-8 县域医疗服务纵向整合的耦合机理模型

六、本 章 小 结

　　本章着重构建了县域不同利益相关主体利益互动的机制框架、医疗服务纵向整合机制研究框架、医疗服务纵向整合利益相关者的互动关系模型，分析了县域服务纵向整合主体的利益诉求及其表达、整合过程中的博弈、利益损益和动力阻力。然后重点分析了县域医疗服务纵向协同的整合机制。研究发现，在当前分级诊疗大背景下，我国县域医疗服务纵向整合机制有些已经进行了整合，但绝大部分机制的耦合尚不具备成熟的条件，这就决定了县域服务纵向整合是一个较长的历史过程。以此为基础，从理论角度进一步分析县域医疗服务纵向整合机制耦合必须具备的各类条件，最后建立了县域医疗服务纵向整合机制的耦合机制模型，为我国医疗服务纵向整合实践提供了清晰的"运行逻辑"，促进我国早日建成县域整合型医疗服务体系。

参 考 文 献

[1] 任飞. 完善区域纵向医联体建设的思考：基于制度理性选择框架 [J]. 中国卫生政策研究, 2016, 9(10): 1-5.

[2] 谢添, 胡瑞, 唐文熙, 等. 农村县乡两级医疗服务纵向整合的利益相关者分析 [J]. 中国医院, 2014, 18 (12): 11-13.

[3] 欧崇阳, 张鹭鹭, 杨祖兴, 等. 卫生服务系统的复杂系统特征研究 [J]. 解放军医院管理杂志, 2005(3): 243-244.

[4] 林娟娟, 陈小嫦. 构建医疗联合体的关键问题分析及其对策建议 [J]. 南京医科大学学报（社会科学版）, 2014(2): 104-108.

[5] 王清波. 分级诊疗制度的运行机制分析：基于厦门市的案例研究 [D]. 北京：北京协和医学院，2016.

[6] 王永莲，杨善发，黄正林. 利益相关者分析方法在卫生政策改革中的应用 [J]. 医学与哲学（人文社会医学版），2006，4（27）：23-25.

[7] 姚琳，李蓉蓉. 利益互动：政治心理学研究中不容忽视的视角 [J]. 山西高等学校社会科学学报，2006，18（5）：57-59.

[8] [美] 弗里曼. 战略管理：利益相关者方法 [M]. 王彦华，梁豪，译. 上海：上海译文出版社，2006：2.

[9] 王丽君，尹爱田. 基于利益相关者理论的中医院发展政策研究 [J]. 中国卫生事业管理，2013，30（3）：167-169.

[10] 余昌胤，肖政，汪成琼，等. 贵州省卫生行政管理者对医疗联合体认知现状调查 [J]. 贵州医药，2014，38（2）：166-168.

[11] 陈宏辉. 企业的利益相关者理论与实证研究 [D]. 杭州：浙江大学，2003.

[12] 姚岚，陈埙吹，刘运国，等. 利用利益相关者理论分析我国农村医疗机构单病种定额付费 [J]. 中国医院管理，2007，27（7）：22-24.

[13] 胡坤，孟庆跃，胡少霞. 利益相关者理论及在卫生领域中的应用 [J]. 医学与哲学（人文社会医学版），2007，28（2）：17-19.

[14] 胡坤. 卫生领域利益相关者分析：方法学和医药改革评价研究 [D]. 济南：山东大学，2007.

[15] FREDERICK W C, POST J E, DAVIS K. Business and society, corporate strategy [M]. Public policy, ethics [M]. 6th ed. New York：McGraw-Hill Book Co.，1988：82.

[16] CLARKSON M B E. A stakeholder framework for analyzing and evaluating corporate and social performance [J]. Acad manage rev, 1995, 20：92-117.

[17] WHEELER D, SILLANP M. Including the stakeholder：the business case [J]. Long range plann, 1998, 31（2）：201-210.

[18] 贾生华，陈宏辉. 利益相关者的界定方法述评 [J]. 外国经济与管理，2002，24（5）：13-18.

[19] 王晓虎，陶洁，杨金侠，等. 新农合中监管机构与定点医疗机构间的监管博弈分析 [J]. 中国卫生事业管理，2009，26（7）：486-488.

[20] 陈明敏，查丹. 现代医院管理引入博弈理论的思考 [J]. 中国医院管理，2003，23（10）：7-8.

[21] 黄培，易利华. 博弈论视角下双向转诊路径选择研究 [J]. 中国初级卫生保健，2013，27（11）：3-5.

[22] 虞兰香，李嗣敏，张文斌，等. 基于公立医院公益性回归的政府财政补偿博弈分析 [J]. 中国卫生事业管理，2014，31（2）：84-85.

[23] 施锡铨. 博弈论 [M]. 上海：上海财经大学出版社，2002：5-8.

[24] 孙涛，李莉，张亚超，等. 城乡卫生服务体系纵向整合的利益相关者关联与博弈识别 [J]. 中国农村卫生事业管理，2015，35（1）：9-13.

[25] 任海云. 利益相关者理论研究现状综述 [J]. 商业研究，2007，2（358）：32.

[26] 王清波，胡佳，代涛. 建立分级诊疗制度的动力与阻力：基于利益相关者理论 [J]. 中国卫生政策研究，2016，9（4）：9-15.

[27] 钟炎军. 公立医院利益相关者及其利益诉求研究 [D]. 武汉：华中科技大学，2009.

[28] 唐绍洪，崔垚，刘屹. 分级诊疗制度关涉主体的利益冲突与协调 [J]. 中州学刊，2017（2）：70-75.

[29] 向前，王前，邹俐爱. 基于利益相关者理论和博弈论的公立医院利益补偿分析 [J]. 中国卫生经济，2012，31（8）：5-6.

[30] 王真，张淑娥，殷东，等. 区域医疗联合体的共生网络：一个概念框架 [J]. 中国全科医学，2019，22（16）：13-18.

[31] 曾耀莹. 探索医联体西部模式 [J]. 中国医院院长，2013（10）：58.

[32] 杨敬宇，葛勇宏，雷丹，等. 基于 ROCCIPI 模型的甘肃省医疗联合体建设问题识别与分析 [J]. 中国卫生质量管理，2018，25（5）：123-126.

[33] MARY G H. 卫生服务管理 [M]. 陈娟，译. 北京：北京大学医学出版社，2009：360.

[34] 魏来，唐文熙，孙晓伟，等. 医保支付和经济激励：整合的医疗服务系统形成的"引擎" [J]. 中国卫生经济，2013，32（5）：35-38.

[35] 孙涛，张薇，葛思澳，等. 区域医疗联合体的联盟稳定性评价指标体系框架 [J]. 中国医院管理，2016，36（4）：5-7.

[36] 朱兆芳，姜巍，王禄生. 乡村卫生机构一体化管理的内容及可行策略 [J]. 中国卫生经济，2009，28（12）：45-47.

[37] 郑蕾. 医疗联合体推动分级诊疗作用有限 [J]. 中国卫生经济，2017，36（9）：18-19.

[38] 刘定刚，王净. 医联体相关主体竞争性与合作性的关系 [J]. 医学与哲学，2018，39（2A）：49-54.

[39] 刘文生. 医联体：离分级诊疗还有多远 [J]. 中国医院院长，2016（17）：40-43.

[40] 吴明. 发挥医联体"上下联动"机制 [J]. 北京观察，2018（7）：45.

[41] 王森森，张翔，张亮. 农村卫生服务网络中连续性服务存在的问题与对策 [J]. 医学与社会，2011，24（4）：43-45.

[42] 匡莉. 我国医疗服务竞争机制的优化策略：建立纵向整合的医疗服务体系 [J]. 中国卫生政策研究，2012，5（9）：34-39.

[43] 本刊特约评论员. 县域医共体建设应注意循序渐进 [J]. 中国农村卫生事业管理，2019，39（3）：3.

[44] ZUCHOWSKI J L, ROSE D E, HAMILTON A B, et al. Challenges in referral communication between VHA primary care and specialty care [J]. J gen intern med, 2015（30）：305-311.

[45] BERENDSEN A J, BENNEKER W H, MEYBOOM-DE JONG B, et al. Motives and preferences of general practitioners for new collaboration models with medical specialists: a qualitative study [J]. BMC heal serv res, 2007（7）：4.

[46] VAN WIJNGAARDEN J D, DE BONT A A, HUIJSMAN R. Learning to cross boundaries: the integration of a health network to deliver seamless care [J]. Health policy, 2006（79）：203-213.

[47] HAVENS D S, VASEY J, GITTELL J H, et al. Relational coordination among nurses and other providers: impact on the quality of patient care [J]. J nurs manag, 2010（18）：926-937.

[48] 魏来，张亮. 乡村卫生服务一体化管理和初级卫生保健服务整合管理比较研究 [J]. 中华医院管理，2013，29（3）：219-222.

[49] WHO. Integrated health services: what and why? [R]. Technical Brief, No.1, 2008-05.

[50] 王森森，张翔，张亮. 农村卫生服务网络中连续性服务存在的问题与对策 [J]. 医学与社会，2011，24（4）：43-45.

[51] WEISS L, BLUSTEIN. Faithful patients: the effect of long-term physician-patient relationships on the costs and use of health care by older Americans [J]. Am J public health, 1996, 86(12): 1742-1747.

[52] HJORTDAHL P, LAERUM E. Continuity of care in general practice: effect on patient satisfaction [J]. BMJ, 1992, 304(6837): 1287-1290.

[53] HNNINEN J, TAKALA J, KEINNEN K. Good continuity of care may improve quality of life in type 2 diabetes [J]. Diabetes res clin pract, 2001, 51(1): 21-27.

[54] 李少冬, 仲伟俊. 关于医疗服务连续性的研究 [J]. 中国医院管理, 2010, 30(12): 14-16.

[55] 魏来, 张亮. 我国整合型卫生服务的概念框架探讨 [J]. 中国卫生经济, 2012, 31(7): 12-15.

[56] 柴慎华, 周丹凤, 张翔, 等. 基于卫生服务连续性的乡村医生执业方式探讨 [J]. 中国卫生事业管理, 2015(11): 833-836.

[57] GRIMSHAW J M, WINKENS R A G, SHIRRAN L, et al. Interventions to improve outpatient referrals from primary care to secondary care [J]. Cochrane database syst rev, 2005(3): CD005471.

[58] APPLEBY N J, D DUNT D M, SOUTHERN. General practice integration in Australia. primary health services provider and consumer perceptions of barriers and solution [J].Aust fam physician, 1999(28): 858-863.

[59] VAN WEEL C, KOOPMANS R, VAN DER VELDEN K, et al. Bridging the gap between primary care and public health [J]. Aust fam physician, 2009, 38(4): 182-183.

[60] 冯英, 聂文倩. 外国的医疗保障 [M]. 北京: 中国社会出版社, 2008: 34.

[61] Health and Social CareInformation Centre. General and personal medical services, England: 2004-2014 [EB/OL]. http://content.digital.nhs.uk/catalogue/PUB16934/NHS-STAF-2004-2014-gene-prac-rep. pdf.

[62] The Health Sciences Authority of Singapore. Integration of healthcare services-role of primary care [R]. Singapore: working draft for consultation, 2009.

[63] BOON H, VERHOEF M, O' HARA D, et al. From parallel practice to integrative health Care: a conceptual framework [J]. BMC heal serv res, 2004(4): 15.

[64] ZWANZIGER J et al. California providers adjust to increasing price competition.in: Helms RB(ed)health policy reform: competition and controls [M]. Washington, DC: American enterprise institute, 1994.

[65] 魏来. 农村医疗服务体系中医生纵向交流现状的调查研究 [J]. 中国全科医学, 2015, 18(24): 3084-3088.

[66] 谢春艳, 胡善联, 何江江, 等. 整合保健: 英国经验对我国社区卫生服务改革的启示 [J]. 中国卫生政策研究, 2012, 5(9): 40-44.

[67] 代涛, 陈瑶, 韦潇. 医疗卫生服务体系整合: 国际视角与中国实践 [J]. 中国卫生政策研究, 2012, 5(9): 1-9.

[68] 哈维超, 臧运森. 医联体建设与三级医院发展的关系 [J]. 江苏卫生事业管理, 2018(8): 878-879.

[69] 王欢, 叶芳. 我国医联体诊疗现状研究 [J]. 中国医药导报, 2016, 13(26): 168-171.

[70] 国务院办公厅. 关于推进医疗联合体建设和发展的指导意见 [2017-04-26] [EB/OL]. http: www.gov.cn/zhengce/content/2017-04-26/content_5189071.htm.

[71] 张研,韦倩晨,叶亦盛,等.县乡服务协作在分级诊疗制度建设中的关键作用[J].中国医院管理,2018（8）:11-13.

[72] 刘玲,张新平,周指明.医生双向转诊行为的影响因素分析[J].卫生经济研究,2008（8）:21-23.

[73] 陈俊国,王燕.建立综合型医院辐射社区医疗服务网络模式的几点思考[J].重庆医学,2008,37（1）:41-42.

[74] 游静.区域医疗信息系统集成实施案例与实施模式研究[J].科技管理研究,2013（20）:199-207.

[75] 孟群.区域人口健康信息化建设与发展[M].北京:人民卫生出版社,2014.

[76] 国家卫生计生委,国家中医药管理局.关于加快推进人口健康信息化建设的指导意见[Z].2013.

[77] 刘丽红,刘帆,陈红,等.整合型医疗卫生服务体系的探索与实践[J].中国数字医学,2009（9）:11-14.

[78] 陈也立,杨一恺,贺勇,等.华西:成华区紧密型医联体下检验设备共享模式[J].预防医学情报杂志,2018,34（10）:1344-1345.

[79] 周业勤,钱东福.卫生资源整合:一个概念分析框架[J].中国卫生事业管理,2013,30（10）:724-725,740.

[80] 赵芳.我国发展区域医疗联合体的SWOT分析[J].卫生软科学,2014,28（6）:339-342.

[81] SINA W, INGRID V, MARTA-BEATRIZ A, et al. Continuity of clinical management and information across care levels: perceptions of users of different healthcare areas in the Catalan national health system [J]. BMC heal serv res, 2016（16）: 466.

[82] Mary GH 著.卫生服务管理[M].陈娟,译.北京:北京大学医学出版社,2009:360.

[83] MATHAUER I, WITTENBECHER F. Hospital payment systems based on diagnosis-related groups: experiences in low- and middle-income countries [J]. Bull world health organ, 2013（1）: 746A-756A.

[84] 袁蓓蓓,于保荣,宫习飞,等.我国公共卫生服务体系支付方式的界定和分析[J].中国卫生经济,2009,28（12）:65-68.

[85] 周瑞.从北京市DRGs试点看医保费用支付方式改革方向选择[J].中国医院管理,2013,33（3）:1-3.

[86] 李大奇,范玉改.新农合支付方式改革的案例分析[J].中国卫生政策研究,2016,9（12）:73-76.

[87] 朱晓丽,郑英,代涛.医保支付方式对促进整合医疗卫生服务激励机制分析[J].中国卫生经济,2018,37（9）:24-26.

[88] 李伯阳,张亮,张研.不同支付方式促进卫生服务整合的作用分析[J].中国卫生经济,2016,35（2）:32-34.

[89] 王禄生.新型农村合作医疗支付方式改革操作指南[M].北京:人民卫生出版社,2015.

[90] 郑蕾.对新型农村合作医疗按服务人次定额付费方式的SWOT分析[J].陕西农业科学,2012（4）:217-219.

[91] 谭永乾,项莉,熊巨洋,等.重庆黔江区实施单病种限额付费改革研究[J].中国卫生政策研究,2009,2（9）:14-17.

[92] 宋大平,张立强,任静,等.新农合供方支付方式改革现状分析[J].卫生经济研究,2012（3）:14-18.

[93] 张研,张亮.我国医疗保障体系保障能力测算[J].中国卫生经济,2012,31（4）:28-30.

[94] SLAMA-CHAUDHRY A, SCHALLER P, RAETZO M A. Chronic diseases and integrated health care

delivery system: the example of Kaiser Permanente [J]. Rev med suisse, 2008, 172(4): 2040-2043.

[95] ROSENTHAL M. Transmission of financial incentive to physician by intermediary organizations in California [J]. Health affair, 2002, 21(4): 197-205.

[96] 陈亚芳, 陈浩, 梁燕. 药学服务联动模式在医联体建设中的实践与探索 [J]. 基层医学论坛, 2019, 23(22): 3237-3238.

第十章
他山之石：县域医疗服务纵向整合的国际经验借鉴

从发展的视角看，社会发展具有历史的继承性和规律性，社会制度创新和发展的逻辑就是在一定的社会环境下探寻制度创新过程中的内在规律，揭示其正确的逻辑起点和演变路径。作为服务模式创新和变革的产物，整合型医疗服务系统的形成自然也是按照某一逻辑演化的结果。国际上不少欧美国家和少数发展中国家历经数十年的发展，积极探索整合的农村医疗服务提供系统，美国、英国、澳大利亚和巴西农村医疗服务系统经过长期的发展演变，已经在国家或区域层面上重塑为较为成功的整合型服务体系，并且各具特色。本章通过国内外学术期刊数据库如 PubMed、MEDLINE、ScienceDirect、国际互联网、各国政府网站搜集了农村医疗保健整合、农村医疗服务整合、农村医疗服务纵向整合等学术论文70 篇，研究报告和文件48 篇，专著2 部。文献集中探讨了英国、美国、澳大利亚、巴西在农村医疗服务整合方面的典型案例。厘清这些国家农村医疗服务纵向在制度演变中的轨迹、整合的做法、整合经验，有助于揭示服务整合进程的动因及其内在规律，以为我国开展县域医疗服务整合实践提供思路借鉴和参照。

一、美国农村医疗服务系统整合

1. 美国医疗服务体系概况

美国是市场经济最为完善的国家，高度"市场化"取向的医疗体制最终促成美国的卫生费用节节攀升，再加上慢性病人群不断增长及日益严重的老龄化等问题的出现，共同造就了美国的卫生保健开支为世界最高。2002 年，美国卫生总费用占其 GDP 的比例为14.9%，2009 年达 17.6%，2016 年，美国医疗费用占其 GDP 五分之一。医疗费用持续高涨但卫生服务公平性差、效率低下、浪费大。因此，美国始终处于加强费用控制与为公众提供合适服务的多重博弈中寻找平衡，其服务整合就是在控制医疗费用的背景下产生的"偶然逻辑"。

美国医疗保健体制由公共部门、私人部门和非营利性提供者组成的较为复杂的混合型，可以分为三个层次，第一层次为初级保健机构，由私人开业诊所、护理院、地区卫生保健中心等组成，负责社区居民常见病的治疗、专科医院出院患者的康复以及为社区居民提供预防、保健、健康教育咨询等综合性服务；第二层次为城市二级医院和县（市）级医疗机构，主要负责专科诊疗服务中的基本治疗、部分危急重患者以及下级机构转诊的患者；第三层次是各种形式的州医院、大学医院组成，承担病人的高级诊疗。在农村，医疗服务体系分为社区医疗和县级医院两级。美国对社区医疗卫生保健和服务非常重视，社区医院占比达 80% 左右，但其医生水平、医疗设备和医疗质量与大医院差距并不大。2012 年，美国社区医院的总医疗费用占其国内生产总值（GDP）的 15.4%，占全国总医疗费用的 89.3%。可见，社区医院承担了医疗工作的绝大部分责任，起到了真正意义上的"守门人"作用。在美国，无论是城市还是农村，医疗服务提供方和医疗保险都是紧密的结合，这种由医疗机构、保险机构和参保者组成的医疗体系中，管理型医疗发挥了较好的协调作用，它在很大程度上避免了医院为增加效益而鼓励病人接受不必要的医疗服务，并通过广泛的签约机制，促进患者尽可能在有管理的医疗服务体系或网络中就诊，推动医疗服务的合理供给，提高了临床效率，减少或避免了重复的服务提供。

2. 美国农村医疗服务体系整合过程

美国农村医疗卫生服务提供分散，服务提供者和设施不足，而且缺乏一个能够有效协调的卫生体系。1982 年，美国发布了税收平等和财政职责法案（Tax Equity and Fiscal Responsibility Act，TEFRA），在诊断相关性组织的基础上建立按病种付费的预付制度。1983 年 10 月，政府实施基于疾病诊断相关组（DRGs）的预期支付系统（prospective payment system，PPS），鼓励医院和医生提供更少的住院服务或减少服务提供种类，转而增加门诊患者辅助、平时的预防保健和长期的护理服务。预期支付系统（PPS）的实施，导致美国农村县级医院生存危机，有些医院面临倒闭。为了维持生存，县级医院被迫加入到管理型医疗组织（Managed Care Organization，MCO）当中，促进了农村医疗服务纵向整合的发生。这种组织体系的实质是医保机构从传统医患关系之外的被动支付者转变为主动介入医患关系的"第三方"，充分发挥了第三方购买的团购优势和信息优势，通过预付制度、一体化服务网络、医疗服务管理和健康管理等契约安排或管理手段，克服医患关系中的市场失灵，解决医疗费用和质量问题，其潜在的收益是能够通过规模经济消减成本和 DRGs 规范服务标准，所有专业人员和过程都将作为系统的一部分，从而能实现更好地协调。

美国农村医疗服务纵向整合中特别关注建立网络系统以及健康维护组织在农村的推开，现有的农村卫生网络结构依据参与者的目标、服务提供者的可获得性以及农村社区的特点有所变化。在美国，网络的形成被视为促进和保留当地控制的农村医疗服务。随着管理型医疗和预付人头合同的广泛推广，农村医疗服务提供者被鼓励形成网络，通过和管理型医疗组织或 Medicare 和 Medicaid 的合约谈判，以提供一个连贯的服务产品。在过去的十年中，网络发展来自多家基金会的支持，著名的有罗伯特·伍德·约翰基金会，该基金会最近资助了 13 家农村医疗网络的示范。在联邦一级，1991 年实施了基本可及性社区医院项目计划，该计划将大小农村医疗保健提供者连接起来。在州一级，明尼苏达州提出了"整合医疗网络"，并以立法保障其实施。纽约州也发起了农村卫生网络发展的示范。此外还包括科罗拉州和西北地区农村建立的凯撒永久医疗集团（Kaiser Permanente）、宾夕法尼亚州东北部农村建立的格伊辛格卫生系统（The Geisinger Health System）。政策的决策者和管理者希望通过建立综合保健网络，实现有效连续的综合治疗。

农村医疗网络是以健康维护组织结构为基础，建立费用可控性卫生保健网络。健康保险购买合作社（Health Insurance Purchasing Cooperatives, HIPCs）与私人保险健康计划，包括健康维护组织、优先服务提供者组织和自由选择提供者组织签约，管理病人注册过程。农村医疗机构如想获得补偿，必须联合其他服务提供者加入可控性保健签约网络。保险计划也为没有建立网络的农村服务提供者集合起来，创建一个网络，以便获得保险计划的补偿。农村医疗网络发展的方式和承担的责任依据不同的地理位置和医疗机构之间的合作关系不同而有所差异。在相对接近市区和人口相对密集的农村地区，农村医疗网络主要与城市人口为基础的保险计划签约，因为这些城市健康计划已经覆盖了附近的农村人口。在其他农村地区，那里的网络提供已经存在，保险计划就尝试用已有的网络建立他们的服务提供系统。通过与保健计划签约，农村医疗网络组织发展更加健全，这些组织也会扩大他们的成员组成，提供全面的医疗服务。随着规模的扩大和网络的完善，农村医疗网络可以和多种保险计划签约。在偏远、人口稀少的农村地区，农村医疗网络和预付的保险计划签约就比较少，部分原因是这些地区对预付保险计划来说没有吸引力。这里的农村医疗服务提供者都是垄断市场，他们没有动力和保险计划签约来吸引新的病人或者是留住现存病人。

在上述组织模式中，健康保险购买合作社将各种保险计划的补偿比例预先设定，防止农村医疗网络和保险计划签约时索要过高的价格。作为另一种替代方式，健康保险购买合作社可以选择遍布全州的优先服务提供者组织或自由选择医师计划为农村居民提供服务，后者是为农村服务提供者设立一个规定的费用给付标准。农村提供者网络可以和这两种保险就补偿费用进行谈判，实施服务质量保证和费用使用管理任务。在服务网络中，健康维护组织对初级保健医生实行预付制保证了其守门人地位，居民就诊首选家庭医生，由家庭医生负责初诊和转诊，否则保险公司不予报销。美国由家庭医生来管理患者，制定医疗服务质量改善计划，指导患者接受高质量、有效率的治疗。这样家庭医生能够掌握当地居民的健康情况，并根据患者病情选择不同的专科医生，通过转诊单的信息记录将病人的疾病信息、初步检查结果、诊断以及对专科医师的诊疗建议一并上转，及时让专科医生掌握患者的健康状况。同时 DRGs 付费机制促进了整合保健路径的建立，使得网络机构为农村人口提供必要的医疗服务成为可能。因为整合的保健路径促进农村人口就近进入农村医疗服务网络接受合适的服务。如果需要接受专科服务，DRGs 付费机制激励农村医院愿将病人转往网络中合适的其他机构就诊，并规定各类疾病的诊疗指针和住院时间，引导专科医院及其医生规范诊疗行为，及时将康复期和疾病稳定期患者下转。另外，为促进管理型医疗和农村医疗服务网络的完善，美国于 2004 年启动了国家医疗信息化项目（National Health Information Network, NHIN），其以信息的连续性、通用性和集成性为中心内容开发信息系统，在不同的公共和私有医疗机构之间建立一个信息沟通桥梁和信任模式，实施医疗与管理数据的共享和共用，大大方便了临床规范管理，同时实施电子健康档案，加强疾病预防和保健措施，有效地降低了医疗成本。

美国各州医疗卫生服务水平地域差异和城镇差异明显，如美国西部地区的经济发展和医疗卫生服务水平落后于东部沿海地带，偏远郊区或小城镇同样存在医疗人力资源匮乏的问题。美国政府积极实施农村卫生外展服务项目（Rural Health Outreach），为坐落在农村地区的医疗场所提供资助。项目的目标主要包括：①提高为农村缺乏服务人群提供服务的能力；②通过改进服务能力和扩大服务范围来增加农村医疗服务的可及性；③促进农村地区医疗服务的资源整合与协调；④扩大有资格接受公共补贴机构之间的相互联系与合作。与农村卫生外展项目支持医疗服务提供功能不同的是网络发展资助金项目（Network Development Grants），这一项目通过资源共享和风险共担而建立起正式合作伙伴关系，为农村地区医疗部门增强组织能力。通过资助正式的、综合的服务提供者网络，提供"一揽子"的基本医疗服务和急救服务。为提高医疗服务能力，很多农村医疗机构和城市大医院合作，通过远程医疗服务远距离提供临床支持和教育性项目。通讯支持、管理人员和医生的合作以及经济激励的同步推动了农村医疗区域网络的成功。同时，为了促进农村居民能够获得良好的卫生服务，老年医疗保险（Medicare）和穷人医疗救助计划（Meidcaid）改变了过去对农村医院补偿比城市医院低的不公状况，扩大对低收入人群、失能人群的医疗保险覆盖率和救助率，在为农村居民提供良好的医疗服务与限制 Medicare 支出之间努力取得平衡。另外，美国农村医疗卫生体系缺少专业技术人员，特别在小地方和偏远地区难以吸引和留住人才，但美国总体医生供给过剩。为此，政府通过老年医疗保险激励支付项目的适应性调整和实施农村医生培训计划等留住了短缺地区的医生，减少了初级保健人力的流失。

3. 美国农村医疗服务纵向整合效果

医疗服务网络具有一系列潜在优势，如在各医疗机构可以共享网络资源，专科医师服务的提供不再仅由单个机构控制，医务人员可以在网络内流动，小型社区医生可以灵活获得培训和受教育机会，通过整合管理任务大大降低了管理成本。美国农村医疗网络促进了病人良好的双向转诊服务，而长期治疗和跟踪治疗服务则可以返回到社区医院接受后续的服务，同时也提高了不同机构之间的合作效率，在一定程度上克服农村医院专业人员不足、初级保健医生和中等水平医师缺乏等弊端。农村医疗网络和保险计划签约形成的健康维护组织有利于费用控制，对初级保健医生实行预付制度有利于其充当守门人作用，控制向专科医生转诊。虽然农村居民选择医院和医生没有强制规定，但通过医保的激励约束也促使患者首先就诊于自己的家庭医生，由其提供诊疗并确定进一步的治疗方案，而直接到大医院就诊不但预约时间长而且费用高昂。但是过分注重这种控制也会造成患者对专科服务可及性的障碍。1997 年召开的美国卫生保健政策和研究（AHCPR）用户联络项目研讨会报道，截至 1996 年，美国至少建立 180 家农村卫生网络，41% 的网络领导人说，"组织发展"已经成为"迄今最重大的成就"，其中 22% 的人认为主要成就是"改善了卫生服务的可及性"。同时网络整合也被认为是为农村医疗服务提供者提供实现必要的规模经济的机会，以此能和那些期望争取农村病人来增加他们市场份额的城市大型医疗机构进行竞争（全国农村健康协会，1998；约翰逊，1994）。同时，DRGs 被引入农村医疗服务网络也有助于将分级机制引入到医疗体系中，促进了良好的双向转诊机制的落实，促进了基于竞合的农村医疗服务体系的形成。

二、英国农村医疗服务系统整合

1. 英国医疗服务体系概况

英国是世界上第一个进入近代的国家，1948 年就实行了国民税收的医疗服务体系（National Health Service，NHS），政府集医疗服务的提供与购买于一身，但这容易造成医疗服务效率低下、患者等待时间长等弊端。随着老年社会的到来以及医学科技发展，英国国家财政支出负担沉重，医疗费用从 1975 年占 GDP 的 3.8% 上升到 2004 年的 8.7%，政府筹资占了其中的 94.19%，私人筹资仅占 5.81%。英国医疗服务整合主要是改革国家卫生服务体系，以提高效率，促进公平，并加强与社会保健的紧密结合。

英国总人口数约为 6 200 万，其中约 20% 的人口居住在农村。英国实行三级医疗服务体系，初级卫生保健服务由社区诊所和家庭诊所构成，有全科医生、牙科医生、眼科医生、护士和药剂师等执业，提供健康教育、疾病预防、筛查、诊断和治疗。当地居民必须于所在地段的全科医疗诊所注册，看病就医必须到全科医生处就诊。除特殊疾病，如急诊、意外事故、心脏病等可以直接去上级医院就诊外，转诊必须通过全科医生评估并由其协调转诊就近专科医院，开具转诊单。二级医院根据区域人口密度设立相应的规模，负责提供重病、手术和急诊，接受全科医生预约转诊的危急重病人。住院病人在康复期或疾病稳定期将下转，并向病人的全科医生交代出院后的注意事项。对于疑难杂症或病情较重的患者转诊到三级医院相应的专科医生。三级医院主要是解决疑难杂症、复杂问题的专科服务，负责医生培训及学术研究等职责。英国强调社区为基础的基层保健，NHS 将近 80%的资源向基层保健倾斜，创建了一个功能强大的初级保健系统，成为当地居民的第一道防线。

2. 英国农村医疗服务体系整合过程

英国在建立 NHS 后不久，其服务系统中的急诊服务、全科医疗、精神卫生、长期护理和社会支持服务提供的分割化所导致的效率低下就开始受到关注。于是从 20 世纪 60 年代后期，英国卫生部发布了一系列"绿皮书"，整合是其一贯的主题。英国医疗服务整合经过了艰难的探索过程。撒切尔政府前期以市场为导向开展了总额预算制、综合管理和精简机构等激进改革。但这些改革没有明显提高服务效率，反而使得政府筹资陷入危机。1990 年《国民卫生服务和社区医疗法案》出台，政府尝试分离提供者和购买者的双重角色，下放管理权，引入公共合同制度，促成医院结成具有自治权的托拉斯。在初级保健服务方面，独立开业的全科医生在 NHS 框架下与政府签订合同，依据合同提供服务。这些改革减少了患者等待时间，提高了服务质量和效率，但又造成了服务不公平、服务碎片化以及管理成本的上升。自 1991 年起，NHS 进行了多次以建立内部市场和增进竞争为主要内容的改革，试图通过按人头付费的方式，建立一种类似北美的"管理型保健"体制。然而这些改革在提高服务效率和反应能力方面并未达到预期效果，反而背离 NHS 的公平要旨。1997 年，布莱尔政府出台了《新全面卫生服务》（New NHS）以及随后的初级保健法案，主张以合作和协调代替纯粹竞争，让全民保健体系贴近患者，使得地方卫生局和初级保健提供者建立了灵活的契约关系。1998年，英国开展了88个三年期的私人医疗服务项目试验，鼓励全科医生摆脱国家合同框架的限制，拓展医院外服务。经过资金持有计划、初级保健集团（Primary Care Groups，PCGs）、初级保健信托集团（Primary Care Trusts，PCTs）的演变和联合预算安排，英国试图将保健服务的天平进一步向初级和社区倾斜，以远离医院系统。1998年以后，NHS实行质量联合行动改善计划，并与审计、循证医疗、职业继续教育、风险评估秩序、重大事故报告等活动密切结合，着力改善初级保健集团的连续性服务质量。

英国实施农村医疗服务整合非常强调农村的特性，并发布了一系列政策报告，比如英格兰《保持国家卫生服务体系地方化—新的就医指南》（2003）、英国医学会《适合农村环境的卫生保健》（2005）、苏格兰《苏格兰国家卫生服务体系服务改变的国家框架》（2007）以及威尔士 Rural Health Plan（2009）等报告和计划，着力实施农村医疗服务整合。

英国农村服务整合特别强调符合农村人口需求的"更接近于家庭"的保健模式，目的是通过和社区及医生一起工作，重建适合当地需求的医疗服务，促成医生、护士和其他医护人员转变角色，适应在一个团队工作，建立起适应当地的医疗保健提供模式，如急诊急救服务、面向残疾人的服务设施提供、跨专业工作、教育和专家病人计划。苏格兰的农村可及性行动团队提供了关于农村普通医院以及社区医院的定位，普通医院是当地以咨询为主的服务组织，提供紧急医疗保健如检伤分类、伤员复苏和稳定；提供当地需要的选择性保健服务；诊断、治疗或转诊服务；为老年人及患有脑卒中和糖尿病等的慢性病人、肾透析者提供医疗保健服务。社区医院根据提供的服务不同其功能有别，但通常都以全科医生住院病床为核心，有些还有长期占用病床、初级保健护士病床或产床，承担姑息疗法、日间手术、专家门诊和包括远程放射学在内的远程医学等门诊功能。在初级保健集团整合过程中，由NHS的家庭医生协会与开业医生的团体组织——初级保健信托集团签订合同，按规定负责预算的基金分配，初级保健团队专门负责代理病人购买二级医疗服务，鼓励全科医生治疗更多的病人，减少住院人数和降低医疗成本。同时，私立医疗服务项目也为初级卫生保健和社区卫生服务引入了新的地方性合同，促进了卫生保健、社会照顾和独立部门服务之间的整合。

在支付方式上，英国转诊服务根据临床路径和服务的标准化，实施与DRGs类似的健康资源分组（Health Resources Groups，HRGs），通过保健路径确定何时何地接受专科服务，防止服务重复提供，改善组织、专科和其他业务部门间的边界结合，以及国家卫生服务、地方政府和社会（志愿）部门的合作。并注重制定国家的健康之路框架（Quality Outcome Framework，QOF），对临床服务、机构服务、辅助服务和病人感受等四个方面的指标进行监督考核。为防止转诊服务不规范，QOF制定的评估指标与全科医生的薪酬挂钩，推行了按服务结果付费，以质量安全为核心调节人力资源配置和薪酬绩效管理的政策。后来，NHS与英国医学会一同制定了针对预防性服务和慢性病治疗服务（如冠心病、高血压、糖尿病和哮喘等）的临床评价标准，开始采取按绩效支付（P4P）。在信息化方面，早在2002年，英国就开始启动覆盖全英国的国家医疗IT项目（National Program for IT，NPfIT），全面实现NHS所有信息系统标准化，实现患者医疗信息可在全国范围内进行共享，为每一个公民建立"从生到死"的全生命周期电子病历系统。并通过实施直拨电话健康服务系统（NHS Direct）热线和远程医疗等技术，强化健康服务与咨询，开展专科延伸服务，改善诊断服务、临床评估和对专科医生的选择权。同时加强专业人员培训，提高社区医院作用，积极实施康复服务。这样逐渐形成了综合初级保健集团以及初级保健系统和专科医院系统自由签订服务合同的整合型医疗服务系统。为提高服务的连续性和改善交通状况，威尔士还积极实施农村交通计划，由威尔士联合银行实施，这样在不同机构之间建立了网络运输系统，方便当地居民在不同层级机构就诊。此外，英国积极实施农村全科医生激励计划，保障全科医生在服务量不足的情况下获得最低薪水，解决了农村小型社区医生留住的难题。

3. 英国农村医疗服务纵向整合效果

英国农村医疗卫生体制完全采取了计划条件模式，将社区卫生服务纳入到国家卫生行政部门的统一计划管理，从管理和经营两个方面形成了完善的社区卫生服务网络。通过初级保健团队的建立将基层医疗服务纳入国家财政预算，促进了各个部门、各医务人员之间能够进行较好的协调合作。尽管经历了结构重组和最初的不适应，但后期通过患者需求管理，如转诊评分方法，减少了入院人次数，缩短了社区医院的住院天数，也控制了住院费用，减轻了专科和医院服务的压力，提高了服务效率，进而节省了卫生资源，提高了人群健康水平。同时农村居民医疗服务的可及性大大提高，增加了不同服务之间的协调和交流，预约和等待时间缩短了，重复提供服务减少了，农村居民通过初级卫生保健系统得到了大部分医疗服务。

三、澳大利亚农村医疗服务系统整合

1. 澳大利亚医疗服务体系概况

澳大利亚是一个有2 100万人的人口相对较少的大型大陆，70%住在大城市，30%的人口居住在农村和边远地区，包括大片内陆沙漠地区。随着人口老龄化，慢性病服务占据80%的疾病负担，估计有300万人罹患一种或多种慢性疾病。慢性病每年花去340亿澳元，约占卫生总费用的70%。2003年，卫生保健费用已经占到GDP的9.5%。因此，澳洲服务整合的目的主要是解决慢性病所带来的费用增长、医院新技术成本增加、责任推诿与成本转移、薄弱的初级保健以及缺乏以病人为导向的保健服务等问题。该国医疗服务体系属于混合所有制，全科诊所、专科诊所和医院构成了医疗卫生服务体系的基本框架，为居民提供了不同层次的、全方位的服务。医院分为公立和私立两种，并存互补，竞争合作，主要诊治住院病人。公立医院为医疗保健体系的主要组成部分。截至2012年6月，公立医院有752所，占医院总数的56%。处于"守门人"地位的全科医疗诊所几乎全部是私立。

2. 澳大利亚农村医疗服务体系整合过程

澳洲是世界上农村医疗卫生事业最完善的国家之一。20 世纪 80 年代以前，农村地区医疗资源缺乏，农村和偏远地区很难保留和招收卫生专业人员，不少乡村只有一些孤立的医生提供服务，规模较小的农村医院提供的服务也比较有限。1975 年，随着国民健康保险制度（Medibank）的建立，政府鼓励全科医生团队合作，整合初级保健服务。但 Medibank 以需求为导向，即按服务项目付费，其部分服务由保险机构管理，部分服务由州政府承担，加上所有制不同，导致了不同医疗机构各自为战，公共卫生、医疗服务、精神卫生和急慢性疾病服务之间缺乏协调管理，大量耗费在急诊服务的提供中，整合成本非常高昂。1995 年和 1999 年，政府分别实施了急性疾病协调服务实验以及精神卫生服务整合计划，取得了服务整合的经验。为消除体制障碍，应该将公立、私立以及由社区组织举办的非营利机构纳入区域卫生规划并依法进行管理。同时，鼓励不同层级医疗机构建立伙伴关系，促进了全科医生与上级医院、当地社区与有关社会中介组织的协调，建立了完善合理的分级医疗、社区卫生服务均衡发展的模式。

澳洲设立农村卫生服务促进部门，专门协调所有农村卫生项目的各方面，包括项目专项费用的支配。澳洲农村医疗服务整合的"计划性"色彩浓厚。改革重视两个方面：一是因地制宜加强初级医疗保健。政府实施的初级保健计划提出了农村和偏远地区的初级卫生保健的模式和类型，从人口密度较大的农村社区到地广人稀的偏远地区，初级卫生保健服务整合的内容有很大差异，其整合的范围也有很大不同。在较大的、人口稠密居住的农村地区，设立区域性和综合性的医疗中心，集中风险池资金，促进服务整合效率最大化，增加对当地卫生服务的可及性，开展不同类型的整合服务如共享保健、协同保健实验、初级保健团队、多目的服务等，包括适宜的医院外延伸保健模式，如护理院提供 24 小时高级护理服务、提供旅店式的、以生活护理为主的初级服务，为老年人提供一体化的连续性综合服务，并明确单一入口处，这样有利于协调病人保健；在地广人稀的偏远地区，由于太小和分散并不支持设立永久医疗点，政府支持医疗专家到乡村和偏远农村服务的政府援助项目，包括医学专家飞行医疗服务（The Royal Flying Doctor Service, RFDS）和病人辅助旅行项目（Patient Assisted Travel Schemes, PATS），定期开展延伸服务，包括"中心辐射型"模式（hub-and-spoke models of care）、"飞进飞出"服务（fly-in fly-out）、远程医疗提供的专科化服务、随访服务等。而在土著人居住的地区，设立小型医疗机构，主要提供综合的初级卫生保健服务，以提高服务的可及性。二是建立农村医疗网络组织。首先，政府鼓励不同医疗机构进行合作，形成了多人开业的"合伙型"或"合作型"全科医生诊所，前者是由两名以上全科医生以协议的形式共同经营一家全科诊所，利益均沾，风险共担；后者是由不同的全科医疗诊所进行合作，全科医生以协议的形式进行合作，主要功能是各方相互提供信息、技术等服务，全科医生需要交纳一定的会费。2015 年 7 月，澳大利亚对各个地区的初级医疗卫生服务进行整合，在全国范围内建立 31 个初级医疗卫生网络组织。其次，政府鼓励区域内全科医生诊所、农村医院以及其他医疗机构形成了金字塔型的网络结构，鼓励专科医生和全科医生一起工作，一个网络由一个统一的董事会管理。政府强制规定患者须先到全科医生处就诊，对患者病情进行评估并做出转诊决策。政府对医院预算采用包干制，运用 AR-DRGs 系统对转诊患者进行管理，迫使医院及时将术后病人和明确诊断的病人向社区转诊，并为出院患者提供相关材料，进行可靠的信息共享，以减少服务提供的重复，增进服务提供的可及性和连续性。2013 年，政府设立专门从事转诊的机构（Central Referral Service, CRS），用于社区和医院间的分诊联络，双向转诊必须书写详细的转诊信，在紧急情况下，可以直接通过电话联系。对于老年人的转诊还必须经过专门的"老年保健评估小组"（Aged Care Assessment Team, ACAT）的评估。

澳洲政府非常重视塔底医疗机构的作用，把大量健康问题放在基层解决。但长期以来，农村和偏远地区面临持续不断的招聘合适医疗人才的挑战。为稳定和吸引卫生专业人员，政府也采取多项激励措施。自 1994 年以来，澳洲政府打破行政区划的限制，制定了边远地区分级标准（Australian Standard Geographic Classification-Remoteness Areas Systems, ASGC-RA），针对不同类型的地区采取不同的政策措施，如农村全科医生激励计划、医学生到农村工作奖学金项目、实施专门的公共卫生服务项目等，保证到越边远地区工作的卫生人员，得到的报酬与补助越多。联邦政府将医疗照顾制度（Medicare）和药品照顾制度（Pharmaceutical Benefits Scheme, BBS）的资金优先用于全科医生。联邦政府通过实施专门的公共卫生项目等方式，确保偏远地区全科医生的收入比城市地区的全科医生高，还依托综合性大学设立专门为农村培养卫生专业人才的学校，提升教育层次。澳洲卫生服务标准委员会（The Australian Council on Healthcare Standards, ACHS）在 20 世纪 80 年代后重视循证医学、临床路径、临床指南和绩效指标的应用，制定了完善的标准体系。

3. 澳大利亚农村医疗服务纵向整合效果

澳洲通过实施初级保健全科医生团队计划和首诊机制解决了当地农村患者大量的基本保健问题，大大增进了初级保健服务的可及性和公平性。政府通过建立各级医疗机构间良好的转诊和协作关系，促进纵向医疗机构间建立了统一协调的管理平台，为病人在多机构就诊提供了良好的协调和连续的医疗服务，加强了卫生资源的整合和有效利用，服务效率得到了很大提高。

四、巴西农村医疗服务系统整合

1. 巴西医疗服务体系概况

巴西是南美人口最多的国家，也是世界上贫富差距最大的国家之一。人口约 1.73 亿，其中城市人口占 81.7%，农村人口占 18.3%。2012 年，巴西卫生费用占 GDP 的 9.53%。巴西医疗服务体系包括两级，第一级是基层医疗卫生机构，包括社区卫生服务中心或私人诊所；第二级为各类医院。包括公立医院和私立医疗机构，分为两个档次，即普通疾病的诊疗以及疑难杂症的高级诊疗。公立医疗机构约占 20%，主要提供基本医疗服务和急诊服务；私立医疗机构约占 80%，集中提供专门服务和住院服务。

2. 巴西农村医疗服务体系整合过程

1986 年，巴西政府为改善医疗卫生领域的不公平状况，倡导"全民覆盖、公平、连续性、一体化"的医疗卫生体制改革理念，勇担政府职责，确立"分权化""以州、市政府为主体"的改革原则。1988 年，新颁布的宪法中决定建立"统一医疗体系"（United Health System，SUS），联邦、州、地方三级政府间实行分级管理，职责明确，各地区成立统一医疗体系管理委员会。"分区分级"是 SUS 实行的治疗原则。病人看病原则上先到所在社区卫生服务中心或私人诊所就诊，经推荐可到上级医院就医。患者到公立医疗机构就医有一套规范的就诊流程，政府根据医院的级别和业务量，采取类似 DRGs 的管理方式核定医院医治疾病的病种、性质、成本及政府承担的医疗费用。

巴西农村贫困人口比重较高，1994 年，巴西联邦政府针对农村专门设立一种符合家庭和社区的整合的初级卫生保健计划（Integrated Primary Health Care Programs）—"家庭健康计划"（Family Health Programs，PSF）。该计划主要针对初级保健、妇幼保健和疾病控制等方面的薄弱状况而设立，具体是由家庭健康小组负责执行计划，该小组至少由 1 名全科医生、1 名护士、1 名医疗助理和 4~6 名社区健康代理人（GHAs）组成。一个家庭健康小组一般要为 600~1 000 个家庭服务，目前在巴西有 10 025 个这样的小组在工作。截至 2002 年底，家庭健康计划已覆盖巴西 50% 以上的农村人口。家庭健康小组为病人开展以社区为本的综合服务，侧重于疾病的预防和管理，主要在第一层次的保健即家庭和社区层面的保健，如通过必要的设备配备对从婴儿期到老年期的整个人的生命周期分别提供不同的服务；对糖尿病前期的患者开展高血压筛查，并将其转诊至营养咨询师。同时该计划也是一种连续性保健和双向转诊机制，农村居民患病后，必须首先在当地初级医疗机构就诊，经初级医疗医生同意，才能转到中高级医疗机构诊治。患者随意找医院或医生就医将全部自费。因此可以看出，家庭健康计划改变了过去只关注个人、被动、零碎、以治疗为主和以住院为中心的医疗服务传递模式，代之以关注家庭和社区、连续而整合的初级保健制度。

综合的初级卫生保健计划通过联邦政府转移支付，根据人口覆盖率水平不同而调整，由当地政府分配和补充。1994—2007 年，各级政府投入到初级保健的资金已增至 35 亿美元，其中 20 亿美元用于家庭健康计划。1999 年，除社区健康代理外，每个小组可获得联邦政府 28 000 雷亚尔的资金支持。1999 年后，包括健康代理在内的整个小组平均每年可得到 54 000 雷亚尔。对新成立的家庭健康小组，政府给予 1 000 雷亚尔的启动资金。

农村家庭健康计划由联邦和州政府统一实施与监管。在制度设计上，注重对医疗服务者的激励，如实施了内地化计划（Regional Management Plan，PDR），鼓励医生到偏远地区如北部、东北部和中西部地区工作。为解决农村医生短缺，实现更高层次的系统覆盖，2013 年，巴西政府推出了更多医生项目，短期措施包括外国医师，长期措施包括增加医疗培训的有效性，以及鼓励卫生专业人员到服务不足地区工作的激励措施，旨在增加偏远地区和郊区等缺医少药地区的家庭医生数量。在为从事农村卫生保健服务者提供启动资金及生活补助的同时，还按服务量进行奖励，确保农村医务工作者可获得不低于城市同类人员 2 倍的工资，从而在相当程度上激发了他们在农村工作的积极性。

3. 巴西农村医疗服务纵向整合效果

巴西家庭健康计划覆盖了 90% 以上农村人口，大大提高了农村居民医疗服务的可及性和医疗资源的有效利用率。这种整合的初级卫生保健计划开展以社区为导向的模式，全科医生能够掌握影响患者健康的风险因素，从而更好地做出疾病诊断，在治疗疾病时也能更广泛的解决病人健康不佳的各种原因。因此，这项计划实际上是在整合的农村医疗保健系统中建立了一种首诊机制，能够在平时提供连续性保健服务。从长期来看，它在改善治疗成功和疾病管理期望的同时也减少了不必要的程序，提高了统一健康保健基金使用的可持续性。同时初级卫生保健服务也融入到专科诊所和医疗网络中，在初级保健和专科及医院实行双向转诊服务，病人在康复期或疾病稳定期被转回（counter-referred back），大大提高了病人获取医疗服务的综合性、协调性和连续性，最终实现了财务的可持续和病人健康产出等多重效应。与 1981 年相比，巴西 2005 年的总住院人数下降 14%，平均住院率下降了56%，门诊诊疗人次增长了 2 倍以上。

五、典型国家农村医疗服务纵向整合经验借鉴

1. 政府因地制宜且持续不断的整合计划推动

鉴于市场在农村医疗服务中容易出现"失灵"现象，各国农村医疗服务纵向整合都是在注重城乡医疗服务统筹协调发展的基础上，基于区域化理念，强调农村维度上以需求为导向的政策（计划）推动，将综合医院、专科医院、民营医院、社区卫生服务机构等作为区域内一个整体的服务体系，对特定区域内的医疗卫生资源和服务进行组织和协调，强调政府对初级卫生保健的责任和基层服务能力的提升，把有限的资源向社区、农村倾斜。同时考虑到医保覆盖面、筹资水平、病人需求、地理条件和经济文化等相关联的因素影响因地制宜实践，注重政策的系统配套，因此服务整合的政治氛围好，各政策目标的锁定性强，执行力度大。由于整合涉及提供者的行为改变以及居民能否获得整合服务，各国都成立相应的服务监管机构，对整合过程、服务质量、健康产出进行评估，以通过持续不断的政策适应性监督，渐进式拓展服务整合范围。

2. 网络伙伴关系下注重服务提供的协调和连续

通过一定的政策策略安排促进医疗机构和医生进行协调和联系，构建伙伴关系，形成多机构网络模式，然后通过临床指南为网络机构的分级分工、双向转诊打下良好基础，是四国农村医疗服务整合普遍的做法和趋势。各国政府的明确思路是：一是在区域医疗服务系统内，将不同类型的人员和设施分配到不同的医疗服务层级，建立社区卫生服务机构，落实全科医生首诊负责制度，提供预防、保健及基本医疗服务。英国实行首诊制度最为严格，强制关闭病人去医院就诊的渠道。美、澳、巴西等国虽然没有英国那么完善，但也作为医疗就医秩序的常规。一般规定，除急诊外，居民去医院就诊必须经过注册的全科医生转诊才行，否则医疗保险不予报销。在转诊后，全科医生仍要对患者的诊疗工作进行管理和协

调。二是发展健康管理信息系统、电子病历系统、远程医疗所需要的技术支撑，促进纵向机构间的信息共享和利用；三是强调共生文化理念在服务机构中的运用，以使得多机构在信任和互惠基础上结成合作伙伴关系，共享保健服务信息，并保持适当竞争，以更好满足病人需求。

3. 共享的临床(转诊)指南和规范下的服务整合行为调适

无论是建立初级保健体系，还是促进不同层级机构间的协调，整合服务需要关注程序创新。多数国家首先是在单个机构进行科室职能和结构的调整，优化内部服务流程设计。然后在多机构网络中建立纵向或横向整合的结构模式，促进机构间伙伴关系的建立和服务递送的协调。特别是随着健康管理信息系统和电子病历等信息平台的应用，医务人员沟通和流动不断加强，在政府部门和保险机构对服务质量要求、费用控制以及相应的绩效评价压力下，多个医疗机构在协商、谈判以及多次博弈的基础上，建立了服务网络以及共享的临床路径和服务规范，保证了服务流程的程序化和标准化，打破了机构间的有形围墙，减少了服务分散和重复提供，有效弥补了机构间的功能缝隙，并尽可能压缩住院日，为不同机构间的协调互动行为提供标尺参照。

4. 跨学科团队保健服务提供的阶梯式下沉

医疗保健服务的阶梯式下沉是服务纵向整合变迁的逻辑演进方向。四国医疗服务系统整合模式呈现由专科保健向社区整合模式转变，由社区保健向家庭保健模式转变的趋向。整合的初级保健系统提供了综合、可及的服务，符合卫生服务环境对组织变革的创新要求，成为整合的医疗服务系统形成的基石。初级保健服务强化了全科医生队伍建设，各国政府特别是英国、澳大利亚、巴西等国鼓励农村全科医生在一起执业，不断增强全科团队服务能力，积极开展服务评估。与此配套，政府财政经费投入重点从医院转向初级卫生保健，医疗服务模式逐渐从以"诊疗为中心"扩展到提供预防保健、社区医疗、康复、家庭护理等多种服务，巩固了一个值得农民信任的庞大初级保健体系，为在基层解决大量基本保健提供了强力的载体保证。全科医生的守门机制还发挥着不同层级机构协调提供服务的职能，为建立保健连续体、消除患者在不同层级服务的夹缝中就诊而不知所措提供了制度保障。

5. 筹资整合和医保支付的激励相容

农村医疗服务纵向整合不但需要政府的倡导和政策支持，政府的资金支持和组织推动也是很重要的因素。各国农村医疗服务整合起初并没有触动筹资和支付方式的变革。随着慢性病的增加与服务分割提供导致的矛盾逐渐突出，各国不得不把降低疾病经济负担，促进服务公平、可及、有效提供列为其整合的主要目标。上述各国通常利用医保基金购买和预付机制激励医疗机构提供适宜的服务：一是将分散的保险基金进行融合，集中在个人或单个组织结构(如美国的健康维护组织)或政府手里(中央集权化的国家如英国，分权化的国家如澳大利亚、巴西)。二是通过支付方式改变，促进多机构形成具有共同目标的合作伙伴，如通过按人头付费、基金持有计划等方式明确全科医生或家庭医生的守门人地位和协调作用,通过DRGs等预付方式促进多机构形成一个连续的保健服务链,政府及有关部门再开发基于临床证据基础上的共享保健指南,实现了费用控制、整合服务提供和对基层医生的经济激励协调发展。三是通过经济激励加强病人就诊流向约束,引导病人尽可能通过基本保健获得服务,减少对专科和住院医疗的依赖。再加上多方质量监管和法律法规的运用,激励约束相容,促使各机构在保证患者连续性保健质量与控制成本之间达到均衡。

6. 注重基层人才培养和配置的强力支撑

农村和边远地区卫生人力资源严重缺乏不仅是发展中国家独有的问题,也是发达国家所面临的困难。上述典型国家都采取特别的措施,通过专门的培养、培训计划以及留住和招收医务人员的激励制度安排,留住基层医务人员或吸引到基层工作。此外,由于鼓励全科医生共同执业,也注重对全科团队工作的激励,比如美国凯撒医疗集团,利用团体人头支付以及主要依赖薪水的经济激励促进了医师团队的建立;美国山间医疗保健机构(Intermountain Healthcare,IHC)将雇佣医师的补偿结构分成四个部分并确定了收益组合:薪水占30%,按服务项目收费占40%~50%,以团体绩效为基础的奖金占10%,以及整个组织盈利后的利润共享。这种以绩效为基础的特定的奖金标准取决于团体水平的财务绩效和临床质量指标。这样来自初级保健医师不必要的转诊和专科医师过度医疗的双重成本动因能被以整个团体绩效而不是以单个临床医师收费开单据为基础的补偿机制所限制,促进全科医生团队加大平时的预防保健和慢病管理。

六、对我国农村医疗服务系统整合的借鉴意义

1. 加快整合理念转变以凝聚我国农村医疗服务系统整合的共识

世界典型国家农村医疗服务纵向整合的改革经验对于正确认识我国医疗服务体系在协同和整合过程中存在的焦点问题,并就治本对策做出理性选择,有着积极的借鉴意义。总体来看,各国农村医疗服务系统的重塑和整合,都是在经济、政治、社会、文化、历史等各种因素综合作用下发展调适的结果,纵向整合以控制费用、提高系统效率和公平为目标,以服务需求为导向,以系统功能再造为核心,将制定系统性卫生政策、变革不当管理体制与理顺运行机制同步联动,政府充分利用激励性规制手段和相对精细的规则安排,促进医疗服务提供系统各主体进行行为协调,尽可能在理想的提供秩序和现实的繁杂之间实现公平、可及与效率的有机结合。

从历史的维度审视,我国一直把网络建设作为农村三级机构发展的重要理念,致力于建立分级分工、首诊和双向转诊的连续性机制。这与各国重视农村医疗网络整合具有相似之处。但由于缺乏缜密的系统政策设计和公平的财政投入安排,也没有单独为实现这些目标做出专项计划,政策调整经常纠结于主要服务提供者的利益调和,却始终未能锁定以患者为中心的价值调整思路。同时,采取的整合策略主要是利用行政干预硬性要求上级机构对下级承担对口支援、技术指导等责任,而这还是在竞争优先的市场环境下实施

的。这种政治性任务安排因缺少机构间的利益交汇很难建立长效机制,这从多年来因非良性竞争导致三级网"级在、网不在"不难求证。各国整合经验提示,过度竞争并不利于加强初级保健系统,适度竞争下的合作更能弥补机构间的功能缝隙,这连高度竞争的美国也不例外。

新医改方案的出台为医疗服务纵向整合实践赢来了难得机遇。从整合理念看,新医改方案确立了"保基本、强基层、建机制"的改革原则,基本上是沿着整合的医疗服务系统的逻辑起点向前开拓。根据各国服务整合的一般经验,"保基本"是政府应有的基本责任担当,有公共产品理论支撑;"强基层"是建立整合型医疗服务系统的基石,这既是系统理论之要求,也是医学模式转变之必然;"建机制"则是调控医疗服务系统形成整体的突破路径,是系统内外人才流、信息流、资金流、知识流等能量有机循环,且始终保持一个资源动态分布成"正三角形"的整合系统的条件。只有这样,才能促进系统中各机构在科学分工的同时又不失组织间合作的系统本质,着眼于促进公众健康的目标实现。各方只有不断修正农村医疗服务系统发展的理论共识,真正凝聚以患者为本的发展导向,才能使得农村医疗系统整合实践沿着正确整合的逻辑方向操盘。

2. 完善服务整合的要素建设以夯实我国农村医疗服务系统整合的基础

从哲学的意义上说,整合是指由系统中若干相关部分或因素因系统整体性及系统核心的统摄、凝聚作用而形成一个新的统一体的建构、序化过程。因此它是系统从完全断裂到完全整合过程的连续谱,并不是非此即彼的选择。各国医疗服务系统整合都是根据本国国情,经历了由低到高的曲折发展过程。我国各地医疗服务系统差异较大,而且相关整合要素也存在很多问题,如筹资水平不高、卫生资源配置失衡、层级机构功能定位模糊、基层医师服务能力偏弱、互通性信息系统缺乏以及医师长期以临床经验主导的服务提供方式等,还难以具备一个整合系统所必须的条件。

遵循服务整合的一般规律,我国医疗服务系统整合应该在整合要素不断优化的过程中,强化系统整合要素之间的联动。根据各国经验,政府须在政策上加强对各整合要素的建设。首先,政府应该着眼于建立强大的初级保健系统目标,根据各地经济、社会和地理环境、信息系统、医保筹资水平、医疗服务能力差异以及利益调整的复杂性等因素,着力强化基层人力资源的系统性规划,可持续性培养和培训基层卫生人力,并将充足的财力、物力资源向初级保健系统倾斜。其次,按照循序渐进的原则,逐渐建立以村医或乡医或乡村联合守门机制,培养初级保健医务人员在首诊中承担协调网络的角色,同时在医院内设协调机构,优化就医流程,以引导居民理性就医。再次,促进医疗机构之间的合作和重组,培育和培养可信的伙伴关系,并试点医师团队模式。第四,加快建立多机构共享的电子病历系统、远程医疗平台甚至个人电话健康咨询系统,以将居民健康档案变活,病历信息流动起来,为就近服务、共享保健和协同服务创造条件。最后,要逐步开发基于证据的临床指南或规范,并将临床质量评估指标纳入医务人员绩效考核标准。为保障上述整合要素的实施,财政投入机制、医保补偿机制、基本药物机制、人事制度安排等运行机制和"管办不分"等相应的管理体制还需进行适应性调整,不断夯实服务系统整合的要素基础。

3. 以整合逻辑指导我国农村医疗服务系统整合实践进程

从各国经验看，在服务分割到服务整合的过程中，政府的作用举足轻重。正是政府对公众获得公平可及的医疗服务负有重要责任，服务整合都是各国政府对医疗保健系统进行更多干预和治理的结果。首先，整合服务以行为激励为前提，医保筹资和支付变革是服务整合的主要推手，这是各国整合型医疗服务系统形成的"偶然逻辑"。各国通常利用医保基金购买和预付机制激励医疗机构提供适宜的服务。这种激励性规制作用表现在：通过按人头付费等机制明确初级保健医生的守门地位和协调角色，加强对病人就诊入口的约束，引导他们尽可能通过基本保健获得服务，减少对住院医疗的依赖。通过DRGs等预付方式、基金持有计划等购买策略促进多机构形成一个连续的保健服务链，促进纵向医疗机构的协作和整合。再加上一系列绩效考核和监督策略的配套，促进了对整合后的系统进行整体性治理，从而使得服务整合得以维系。

随着新医改政策的持续推进，我国农村医疗服务系统的分级诊疗改革正在有序展开，改革已经触动深刻的体制机制问题。但目前，我国农村医保制度设计更多考虑其补偿功能而很少触及其在服务整合中的激励约束作用，且基本医疗和预防服务又自成体系，无法将农村三级机构整合成一个整体功能网络。因此，如不能撬动筹资的杠杆作用整合将意义不大，建议可以在先行试点地区尝试将农村医保和公共服务经费打包，探索向能力较强的乡镇卫生院开展预付购买试点，并由其承担患者健康守门人责任，代理患者购买县级以上医疗服务。同时建立信息共享、临床（转诊）路径、监督评估等配套制度，不断增强县域机构的合作内聚力，以消除基层医防服务分割提供和多机构医疗服务重复提供，促进农村服务整合程度不断提升。

七、本 章 小 结

他山之石，可以攻玉。美、英、澳和巴西等国开展农村医疗服务纵向整合的背景和目标侧重点有所不同，但都通过分工合作创造了区域医疗服务纵向整合的现实案例。各国虽然拥有不同的制度体系，但农村医疗纵向整合在个性化实践的同时也呈现出许多共性的特点，政府重视服务整合的政治意向、因地制宜的整合政策、持续推进的执行过程、服务网络的协调互动、初级保健的不断巩固、不断调整的服务规范、跨学科团队建设的阶梯式下沉、筹资和医保的激励约束以及重视基层卫生人才的培养和配置等政策实施的经验都对我国县域医疗服务网络建设提供了有益的借鉴。新医改确立的"强基层、保基本、建机制"的原则与服务整合的本质要求具有一致性。通过对典型国家农村医疗服务纵向整合"经验逻辑"的揭示，相信能为我国县域整合型医疗服务系统的顺利建立提供更多的参考价值。

参 考 文 献

[1] 封进，余央央. 医疗卫生体制改革：市场化、激励机制与政府的作用[J]. 世界经济文汇，2008(1)：1-13.

[2] 宗毛毛，尤晓敏，赵瑞，等. 从美国医师、医院、医保机构的制约关系探讨我国医药费用控制[J]. 中国药房，2016，27(16)：2172-2176.

[3] 张涛，袁伦渠. "管理式医疗"机制：美国经验与我国借鉴[J]. 河南社会科学，2013，21(6)：28-34.

[4] DREW C. Accountable care organizations series：why do we need ACOs？[J]. Health capital，2011，4(5).

[5] 巩晓力. 美国医疗费用支付方式新趋势[J]. 中国医疗保险，2016(8)：63-65.

[6] Framework for comprehensive health reform [EB/OL]. [2009-09-09] http：//www.kaiserhealthnews. Org/stories/2009/september/08/~/media/files/2009/090509baucus. Ashx.

[7] 杜方冬，王瑞珂. 美国医疗改革及对我国的启示[J]. 中国卫生政策研究，2010，3(11)：52-57.

[8] 夏炀. 从美国联邦医疗卫生体系谈我国医疗卫生改革[J]. 特区理论与实践，2009(4)：42-45.

[9] CHRISTIANSON J S，MOSCOVICE I S，JOHNSON J，et al. Evaluating rural hospital consortia [J]. Health affair(Spring 1990)：135-147.

[10] CHRISTIANSON J S，MOSCOVICE I S，and GUOYU T. A program to support small rural hospitals [J]. Health affair(Spring 1993)：152-161.

[11] Minnesota Health Care Commission. Containing costs in Minnesota's health care system：a report to governor Arne Carlson and the Minnesota Legislature [R]. Minneapolis：Minnesota health care commission，1993.

[12] New York State Department of health. proposed rural health network [R]. 1993.

[13] GLEAVE R. Across the pond：lessons from the US on integrated healthcare [J]. Int J integr care，2009，9(26)：1-2.

[14] CHRISTIANSON J，MOSCOVICE I. Healthcare reform and rural health networks [J]. Health affair，1993，12(3)：58-75.

[15] HICKS L，BOPP K. Integrated pathways for managing rural health services [J]. Health care manage R，1996，21(1)：65-72.

[16] 张奎力，明廷权. 美国的农村医疗卫生体制[J]. 中国初级卫生保健，2008，22(8)：15-18.

[17] BIDWELL S. Successful models of rural health service delivery and community involvement in rural health：international literature review [M/OL]. Centre for rural health：Christ church，New Zealand：27.

[18] NATIONAL RURAL HEALTH ASSOCIATION. A vision of health reform models for America's rural communities. Kansas city，MO：NRHA. issue paper [EB/OL]. http：www.nrharural.org，1998.

[19] JOHNSON L. Saving rural health care：strategies and solutions [J]. Journal of health care for the poor and underserved，1994，5(2)：76-82.

[20] CACACE M，SCHMID A. The role of diagnosis related groups(DRGs)in health system gonvergence，2009 [EB/OL]. http：www.biomedcentral.com/1472-6963/9/S1/A.

[21] 乌日图. 医疗保障制度国际比较[M]. 北京：化学工业出版社，2003.

[22] Department of Health. Equity and excellence：liberating the NHS [R]. The stationary office，2010.

[23] 丁元骐. 英国医保体制调查：免费公立医院效率低下 [EB/OL].http：//news.sina.com.cn/w/2007-03-15/194512527751.shtml.2007-3-15/2007-7-6.

[24] LE GRAND J，MAYS N，MULLIGAN J. Learning from the NHS internal market：a review of the evidence [M]. London：King' s fund，1998.

[25] 张拓红. 对"英国初级保健团队对整合初级卫生保健与减少医院服务的长远意义"一文的评论 [J]. 中国循证医学杂志，2008，8(8)：630.

[26] 丁纯. 世界主要医疗保障制度模式绩效比较 [M]. 上海：复旦大学出版社，2009：171-175.

[27] VANDEN H，GROL R，VANDEN B. Practice visits as a tool in quality improvement：acceptance and feasibility [J]. Qual health care，1999(8)：167-171.

[28] 托尼·布莱尔著. 新英国：我对一个年轻国家的展望 [M]. 曹振寰，译. 北京：世界知识出版社，1988：208-218.

[29] DO H. The NHS improvement plan：putting people at the heart of public services[2004-06-24] [EB/OL]. http：//www.dh.gov.uk/en/ Publications and Statistics/Publications/Publications Policy and Guidance/DH_4084476.

[30] 张奎力. 公共卫生服务的国际经验及其启示 [J].学习论坛，2009，25(12)：58-62.

[31] 秦娟. 国外部分国家卫生体制改革及其启示 [J]. 医学信息，2009，22(3)：315-318.

[32] ALVAREZ-ROSETE A，MAYS N. Understanding NHS policy making in England：the formulation of the NHS plan，2000 [R]. BJPIR 1，18(2013).

[33] 谢春艳，金春林，王贤吉. 英国国民健康服务体系新一轮改革解析 [J]. 中国医院管理，2015，35(2)：78-80.

[34] ROLAND M. Linking physicians' pay to the quality of care：a major experiment in the United Kingdom [J]. N engl J med，2004，351(14)：1448-1454.

[35] 杨佳泓，张建国，母晓莉，等. 国际区域医疗信息共享系统建设的现况研究 [J]. 中国医院，2010，14(10)：4-6.

[36] UK Department of Health. Keeping the NHS local：a new direction of travel.(Online)2003 [EB/OL]. http：//www.dh.gov.uk/PublicationsAndStatistics/Publications/PublicationsPolicyAndGuidance/PublicationsPolicyAndGuidanceArticle/fs/en？CONTENT_ID=4010316&chk=H%2BFDrS(Accessed 3 March 2007).

[37] British Medical Association；Board of Science. Healthcare in a rural setting.(online)2005[EB/OL]. http：//www.bma.org.uk/ap.nsf/AttachmentsByTitle/PDFrural/$FILE/rural.pdf(Accessed 3 March 2007).

[38] The Welsh Government. Rural health plan-improving integrated service delivery across Wales [EB/OL]. http：//wales.gov.uk/topics/health/nhswales/healthstrategy/ruralhealth/publications/rural healthplan/？lang=en.

[39] Scottish Executive Health Department. A national framework for service change in the NHS in Scotland.(online)no date [EB/OL]. http：//wwwsehd.scot.nhs.uk/nationalframework/Reports.htm(Accessed 3 March 2007).

[40] 郑炳生. 英国的社区卫生服务与全科医生 [J]. 浙江中医学院学报，2001(2)：62-63.

[41] 蔡江南. 医疗卫生体制改革的国际经验 [M]. 上海：上海科学技术出版社，2016：210-211.

[42] Richard B，Saltman A R，Wienke 著. 欧洲基本保健体制改革 [M]. 陈宁珊，译. 北京：中国劳动社会保障出版社，2010：111-113.

[43] 刘运国，姚岚. 英国初级保健团队对整合初级卫生保健与减少医院服务的长远意义 [J]. 中国循证医学杂志，2008，8(8)：629-630.

[44] LIAW S T，KILPATRICK S. A textbook of Australian rural health [R]. Canberra：Australian rural health education network，2008.

[45] DEPARTMENT OF HEALTH AND AGEING. State of our public hospitals report [R]. 2007.

[46] 刘艳. 澳大利亚基本医疗保险管理体制 [J]. 全球科技经济瞭望，2014，29(3)：1-5.

[47] AUSTRALIAN INSTITUTE OF HEALTH AND WELFARE. Australian hospital statistics 2010-11[EB/OL].（2012-04)[2013-04-03] [EB/OL]. http://www.aihw.gov.au/WorkArea/Download Asset.aspx？id=10737421722.

[48] 徐春红，吴秀华. 澳大利亚社区卫生服务模式对我国的借鉴价值 [J]. 中国公共卫生管理，2009，25(2)：222-223.

[49] 王倩云，鱼敏. 澳大利亚卫生体制改革趋势 [J]. 中国卫生事业管理，2008(3)：211-213.

[50] 邱艳，任菁菁. 澳大利亚双向转诊体系对我国的启示 [J]. 中国全科医学，2017，20(12)：277-278.

[51] 徐琳，黄卫东. 英国、澳大利亚社区卫生服务对我国社区卫生服务的借鉴意义 [J]. 护理研究，2010，24（10 ）：2553-2554.

[52] Commonwealth Department of Health and Aged Care. The Austrian coordinated care trials：back ground and trial descriptions [R]. Canberra：CDHAC，1999.

[53] Austrian Health Ministers. Second national mental health plan [R]. Canberra，1998.

[54] 王亦南，李松涛. 澳大利亚社区卫生服务机构模式对我国社区卫生服务机构的借鉴意义 [J]. 中国初级卫生保健，2005，19(8)：29.

[55] JOHN S H，JOHN W，ROBERT W，et al. Beyond workforce：a systemic solution for health service provision in small rural and remote communities [J]. Med J Australia，supplement，2008，188(8)：s77-s80.

[56] 戴丽，胡永国，黄文杰，等. 澳大利亚社区卫生服务发展经验对我国的启示 [J]. 保健医学研究与实践，2018，15(2)：17-19.

[57] 代涛，何平，韦潇，等. 国外卫生服务资源互动整合机制的特点与发展趋势 [J]. 中华医院管理，2008，24(2)：137-139.

[58] 李东. 澳大利亚卫生体系及延伸保健模式的启示 [J]. 中华全科医师杂志，2004，3(1)：42.

[59] HUMPHREYS J S，SOLARSH G. Populations at special health risk：rural populations[M]. San Diego，CA：Academic press，2008：242-253.

[60] Australian Government Department of Health and Ageing，Annual report 05-06 [R]. Australian，2006.

[61] HILLESS M，HEALY J. 转型中的卫生体制：澳大利亚（2001)[M]. 韩建丽，译. 北京：北京大学医学出版社，2008：62-65.

[62] Australian Government Department of Health and Aging. General practice in Australia：2004 [R]. Canberra ACT：National capital printing，2005：131-132.

[63] 姚建红. 澳大利亚的农村医疗机构网络 [J]. 中华全科医师杂志，2006，5(9)：552-553.

[64] 马进. 澳大利亚卫生服务经验的启示 [J]. 中国卫生资源, 2002(5): 235-237.

[65] 邹富良. 将医疗保险付费标准建设在疾病分类、分级的基础之上：澳大利亚医疗保险核算、付费方式的启示 [J]. 医学与社会, 2002, 16(6): 21-24.

[66] 许志红, 张琦, 周侃, 等. 澳大利亚卫生资源区域整合对我国的启示 [J]. 中华全科医学, 2013, 11(4): 631-633.

[67] MCGRAIL M, HUMPHREYS H. The index of rural access: an innovative integrated approach form measuring primary care access [J]. BMC heal serv res, 2009(9): 124.

[68] AUSTRALIAN GOVERNMENT DEPARTMENT OF HEALTH AND AGEING. Report on the audit of health workforce in rural and regional Australia [R]. 2008.

[69] 李颖, 田疆, 张宏, 等. 澳大利亚农村和边远地区分级及其在卫生政策中的应用 [J]. 中国卫生政策研究, 2010, 3(3): 58-62.

[70] 周伟, 徐杰. 巴西医疗卫生体制与改革给我们的启示 [J]. 江苏卫生事业管理, 2003, 14(4): 61-63.

[71] 毛瑛, 杨杰, 刘锦林, 等. 澳大利亚农村及边远地区卫生人力干预策略及对中国的启示 [J]. 中国卫生经济, 2013, 32(8): 90-93.

[72] RASELLA D, HARHAY M O, PAMPONET M L, et al. Impact of primary health care on mortality from heart and cere-brovascular diseases in Brazil: a nationwide analysis of longitudinal data [J]. BMJ, 2014(349): g4014.

[73] 谢庆涛, 马福仓. 国外农村医疗保险对我国的启示 [J]. 阴山学刊, 2008, 21(2): 85-88, 103.

[74] 陈星方. 金砖四国医疗卫生体制的比较研究 [D]. 武汉：华中科技大学, 2011.

[75] 孙扬. 各国医疗制度面面观 [J]. 中国卫生产业, 2006(3): 80-82.

[76] 代志明, 何洋. 国外农村医疗保障制度的解读与借鉴 [J]. 经济纵横, 2005(2): 62-65.

[77] 汪颢. 巴西家庭医生制对我国的启示 [J]. 中国卫生经济, 2018, 37(5): 94-96.

[78] FERNANDES E, PIRES H M, IGNACIO A A V. An analysis of the supplementary health sector in Brazil [J]. Health policy, 2007(81): 242-257.

[79] RIO D J. Fellowship-sponsored Chinese study tour: health systems reforms in Brazil and Chile [R]. WHO: Ministry of health of Brazil, 2007.

[80] FREDERICO C G. Health equity in Brazil [J]. BMJ, 2010(341): 1198-1201.

[81] CLAUDIA J. Flawed but fair: Brazil's health system reaches out to the poor [R].Geneva: World health organization, 2008.

[82] 国务院体改办赴巴西农村医疗卫生体制改革培训团. 巴西农村医疗卫生体制改革考察 [J]. 国际医药卫生导报, 2003(7): 7-10.

[83] 杨惠芳, 陈才庚. 墨西哥和巴西的农村医疗保险制度及其对中国建立农村新型合作医疗制度的几点启示 [J]. 拉丁美洲研究, 2004(5): 50-53, 58.

[84] 雷瑞鹏, 邱仁宗. 国际医联体的概念和实践概述 [J]. 医学与哲学, 2018, 39(9A): 7-11.

[85] LINDEN M, GOTHE H, ORMEL J. Pathways to care and psychological problems of general practice patients in a gate keeper and open access health care system: a comparison of Germany and Netherlands [J]. Soc psych psych epid, 2003(38): 690-697.

[86] BUMS L, WALSTON S, ALEXANDER J, et al. Just how integrated are integrated delivery systems? results from a national survey [J]. Health care manage rev, 2001(26): 20-39.

[87] 崔子丹, 徐伟. 澳大利亚全科医疗激励计划的经验与启示 [J]. 卫生经济研究, 2019, 36(2): 235-238.

[88] The Health Sciences Authority of Singapore. Integration of healthcare services: role of primary care [R]. Working draft for consultation, 2009.

第十一章
满足绩效期望：县域医疗服务纵向整合思路与政策建议

前文研究表明，我国县域医疗服务纵向整合已经走在整合旅途上，整合理念和共识正在不断凝聚，服务整合行为提供正在缓慢落地。随着医联体、医共体建设的稳步推进、家庭医生签约服务的有序铺开，分级诊疗服务体系正在加快前行。与此同时，医保支付改革、基本药物改革、信息系统建设配套和联动服务体系改革，助推服务整合之路。不过，尽管在一定程度上取得了服务纵向整合绩效，促进县域医疗服务纵向整合的积极因素也在不断汇集，但由于县域卫生资源配置正转的慢速度、各项改革政策、制度协同性、整体性以及系统性配套不够，再加上不同利益主体的利益纠缠和博弈，影响县域医疗服务纵向整合的阻碍因素依然较大，促进服务整合的耦合机制尚未完全形成，这都充分表明县域纵向整合可能尚需数年乃至数十年的努力。因此，我们需要进一步完善顶层设计，优化制度体系，回归整合服务本真，实现我国县域医疗服务纵向整合的整体绩效期望。

一、县域医疗服务纵向整合目标和原则

1. 县域医疗服务纵向整合整体目标

目标是组织和制度发展的前提和导向。医疗服务纵向整合是一个有目标趋向的活动集合，而且各种活动之间具有明确的逻辑关系，只有通过人员、设备、信息、医保支付等要素的整合优化，真正聚焦以患者为中心的目标取向，采取循序渐进的整合思路，才能促进整合的医疗服务系统的逐渐形成。作为弥补服务体系断裂、消除服务提供碎片化的理念和主要手段，医疗服务纵向整合的目标导向非常明确，即尽可能为病人在多机构就诊提供不断进阶的可及、综合、协调和连续的服务，同时也提高了医疗资源的利用效率。具体来讲，我国县域医疗服务纵向整合的基本目标包括：①可及性，即尽可能使得服务的提供能够通过基层医疗机构合理解决；②综合性，即无论在单机构就诊还是多机构就诊，都能获得根据疾病需要的医疗、预防、保健、康复以及人文关怀等综合性服务；③连续性，即保健服务链不断优化，病人在多机构就诊渠道通畅，尽可能缩短等待时间，信息能够共享，接受最小重复的服务，获得最大价值的健康收益，但安全性却得到保证。④协调性，即病人在多机构就诊节点能够有正式的组织安排，病人无需自我寻求医疗服务。最终，医疗服务纵向整合着眼于实

现患者健康价值、医疗服务质量以及尽可能高的多机构就诊满意度目标，见图11-1。不过，由于服务整合是由多主体利益相关者参与的具有多种目标的集合，在实现患者价值目标的同时，也要尽可能实现其他次要目标，如医疗资源下沉、服务体系整体能力提升，产生了较好的经济效益，政府的政策预期目标实现，建立了费用可控性医疗保健，资源配置得到帕累托改进。

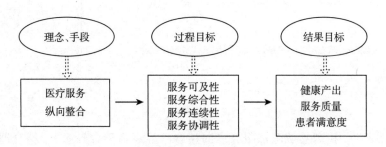

图11-1 县域医疗服务纵向整合主要目标

2. 县域医疗服务纵向整合原则

由于国内外医疗服务系统的差异和多样化，从各国农村医疗服务整合重视因地制宜的经验看，我国县域医疗服务纵向整合的实现并不会一蹴而就，应该是一个渐进的连续过程。因此构建完整有序的诊疗体系，需要不断整合资源，按照疾病的轻、重、缓、急及治疗的难易程度完善分级诊疗制度，不同级别的医疗机构承担不同疾病及其严重程度的治疗责任。而且服务整合本身就是一个从断裂与整合之间的连续谱。整合在不同服务层面，也有不同的表现形式和很多现实可行的实施方式，应具体问题具体分析，不搞一刀切。根据上述分析，我国县域医疗服务纵向整合应遵循以下操作原则。

（1）因地制宜原则：因地制宜是县域医疗服务纵向整合强调的首要原则。我国农村差异较大，各地经济、社会和地理环境、政府重视程度、信息系统、医保筹资水平、医疗服务能力差异以及利益调整的艰巨性等因素复杂。因此，服务整合实践必须考虑到实施的可行性、可持续性，精心设计，务求实用，不断降低整合成本，避免资源不必要浪费。

（2）社会效益和经济效益相结合原则：医疗服务整合以需求为导向，其最终目标是提高居民的健康产出、服务质量和满意度。因此，居民的健康效益应该放在第一位。但是鉴于资源的有限性和利益主体利益调整的复杂性，整合实践必须在提高居民受益的前提下，不断优化资源配置，尽可能提高卫生资源的使用效率，维护好各利益相关主体的利益均衡。

（3）政府主导和市场机制相结合原则：医疗服务纵向整合过程主要是为居民提供可及、综合、协调和连续的医疗保健服务，政府必须采取系统性政策保持居民在纵向医疗机构就诊能够有效获取，特别是区域医疗资源整体配置、医保支付机制改革、临床路径制定、各级机构功能划分以及医师团队建设政策的调整和支持。同时，纵向整合必须通过有效的价格、经济激励等市场手段引导卫生资源合理配置，调动医务人员的积极性，实现公平与效率的双提升。

（4）统筹协调的原则：医疗服务纵向整合是一项复杂的系统工程，涉及不同的利益主体，为了使各种要素资源具有良好的配合关系，需要整合不同的要素资源。同时，实现纵向医疗服务机构协同提供可及、协调和连续的医疗服务，也需要管理、组织、筹资、临床指南、监督评估等各维度内容达到要素优化和机制耦合，才能最终实现供需均衡。因此，服务纵向整合符合复杂系统整体推进的逻辑，必须在统筹安排的层次上运行。

（5）循序渐进原则：医疗服务纵向整合是科学实践的过程，应杜绝走不切实际的"跃进之路"。鉴于疾病需求的复杂性、多样性以及服务提供的复杂特征，农村医疗服务整合只能按照以点突破、逐步推开的有限整合原则进行。鉴于目前医疗服务整合缺少相关的证据支持，政府可以选取一些县域乡村医疗服务能力较强、积极推动医防融合、信息系统较为完善、医保筹资水平相对较高以及地方政府注重改革创新的地区先行试点，为整合推开提供循证参考依据。

样本点调查表明，目前县域医疗服务纵向整合度不高是病人在多机构就诊流程中的机构间功能缝隙未能进行有效的弥补。因此，医疗服务纵向整合的重点是将机构间的关键节点进行有效的整合，因为整合节点是医疗服务纵向整合的切入点，既有要素涵义，也有空间区位意义。弥补和链接农村纵向医疗服务的节点，就是要将系统要素整合优化，促成机构节点的无缝链接，形成一个完整的医疗服务链。如果将各个人生阶段的疾病诊疗保健与服务链进行有机组合，就是一个"从摇篮到坟墓"的完整的、跨越整个生命周期的医疗服务链。

二、县域医疗服务纵向整合的发展阶段

中国现行卫生政策的鲜明导向就是建立人人享有基本医疗卫生服务，并且随着保障水平的提高，不断提高医疗服务系统的公平效率，最终提高国民健康水平。新医改方案明确把"强基层、保基本、建机制"作为医改的基本原则和发展方向，其中重塑完善的医疗服务系统成为这项改革的核心任务之一。结合国际上农村医疗纵向整合的经验以及样本点医疗服务情况，我国县域医疗纵向整合应该包括不同的发展阶段。因为在不同的国家，由于农村的区域差异、卫生筹资的可持续性、支付方式改革的多元化、人力资源、管理能力以及政治承诺的区别，没有一套放之四海而皆准（no one size fits all）的整合方案可以适合所有地区。而且，国外整合实践缺乏可利用的数据以及各种干预包效果评估的证据，也没有反映整合需求的数据。因此，我国农村医疗服务纵向整合必须分阶段进行、分步骤落实，并做好统筹兼顾。目前农村医疗服务系统的政治、经济和社会环境，有利于将整合服务作为一项基本的卫生改革战略。但是县域服务纵向整合作为一项复杂的系统工程，不可能通过单一的改革推进就能随随便便成功，其整合成功的关键离不开一系列推动和服务于整合的一套"政策和管理策略组合"。鉴于以往的经验教训，根据 Leutz、Nie 提出的卫生服务整合存在连接、协作和完全整合三个阶段的整合程度的思路，结合我国县域医疗服务体系的现实状况和建设要求，特提出我国县域医疗服务纵向整合的战略性发展阶段。

1. 第一阶段：县域医疗机构连接下的医疗服务纵向整合

在本阶段，推动以组织整合为基础的医联体或医共体模式，保持各自的独立性，着力推动基层基本医疗服务能力提升，优化综合服务能力，不断提高患者对基层医生的信任度和在基层服务的可及性，及时将转诊患者转到联合体合适的医疗机构乃至科室，并且平衡双向转诊的数量，推动互通互联的健康管理信息系统和电子病历系统建设，试点以高血压、糖尿病为主要病种的连续性服务路径以及病种并不复杂的其他单病种路径在县乡医院之间的应用，推动远程医疗的软硬件建设到位，并能够有效开展工作。同时，试点不同层级医务人员的纵向团队合作工作机制，推动为转诊患者顺利就诊而建立起纵向医生之间针对转诊病人的基本诊疗信息告知制度，促进医务人员针对转诊患者的良好沟通，协同促进医疗服务的连续性。政府致力于全科医生培养数量和质量的对接，逐渐取消县级医院普通门诊的医保报销政策，直至实行完全自费，将落脚点放在基层服务能力提升和费用控制型的医疗服务体系构建上。

2. 第二阶段：县域医疗机构协作下的医疗服务纵向整合

在本阶段，在组织整合的基础上，建立医联体或医共体综合协调管理部门，但各级医疗机构间仍保持独立的资格标准、服务职责、筹资等。基层卫生机构重在拓展患者健康管理的覆盖率，多机构间着力构建以双向转诊标准为主体的连续性服务路径，扩大慢性病病种连续性服务路径的数量和种类，拓展 DRGs 在县级医疗机构的试点数量，健全不同医疗机构医务人员针对转诊患者的信息传递和沟通平台，落实检查检验的互认机制，共享病人临床信息，推动病人参与诊疗方案的制定。政府致力于推动医疗服务纵向协作机制的衔接，落实多点执业机制的实施范围，并加强对连续性服务的考核，取消县级以上医院所有门诊的医保报销政策，提高基层患者门诊报销的比例及封顶线，将落脚点放在连续性服务体系提供以及与费用控制型的医疗服务体系匹配。

3. 第三阶段：县域医疗机构完全整合下的医疗服务纵向整合

在上述两个阶段发展的基础上，不同机构的资源整合在一起创建一个新的实体，通过一个新的机构管理服务提供。在新的医疗集团内部，随着基层服务能力的增强，逐步建立起基层首诊的强制要求。医保针对乡村一体化的基层卫生服务体系实行按人头付费，外加必要的按项目付费。明确双向转诊的连续性服务路径，对县域医疗服务体系实行总额付费下的 DRGs 付费，不同层级医务人员交流信息平台完全建成，检查互认机制基本确立，患者主动参与医疗决策成为常态化，全面落实多点执业，评估病人在多机构的连续性服务质量、健康产出和医疗服务满意度。加强政府的业务性考核，着力于在实现患者服务连续性和健康价值最大化导向下优化医疗服务流程，畅通各服务节点的网络，使得患者流、服务流、信息流和资金流在精细化整合管理下实现合理流动，根据病人需要提供综合性、连续性无缝服务，不断将病人健康管理前移，甚至延伸至社区、家庭，建立起更高程度的整合型医疗服务体系。

不过，上述提出的县域医疗服务纵向整合发展阶段，是结合国内外农村医疗服务整合经验和调研实际做出的经验性判断，仅能作为样本点整合服务实践的参照。本文很难提出具体和详细的实施步骤，因为实际整合工作错综复杂，每个阶段都是一个循序渐进的过程，之间并没有必然的界线，各种整合推进阶段都可以根据实际情况进行调整。不过，每个阶段的策略安排应该至少遵守上述要求，这样才能够真正实现在以患者为中心的服务理念下走向整合的康庄大道，迎接更加美好的服务整合愿景。

三、县域医疗服务纵向整合政策建议

医疗服务系统整合是一项复杂的系统工程，牵涉到所有相关利益主体，包括政策决策者、医疗保险机构、服务提供者以及卫生专业人员和患者。同时在整合过程中，涉及服务规范、临床路径的制定、患者行为的转变等。虽然任何单一的政策推进能够提高整合进程，但有时候往往会顾此失彼，甚至单一的政策实施会给医疗服务系统本身带来更大的伤害。因此促进医疗服务系统更高程度实现整合型服务提供，需要从服务理念上进行彻底转变，并从宏观、中观和微观层次进行多角度发力，制定和提供一系列针对服务整合更加有效的、系统的政策安排，并统筹探索和推进。

1. 理念回归：明确对整合型医疗服务体系建设的社会价值认同

整合的卫生系统应该预先考虑到患者的需要，无论患者在单机构或多机构就诊都能遵从个体健康、医疗卫生服务标准和医疗服务系统的成本效益行事，促进每个患者都能获得一个连续、整体、经济高效的无缝服务安排，而不是简单的对患者在某个诊疗活动中的反映。同时，患者在多机构就诊是根据患者病情需要由不同级别、不同类型的医疗机构承担不同难易程度的疾病诊疗，而不是要求患者根据医疗机构的级别逐级就诊。因此，服务纵向整合应该将患者的健康价值作为根本目标，以患者为中心，确保患者的健康诉求得到有效回应。我国医疗服务发展很大程度上滞后于患者需求的主要原因在于其服务理念以服务提供为中心，而不是患者为中心。因此需要在全社会特别是服务整合相关主体树立以患者为中心的理念。

（1）政府引导全社会树立以患者为中心的理念共识和服务价值观：卫生行政部门、医保部门等政府相关职能部门要树立以病人为中心的服务意识，重塑健康至上的发展理念，并在制定政策过程中注重政策策略的系统性。卫生行政部门的政策必须将患者健康贯穿于所有卫生政策过程，医保机构必须从为患者提供保障、减轻经济负担等传统的理念转变到以患者的健康价值最大化为核心，调整和优化筹资、补偿和支付方式，不断聚焦于患者在基层卫生机构获得综合的预防保健服务以及在多机构就诊能获得物有所值的医疗服务，决不能单纯的以费用可控作为医保工作的唯一目标。政府其他相关部门要把健康中国理念融入所有公共政策，并在全社会传播患者健康至上的理念并落到实际工作中。

（2）服务提供者要树立以患者为中心的服务使命和宗旨：各级医疗机构及其医务人员应该基于患者需求协调服务提供者网络，向他们传递患者健康至上的核心服务理念和维护健康的基本责任，将患者无论是在单机构还是在纵向医疗机构中就诊都能获得无缝服务作为医疗机构的系统使命、愿景和理念，使其成为服务提供者"DNA的组成部分"，践行服务承诺。在医学模式转变情况下，各级医生不能够依靠专业自治权驱动服务模式转变，而要基于患者连续愈合并兼顾服务标准要求，将患者视为积极参与诊疗过程、改善健康结果的"合作伙伴"，而不是将其作为消极被动的接受者。在条件允许时还要注意根据病人的个性化需求量身定制，增加服务的附加值。

（3）患者以提高自我健康价值最大化作为核心理念：在医疗服务纵向整合中，患者是作为积极能动的要素之一。要积极宣传服务整合的理念，培养良好的理性就医规则。要求患者平时主动注重自我健康管理，加强预防保健，在疾病预防阶段和基本医疗阶段接受县域医疗服务系统所做的诊疗安排，逐渐改变患者无论大病小病都趋高就医的不当观念。当疾病需要进一步诊疗时自觉在医疗机构的安排下，根据病情接受单机构或是多机构的诊疗管理。同时政府要加强对患者进行医疗服务纵向整合知识的宣传，逐渐使得病人在接受医疗服务时能够积极配合和主动参与服务过程，这种参与要履行服务和客户的权利，自觉参与到诊疗方案的制定中和对整个医疗服务过程的质量进行评价，通过现场或者网络参与对县域医疗卫生机构服务满意度的投票，积极向卫生行政部门和医保部门反馈信息，为医生整合服务行为的提供发挥应用监督作用。

2. 宏观层面：基于促进县域医疗服务纵向整合的系统性政策的连贯与协调

（1）政府要对县域医疗服务纵向整合树立坚定的政治决心：县域医疗服务纵向整合是一项体制性、机制性革命，离不开政府系统整合政策的支持和强力干预，政府在推动医疗服务纵向整合过程中起着主导作用，必须要有持续重视整合实践的政治意向。纵观世界各国农村卫生改革和政策发展路径，县域医疗服务整合都是政府强力干预的结果，而政府的强力干预是综合运用政府机制和市场机制等多种手段协同促成，是政府承担健康责任与平衡市场主体逐利的矛盾中协调发展的结果。开展服务整合要切实将患者的利益放在优先位置，重新调整医疗服务系统资源，细化县域医疗机构功能定位，变革医保支付政策，协同制定服务规范和指南等整合要素，重新协调医疗服务利益主体的利益均衡。可见，在县域医疗服务纵向整合过程中，政府对县域医疗服务纵向整合坚持可信的政治承诺和持续性的整合政策干预非常关键。

（2）坚持以区域卫生规划作为整合服务体系发展的蓝本：整合型医疗服务系统的形成必须要有一个基于整合思维的区域卫生规划作为保障，医疗卫生资源均衡配置和医疗机构平衡发展是中国医疗服务体系建设必须坚持的底线思维。区域卫生规划必须基于正三角形的服务体系的建立。根据以往的经验教训，我国农村区域卫生规划长期存在重县级医疗机构、轻基层卫生服务，重公立医院、轻私立医疗机构，重硬件设施、忽视软件（如人力资源、互通性信息系统）资源配套，重单个机构单兵突进、轻医疗服务系统整体功能协同发展，重卫生规划制定、轻规划执行评估和调整的弊端。因此，我国县域医疗服务纵向整合必须树立体系协调均衡的发展理念，进行卫生资源的系统性规划。首先应该重视三级医疗机构功能定位，明确机构分级功能的设置，强调不同层级机构具体功能的互补和协调。当前我国县域医疗服务规划重点尤其要重视农村及偏远地区的乡村卫生机构基础设施建设，通过国家财政投入补贴、税费缴纳比例的适度优惠、地方性的政策扶助以及医保基金向基层卫生系统倾斜等多种方式，着力强化强大的初级保健系统建立，优化提升乡村两级医疗机构服务水平，同时防止县级公立医院借县级公立医院改革举债办医，也要管控财政补助流向促进单体医院规模拓展的倾向。其次，县域卫生资源的系统性规划，要将县乡村的民营医疗机构发展纳入规划范围，根据农村卫生服务体系建设规划，综合考虑人口数量、结构、农村居民医疗服务需求，助推公私机构互动发展。在具体的民营医院发展上，政府要制定正确的政策引导，真正实现私立医院发展与公立医院在价格、医学教育、职称评定等一视同仁的政策策略。事实上，如果通过激励手段建立符合临床规范和指南的诊疗制度，私立非营利性医院和公立医院服务提供并没有本质的区别，特别是现在医保已经进入服务购买时代。因此，各级政府要重视民营医院的质量和声誉，通过鼓励政策与合理监管引导民营医院在符合法律法规的前提下，创造一系列舆论和制度环境，与公立医院形成良性竞争的局面，让县域医疗服务体系形成分层、多元、一体化的发展态势。最后，区域卫生规划还要对医疗服务的变化需求进行预测，各级医疗机构在针对病人就诊过程中，应该积极主动，运用客户关系理论，根据患者的疾病需求、满意度和不同疾病的个性化服务实施诊疗活动，通过患者的临床技术评估、医患互动、患者需求调查、定期的患者需求评估等活动方式搜集相关患者需求资料，适时调整服务模式，增加以病人需求为导向的服务提供活动，增加卫生服务规划对患者需求的及时响应。

（3）加强县域医疗服务纵向整合的资金支持：县域医疗服务纵向整合需要一定的财力保障，特别是在当前我国基层医疗服务能力尚且薄弱，医疗服务资源配置尚不均衡，信息技术仍需完善，资源纵向流动存在较大障碍的情况下。因此，我国县域医疗服务纵向整合首先必须需要政府致力于资金的增量投入，全面加强初级保健系统建设，促进信息技术改善，促进电子病历和健康档案的信息管理和传递；加强医师团队建设，为不同层级医师团队建立必要激励制度，鼓励医务人员建立有效的交流和沟通机制；加强对服务规范、临床路径制定和执行的考核力度，将检查互认仪器设备共享纳入绩效评估体系。当前，我国农村医疗服务整合必须首先开展一般卫生服务整合策略的原始评估研究，并促进对综合服务实际应用的研究，使管理人员能认识、分析和分享最佳实践，并能开发综合服务管理指南。如英国、澳大利亚等国在建立整合医疗服务系统前，都进行了一定的整合服务项目干预实验。由于农村医疗服务整合强调因地制宜，政府应该建立专项资金用于整合实践，总结经验，获取证据，激发服务提供创新。当前政府专项资金主要用于创建必要的软硬件条件，以支持基于证据的临床实践，可以通过选择 2~3 项慢性病病种进行干预实验，循序渐进推进医疗服务纵向整合，总结服务整合干预的效果评估，为医疗服务纵向干预的推开积累经验。

（4）通过筹资和支付机制的改革激励县域医疗服务整合行为产生：整合服务以行为激励为前提，但没有单一的一套激励方法能够同时满足医疗服务的购买者、提供者和患者三方的共同需要。因此，医保筹资和支付方式改革需要进行多样化且符合激励相容的制度设计。首先，在不断提高筹资水平过程中加强筹资整合。自 2003 年推行以来，新农合制度进展比较顺利，筹资额度由原来最初的 30 元增加到 2017 年的 450 元，并且以后会逐步提高标准。我国农村医保筹资实行单一的政府管理，整体上掌握在医保部门。如果能把用于农民保障的基本公共卫生服务均等化中的资金合并于医保部门，有利于将多渠道的健康资金集中于一个风险池。筹资水平的提高和基金的融合能够促进更好的服务购买。其次，医保机构应变革支付方案设计，全面推行以预付制为基础的多元复合支付方式，建立多层次的医疗支付体系，增进不同层级医疗机构的合作动力，倒逼不同层级医疗机构形成利益关联。在基层医疗机构，可以实行整体的按人头或总额付费制度，外加按服务项目付费，促进乡村两级医疗服务系统进一步整合和对基层医生的激励；对于尚不具备条件的地区，提高门诊统筹服务、门诊慢性疾病和门诊大病报销比例，尽量把农村居民小病和普通疾病放在基层卫生机构解决，集中加大平时做好疾病管理、健康教育、防治结合，以便在基层解决大量基本保健服务，也使得医疗服务系统能够建立更长期的、更连续的疾病管理和诊疗服务，控制向专科医院转诊。目前，医保基金和公共卫生服务资金，特别是慢性病管理和健康档案管理、老年病管理等分开运行，不利于基金的统筹使用和考核。随着医保筹资额度的增大，应该根据各地情况适时把公共卫生项目中的疾病管理资金整合在医保基金里面，实行按人头付费的方式（可以外加按项目付费）集中购买服务，明确初级保健医生的守门地位和协调角色，加强对病人就诊入口的约束，引导他们尽可能通过基本保健获得综合性服务，减少对住院医疗的依赖。对于专科服务，根据国际经验和我国农村医疗服务实际，支付方式改革可以按以下思路：对于县级医疗机构的专科服务和住院服务，实行多样化的服务组合，如单病种付费、按病例组合付费，总体导向是推广更多的以 DRGs 为主的付费制度，特别是诊断明确、治疗方法相对固定的病种必须实行 DRGs 付费。为防止诊断升级，按病种付费需要多项配套政策工具组合。对于尚未确立临床诊疗规范的疾病，可以暂时实行按项目付费，但针对不同疾病类型也要有不同的支付办法，如对床日费用变动较小、床位利用率高、难以通过延长住院时间来增加费用的疾病，采用按床日费用付费的办法。对于按项目付费，则要建立检查设备和检验共享制度，逐步减少不同层级重复服务提供，逐步将按项目付费过渡到按绩效考核结果付费，并辅之临床评估。还可以根据不同病种建立按连续性服务路径的分阶段服务付费办法。即在机构合作的背景下，制定连续性疾病流程，病人的一个疾病流程是由两级机构协同完成各自阶段的服务部分，按此支付，最大限度减少重复服务和费用损失。不过由于没有完全一致的质量改进目标，所有医疗服务决策者，包括临床医生，医院和患者的财政奖励，可以应用混合支付方式，提供公平的支付类型，对患者进行良好的临床管理，医务人员通过分享的质量提高带来好处。

对于以县人民医院、民营医院和中医院与乡镇卫生院及其一体化服务的村卫生室形成两至三个纵向医共体或医联体等模式，则可以对县域医疗服务网络实行总额预付下的复合支付方式改革。不过，总额预付适合于有明确服务区域的人口，一般是以病人注册形式纳入某个集团网络。根据 2017 年人社部《关于进一步深化基本医疗保险支付方式改革的指导意见》，"有条件的地方可积极探索将点数法与预算总额管理、按病种付费等相结合，逐步使用区域（或一定范围内）医保基金总额控制代替具体医疗机构总额控制"。同时，为防止分解住院后的再入院率，在支付时间范围上，DRGs 支付时长延伸至出院后的 30 天内，加强对再入院率的考核，迫使医院和医生关注患者治疗结果，及时将病人在康复期转往乡镇卫生院或康复护理机构。最后，临床路径和支付方式有机结合，基于价值的服务提供。医保机构要加快成本核算研究，基于医院支出、病种、服务单元的成本核算，引导医疗机构开发共享的基于临床证据的疾病转诊指南或路径。或将原卫生部发布的临床路径，结合当地医疗服务能力和条件适当调整，成为县域医疗服务机构共同遵从的行为规范，以实现费用控制、整合服务提供和对医生的经济激励协调发展。

（5）加强基本药物政策对医疗服务纵向整合的配套支持：基本药物政策是保障公众合理用药、防止以药养医的政策手段，但不是降低药价和促进合理用药的唯一手段。基本药物政策既要与基本药物的一系列原则相吻合，也必须要与各级医生的服务能力、居民用药安全和习惯相结合。在基本药物目录遴选过程中，合理增加基层卫生机构药品数量和种类，在医联体内建立统一的药品招标采购和管理平台，形成医联体内处方流动、药品共享与配送机制，加强基层与县级以上医院用药衔接，特别是社区高血压、糖尿病、冠心病、脑血管病等慢性病常用药品种与县级医院对接。建议政府在药品采购方面可以给它们适当的自主权。在实行政府统一采购的同时，对基层医疗卫生机构适当放宽政策，在保证质量的同时引入市场竞争机制，降低药品生产商的准入门槛，降低药品费用以减少居民看病的花费，增加基层医疗卫生机构的就诊率。同时针对一些价廉物美的基本药物的生产和配备供应困难问题，政府机构应该组织定点生产和配备，由指定的招标企业负责予以配送，对于因利润较低和不愿配送的情况，政府还应适当予以补贴。同时，应进一步保障医疗质量与安全，提高患者满意度，让好口碑在患者中流传，让更多的患者相信基层机构，让患者自主愿意到基层就医。

（6）加强农村人力资源结构能力培养培训的长效机制：农村人力资源尤其是基层人力资源短缺和能力不足一直是制约我国县域医疗服务体系发展的重要瓶颈，也是导致系统断裂的原因之一。加强县域医疗服务纵向整合需要强大的人力资源支撑体系。目前和今后一段较长的时间至少把握以下工作重点：一是制定我国农村人力资源中长期发展规划，规划必须与农村居民疾病谱改变、健康需求预期等相结合，特别是农村全科医生的培养目标。本文认为，目前国家推行到 2020 年在每个乡镇配备 2~3 名以上全科医生的计划是远远不够的，建议各级卫生健康部门与所在省高等医学院校建立人才培养合作机制。二是政府应该与医学院校合作或采取激励政策，推动全科医学教育专业设置，通过基层在岗医师转岗培训，加大农村全科医生的培养力度，通过定向培养、委托培养等方式，系统性向农村卫生输入人才。三是加强农村基层卫生人力系统培训和医学继续教育。目前，现有农村人力资源培训要特别针对乡村两级医务人员培训次数少、培训时间短、培训质量不高等情况，县级卫生行政部门应该拨专款用于培训，制定年度培训计划，培训可以采取在岗培训、转岗培训、跟班学习和统一培训等多种方式，而且培训内容要具有针对性、操作性、理论与临床相结合，着重提高基层医生的基本医疗和基本公共卫生服务能力，发挥全科医生的守门人作用。第四，要改革评审考核力度。农村人力资源培训要与资格认定、绩效工资和医疗服务质量等挂钩，提高医务人员接受培训的积极性和主动性，提高培训质量和效果。最后，强化农村人力资源在体系内流动，通过流动优化现有卫生人力资源的合理配置，不断夯实初级保健系统的技术服务能力。建议由卫生行政部门牵头，探索制定医务人员下乡开展专科延伸服务、多点执业的鼓励支持政策，并明确相应的资格准入条件。同时，县域医疗服务能力提升需要农村三级医疗网络的各级医务人员服务能力同步提升，同时发力，才能为建立整合型医疗服务体系积蓄能量。因此，对于县级医务人员也要根据居民疾病谱的变化，加强县级医生的培训力度。此外，需要指出的是，目前应转换全科医生的培养制度，切实改变中国医学教育仍然以专科教育来培养全科医生的思维，真正培养适合基层的医学整合型全科医生和全科护士。否则一旦他们具备了某种资格或利用到大医院学习的机会，就有可能流出乡村卫生机构，造成了因医生培养的结构性缺陷导致人才资源的不当流动。

（7）政府部门的系统性政策协调：政府各部门的功能整合与整体行动要以实现共同的健康目标为导向，在当前情况下，大部制改革尚在探索过程中，政府各部门协同合作需要在卫生协同治理的价值导向下由各部门在专业化分工的前提下进行。建议实行由县级政府主要负责人牵头，成立由卫生、财政、医保、物价、教育等部门组成的农村医疗服务纵向整合委员会或公立医院管理委员会，下设办公室，专门落实在医疗服务纵向整合中涉及的部门协调工作。并协调省、直辖市、地级市有关部门在体制框架、法律法规以及相关政策等方面进行有机整合，建立类似的指导协调机构。根据样本点调查和我国农村医疗服务体系现状，开展县域医疗服务纵向整合，出台促进医疗服务纵向整合的组合策略。过去，由于政策之间的协调性差导致县域医疗服务体系的断裂和失衡。如果在医疗服务纵向整合中再次出现政策的不统筹，到那时将会积重难返。因此，政府部门应该根据部门职责和范围权限及时对影响医疗服务体系运行的障碍进行协同治理，为医疗服务纵向整合推进扫清政策障碍。

（8）对县域医疗服务纵向整合开展有效性的综合监督评估：服务纵向整合实践离不开有效的监管系统。根据国外整合国家医疗服务的经验，国外对服务提供系统的监管主体是由政府监管和非政府监管协调促进的监管体系组成。目前，我国的监管主体主要是政府监管，以行政监管为主，业务性监管也是政府临时组织社会力量开展的短期性评审为主，无法形成长效的业务监管体制和机制。为此，笔者建议，首先要加强行政监管。可以依托卫生行政和医保为主体，联合财政、物价等部门建立联席会议制度，适时协调沟通，协同对医疗服务纵向整合中涉及的相关事务进行沟通处理。其次，发挥行业组织、社会团体和社会中介组织作用。目前，我国行业协会主要的功能是建立行业规范、进行科学研究和学术活动，其行业管理和业务指导功能比较薄弱，政府应该在此方面适当鼓励其进行行业管理功能。同时，要培育临床评估中介组织，政府卫生行政部门可以成立相关临床研究评估机构，也可以培育第三方临床评估中介机构，加强对临床服务质量、临床绩效评估和健康产出的研究，从组织角度重视服务质量，提升服务质量。第三，要发挥新闻媒体、社会舆论以及患者等的监督作用。第四，建立机构内和机构间系统质量评价指标体系。目前，我国对医疗服务质量评价主要是行政评估以及注重单机构服务质量，而对临床服务提供质量以及多机构协同提供的服务质量基本是卫生管理评估研究的盲区。因此，我国开展临床评估首先要建立临床指南、保健服务路径以及其他服务政策，然后在此基础上根据医疗服务纵向整合的目标，开发出一套评价服务可及性、协调性和连续性的服务质量评价指标体系。鉴于目前医疗服务纵向整合需要不同层级机构建立良好的伙伴关系，而且整合是一个过程，因此评估体系可以从结构、过程和结果三个方面设置指标，而整合指标体系根据需要从组织链接、合作水平、合作内容、制度规范、互动强度和频度以及整合效果（以可及性、协调性、连续性为主要指标构建具体指标维度和体系）等进行评估，综合评价医疗服务纵向整合的程度，以此加强对合作机构的监督考核和评估，将多机构合作质量绩效评价纳入机构工作绩效评价内容，建立促进合作机构以病人为中心开展服务合作的长效机制，防止机构合作流于形式或不稳定。最后，根据服务整合指标评估效果，加强对参与服务整合的各级各类利益主体实行问责，确保所有参与服务提供和管理职责的个人和组织加强协作，减少整合过程中的障碍因素。需要指出的是，对现代整合型医疗服务系统的监督，离不开信息化支撑，必须强化信息系统在促进共享互通中融入监管元素，为多元监管体系的落实创造条件。

3. 中观层面：不断聚焦于县域医疗服务体系整合的制度供给与协作

（1）立足于整体性县域医疗服务网络的构建：要不断优化县域三级医疗机构的网络功能，着重落实分级诊疗。我国县乡村医疗机构功能设置依据其原有分级的医疗功能设置要求，在明确分工的基础上进行协作，符合国家卫生政策规定。县级医院主要解决疑难杂症、急危重病人的急救服务以及根据地理和人口覆盖范围进行规模控制和机构功能定级，将工作重心放在医学技术科研和专业技术人才的培养上，定期选派相关专家到下一级医院坐诊、讲课、查房、病例讨论等，带动下级医院相关医护人员学习积极性，接受下级医生到医院相关科室进修学习，学习常见病、多发病、慢性病以及康复治疗技术，不断提升基层人员的业务水平。当前，政策应该鼓励县级医院医师到基层医疗机构进行多点执业，逐渐取消大医院普通门诊功能，摈弃片面注重县级公立医院规模发展的老路。乡镇卫生院要根据其承担基本医疗服务的总体功能定位，结合其服务能力和现有仪器设备，进一步细化乡镇卫生院对具体疾病病种的诊疗范围。村级卫生室功能定位主要是普通病、常见病的初级诊疗和预防保健服务。应结合当地农村居民患病情况和村医诊治能力，进一步细化具体病种的诊疗范围。对于乡村两级医疗机构不能诊治的疾病以及其他急危重病人，县级医疗机构根据功能定位合理收治病人。由于具体功能定位依赖于各级医疗机构服务水平的确立，因而需要通过临床规范或指南予以明确规定。因此，对于症状明确、病情能够确诊的疾病必须建立严格的具体诊疗路径；对于不能明确诊断的疾病，应制定有效的转诊指南。对于其他不能确诊或治疗效果不佳的疾病应制定统一的转诊标准，逐步开发能够共享的临床路径和服务规范。

（2）促进县域纵向医疗机构伙伴关系的建立：县域医疗服务纵向整合的路径是分级诊疗。分级诊疗的目的是各级医疗机构在合理分工原则下，通过卫生资源的垂直与水平整合，不同机构各司其职，各尽所能，配合转诊措施，让医院和乡镇卫生院能够增加互动，根据患者的病情提供不同级别的医疗服务。因此，必须通过鼓励推动医疗机构间创建合作伙伴关系，通过协议、合同、单一所有权（整体并购和合并）等方式建立链接关系，由总的网络管理者或协调者协调病人转诊。纵向医疗机构合作整合主要有三类：垂直整合方式、虚拟整合方式和纵向实体整合。这三类整合方式主要与是否实行资产融合为基础进行划分。就农村而言，更多是通过协议或同盟建立，以医联体建设为抓手，强调公立医院参与医联体的比例。同时要考虑民营医疗机构参与医联体，探索建立包括医联体对口支援在内的多种分工协作模式。由于伙伴关系的培养是通过信任和互惠而建立，政府要鼓励医疗机构开展交流方式的创新和引导，特别是通过支付机制的激励约束促使各机构建立成本约束性医疗机构，倒逼不同医疗机构建立战略联盟，然后通过治理结构、互通性信息系统等实现有效的组织和技术连接。

由于管理体制、农村人口分布不均、医疗机构分散等特点，各国农村医疗服务纵向整合的组织连接方式，根据整合目标、整合的现实条件，多以协议、合同或联盟甚至项目等形式形成松散型医疗集团、相对紧密的医疗集团（如托管）或服务网络建立伙伴关系（以垂直整合或虚拟整合为主），但基本不涉及产权和独立实体的融合。目前我国县乡医疗服务组织整合适宜建立以协议或托管为基础的伙伴关系和同盟为主。而乡村两级医疗服务纵向整合以目前流行的乡村卫生服务一体化管理为主。县乡管理整合如果以托管形式建立合作关系，则可以建立统一的协调合作机构，下设办公室。如果建立协议或技术指导关系的组织链接，应该在两级医疗机构分别建立协调合作关系的协调组织，分别下设办公室。协调组织机构每年就县乡合作的具体事项召开年度计划安排，进行共同决策。日常工作由下设的办公室负责，安排专门病例协调员平时重点做好双向转诊、医师团队协同提供服务的工作和联络。乡村两级医疗机构管理整合可以设立一体化管理领导小组，协调日常合作事项等工作。对于村卫生室，要明确村医为医疗服务的协调员，应该承担相关职责和相关连带责任。同时，县级医疗机构需要发挥应有的龙头作用，加强县域医疗服务整体能力提升，实现90%的病人不出县的目标。鉴于目前的县级医院诊疗能力不足、实施欠缺、人才不够等问题，必须培养县级医院的可持续发展能力，加强县级医生的技术能力、一定的科研素养培育、强大的医疗数据分析能力等培养培训。

（3）基于最佳实践的服务流程重新设计：多机构医疗服务提供的日益复杂，必须采取更为复杂和精心设计的纵向服务流程，以应对医疗服务的可能变化。服务流程设计应该包括以下几个方面：第一，建立由多机构授权的统一指挥协调机构或在各机构内部专设协调部门，有序协调病人在机构内部或之间的就医流程。第二，减少或优化纵向多机构就诊的服务环节，对于转诊服务的患者，要建立绿色通道。当患者从一个机构到另一个机构就医时，应尽可能简化服务手续如再挂号程序的省略，采用直接进入科室方式，可以设置必要的合作病床，不浪费过多的等待时间。第三，对于农村地区由于就诊距离时间长等因素，还可以建立适应就诊方便的交通运输系统，将其纳入现有医疗服务递送系统，减少病人在转诊过程中的交通等待时间。第四，建立一个一体化整合的转诊系统，促进个人疾病诊疗信息的及时传递，促进患者和医生的充分交流，逐步提高患者的门诊就诊时间，在此基础上建立检查检验共享制度和连续性就诊评价制度，针对转诊患者的不同医疗机构用药、检查检验，转诊医生在制定诊疗方案时，必须对前次诊疗结果进行审慎评估，给出合理临床结论，以减少不必要的检查检验重复、用药冲突等现象的发生。同时，有条件的地方逐步取消候诊室，通过手术、诊疗预约网络平台，减少不必要的复杂的转诊手续和等待时间。第五，除非在特定（比如急救、严重疾病等）情况下，针对同一病人的转诊服务安排原则上还是以逐级转诊为主，建立各级医疗机构及其医务人员的服务递送流程，乡级医疗机构转诊到上级医疗机构之前以及上级医疗机构在康复期下转服务必须建立转诊前评估制度，由团队成员协同评估转诊的必要性，这样会更有利于增加病人在多机构之间接受服务的协调性和连续性。通过上述流程改造，尽量满足患者需求，赢得患者理解，支持和参加服务流程，提高服务的协调、连续性和转诊通畅。

（4）建立共享的临床路径和诊疗规范：服务的协调性和连续性需要有效的组织协调，但更离不开为提高医疗服务协作质量而设立的服务标准。以服务规范和循证医学作为机构具体功能界定的工具，是服务整合中提供连续性服务的基本方法。临床指南或临床路径将作为更为复杂的临床决策支持系统，协助临床医生和患者选择最佳的治疗方案，并提供安全和有效的诊疗服务，尽可能减少碎片化的保健，同时也需要更系统的方法来分析和综合医生和病人的医疗数据。这种服务标准也是机构间，无论是公立还是私立医疗机构进行协调服务的标准和行为准则。而临床不当的治疗规范和机构内部经验性的临床治疗是导致对跨机构流程服务提供可能重复的技术原因。中国县域医疗机构之间的缝隙，实际上是没有建立一套针对具体病种的临床路径安排或临床指南。如果基于实际，乡镇和县级医院尽可能共同开发某一疾病的临床路径，这就等于确立了一套统一的标准，不但可以保证所有医院按照标准的规范进行操作，保证药物治疗的合理性，还保证了患者在多机构就诊的治疗效果和服务质量。或者在明确机构政策性功能定位的基础上，分级制定各疾病病种的诊疗规范，有利于强化不同层级机构具体功能的互补和协调。而服务规范与疾病的循证医疗、服务提供标准、临床路径和医疗机构的疾病诊断能力等相结合，从而确立机构具体功能的服务边界。因此，对目前某一病种或其他疾病进行病历采样，寻找综合的医学证据，然后逐步推开非常重要。同时也有利于对医学证据进行科学分析，寻找某一疾病发生的原因以确立最佳的诊疗规范证据，有助于协助识别可能的错误，如潜在的药物不良相互作用，防患于未然，增强病人和临床医生沟通，提供物有所值的医疗服务。目前可以先对转诊率较高的疾病病种（特别是慢性病种）制定共享的服务规范，服务规范制定可以在国家临床路径的基础上，结合当地实际情况，由卫生行政部门牵头，将医院管理者、医疗专家、乡镇卫生院院长等组成指导委员会，协同制定这些疾病诊疗路径或规范。只要制定的规范得以执行，医共体或医联体内的县级以上医院向基层医疗机构转诊的人数必然增长，逐渐克服目前上转容易下转难的现象。

（5）加强纵向医师团队和合作制度建设：围绕农村社区和人群需要发展跨学科的医生团队，医务人员是形成团队提供整合医疗服务的直接行动者，良好的伙伴关系促成了不同层级医务人员的沟通、协调互动以及机构内部跨学科保健团队的建立。保健团队的建立对于实现技术知识和信息共享，促进共享临床规范和转诊服务指南的建立以及增进医师沟通交流至关重要，极大地促进了服务提供的协调和连续性。目前至少要建立两大团队，一个是乡村医疗机构全科医生或家庭医生团队，另一个要建立纵向医疗服务团队。当前特别要建立专科医生到基层开展坐诊、会诊以及其他专科延伸服务的内容，逐步加大对医生多点执业的政策支持力度，同时也要促进下级医生到上级相关临床科室进行短期的培训和进修，进行业务交流、培养共同的治疗规范和文化，逐步建立以疾病为基础的循证医疗，实行临床技术知识共享，稳步推进多点执业，在医联体内自由流动，以弥补机构间的功能缝隙。这种功能缝隙的弥补以病人为中心，疾病的连续性服务路径为基础，信息技术为支撑，激励约束机制为动力，促使机构间形成互联互通、利益互享的联合体。

为促进有效的服务整合，政府必须为基层培养一支强大的医疗技术队伍，积极开展转诊前的服务评估，加强服务过程的跟踪，并且从政策上给予支持、引导，促成制度创新、功能互补的统一医疗服务体系的建立，从而促成基层卫生机构和县级医院形成有效的合作关系。为促进团队工作开展，建立激励机制，改革团队的人才组建、管理和用人制度。在乡村两级医疗机构，以乡村卫生服务一体化为基础，大力推进通过签约服务夯实协同服务的群众基础，探索自由结合、单位协调的团队组织形式；对于纵向团队医生，探索以慢性病管理模式、坐诊和会诊以及专科医生多点执业等互动方式组建纵向服务团队，同时还必须调整工资结构，把团队绩效工作作为个人薪酬结构中的一部分。县域纵向医师团队整合或合作包括：①团队各成员各自职责要求。具体包括县乡村三级医生的临床治疗职责、处方职责、检查检验职责、转（接）诊服务职责、出院计划的应用、医疗违规行为处分规定等职责权限。②团队合作服务内容。上级医生到下级开展坐诊、会诊等延伸服务或多点执业服务、上级医生接受下级医生因疾病诊疗所开展的咨询服务、下级医生到上级医疗机构参与自己转出患者的治疗方案决策以及两级医生为转诊病人开展的服务协调等内容。③制定团队合作的制度规范。针对慢性病的纵向医师团队建设要形成定期的例会制度，定期沟通、开展病历讨论、制定疾病保健计划，基于临床证据制定具体病种的临床路径。试点基层卫生机构全科团队对病人转诊前实行评估报告制度。对于上级医生开展的会诊服务、多点执业等服务应尽量发挥传帮带作用，增加不同层级医务人员的学习能力，并培养共享的医疗文化。目前纵向医师团队建设可以将县级医院的内分泌科、心脑血管科专家与乡村慢性病保健团队建立团队合作试点，促进上下级医务人员形成共享的临床文化。④制定上级医疗机构开展医师专科医师延伸服务的经济激励。对上级医师到下级医疗机构开展坐诊、会诊等服务纳入工作绩效考核评价内容，对单个机构内部团队服务和乡村基本医疗保健团队的创建设置团队绩效工资，加强考核力度。⑤乡村医疗服务团队针对偏远地区定期开展巡回医疗服务。

（6）建立互通互联的信息系统：县域医疗联合体的发展依赖于一体化的信息服务平台，通过信息共享实现整合型医疗服务的提供。互通性信息系统是医疗服务纵向整合的技术支撑，信息沟通是实现组织内部和系统间相互联系的基本前提。在慢性病和知识经济时代，信息资源的巨大价值已得到社会广泛认可，而信息共享、检查互认以及信息的评估都离不开信息系统的建设和完善，也是优化扩大卫生资源存量和利用价值的主要手段，为服务整合打下基础条件。随着医疗服务提供的复杂化，信息系统是联系各机构服务的线条。目前，我国县域医疗服务体系的健康信息化建设取得了一定成绩，但存在医疗资源共享性差、医疗机构之间互补性小的问题。因此，必须建立整合型医疗信息交互平台系统，县级医院要建立好完整的患者数据库，诊疗后做好随访评估，充分利用信息传递发挥价值，打通医疗资源的信息共享通道。要建立与电子档案信息管理系统的有效连接，各级医疗机构要确立专门机构管理病人健康信息，确保信息变更及时准确，逐渐实现临床诊疗信息和健康管理档案信息的共享，真正促进了医生之间网络化的沟通交流，分享准确性和完整性的临床信息，并支持临床决策，保证信息传递的及时性和准确性，为实现技术、知识和信息共享提供载体保证。建议由基层卫生机构全科医生对个人健康信息进行统筹管理，促进跨部门和跨机构信息共享技术的传递，促预约、检查和候诊日程网络化，不断增加县域医疗服务体系的正式和非正式的沟通，确保患者信息能够准确、及时、充分和快捷的沟通和共享。目前政府应该加快信息标准统一化、互通性信息系统建设的同步性，将互通性信息系统建设与健康档案管理、疾病管理以及医保系统有机整合，充分反映病人的医疗信息并促进共享机制的建立，有效改善服务协调。在此基础上探索检查互认制度。对于在规定期内的检查和检验项目，谨慎制定检查互认标准，尽可能减少多机构的重复服务提供。对于可以通过"基层检查、上级诊断"项目能够确诊的病情，原则上下级医疗机构不能转往上级诊治，除非病情严重超出基层卫生服务能力范围。

对于在县城地理位置居中，服务半径较短的县域探索设置检查和检验中心的规划论证，为促进检查和检验互认提供公信力。同时，配套发达的互通网络，明确机构间信息共享策略，实行临床检查结果的互通互享，提高信息系统的共享率。同时，考虑到不可能所有检查检验项目都要纳入共享中心。在中心成立之前，在保证质量安全和县乡检查检验技术操作差异不大的情况下，可以探索县乡医疗机构常规检查和检验项目的共享办法，逐步为信息共享累积经验，尽可能提高服务共享的水平和成本效益。同时加快互联网预约系统建设，方便农民就医咨询和转诊。建议将二级以上医院的预约挂号逐渐向基层医疗机构开放，一方面促进患者到基层医疗机构就诊，另一方面促进医生通过预约转诊患者，为保证患者的就医有序以及患者健康信息的有效传递打下基础。同时，政府要支持提高各级医疗卫生机构的信息使用能力，真正建立以病人为中心、连续统一、信息基于病人就医流程流动的共享信息系统网络。同时，信息化建设也要注意数据的完整性、标准化和可用性，以实现信息资源的高效统一、互联互通。对于县域医疗机构分散的地区，还应加大远程医疗网络建设，逐步建立远程会诊系统，提升远程医疗服务能力，建议先从实行医联体、医共体的县乡村远程医疗服务建设开始，将县级以上医院向基层医疗机构提供的远程会诊、远程病理诊断、远程影像诊断等服务作为重要的考核指标。条件合适的县域，还应开展移动医疗网络建设，促进了优质资源下沉，实现医疗资源共享。同时卫生行政部门要加强对县域卫生机构的监督检查和绩效考核，提高卫生服务质量，有效提升医联体整体实力。

（7）建立信息公开制度：医疗服务纵向整合需要对诊疗信息的充分利用和评价，需要制定明确的监管评估程序和规则，建立长效考核机制，防止"运动型检查"。对于考评的过程、结果应当做到公平、公正和公开，让社会参与监督和知情。长效考核机制可以实行平时的质量抽查和定期的制度化评估相结合，评估方式可以参照整合服务国家的做法，实行多样化，如质量循环、同行评议小组、现场观摩或体验等方式。患者根据需要应不受限制地索取和访问自己的医疗信息和临床知识。鉴于医疗服务纵向整合可能涉及的整合主体，特别是服务提供方和需方权益的申诉和保护，可以在县域相关卫生行政机构设立投诉办公机构或与原有医疗纠纷调解小组合并办公，开通投诉热线，对医疗服务纵向整合涉及的医疗安全以及其他医疗服务争议进行解决处理。除根据国家有关规定需要保密外，适时进行社会公示，促进相关机构和当事人改进工作，促进服务质量改善。

（8）建立内部自我监督评估机制：医疗服务纵向整合作为一项具有高度技术复杂性和专业化的管理过程。由于信息不对称以及较高的外部监管成本，也需要形成外部和内部自我监督评估协同互补的评估框架。医疗服务纵向整合本身也需要在机构内部建立可靠的临床规范、转诊指南或连续性服务路径等一整套服务规范操作体系，医务人员需要从原有的以临床经验判断转向以依据服务操作规范和标准开展诊疗服务。因此可以说，自我评估是开展医疗服务纵向整合的内在要求，比如转诊决策前的临床评估、康复期下转服务前的临床评估以及对临床服务提供过程中的变异进行处理。因此，相关部门以及医疗机构本身必须建立一系列评估制度，从而保证服务质量。同时，自我临床监督评估也是医疗机构提升服务质量的重要措施，对于开展质量改进，提升医疗机构品牌同样具有重要作用。同时在评估过程中以运行绩效为核心，注意防止医院将服务量、收入提升作为考核指标，而要采用一组涵盖可获得性、连续性、满意度和临床效果等的服务质量评价指标体系，比如临床路径入径率、成本费用降低率、检查检验共享率、病人等待时间、病人好转率、基层手术比率增幅、下转率、患者多机构满意度等多方面指标。

4. 微观层面：促进建立医患双方责任和整合行为形成的机制

（1）促进不同医务人员整合行为的产生：首先，建立个体医生诊疗责任制度。根据医疗机构合理的功能定位和业务分工的职责要求，不同层级医疗机构的医生要承担着特定岗位上的工作职责以及在整个服务系统中参与协调和合作的双重使命，能够跨越机构、科室边界进行交流沟通，作为整个服务流程再造的一个节点，根据系统的制度安排，基于临床指南的开发和运用、机构自我评估以及政府及社会的激励性监督等多要素、多机制和多手段的综合协调管理，成为完整的医疗服务连续体中最能动的协调要素。全科医生及其多学科服务团队依据健康管理规范承担了疾病预防、健康促进、病例管理、社区疾病管理，参与病人转诊后的医疗过程的岗位职责，保留对转诊医疗机构处置病人的参与和干预权，以及诊疗后转入社区的权限。专科医生虽有较大的处方权，但必须依据疾病临床路径和规范，在了解病人的需求上，精准实施治疗，并及时给予转诊。全科和专科医生负有针对同一转诊患者的服务责任规范、权利和义务，要具有合作精神，进行沟通交流，基于患者转诊信息的分享和互认，减少重复检查检验。管理人员必须加强教育和指导，发展领导技能，加强对医疗系统的理解，协调系统中多学科团队和工作人员在更广阔的范围内合作，促进多学科服务提供，以取得临床整合的预期结果。其次，建立医保医师制度。医保医师制度提供了医保管理（如医保政策咨询、医保信息解读）、健康咨询和治疗服务，兼具医保管理者、医生的双重身份，是一种新型的医生管理模式。医保机构在定点医疗机构资格的基础上，逐渐把定点单位从医疗机构变为医师个人，剥离医生依附公立医疗机构来获取医保资格，加大医保从对医院的监管到对医保医师个人行为的约束和监管，提高医生群体自我监督和自我管理能力，借此通过医保支付方式的约束逐渐实现医疗资源流向基层，逐步实现分级诊疗。

（2）促进纵向医务人员协调提供整合服务的激励约束政策出台：医务人员整合行为提供需要相互配套的薪酬体系。首先要建立全科医生激励制度，在绩效工资分配、岗位设置、教育培训等方面向全科医生倾斜，提高对村医和乡镇卫生院医生的经济激励。同时根据当前居民疾病谱转变和健康需求，配备与基层医疗机构功能相应的康复治疗、护理人员以及执业药师、营养师等专业人员，并给以合理的薪酬待遇。参照国外对承担基本保健的专业技术人员的工资待遇不低于县级医务人员的平均工资水平，建议对于真正按照全科医生培养并在乡村两级医疗机构工作的医务人员，保证合理的工资待遇，并将其待遇与其工作绩效挂钩，留住和培养一支与服务整合需求相应的专业技术队伍，并将培养全科医生与鼓励优秀高校毕业生到基层锻炼并重，激励医学毕业生在基层工作的积极性。同时，加快对基层医生职业发展的政策支持，如有计划地将县域内村卫生室至少是贫困村的村卫生室统一收编为乡镇卫生院科室，村医享受镇卫生院职工工资养老待遇，有效提高贫困村村医的工作热情。当前要建立针对不同情况的农村全科人才薪酬绩效机制，着力解决乡村医生薪酬水平较低的问题，并把此项工作纳入医疗机构工作绩效考核和医务人员问责当中。其次是扩大培训计划，对乡村医务人员的职称评审，论文科研不做硬性规定，而将常见病、多发病诊治的专题报告、病案分析报告、医疗新技术推广使用、健康档案管理数量和质量作为评审职称的重要内容，以提升基层医生的待遇空间。最后是通过医保支付政策调整和医疗机构间利益调整分配等相配套，薪酬制度设计应考虑上级医生参与下级医疗工作所占用的时间和精力，并将其科学合理地纳入职称晋升和工作绩效评估考核体系，医生在跨学科团队协作中的绩效考核权重应当体现。另外，为调动县级医院医生到乡村医疗机构开展服务的积极性，要逐步剥离公立医院事业编制及附加的福利待遇、发展空间，要允许并支持基层医院通过一定方式邀请知名专家就近出诊，变"病人跑"为"医生跑"，鼓励他们通过技术知识的分享获取必要的经济利益。

（3）加强医生的职业道德教育：医疗服务纵向整合最终要靠医生的行为互动提供以患者为中心的服务。大量的研究表明，制度约束和责任明确（如临床路径和监督考评）对医生的行为约束非常有效，尽管医生可能存在机会主义行为。但是医疗服务市场由于存在大量信息不对称、诱导需求等特点，医生拥有强大的专业自主权决定着整合的服务提供与否。因此单靠制度性约束还远远不够，政府应该制定相应的政策和制度来促进医生形成良好的医德医风，还必须加强医德医风教育，明确医患双方过程中的权利医务，特别要建立医生声誉毁誉机制，充分发挥制度约束和道德自律的双重作用，激励约束医生自觉按照病人的需求提供协调和连续的医疗服务。考虑到目前的技术劳务价值被低估，医生的声誉毁誉机制也需要与医生的技术劳务价值提高、多点执业开展等政策相结合，使得医务人员的劳动得到合理回报，以促进整合服务的可持续发展。同时，完善医疗机构的信息披露制度，促进患者以较低成本使用公共信息以及病人自己的诊疗信息及其费用信息，缩小信息不对称来预防医生的道德风险和机会主义行为，以信息化促进医务人员的行为改变。

（4）促进医保补偿引导患者理性就医的激励政策：在开展医疗服务纵向整合过程中，不断提高基层医疗机构的服务能力，重建农村患者与基层医务人员的信任关联，引导患者在乡村两级医疗机构就医的政策环境，对医疗服务纵向整合起到至关重要的推动作用。同时，鼓励农村居民预防保健意识的提高，积极引导农村居民开展各种非医疗保健服务，减轻他们对医疗服务的过度依赖，培养农村居民理性的就医习惯。医疗保险制度可以通过报销比例和付费方式来影响居民的就医行为，增加对患者就医的源头控制，对有良好服务能力的基层医疗机构实行首诊制度，病人和基层医疗机构签约，就诊专科服务必须通过全科医生同意和临床评估方可进行。如果实行自由就医的服务制度，则要拉开县乡两级机构医疗服务的价格，以及不同层级医生的技术劳务价值，合理拉开不同层级医疗服务机构的诊疗费用，促使患者就医能够先在基层机构看病。要建立引导患者在基层卫生机构首诊但因疾病需要而转诊给予一定的经济优惠，改变当前医保报销比例在不同级别医疗卫生机构之间没有拉开距离的现状，并给予患者必要的医疗信息指导，促使患者能在下级医师的指导下理性选择医疗机构及对应科室。同时，通过对患者激励政策的实施，也使得患者能够在纵向两级机构间转诊能够获得及时的服务。医保部门还需要进一步制定详细的基层诊疗规范和报销范围，提高医保报销比例，主要向药品、康复和护理等报销倾斜，主要从慢性病种、药品门类、护理康复服务等方面进行合理调控，鼓励基层医疗卫生机构加强预防保健服务提供，增加基本公共卫生服务量，提高居民在预防、保健、健康教育等方面的理性认识，逐渐规范慢性病管理、健康档案、家庭病床等服务，对居民健康进行持续性的照顾。建议逐步降低大医院普通门诊比例，降低县级以上普通住院的报销比例，提高乡镇卫生院住院报销比例，康复期的住院费、护理费以及康复费等都可以从医保中报销，通过医保制度的完善引导患者向基层分流。

（5）加强对患者的宣传和引导：农村居民是县域医疗服务纵向整合的最大受益者。医疗服务纵向整合离不开患者的积极主动参与，除了基本政策要对患者在多机构就诊进行有效的激励性规制以外，鉴于农村居民理性就医意识不足，整合服务又是新的服务理念，居民对政策认识还很不足，无法真正体现服务整合为居民带来的好处。因此必须加强对患者的宣传引导，争取患者的支持和理解，扩大共识。宣传的内容主要包括服务整合政策、理性就医观念、诊疗过程的参与、就医的权利和义务、病人临床信息的获取以及疾病管理知识等等。宣传形式可以采取宣传册、知识讲座、黑板报以及患者随访、就医过程的医患互动以及通过其他宣传媒介进行宣传。通过宣传，增加农村居民的医疗服务知情权、参与权，让居民（患者）真正了解在基层看病带来的优势与便利，逐渐改变患者的就医观念，有利于更好地开展医疗服务纵向整合实践。

四、本 章 小 结

医疗服务纵向整合实践离不开完善的治理结构和有效的运行机制，而这些条件的具备必须依赖于整合理念的高度共识、宏观政策环境的强力支撑、中观组织伙伴关系的持续培育和微观利益相关者之间的良性互动。本章在借鉴国外医疗服务纵向整合的经验基础上，结合我国县域医疗服务实际，根据国外医疗服务系统整合的原则，提出了我国农村地区服务整合应坚持的原则以及可能存在的整合发展阶段。依据目前农村卫生政策和样本点实际情况，提出县域医疗服务整合的实践思路以及相应的支撑条件，在此基础上从宏观、中观和微观三个层面，从政府、医保机构、服务提供者和患者四个利益主体角度，提出可操作性的具体政策建议，促进县域医疗机构开展分工合作，从而推动服务链的延伸和流畅，使得患者在县域内医疗机构就诊获得更多的无缝服务，逐渐促进我国县域整合型医疗服务的最终形成。

参 考 文 献

[1] MAGTYMOVA A. 中等和低收入国家整合初级保健服务的策略：RHL 评论（最新修订：2007 年 9 月 2日）[R]. WHO 生殖健康图书馆. 日内瓦：世界卫生组织.

[2] LEUTZ W. Five laws for integrating medical and social services：lessons from the United States and the United Kingdom [J]. Milbank Q, 1999, 77(1)：77-110.

[3] NIES H. Integrated care：concepts and background [M]. // Nies H, Berm an integrating services for older people：a resource book for managers. Ireland：European Health Management Association, 2004：17-30.

[4] 谢春艳，金春林，王贤吉. 英国整合型保健发展经验及启示 [J]. 中国卫生资源，2015, 18(1)：71-74.

[5] BASCH P F. Textbook of international health [M]. New York：Oxford university press, 1999：12-14.

[6] ABEL-SMITH. An introduce to health：policy, planning and financing [M]. Landon：Longman press, 1994：221-226.

[7] 孙士东. 浅析目前分级医疗体系的现状 [J]. 中国保健营养，2014(5)：2750-2751.

[8] 王小万，何平，代涛，等. 医院与社区卫生服务机构互动与整合的基本概念及影响因素 [J]. 中华医院管理杂志，2008, 24(2)：125-126.

[9] 马丽明，黄少斌，黄国兴. 区域卫生信息化建设应重视数据可用性 [J]. 现代医院，2012, 12(1)：133-135.

[10] 严晓玲，饶克勤，胡琳琳，等. 我国公立医院医疗服务支付制度改革进展及存在问题探讨 [J]. 中华医院管理杂志，2015, 31(2)：84-86.

[11] 姜可欣, 房慧莹, 马宏坤, 等. 分级诊疗背景下云南省完善县级医院医联体模式探索 [J]. 中国医院, 2018, 22（6）: 32-34.

[12] 敖虎山. 推进分级诊疗需要医疗和医保改革双管齐下 [EB/OL]. http：//www.ce.cn/cysc/newmain/yc/jsxw/201803/07/t20180307_28385918.shtml.

[13] 杨芳. 签约率非唯一指标: 山东拟出家庭医生签约服务标准 [EB/OL]. https：//www.cn-healthcare.com/article/20180313/content-501321.html.